高等职业教育医学卫生类专业系列教材

全国高职高专院校教材

供临床医学、口腔医学等相关专业用

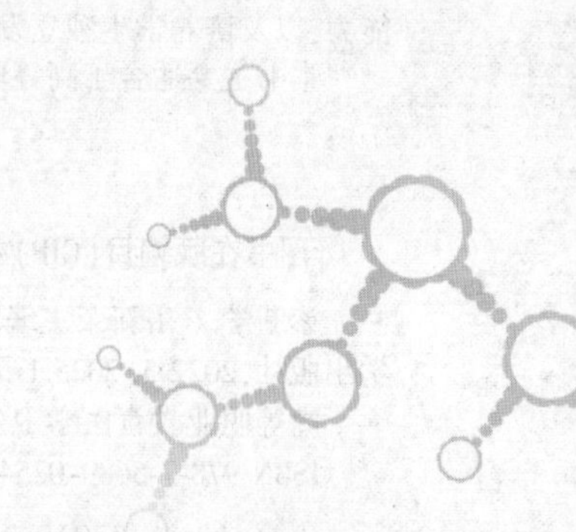

诊断学

Diagnostics

（第2版）

岳新荣　主　编

何荣华　李　莲　李淑勤　赵海峰　副主编

重庆大学出版社

内容提要

本书是按照现行版高等职业学校临床医学类专业教学标准和人才培养方案进行编写的。本书在编写过程中，着力体现"适用、够用、实用"的原则，以就业为导向，突出临床医学专业职业化的特点，充分体现理论与实践的结合、知识传授与能力素质培养的结合，并与执业助理医师资格考试大纲相衔接。本书共有六篇，包括病史采集、体格检查、实验室检查、医学影像诊断、器械检查、诊断思维方法与病历书写，并以附录的形式对常用诊疗技术进行介绍。章前有案例导入，章后有复习思考题，旨在锻炼学生综合运用所学知识的能力，以及培养学生独立发现问题和处理问题的能力。

本书主要适合于高等职业学校临床医学、口腔医学及其他医学类相关专业的学生使用。

图书在版编目(CIP)数据

诊断学 / 岳新荣主编. -- 2 版. -- 重庆 : 重庆大学出版社, 2022.5(2025.1 重印)
高等职业教育医学卫生类专业系列教材
ISBN 978-7-5689-0254-0

Ⅰ.①诊… Ⅱ.①岳… Ⅲ.①诊断学—高等职业教育—教材 Ⅳ.①R44

中国版本图书馆 CIP 数据核字(2022)第 056065 号

诊断学
(第 2 版)
ZHENDUANXUE
主 编 岳新荣
策划编辑：袁文华
责任编辑：袁文华 版式设计：袁文华
责任校对：刘志刚 责任印制：赵 晟
*
重庆大学出版社出版发行
出版人：陈晓阳
社址：重庆市沙坪坝区大学城西路 21 号
邮编：401331
电话：(023) 88617190 88617185(中小学)
传真：(023) 88617186 88617166
网址：http://www.cqup.com.cn
邮箱：fxk@cqup.com.cn (营销中心)
全国新华书店经销
重庆巍承印务有限公司印刷
*
开本：787mm×1092mm 1/16 印张：26.25 字数：624 千
2022 年 5 月第 2 版 2025 年 1 月第 6 次印刷
印数：8 001—10 000
ISBN 978-7-5689-0254-0 定价：65.00 元

BIANWEIHUI 编委会

主　编　岳新荣

副主编　何荣华　李　莲　李淑勤　赵海峰

编　委　（排名不分先后）

程　娥（孝感市中心医院）

郭海燕（山西医科大学汾阳学院）

何荣华（孝感市中心医院）

李　莲（湖北职业技术学院）

李淑勤（山西医科大学汾阳学院）

刘昌晟（湖北省航天医院）

刘俊毛（山西医科大学汾阳学院）

王　丹（湖北职业技术学院）

岳新荣（湖北职业技术学院）

张齐亮（湖北省大悟县人民医院）

赵海峰（乌兰察布医学高等专科学校）

QIANYAN 前言

（第2版）

诊断学是研究诊断疾病的基本理论、基本知识、基本技能和诊断思维方法的一门临床学科，是将医学基础课引渡到临床课程的一门桥梁课，是临床医学各科的基础，是打开临床医学大门的一把钥匙。本书的编写从高等职业学校临床医学类的专业设置、课程设置出发，以培养适应现代社会需求的医学人才为核心，以职业岗位工作过程为主线，反映新知识、新技术和新方法，具有职业教育特色。

为了进一步贯彻落实全国职业教育工作会议精神和《国务院关于加快发展现代职业教育的决定》要求，不断深化职业教育教学改革，全面提高人才培养质量，按照高等职业学校相关专业教学标准和人才培养方案，本次对《诊断学》进行了第2版修订。本书适用于高等职业学校临床医学、口腔医学及其他医学类相关专业的学生使用。

本书在修订过程中，着力体现"适用、够用、实用"的原则，以就业为导向，突出临床医学专业职业化的特点，充分体现理论与实践的结合、知识传授与能力素质培养的结合，并与执业助理医师资格考试大纲相衔接。章前有案例导入，章后有复习思考题，皆在锻炼学生综合运用所学知识的能力，以及培养学生独立发现问题和处理问题的能力。

本书共有六篇，包括病史采集、体格检查、实验室检查、医学影像诊断、器械检查和诊断思维方法与病历书写，并以附录的形式对常用诊疗技术进行介绍。本书的编者既有来自高职院校的骨干教师，也有来自医院临床一线的医护人员，他们既有丰富的教学和临床经验，也有严谨求实的态度和高度负责的精神，查阅了大量相关书籍，共同完成了本书的编写。

本书具体编写分工：绪论、第二章至第七章、第十二章至第十四章、第二十二章由岳新荣编写；第一章（第一节至第八节）、第二十四章由李淑勤编写；第一章（第九节至第十四节）、附录由郭海燕编写；第八章由赵海峰编写；第九章至第十章由王丹编写；第十一章由刘昌晟编写；第十五章至第十九章由程娥编写；第二十章（第一节至第二节、第四节至第六节）由李莲编写；第二十章（第三节、第七节至第八节）、第二十一章由张齐亮编写；第二十三章由何荣华编写；第二十五章至第二十七章由刘俊毛编写；全书最后由岳新荣负责统稿。

由于编者水平有限，缺点及疏漏在所难免，敬请各位专家、同行和广大师生提出宝贵意见，使之得以完善，谢谢！

岳新荣

2022 年 2 月

MULU **目　录**

第三篇 实验室检查

第四篇 医学影像诊断

第五篇 器械检查

第六篇 诊断思维方法与病历书写

绪 论

📖 学习目标

- 掌握诊断学的定义。
- 熟悉诊断学的主要内容、学习方法和要求。
- 了解诊断学在临床工作中的重要性。

📖 知识点

- 诊断学的定义;诊断学的主要内容;学习诊断学的方法;学习诊断学的要求。

诊断学(diagnostics)是研究诊断疾病基本理论、基本知识、基本技能和诊断思维方法的一门临床学科,是将医学基础课引入临床课程的一门桥梁课,是临床医学各科的基础,是打开临床医学大门的一把钥匙。诊断(diagnosis)是识别、判断的意思,通过病情学、体征学及其他医学检查手段来判断疾病的本质和确定病变的名称。临床诊断的正确与否,对患者和医师都十分重要,没有正确的诊断就不可能有正确的治疗。学习诊断学对每一位医务工作者都是十分重要的,尤其是医学生。

一、诊断学的主要内容

(一)病史采集

病史采集(history taking)即问诊,是医师通过与患者或知情人交谈,借以了解疾病的发生发展、诊治经过、既往史、个人史和家族史等,经过分析、综合,提出初步诊断的方法。问诊内容包括一般项目、主诉、现病史、既往史、个人史、婚姻史、月经史、生育史及家族史。问诊是医师必须掌握的基本实践技能,通过问诊可以获得患者的症状。症状(symptom)是患者病后对机体生理功能异常的自身体验和感觉,即患者主观感觉到的异常或不适,如发热、腹痛、呼吸困难等。广义的症状还包括部分体征,体征(sign)是患者体表或内部结构发生的可察觉的改变,即在体格检查中能发现的异常表现,如黄疸、肺部啰音、心脏杂音等。

(二)体格检查

体格检查(physical examination)是医师用自己的感官(眼、耳、鼻、手)或借用传统的辅助器具(听诊器、血压计、叩诊锤、体温计等)对患者进行系统的观察和检查,揭示机体正常和异常征象的临床诊断方法。体格检查的基本方法包括视诊、触诊、叩诊、听诊和嗅诊。体格检查的操作具有很强的技艺性,需要医学生刻苦、勤奋训练,掌握各种体格检查的操作技能,才能对患者进行熟练的、全面系统的体格检查,获得明确的结果而不增加患者痛苦。

（三）实验室检查

实验室检查（laboratory examination）是通过物理学、化学、生物学等实验方法对患者的血液、体液、分泌物、排泄物、组织标本、细胞取样等进行检查，从而获得疾病的病原体和病理形态学或器官功能状态等资料，再结合病史、临床症状和体征进行全面分析的诊断方法。随着科学技术迅速发展，各种现代化仪器设备不断涌现，检验范围不断扩大，检验结果日益准确，实验室检查已成为临床诊断不可缺少的部分，在辅助诊断、观察病情、制定防治措施等方面都是重要的依据。但由于标本采集、保存运输、仪器稳定性、操作技术等因素的影响，实验结果常产生差异。当实验结果与临床表现不符时，必须结合临床资料全面分析或进行必要的复查。

（四）医学影像诊断

当今的医学影像检查包括X线检查、计算机体层成像（CT）、磁共振成像（MRI）、超声检查、核医学检查。这些影像检查有助于了解相应器官的病理改变或功能状态，对临床疾病的诊断具有重要价值。X线检查是利用X线对各种组织器官的不同穿透力，来判断组织器官的轮廓、密度、活动情况、有无病变及病变性质的一种检查方法。CT、MRI分辨率高，可辨别一般X线检查不能发现的较小病变和深层部位的病变。超声检查是利用超声波的物理特性与人体器官组织的声学特性相互作用后产生的信息，将其接收、放大和信息处理形成波形、曲线、图像或频谱，借此进行疾病诊断的检查方法。核医学是采用核技术来诊断、治疗和研究疾病的一门新兴学科。

（五）器械检查

1.心电图检查　心脏激动时用心电图机记录心脏综合生物电流变化所形成的连续曲线称为心电图。它主要用于诊断各种心律失常、心肌梗死以及对各种心脏病和危重患者的监护。但心电图检查有其局限性，应综合临床其他检查作出诊断。

2.肺功能检查　是运用呼吸生理知识和现代检查技术探索人体呼吸系统功能状态的检查。肺功能检查包括通气功能、换气功能、呼吸调节功能及肺循环功能等检查。肺功能检查是临床上对胸肺疾病的诊断、严重程度、治疗效果和预后评估的重要检查手段，目前已广泛应用于呼吸内科、外科、麻醉科、儿科、流行病学、潜水及航天医学等领域。

3.内镜检查　内镜发展至今，已能深入全身各个系统的外腔、管腔内和闭合式的体腔内（如胸腔、腹腔、关节腔等）进行观察和诊断，并进行各种病变治疗。内镜检查最主要的是通过肉眼直接进行形态学诊断，并经活组织检查来明确病变的性质。各种内镜检查在临床疾病的诊治上也发挥着很重要的作用。

（六）诊断思维方法与病历书写

诊断的过程就是认识疾病的过程，也是透过现象探索疾病本质的过程。要作出正确诊断，不仅需要足够的专业知识和技能，还要有正确的诊断步骤和思维方法。病历是记录疾病发生、发展和转归的医疗记录。编写完整的病历是培养临床医师的重要环节，是医师必须掌握的一项基本技能，是医务人员素质、业务水平的重要标志，也是衡量一个医院医疗质量、学术水平的主要依据。

二、学习诊断学的方法

医学生学习诊断学时，临床课程尚未开始讲授，只初步了解了某些疾病发生时的生理功能和病理形态的改变，或能应用一些病理生理基础知识对临床上出现的某些症状和体征作出一定的解释。因此，在这个最初阶段，不应该也不可能要求医学生在学习诊断学时对临床上各种疾病作出准确而全面的诊断。诊断学的任务更主要的是指导学生如何接触患者，如何通过问诊确切而客观地了解病情，如何正确地运用体格检查的基本方法来发现和收集患者的症状和体征，通过反复推敲和分析思考，得到诊断疾病的某些线索，从而提出可能的诊断。

临床资料是诊断疾病的基础，临床资料的获得重要的是亲自掌握和全面了解。因此，学习诊断学需掌握全面系统的体格检查，并结合完整、真实的病史资料才可能发现重要的线索。在问诊和体格检查过程中所发现的每个症状和体征大多存在生理性、功能性或病理性改变的可能，也会涉及异常的临床征象间的初步鉴别诊断，这就要求医学生学会运用辩证唯物主义的观点去观察表现、分析病情，透过临床现象探索疾病的本质，最后提出可能的诊断。

从一个医学生到一个临诊时能提出初步诊断的临床医生，是需要经历许多临床实践才能逐步实现的。学习诊断学只是一个涉及临床医学课程的重要开端，或仅为步入学习临床学科的起点或前奏。必须明确，临床医学为实践性极强的一门科学，不可能一次学习即立即掌握和应用，需要经过持续学习、反复实践、不断训练，才可能达到。

三、学习诊断学的要求

在诊断学的教学活动中，要经常面对患者，因此，必须要求耐心倾听患者的陈述，细心观察病情的变化，关心体贴患者的疾苦，取得患者的信任和配合，一切从患者的利益出发，全心全意为患者服务，做一个具有高尚医德修养的医务工作者。

学习诊断学的基本要求如下：

1.举止端庄，态度和蔼，爱护病患，尊重患者的人格和权利，不泄露患者的隐私和秘密。

2.能独立进行系统而有针对性的病史采集，能熟练掌握症状与体征间的内在联系和临床意义。

3.能以规范化手法进行系统、全面、重点、有序的体格检查。

4.熟悉临床常用实验室检查项目的适应范围、目的和临床意义。

5.掌握心电图机的操作程序，熟悉正常心电图及常见异常心电图的图像特点。

6.了解 X 线检查、超声检查及其他常用辅助检查的适应证及临床意义。

7.能对病史采集、体格检查及有关的辅助检查所提供的资料进行分析，并提出初步诊断。

8.能将收集到的临床资料进行系统的整理，写出格式规范、文字通顺、表达清晰、符合要求的完整病历。

（岳新荣）

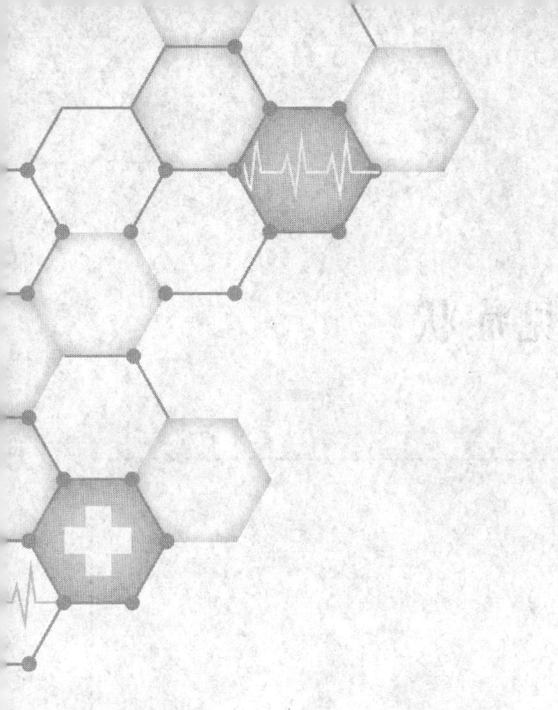

第一篇

病史采集

第一章　常见症状

学习目标

- 掌握常见症状的临床表现和问诊要点。
- 熟悉常见症状的病因和伴随症状。
- 了解常见症状的发病机制。

知识点

- 常见症状的病因、发病机制、临床表现、伴随症状、问诊要点。

症状是指患者主观感受的异常、不舒适感觉或客观病态改变。症状可有多种表现形式，有些只有主观感觉，如疼痛、头晕、恶心等；有些既有主观感觉，也可通过客观检查发现，如发热、呼吸困难等；有些是主观无不适或异常感觉，只有客观检查才能发现，如黄疸、肝脾肿大、血尿等。广义的症状包括体征。症状是反映病情和诊断疾病的重要线索和依据。疾病的症状很多，同一疾病可有不同的症状，同一症状可出现在不同疾病中，因此，在疾病诊断中，必须结合临床资料，综合分析，切忌单凭一个或几个症状作出错误诊断。症状很多，本章仅阐述临床上较为常见的症状。

第一节　发　热

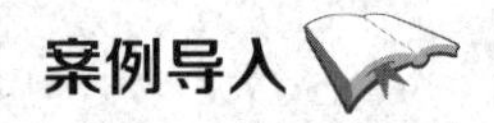

患者，女性，30 岁，发热伴寒战 2 d。

请思考：该患者的问诊要点有哪些？

正常人的体温受体温调节中枢调控，并通过神经、体液因素使产热和散热过程呈动态平衡，保持体温相对恒定。正常人体温一般为 36～37 ℃，常受机体内、外因素影响而略有波动。在 24 h 内，下午体温较早晨稍高，进餐、劳动或剧烈运动后体温也可略升高，妇女月经前及妊娠期体温也略高于正常；另外，在高温环境下体温也可稍升高，但波动幅度一般不超过 1 ℃。老年人因代谢率偏低，体温相对低于青壮年。各种原因引起机体产热增加或散热减少,使体温升高超出正常范围,称为发热(fever)。

一、病因与分类

引起发热的病因很多,临床上常分为感染性与非感染性两大类,以前者更多见。

(一)感染性发热

各种病原微生物,如病毒、细菌、支原体、衣原体、立克次体、螺旋体、真菌、寄生虫等引起的急慢性感染,不论是局部或全身性感染均可出现发热。

(二)非感染性发热

1.无菌性坏死物质的吸收　组织细胞损伤或坏死、组织蛋白分解产物的吸收,常可引起发热,称为吸收热。主要见于:①机械、物理或化学损害,如大面积烧伤、手术、组织损伤等。②组织缺血性坏死,如心肌、肺、脾等组织梗死或肢体坏死。③组织或细胞破坏,如恶性肿瘤、白血病、溶血反应等。

2.抗原-抗体反应　如风湿热、药物热、血清病、自身免疫性疾病及某些恶性肿瘤等。

3.内分泌代谢性疾病　如甲状腺功能亢进症、重度脱水等。

4.皮肤散热减少　如鱼鳞病、慢性心力衰竭、广泛性皮炎等,一般为低热。

5.体温调节中枢功能障碍　如中暑、安眠药中毒、脑出血、颅内肿瘤、颅脑损伤等,此类发热称为中枢性发热。

6.自主神经功能紊乱　多表现为低热,常伴有其他自主神经功能紊乱的表现,属功能性发热。如感染后低热、夏季低热、生理性低热等。

二、发生机制

(一)致热原性发热

1.内源性致热原　又称白细胞致热原,如白介素、肿瘤坏死因子和干扰素等。其分子量小,可通过血脑屏障直接作用于体温调节中枢,使体温调定点上移,体温调节中枢发出冲动,并通过垂体内分泌因素使代谢增加或通过运动神经使骨骼肌收缩,从而使体内产热增多。另一方面可通过交感神经使皮肤血管及竖毛肌收缩,血流量减少,排汗停止,散热减少,最终使产热大于散热,体温升高,引起发热。

2.外源性致热原　如各种病原微生物及其产物、炎性渗出物、抗原-抗体复合物、无菌性坏死物质等。其分子量较大,不能直接透过血脑屏障作用于体温调节中枢,可通过激活血液中的中性粒细胞、嗜酸性粒细胞和单核-吞噬细胞系统,使其形成并释放内源性致热原而引起发热。

(二)非致热原性发热

1.体温调节中枢直接受损　如颅脑外伤、出血、炎症等。

2.产热过多　如癫痫持续状态、甲状腺功能亢进症等。

3.散热减少　如广泛性皮肤病、心力衰竭等。

三、临床表现

(一)发热的分度

以口腔温度为标准,根据体温升高的程度不同,将发热分为低热(37.3~38 ℃)、中度发热(38.1~39 ℃)、高热(39.1~41 ℃)、超高热(41 ℃以上)。

(二)发热的临床经过与特点

1.体温上升期　常表现为乏力、肌肉酸痛、皮肤苍白、无汗、畏寒或寒战,此期产热大于散热,体温升高。体温上升方式:①骤升型:体温在数小时内达 39~40 ℃或40 ℃以上,常伴寒战,常见于大叶性肺炎、败血症、流行性感冒、急性肾盂肾炎、疟疾、输液反应等。②缓升型:体温在数天内逐渐达高峰,多不伴寒战,常见于伤寒、结核病及布氏杆菌病等。

2.高热期　指体温上升达高峰后保持一段时间,此期产热与散热过程在较高的水平上保持相对平衡,皮肤血管由收缩转为舒张,皮肤发红、灼热,并开始出汗,呼吸加深加快,脉搏增加,食欲减退,严重者可有不同程度的意识障碍。

3.体温下降期　由于病因消除,致热原的作用减弱或消失,体温中枢调定点逐渐恢复正常,产热减少,散热增加,体温降至正常水平。此期表现为出汗增多,皮肤潮湿。体温下降方式:①骤降型:体温在数小时内迅速下降至正常水平,常伴大汗淋漓,见于急性肾盂肾炎、流行性感冒、疟疾、输液反应等。②缓降型:体温在数天内逐渐降至正常,如伤寒、结核病、风湿热等。

四、热型及临床意义

发热患者在不同时间测得的体温数值分别记录在体温单上,将各体温数值点连接起来成体温曲线,该曲线的形态有一定的规律,称为热型。不同的发热性疾病常具有相应的热型,了解热型的不同,有助于发热病因的诊断和鉴别诊断。必须注意:①应用抗生素、糖皮质激素、解热镇痛药等,可使热型变得不典型。②热型与个体因素有关,如老年人因机体反应性差,严重感染时可仅有低热或不发热,而无疾病相应的典型热型。

临床上常见的热型如下:

1.稽留热　体温恒定维持在 39~40 ℃或 40 ℃以上水平达数天或数周,24 h 内波动范围不超过 1 ℃(图 1.1)。常见于肺炎球菌肺炎、伤寒等的高热期。

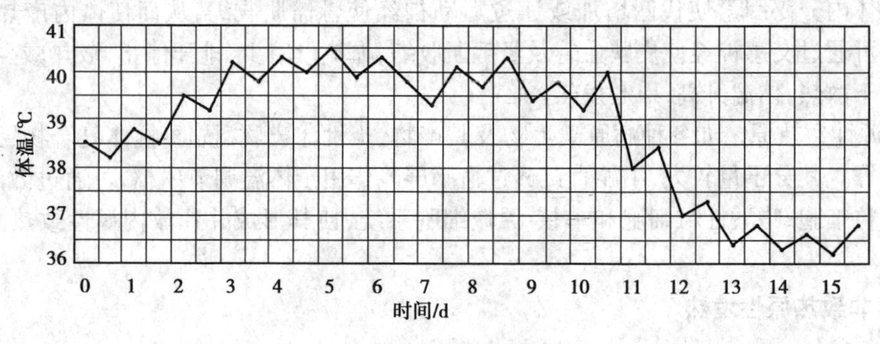

图 1.1　稽留热

2.弛张热　体温常在 39 ℃以上,24 h 内波动范围大于 2 ℃,但最低仍高于正常(图1.2)。常见于败血症、重症结核病、风湿热及其他化脓性感染等。

3.间歇热　体温骤升达高峰后持续数小时,又骤降至正常,无热期可持续 1 d 或数天,高热期与无热期如此反复,交替出现(图 1.3)。常见于急性肾盂肾炎、疟疾等。

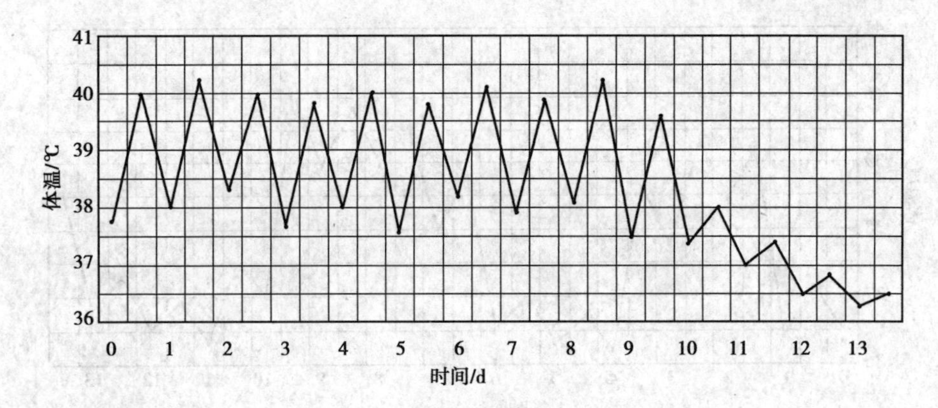

图 1.2　弛张热

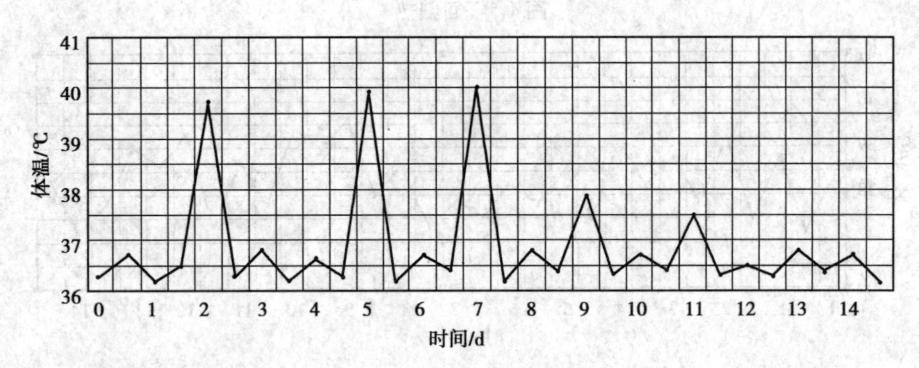

图 1.3　间歇热

4.波状热　体温逐渐上升达 39 ℃或以上,数天后又逐渐下降至正常水平,持续数天后又逐渐升高,如此反复多次(图 1.4)。常见于布氏杆菌病。

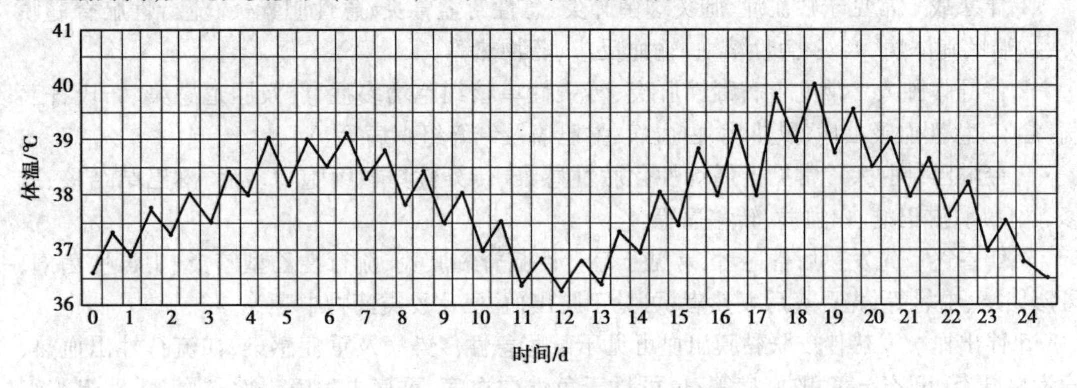

图 1.4　波状热

5.回归热　体温骤然上升至 39 ℃或以上,持续数天后又骤然下降至正常水平,高热期与无热期各持续若干天后,规律性交替一次(图 1.5)。可见于回归热、霍奇金病等。

6.不规则热　体温曲线无一定规律(图 1.6)。可见于结核病、风湿热、支气管肺炎、胸膜炎等。

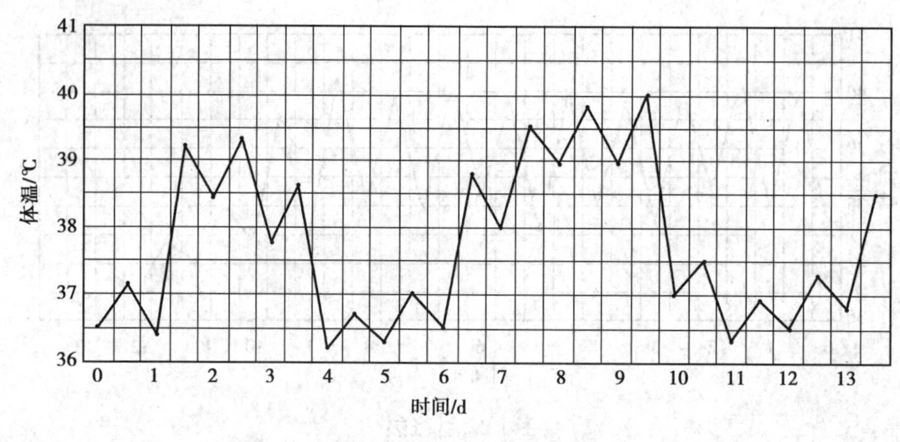

图 1.5 回归热

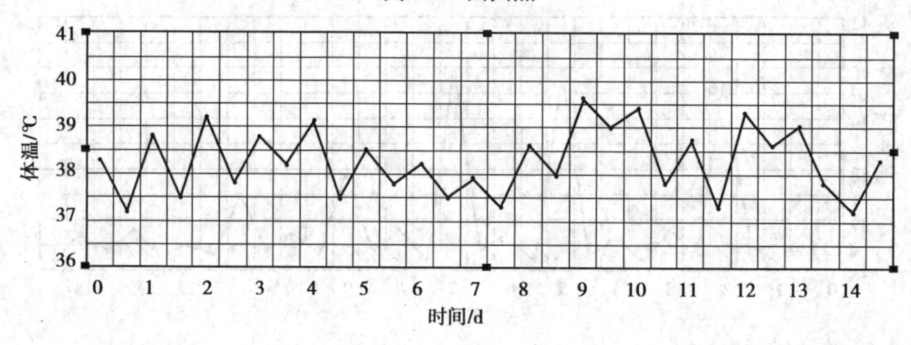

图 1.6 不规则热

五、伴随症状

1.伴寒战 常见于败血症、肺炎球菌肺炎、急性肾盂肾炎、急性胆囊炎、流行性脑脊髓膜炎、钩端螺旋体病、疟疾、急性溶血、输血反应、药物热等。

2.伴肝脾肿大 常见于病毒性肝炎、传染性单核细胞增多症、肝及胆道感染、布氏杆菌病、疟疾、急性血吸虫病、黑热病、白血病、淋巴瘤及结缔组织病等。

3.伴淋巴结肿大 常见于局灶性化脓性感染、传染性单核细胞增多症、淋巴结结核、风疹、丝虫病、淋巴瘤、白血病、转移癌等。

4.伴昏迷 先发热后昏迷者,常见于流行性脑脊髓膜炎、流行性乙型脑炎、中毒性菌痢、斑疹伤寒、中暑等;先昏迷后发热者,可见于脑出血、巴比妥类药物中毒等。

5.伴出血 发热伴皮肤黏膜出血可见于某些急性传染病及重症感染,如流行性出血热、病毒性肝炎、斑疹伤寒、败血症等;也可见于急性白血病、重症再生障碍性贫血、恶性组织细胞病等。

6.伴皮疹 常见于麻疹、风疹、水痘、猩红热、斑疹伤寒、风湿热、药物热、结缔组织病等。

7.伴关节肿痛 常见于风湿热、结缔组织病、痛风、败血症、布氏杆菌病、猩红热等。

六、问诊要点

1.询问起病季节、时间、起病缓急、病程长短、发热程度、频度(间歇性或持续性)、诱因。

2.传染病接触史、疫区旅居史、疫水接触史、手术史、流产或分娩史、用药史、职业特点等。

3.诊治经过(药物、剂量、疗效)。

4.有无畏寒、寒战、大汗或盗汗。

5.应包括多系统症状询问,是否伴有咳嗽、咳痰、咯血、胸痛;腹痛、恶心、呕吐、腹泻;尿频、尿急、尿痛;皮疹、出血、头痛、肌肉关节痛等。

6.患病以来的一般情况,如精神状态、食欲、体重改变、睡眠及大小便情况。

(李淑勤)

第二节　疼　痛

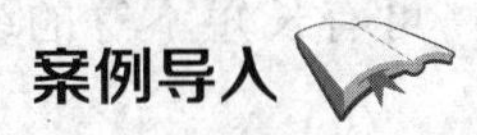

患者,男性,52岁,饱食、酗酒后出现胸骨后至剑突下压榨性疼痛3 h。

请思考:根据该患者疼痛特点分析最可能的病因,问诊时还应补充哪些要点?

疼痛(pain)是临床常见的症状,是机体受到伤害性刺激而产生的痛觉反应。疼痛是机体正常的防御功能,可促使机体采取相应的防御措施,以避免进一步受到伤害,但痛觉常引起不愉快的情绪反应,持久、强烈的疼痛还可导致生理功能紊乱,甚至休克。本节仅叙述3种常见部位的疼痛:头痛、胸痛、腹痛。

一、头痛

头痛(headache)是指额、顶、颞及枕部的疼痛。该症状可由紧张、劳累、上呼吸道感染等因素引起,但反复发作或持续的头痛,则可能是某些器质性病变的信号,应引起重视。

(一)病因

1.颅脑病变　颅内感染、颅内占位性病变、血管病变、颅脑损伤、偏头痛等。

2.颅外病变　颅骨病变,颈椎病变及其他颈部疾病,神经痛及眼、耳、鼻、牙齿疾病所致的头痛等。

3.全身性疾病　急性感染、高血压、中毒(一氧化碳中毒、酒精中毒、有机磷中毒等)、尿毒症、低血糖、贫血、肺性脑病、中暑等。

4.神经症　神经衰弱、癔症。

(二)发生机制

1.血管因素,如各种原因引起的颅内外血管收缩和扩张,或血管受牵引或伸展。

2.脑膜受刺激或牵拉。

3.具有痛觉的脑神经和颈神经受刺激、挤压或牵拉。

4.头、颈部肌肉的收缩。

5.五官和颈椎病变的疼痛扩散或放射到头部。

6.生化因素及内分泌紊乱。

7.神经功能紊乱。

(三)临床表现

1.起病缓急　急性头痛见于全身性或颅内急性感染性疾病、脑出血、蛛网膜下腔出血、高血压脑病、急性青光眼、腰椎穿刺术后、颅脑外伤、中毒、中暑等;慢性头痛见于颅内占位性病变、原发性高血压、颈椎病、屈光不正、鼻窦炎、结核性脑膜炎等。

2.头痛部位　全头痛见于全身性或颅内急性感染性疾病、高血压及颅内病变等;局部头痛见于眼、耳、鼻、牙齿等疾病所致的头痛。

3.头痛的程度与性质　头痛的程度与病情的轻重并无平行关系,如三叉神经痛、脑膜刺激的头痛及偏头痛最剧烈,而颅脑肿瘤疼痛多为中度或轻度。

4.头痛发生的时间与持续时间　某些头痛常发生在特定的时间,如颅内占位性病变往往在清晨加剧;鼻窦炎引起的头痛也常发生于清晨或上午;丛集性头痛常于夜间发生;女性偏头痛常与月经周期有关;颅内占位性病变引起的头痛多为持续性,可有长短不等的缓解期。

5.诱发、加重与缓解的因素　咳嗽常使颅内压增高引起的头痛加重,使用脱水剂使颅内压降低后头痛可缓解;直立时,低颅压性头痛加剧,而丛集性头痛减轻;饮酒可诱发丛集性头痛;睡眠后偏头痛可好转。

(四)伴随症状

1.伴发热　常见于颅内或全身感染性疾病。

2.伴剧烈呕吐　见于颅内压增高;呕吐后头痛减轻可见于偏头痛。

3.伴眩晕　常见于椎-基底动脉供血不足或小脑肿瘤。

4.伴视力障碍　见于青光眼或脑肿瘤。

5.伴脑膜刺激征　提示蛛网膜下腔出血或脑膜炎。

6.伴癫痫发作　可见于脑肿瘤、脑血管畸形、颅内寄生虫病。

7.伴自主神经功能紊乱症状　见于神经症。

(五)问诊要点

1.起病缓急、病程长短、有无诱因。

2.头痛的部位、程度、性质、发生的时间、持续时间、加重与缓解的因素等。

3.既往病史、职业特点、有无毒物接触史(如一氧化碳、有机磷、酒精等)。

4.诊治经过及疗效等。

二、胸痛

胸痛(chest pain)主要由胸部疾病引起,少数可由其他部位的病变所致。胸痛的程度因个体痛阈的差异而不同,故胸痛的程度与病情的轻重并无平行关系。

(一)病因

1.胸壁疾病　带状疱疹、皮下蜂窝织炎、肌炎、肋间神经炎、肋软骨炎、肋骨骨折、急性白血病、多发性骨髓瘤等。

2.呼吸系统疾病　胸膜炎、胸膜肿瘤、气胸、肺炎、肺癌、肺梗死等。

3.心血管疾病　心绞痛、心肌梗死、心肌病、夹层动脉瘤、心包炎、心血管神经症等。

4.食管与纵隔疾病　食管炎、食管癌、纵隔气肿、纵隔肿瘤等。

5.其他　膈下脓肿、肝脓肿、脾梗死、脾破裂、痛风等。

（二）发生机制

上述各种刺激因子如炎症、缺氧、缺血、肌张力改变、癌症浸润等因素，均可刺激胸部感觉神经纤维，产生痛觉冲动，传至大脑皮质的痛觉中枢引起胸痛。

胸部的感觉神经纤维包括：肋间神经感觉纤维；支配气管、支气管的迷走神经纤维；支配心脏、主动脉的交感神经纤维；膈神经的感觉纤维。

除病变器官的局部产生疼痛外，还可于远离该器官的某部位体表发生痛觉，这是因为病变内脏与分布于体表的传入神经进入脊髓同一节段并在后角发生联系，故来自内脏的痛觉冲动直接激发脊髓体表感觉神经元，引起相应体表区域痛感，称放射痛或牵涉痛。如心绞痛时，除心前区、胸骨后出现疼痛外，还可放射至左肩、左臂内侧或左颈、左侧面颊部。

（三）临床表现

1.发病年龄　青壮年胸痛多考虑结核性胸膜炎、风湿性心脏病、心肌炎、心肌病、自发性气胸等，而中老年则应注意心绞痛、心肌梗死、支气管肺癌等的可能。

2.胸痛部位　胸壁疾病引起的疼痛常固定在病变部位，局部有压痛，如为胸部皮肤炎症性病变，局部常有红、肿、热、痛表现；肋软骨炎多侵犯第一、二肋软骨，呈单个或多个隆起，局部有压痛，但无红肿；带状疱疹则为成簇水疱沿一侧肋间神经分布伴剧痛，疱疹不超过体表中线；胸膜炎所致的疼痛常在胸廓的下侧部或前部；食管、纵隔病变疼痛位于胸骨后；心绞痛、急性心肌梗死所致的疼痛在心前区与胸骨后或剑突下，且常放射至左肩、左臂内侧，甚至达无名指（环指）和小指，或可放射至左颈或左侧面颊部，常被误认为牙痛。

3.性质与程度　带状疱疹呈刀割样或灼痛，剧烈难忍；肋间神经痛亦为刀割样、触电样或灼痛；干性胸膜炎常为刺痛或撕裂痛；食管炎多呈灼热痛；心绞痛呈压榨、紧缩或窒息感；急性心肌梗死更为剧烈，并有恐惧、濒死感；气胸为突然出现的撕裂样痛；夹层动脉瘤与肺梗死亦可突然出现胸部剧痛、锥痛或绞痛，常伴呼吸困难和发绀；肺癌早期可有胸部隐痛或闷痛。

4.持续时间　血管狭窄或痉挛缺血所致的胸痛为阵发性，而炎症、肿瘤、栓塞或梗死所致的疼痛常呈持续性。如心绞痛发作时间短（1~5 min）；而急性心肌梗死持续时间长（数小时或更长），且不易缓解。

5.诱发、加重与缓解的因素　胸膜炎的疼痛常在深吸气和咳嗽时加重，屏气时减轻或消失；心绞痛可由劳累、激动或饱食等诱发，休息或舌下含服硝酸甘油后1~2 min内缓解，而对心肌梗死所致疼痛则无效；食管病变所致的胸痛常与吞咽食物有关。

（四）伴随症状

1.伴咳嗽、咳痰、发热　常见于支气管、肺部疾病。

2.伴呼吸困难　提示肺部病变范围较大，如气胸、渗出性胸膜炎、肺梗死。

3.伴咯血　常见于肺栓塞、肺结核、肺癌。

4.伴吞咽困难　提示食管疾病。

5.伴面色苍白、血压下降　多见于大面积肺栓塞、心肌梗死、胸主动脉夹层、主动脉瘤破裂等。

(五)问诊要点

1.年龄、职业特点、既往病史。

2.胸痛的部位、程度、性质、发生的时间、持续时间、与体位和劳累的关系、加重与缓解的因素等。

3.相关病史及诱因。

4.伴随症状,如是否伴有咳嗽、咳痰、咯血、呼吸困难、吞咽困难、面色苍白、血压下降等休克表现。

5.诊治经过及疗效等。

三、腹痛

腹痛(abdominal pain)是临床上极其常见的症状。多数腹痛是由腹部脏器疾病所致,但腹腔外疾病及全身性疾病也可引起。腹痛按起病缓急及病程长短,分为急性和慢性,其中属于外科范畴的急性腹痛,临床上常称"急腹症"。

(一)病因

1.急性腹痛

(1)腹腔脏器的急性炎症:急性胃炎、急性肠炎、急性胆囊炎、急性胰腺炎、急性阑尾炎等。

(2)腹腔内脏器急性穿孔、破裂或扭转:胃肠穿孔、肝破裂、脾破裂、异位妊娠破裂、肠扭转、肠系膜或大网膜扭转、卵巢囊肿扭转等。

(3)空腔脏器梗阻或扩张:胆道结石、胆道蛔虫症、肠梗阻、肠套叠、泌尿系结石等。

(4)腹腔内血管病变:肠系膜动脉栓塞、门静脉血栓、腹主动脉夹层等。

(5)腹膜炎症:多由胃肠穿孔引起,少数可为自发性腹膜炎。

(6)腹壁疾病:创伤、脓肿、带状疱疹等。

(7)胸部疾病引起的牵涉痛:心肌梗死、心绞痛、急性心包炎、肺炎、肺栓塞、胸膜炎等。

(8)全身性疾病:糖尿病酮症酸中毒、尿毒症、腹型过敏性紫癜等。

2.慢性腹痛

(1)腹腔内脏器的慢性炎症或溃疡性病变:慢性胃炎、慢性胆囊炎、慢性胰腺炎、溃疡性结肠炎、结核性腹膜炎、胃溃疡、十二指肠溃疡等。

(2)脏器肿胀牵张包膜:肝炎、肝瘀血、肝癌、肝脓肿。

(3)胃肠神经功能紊乱:功能性消化不良。

(4)中毒与代谢障碍:尿毒症、铅中毒等。

(5)肿瘤压迫及浸润:多为恶性肿瘤压迫及浸润感觉神经所致。

(二)发生机制

腹痛的发生机制较为复杂,根据神经传导途径的不同,可分为以下几种。

1.内脏性腹痛 腹内脏器的痛觉信号由交感神经传入脊髓。疼痛特点:①疼痛部位不确切,接近腹中线。②痛觉模糊,常为不适、钝痛、灼痛或痉挛痛。③常伴出汗、恶心、呕吐等自主神经兴奋的症状。

2.躯体性腹痛 来自腹膜壁层及腹壁的痛觉信号,由体神经传至脊神经根,反映到相应脊髓节段所支配的皮肤。疼痛特点:①定位准确,可发生于腹部一侧。②疼痛剧烈而持久。③常伴局部腹肌强直。④腹痛可因咳嗽或体位改变而加重。

3.牵涉痛 是指内脏的痛觉信号传至相应的脊髓节段,引起该节段支配的体表部位疼痛。疼痛特点:①定位准确。②疼痛剧烈。③有压痛、肌紧张、感觉过敏等。

临床上很多疾病引起的腹痛涉及上述多种发生机制,如阑尾炎初为内脏性疼痛,部位不确切,伴出汗、恶心、呕吐,继之疼痛转移至右下腹麦克伯尼(McBurney)点(简称麦氏点),为牵涉痛;炎症进一步发展,波及腹膜壁层时,出现躯体性疼痛,程度剧烈,伴压痛、反跳痛。

(三)临床表现

1.腹痛部位 通常为病变所在部位。胃、十二指肠、胰腺病变疼痛多在中上腹部;胆囊、肝脏病变疼痛多在右上腹部;阑尾炎疼痛多在右下腹部;小肠疾病疼痛在脐周;回盲部病变疼痛多在右下腹;结肠及盆腔病变疼痛在下腹部;弥漫性或部位不定的疼痛可见于急性弥漫性腹膜炎、急性出血坏死性肠炎、肠梗阻、铅中毒、血卟啉病等。

2.腹痛性质和程度 突发的全腹剧烈的刀割样痛伴腹肌紧张、板状腹,提示急性弥漫性腹膜炎;胆石症或泌尿系统结石,常为阵发性绞痛;剑突下阵发性钻顶样疼痛,是胆道蛔虫症的典型表现;慢性中上腹钝痛或烧灼样痛,多考虑慢性胃炎或胃、十二指肠溃疡;上腹部持续性钝痛或刀割样疼痛,呈阵发性加剧,多为急性胰腺炎;慢性右下腹痛,常为慢性阑尾炎、肠结核、克罗恩病;小肠或结肠病变,常为间歇性、痉挛性腹痛。

3.影响腹痛的因素 某些疾病引起的腹痛常与饮食或排便有关,如胆囊炎或胆石症常因进油腻食物而发作;急性胰腺炎则常有酗酒、暴饮暴食史;进食可诱发或加重胃溃疡,十二指肠溃疡则在进食后减轻;结肠病变引起的腹痛常于排便后减轻。体位也可影响腹痛,如反流性食管炎身体前倾时上腹部烧灼样痛明显,直立位则可减轻;胃黏膜脱垂患者左侧卧位可使疼痛减轻;胃下垂患者长时间站立可诱发或加重腹痛;胰腺炎引起的腹痛前倾或俯卧位可减轻。部分机械性肠梗阻常与腹部手术史有关;子宫内膜异位症者腹痛与月经来潮相关;肝、脾破裂则常有腹部受暴力史。

(四)伴随症状

1.伴呕吐 呕吐大量宿食,提示幽门梗阻;腹痛伴呕吐及停止排气、排便,提示肠梗阻;腹痛伴呕吐、反酸、嗳气者,提示胃炎或消化性溃疡。

2.伴腹泻 提示肠道炎症、溃疡、肿瘤及消化吸收障碍。

3.伴黄疸 提示与肝、胆、胰疾病有关,急性溶血性贫血也可出现腹痛与黄疸。

4.伴休克 同时有贫血者,提示腹腔脏器破裂(如肝、脾或异位妊娠破裂);无贫血者,则可见于胃肠穿孔、绞窄性肠梗阻、肠扭转、急性出血坏死性胰腺炎等。腹腔外疾病,如心肌梗死、肺炎也可导致腹痛与休克,应予以警惕。

5.伴发热、寒战　提示有感染存在，见于急性胆道感染、胆囊炎、肝脓肿、腹腔脓肿，也可见于腹腔外感染性疾病。

6.腹痛伴血尿　常为泌尿系疾病（如泌尿系结石）所致。

（五）问诊要点

1.年龄、性别、职业。小儿腹痛，应考虑肠道蛔虫症、肠套叠、嵌顿疝、先天畸形等可能；青壮年以消化性溃疡、胰腺炎、阑尾炎等多见；中老年则以胆石症、胰腺炎、恶性肿瘤等多见；育龄妇女应考虑盆腔器官病变，如卵巢囊肿扭转、异位妊娠等；有长期铅接触史应考虑铅中毒。

2.腹痛的部位、性质、程度、影响腹痛的因素及伴随症状。

3.既往病史。如有消化性溃疡病史要考虑溃疡复发或穿孔；育龄妇女若有停经史，应考虑宫外孕可能；有酗酒史要考虑急性胰腺炎和急性胃炎；有心血管意外史要考虑血管栓塞。

（李淑勤）

第三节　水　肿

案例导入

患者，女性，40岁，慢性乙型病毒性肝炎病史20余年，腹胀伴双下肢水肿1周。

请思考：引起患者腹胀、下肢水肿最可能的病因是什么？

水肿（edema）是指人体组织间隙有过多的液体积聚，使组织肿胀。水肿可分为全身性水肿与局部性水肿。液体在体内呈弥漫性分布时，称全身性水肿；液体积聚在局部组织间隙时，称局部水肿；液体积聚于体腔内，称积液，如胸腔积液、腹腔积液、心包积液等。一般而言，内脏器官局部的水肿，如脑水肿、肺水肿等不属于水肿。

一、发生机制

在正常人体中，血管内的液体不断从毛细血管小动脉端滤出至组织间隙成为组织液，组织液又不断从毛细血管小静脉端回吸收入血管中，两者保持动态平衡，因而组织间隙无过多液体积聚。保持这种平衡的主要因素：①毛细血管内静水压。②血浆胶体渗透压。③组织间隙机械压力（组织压）。④组织液的胶体渗透压。当上述因素发生改变，使组织间液的生成大于回吸收时，则可产生水肿。

产生水肿的主要因素：①钠、水潴留，如继发性醛固酮增多症。②毛细血管内静水压增高，如右心衰竭。③毛细血管通透性增高，如急性肾炎。④血浆胶体渗透压降低，如白蛋白减少。⑤淋巴回流受阻，如丝虫病。

二、病因与临床表现

(一)全身性水肿

1.心源性水肿　主要是右心衰竭引起体循环瘀血所致。发生机制主要是有效循环血量减少,肾血流量减少,继发性醛固酮增多引起钠、水潴留;另外,静脉瘀血、毛细血管滤过压增高、组织液回吸收减少也参与水肿的形成。前者决定水肿程度,后者决定水肿部位。水肿特点:首先出现于身体下垂部位(下垂部位流体静水压较高)。能起床活动者,最早出现于双下肢,以内踝部较明显,活动后明显,休息后减轻或消失;长期卧床者,以腰骶部明显。水肿呈对称性、凹陷性。水肿严重者可向上蔓延,遍及全身,还可有胸腔积液、腹腔积液。此外,常有颈静脉怒张、肝大等体循环瘀血的表现。

2.肾源性水肿　可见于各型肾炎和肾病。发生机制主要是由多种因素引起肾排泄水、钠减少,导致钠、水潴留。水肿特点:首先出现于组织疏松处,故疾病早期常表现为晨起时眼睑或颜面水肿,随病情加重,可发展为全身水肿。常同时有血尿、蛋白尿、高血压、肾功能损害等肾脏疾病的表现。

3.肝源性水肿　门脉高压、低蛋白血症、肝淋巴液回流障碍、继发性醛固酮增多等因素是肝源性水肿形成的主要机制。失代偿期肝硬化主要表现为腹水,也可首先出现于踝部,逐渐向上蔓延,而头面部及上肢常无水肿。可同时伴有肝功能减退和门脉高压的其他表现。

4.营养不良性水肿　由于慢性消耗性疾病致长期营养缺乏,蛋白丢失性胃肠病及重度烧伤等所致低蛋白血症或维生素 B_1 缺乏,可产生水肿。其特点是水肿出现前常有消瘦、体重减轻等表现,水肿常从足部开始,逐渐蔓延至全身。

5.其他原因引起的全身性水肿

(1)黏液性水肿:由于组织液蛋白含量较高,水肿为非凹陷性,颜面及下肢较明显,见于甲状腺功能减退。

(2)药物性水肿:可见于应用肾上腺糖皮质激素、雄激素、雌激素、胰岛素、萝芙木制剂、甘草制剂等疗程中。

(3)经前期紧张综合征:多于月经前 7~14 d 出现眼睑、手部、踝部轻度水肿,常伴乳房胀痛及盆腔沉重感,月经后水肿逐渐消退。

(4)特发性水肿:多见于女性,原因未明,与体位有关,主要出现在身体下垂部分,直立位或劳累后出现,休息后减轻或消失。

(二)局部性水肿

常由于局部静脉回流受阻、淋巴回流受阻或毛细血管通透性增加所致,如肢体静脉血栓形成、丝虫病所致象皮腿、局部炎症、创伤或过敏等。

三、伴随症状

1.伴肝肿大　心源性、肝源性水肿均可伴有肝脏肿大,而同时有颈静脉怒张者,则为心源性水肿。

2.伴血尿、蛋白尿　常为肾源性水肿;若仅有轻度蛋白尿,也可见于心源性水肿。

3.伴呼吸困难　常提示心源性水肿。

4.伴消瘦、体重减轻　可见于营养不良性水肿。

5.水肿与月经周期有明显关系　可见于经前期紧张综合征。

四、问诊要点

1.水肿出现的急缓、时间、部位、程度、对称性、凹陷性、与体位及活动的关系等。

2.有无心、肾、肝、内分泌及过敏性疾病病史及其相关症状。

3.水肿与饮食、药物、月经及妊娠的关系。

（李淑勤）

第四节　咳嗽与咳痰

案例导入

患者，女性，22岁，咳嗽、咳痰伴午后低热1月。

请思考：针对该患者，问诊时应注意哪些要点？最可能的病因是什么？

咳嗽与咳痰（cough and expectoration）是临床常见的症状。咳嗽是人体的一种保护性反射动作。呼吸道内分泌物和自外界吸入呼吸道的异物，可通过咳嗽反射排出体外。咳嗽也有不利的一面，可使呼吸道内感染扩散，剧烈咳嗽还可导致呼吸道出血，甚至诱发自发性气胸等。长期频繁咳嗽影响工作与休息，属病理现象。痰是气管、支气管的分泌物或肺泡内的渗出液，借助咳嗽将其排出称为咳痰。

一、病因

1.呼吸系统疾病　从鼻咽部至小支气管整个呼吸道黏膜受到刺激时，均可引起咳嗽。肺泡受刺激所致咳嗽，是由于肺泡内的分泌物进入小支气管引起，也与分布于肺的C纤维末梢受刺激有关。胸膜炎或胸膜受刺激（如胸腔穿刺、自发性气胸等）时也可引起咳嗽。如吸入刺激性气体、异物、呼吸道及肺炎症、出血、肿瘤等刺激均可引起咳嗽。而呼吸道感染是引起咳嗽咳痰最常见的原因。

2.心血管疾病　二尖瓣狭窄或其他原因致左心衰竭引起肺瘀血、肺水肿，或因右心及体循环静脉栓子脱落引起肺栓塞时，肺泡及支气管内漏出物或渗出物刺激肺泡壁及支气管黏膜，引起咳嗽。

3.神经、精神因素　从大脑皮质发出冲动传至延髓咳嗽中枢，故可随意引起咳嗽反射或抑制咳嗽反射，如习惯性咳嗽、癔症等。皮肤受冷刺激或三叉神经分布的鼻黏膜及舌咽神经支配的咽峡黏膜受刺激时，可反射性引起咳嗽。脑炎、脑膜炎时也可出现咳嗽。

4.其他　如服用血管紧张素转化酶抑制剂、胃食管反流病、食管裂孔疝、恶性肿瘤或白血病发生肺或胸膜浸润等。

二、发生机制

咳嗽由延髓咳嗽中枢受刺激引起。来自耳、鼻、咽、喉、气管、支气管、胸膜等感受区的刺激传入延髓咳嗽中枢,该中枢再将冲动传至运动神经,即喉下神经、膈神经与脊髓神经,分别引起咽肌、膈肌和其他呼吸肌的运动而共同完成咳嗽动作。表现为快速短促吸气后声门关闭,随即突然剧烈呼气,冲击狭窄的声门裂隙,产生咳嗽动作与声音。

咳痰是一种病态现象。正常支气管黏膜腺体和杯状细胞只分泌少量黏液,以保持呼吸道黏膜湿润。呼吸道发生炎症时,黏膜充血、水肿,黏液分泌增加,浆液渗出,此时渗出物与黏液、吸入的尘埃和组织坏死物混合成痰,借助咳嗽动作将其排出体外。另外,在肺瘀血和肺水肿时,肺泡和小支气管内有浆液漏出,也可引起咳痰。

三、临床表现

1.咳嗽的性质　咳嗽无痰或痰量很少,称干性咳嗽,常见于急慢性咽喉炎、急性支气管炎初期,胸膜炎、肺结核、肺癌、支气管异物等。咳嗽伴有痰液称为湿性咳嗽,常见于慢性支气管炎、支气管扩张症、肺炎、肺脓肿及空洞性肺结核等。刺激性呛咳是肺癌、肺结核的早期表现。

2.咳嗽发作与时间、体位的关系　突然发作的咳嗽,常由于吸入异物或刺激性气体、淋巴结或肿瘤压迫气管或支气管分叉处所引起。长期反复发作的咳嗽多见于慢性呼吸道疾病,如慢性支气管炎、慢性肺脓肿、支气管扩张症、空洞性肺结核等;体位变动,痰液流动可使患者的咳嗽于清晨起床或夜间睡眠时加剧,如慢性肺脓肿、支气管扩张症。左心功能不全患者夜间咳嗽明显,与夜间迷走神经兴奋性增高及肺瘀血加重有关。

3.咳嗽的音色　金属音调咳嗽,见于原发性支气管肺癌、纵隔肿瘤、主动脉瘤等直接压迫气管所致的咳嗽。咳嗽声音嘶哑见于声带炎、喉炎、喉癌或肿瘤压迫喉返神经所致。犬吠样咳嗽,多见于百日咳、气管受压、会厌或喉部疾患。咳嗽声音无力,见于极度衰竭、声带麻痹等。

4.痰的性质与量　痰的性质、量、气味、颜色因不同疾病而异。如支气管扩张症、肺脓肿时,痰量多,且多呈脓性,静置后可出现分层现象:上层为泡沫,中层为黏液,下层为坏死组织。合并厌氧菌感染时,痰有恶臭味;黄色脓痰提示呼吸道化脓性感染;铁锈色痰见于肺炎球菌肺炎;草绿色痰见于铜绿假单胞菌感染;血痰多见于支气管扩张症、肺结核、支气管肺癌等;粉红色泡沫痰见于急性肺水肿;白色泡沫痰见于慢性支气管炎、慢性左心衰竭等。

四、伴随症状

1.伴大量脓痰　常见于支气管扩张、肺脓肿、支气管胸膜瘘等。

2.伴发热　见于急性呼吸道感染、肺结核、胸膜炎等。

3.伴呼吸困难　见于喉炎、喉癌、慢性阻塞性肺病、支气管哮喘、重症肺炎、肺结核、大量胸腔积液、气胸、肺瘀血、肺水肿、气管或支气管异物等。

4.伴咯血　常见于肺结核、支气管扩张、支气管肺癌、肺脓肿、二尖瓣狭窄等。

5.伴胸痛　多见于肺炎、胸膜炎、气胸、支气管肺癌、肺栓塞等。

6.伴喘息　多见于支气管哮喘、慢性喘息性支气管炎、心源性哮喘、弥漫性泛细支气管炎等。

五、问诊要点

1.性别与年龄,如儿童突发呛咳,应警惕异物吸入;青壮年长期咳嗽,须考虑肺结核、支气管扩张的可能;而对于男性40岁以上吸烟者,则需考虑慢性支气管炎、肺气肿、支气管肺癌;对青年女性,需注意支气管内膜结核和支气管腺瘤等。

2.咳嗽的性质、出现时间、音色及痰液性质、量、颜色、气味、黏稠度及与体位改变的关系。

3.伴随症状,如咳嗽伴发热,提示呼吸道感染可能;咳嗽伴胸痛,多见于肺炎、胸膜炎、支气管肺癌、自发性气胸等;咳嗽伴喘息,见于支气管哮喘、心源性哮喘及喘息型支气管炎等;咳嗽伴咯血,见于支气管扩张症、肺结核、支气管肺癌等。

(李淑勤)

第五节 咯 血

案例导入 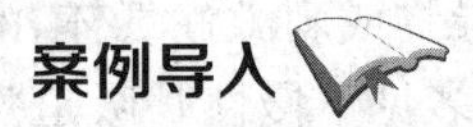

患者,女性,20岁,咯血1 d。

请思考:针对该患者,问诊要点有哪些?

咯血(hemoptysis)是指喉及喉以下呼吸道和肺组织出血,经口咯出。由于经口腔排出的血液还可来自鼻、口腔、咽部或上消化道,因此,咯血需与鼻咽部、口腔出血或上消化道出血相鉴别。鉴别时,应先检查口腔与鼻、咽局部有无出血,鼻出血血液多自前鼻孔流出,但鼻腔后部出血,尤其是出血量较多时极易与咯血混淆,此时由于血液经后鼻孔沿软腭与咽后壁下流,使患者有咽部异物感,用鼻咽镜检查即可确诊。其次,还需要与呕血进行鉴别,呕血是指上消化道出血经口腔呕出,出血部位多见于食管、胃及十二指肠。咯血与呕血可根据病史、体征及其他检查方法进行鉴别(表1.1)。

表1.1 咯血与呕血的鉴别

鉴别点	咯 血	呕 血
病因	肺结核、支气管扩张、肺癌、肺脓肿、肺炎、心脏病等	消化性溃疡、肝硬化、急性胃黏膜病变、胃癌等
出血前的症状	喉部发痒、胸闷、咳嗽等	上腹部不适、恶心、呕吐等
出血方式	咯出	呕出,可呈喷射状
血液颜色	鲜红色	暗红或棕褐色
血中混有物	痰、泡沫	食物残渣、胃液
pH	碱性	酸性
黑便	无,如咽下血液量多时可有	有,呕血停止后仍持续数天
出血后痰的性状	痰中带血	无痰中带血

一、病因和发病机制

(一)呼吸系统疾病

1.气管疾病　常见有支气管扩张症、支气管肺癌、支气管内膜结核和慢性支气管炎等。较少见的有支气管结石、支气管腺瘤、支气管黏膜非特异性溃疡等。其发生机制是炎症、肿瘤等损伤支气管黏膜或病灶处毛细血管,使其通透性增加或黏膜下血管破裂所致。

2.肺部疾病　常见有肺结核、肺脓肿、肺炎等,较少见的有肺瘀血、肺栓塞、肺泡炎、肺真菌病、肺寄生虫病、肺出血-肾炎综合征和肺含铁血黄素沉着症等。在我国,肺结核仍为咯血最常见的病因。其发生机制:病变使毛细血管通透性增高,血液渗出,可为痰中带血丝或小血块;病变累及小血管使管壁破裂,则表现为中等量咯血;空洞壁小动脉瘤破裂,或继发性支气管扩张形成的动静脉瘘破裂,则可引起危及生命的大量咯血。

(二)心血管疾病

较常见的是二尖瓣狭窄。此外,某些先天性心脏病引起肺动脉高压时,也可引起咯血。出血机制为肺瘀血致肺泡壁或支气管内膜毛细血管破裂,可致小量咯血或血丝痰;若支气管黏膜下层支气管静脉曲张破裂,常为大咯血;当出现急性肺水肿时,咯浆液性粉红色泡沫样血痰。

(三)全身性疾病

1.血液病　如白血病、血小板减少性紫癜、再生障碍性贫血等。

2.急性传染病　如流行性出血热、肺出血型钩端螺旋体病等。

3.风湿性疾病　如系统性红斑狼疮、结节性多动脉炎、韦氏肉芽肿症等。

4.其他　如气管或支气管子宫内膜异位症等,均可引起咯血。

二、临床表现

1.咯血量　咯血量的标准尚无明确界定,一般认为每天咯血量在 100 mL 以内为小量,100~500 mL 为中等量,500 mL 以上或一次咯血量达 300 mL 为大咯血。支气管肺癌主要表现为痰中带血,少有大咯血;慢性支气管炎和支原体肺炎也可出现痰中带血或血性痰;大量咯血主要见于空洞性肺结核、支气管扩张、慢性肺脓肿。

2.颜色及性状　咯血的颜色及性状对分析咯血的病因有重要意义,见表 1.2。

表 1.2　咯血的颜色与性状及可能病因

咯血颜色与性状	可能病因
鲜红色痰	肺结核、支气管扩张、肺脓肿、支气管结核、出血性疾病
浆液粉红色泡沫痰	急性肺水肿
铁锈色痰	肺炎球菌肺炎
砖红色胶冻样痰	克雷伯杆菌肺炎
暗红色痰	二尖瓣狭窄肺瘀血

三、伴随症状

1.伴发热　常见于肺炎、肺脓肿、肺结核、流行性出血热、肺出血型钩端螺旋体病及肺癌等。

2.伴脓痰　常见于支气管扩张、肺脓肿、肺结核空洞及肺囊肿并发感染等，但干性支气管扩张则仅有反复咯血而无脓痰。

3.伴胸痛　常见于肺炎球菌肺炎、肺结核、支气管肺癌、肺梗死等。

4.伴皮肤黏膜出血　常见于血液病、结缔组织病、流行性出血热等。

5.伴黄疸　可见于肺炎球菌肺炎、肺栓塞、钩端螺旋体病等。

6.伴杵状指　多见于支气管扩张、慢性肺脓肿、支气管肺癌等。

四、问诊要点

1.确定是否为咯血　询问有无与咯血相关的疾病病史及诱发因素、出血前症状、出血方式、血中混有物、出血后痰的性状、有无黑便等对初步确定是否为咯血有重要意义。

2.年龄和性别　青壮年咯血，多见于肺结核、支气管扩张、二尖瓣狭窄等；40岁以上有长期吸烟史者，要警惕支气管肺癌的可能；年轻女性反复咯血与月经周期有关者，应考虑子宫内膜异位症。

3.个人史　应注意有无结核病接触史、吸烟史、职业性粉尘接触史、生食海鲜史及月经史等。如肺寄生虫病所致咯血、子宫内膜异位症所致咯血，均需结合上述病史作出诊断。

4.咯血的量、颜色和性状、出血速度、病程长短及伴随症状　对咯血的病因诊断及病情判断具有重要意义。

（李淑勤）

第六节　发　绀

案例导入

患者，女性，8岁，自幼出现的进行性口唇发绀，易疲乏，活动后气短，喜蹲位，发育不良。

请思考：试分析引起该患儿口唇发绀的病因是什么？

发绀(cyanosis)是指血液中还原血红蛋白增多，使皮肤、黏膜呈青紫色的现象。发绀在皮肤较薄、色素较少和毛细血管丰富的末梢部位较为明显，如口唇、指(趾)、甲床等。广义的发绀还包括少数异常血红蛋白衍化物所致的皮肤黏膜青紫色。

一、发生机制

发绀是血液中还原血红蛋白的绝对含量增加所致，还原血红蛋白浓度可用血氧的未饱和度来表示。一般认为当毛细血管血液的还原血红蛋白绝对含量超过 50 g/L 时,即可出现发绀。以正常血红蛋白浓度 150 g/L 计,50 g/L 为还原血红蛋白时,提示有 1/3 血红蛋白氧不饱和。发绀有时不能确切反映机体的缺氧状况,因其与血液中血红蛋白含量密切相关,如重度贫血患者(Hb<50 g/L),即使毛细血管血液中的血红蛋白完全处于还原状态,也不足以引起明显的发绀;相反,在血红蛋白增高时,无论是否缺氧,只要血液中还原血红蛋白含量增高,即可出现发绀。所以在临床工作中,不能单纯根据发绀的程度来判断患者的缺氧状况。

二、病因与临床表现

根据发绀的病因不同,将其分类如下:

(一)血液中还原血红蛋白增多(真性发绀)

1.中心性发绀　其临床特点是发绀呈全身性,除肢体末梢与面颊外,也见于舌、口腔黏膜与躯干皮肤,且发绀部位皮肤温暖。可分为:①肺性发绀:肺通气和(或)换气功能障碍,血液在肺内氧合不全致血中还原血红蛋白增多。常见于各种严重呼吸系统疾病,如喉、气管、支气管的阻塞,肺瘀血、肺水肿、肺炎、肺气肿、弥漫性肺间质纤维化、原发性肺动脉高压及胸膜疾病等。②心性发绀:由于心与大血管之间有异常通道,部分静脉血未经肺内氧合即经异常通道分流入体循环,如分流量超过心排出量的 1/3,即可出现发绀。常见于发绀型先天性心脏病,如法洛四联症(tetralogy of Fallot)、艾森门格综合征(Eisenmenger syndrome)等。

2.周围性发绀　其临床特点是肢体末梢与下垂部位明显,如肢端、耳垂与鼻尖,发绀部位皮肤温度低,若加温或按摩使之温暖,发绀可消退。可分为:①瘀血性周围性发绀:体循环瘀血、周围血流缓慢,氧在组织中被过多摄取所致。常见于右心衰竭、渗出性心包炎心包压塞、缩窄性心包炎、血栓性静脉炎、上腔静脉阻塞综合征、下肢静脉曲张等。②缺血性周围性发绀:由于心排血量减少或局部血流障碍,周围组织血流灌注不足、缺氧,致皮肤、黏膜呈青紫色。见于严重休克、血栓闭塞性脉管炎、雷诺病、肢端发绀症和暴露于寒冷中等。

3.混合性发绀　中心性发绀与周围性发绀并存,常见于全心衰竭等。

(二)血液中存在异常血红蛋白衍化物

1.高铁血红蛋白血症　由于药物或化学物质中毒引起血红蛋白分子中二价铁被三价铁所取代,形成高铁血红蛋白,导致失去与氧结合的能力。当血液中高铁血红蛋白达 30 g/L 时可出现发绀,常见于亚硝酸盐、硝基苯、苯胺、伯氨喹、非那西丁等中毒所致。因进食大量含有亚硝酸盐的变质蔬菜引起的发绀,称为“肠源性青紫症”。其临床特点是发绀出现急剧,抽出的静脉血呈深棕色,氧疗不能使发绀改善,只有静脉注射亚甲蓝或大量维生素 C,发绀方可消退。用分光镜检查,可证实血中高铁血红蛋白存在。

2.先天性高铁血红蛋白血症　自幼即出现发绀,身体一般状况较好,无心、肺疾病及引起异常血红蛋白的其他原因,有家族史。

3.硫化血红蛋白血症　该病为后天获得性。一般认为本病患者需同时有便秘或服用含硫药物在肠内形成大量硫化氢为先决条件,硫化氢作用于血红蛋白,产生硫化血红蛋白,当其在血中含量达 5 g/L 时,即可出现发绀。硫化血红蛋白一旦形成,始终存在于体内,直到红细胞破坏为止,故这种发绀持续时间长,可达数月以上,血液呈蓝褐色,分光镜检查可证明有硫化血红蛋白存在。

三、伴随症状

1.伴呼吸困难　常见于严重的心、肺疾病,发绀明显而不伴呼吸困难,提示异常血红蛋白血症。

2.伴杵状指　由于长期缺氧所致,病程较长,常见于发绀型先天性心脏病和某些慢性肺部疾病。

3.伴意识障碍　见于急性中毒、休克、急性肺部感染、呼吸衰竭及严重心功能不全等。

四、问诊要点

1.起病的年龄　自幼即出现发绀者,常见于发绀型先天性心脏病或先天性高铁血红蛋白血症;特发性阵发性高铁血红蛋白血症,可见于育龄女性,且多与月经周期有关。

2.相关病史　询问有无心、肺疾患,有无家族史,有无相关药物、化学物品、变质蔬菜摄入史,有无便秘情况下食用含硫化物的病史等,对发绀病因的诊断有重要意义。

3.发绀部位及特点　用以判断发绀的类型,进一步明确发绀的病因。

(李淑勤)

第七节　呼吸困难

案例导入

患者,男性,35岁,发作性呼吸困难,伴喘鸣音,大汗淋漓,口唇发绀。

请思考:试分析引起该患者呼吸困难最可能的病因是什么?

呼吸困难(dyspnea)是指患者主观感觉空气不足,客观表现为呼吸费力,严重者出现张口呼吸、鼻翼扇动、端坐呼吸、发绀、辅助呼吸肌参与呼吸运动,并且可出现呼吸频率、节律和深度的改变。

一、病因

引起呼吸困难的原因很多,主要为呼吸系统和循环系统疾病。

(一)呼吸系统疾病

1.气道阻塞　如喉、气管、支气管的炎症、水肿、肿瘤或异物及慢性阻塞性肺疾病、支气管哮喘等。

2.肺病变　如肺炎、肺结核、肺不张、肺瘀血、弥漫性肺间质纤维化、肺栓塞、急性呼吸窘迫综合征等。

3.胸廓、胸膜疾病　如严重胸廓畸形、肋骨骨折、胸腔大量积液、气胸、胸膜广泛粘连等。

4.各种原因所致的呼吸肌功能障碍　如脊髓灰质炎、重症肌无力、急性多发性神经根炎、腹腔巨大肿瘤、大量腹腔积液、药物导致呼吸肌麻痹、妊娠末期等。

(二)循环系统疾病

见于各种心脏疾患导致的心功能不全。

(三)中毒

如一氧化碳中毒、有机磷杀虫剂中毒、糖尿病酮症酸中毒、尿毒症、代谢性酸中毒、亚硝酸盐和苯胺类中毒、氰化物中毒、吗啡及巴比妥类药物中毒等。

(四)神经、精神性疾病

如颅脑外伤、脑出血、脑肿瘤、脑炎及脑膜炎等引起的呼吸中枢功能衰竭;精神因素所致的呼吸困难,如癔症。

(五)血液系统疾病

如重度贫血、高铁血红蛋白血症与硫化血红蛋白血症。

二、发生机制与临床表现

(一)肺源性呼吸困难

主要是呼吸系统疾病引起的通气和(或)换气功能障碍导致缺氧伴或不伴二氧化碳潴留。根据临床特点归纳为以下类型。

1.吸气性呼吸困难　表现为吸气显著困难,严重者由于呼吸肌极度用力,吸气时胸腔负压增大,使胸骨上窝、锁骨上窝和肋间隙明显凹陷,称为“三凹征”,是严重上呼吸道梗阻的典型体征。见于各种原因所致的喉、气管、大支气管狭窄或梗阻。

2.呼气性呼吸困难　表现为呼气费力、呼气时间明显延长,常伴有哮鸣音,主要是由于小支气管痉挛或狭窄、肺组织弹性减退所致。见于慢性阻塞性肺疾病、喘息型慢性支气管炎、支气管哮喘等。

3.混合性呼吸困难　特点为吸气与呼气均感费力,呼吸浅快,常伴呼吸音减弱或消失,可有病理性呼吸音。主要是由于肺或胸膜腔病变使肺呼吸面积减少导致换气功能障碍所致。常见于重症肺炎、肺结核、弥漫性肺间质纤维化、大量胸腔积液等。

(二)心源性呼吸困难

左心、右心衰竭均可引起呼吸困难,左心衰竭时呼吸困难更为严重。

1.左心衰竭引起呼吸困难的主要机制　肺淤血时气体弥散障碍,肺泡弹性降低使肺活量减少,肺泡与毛细血管的气体交换发生障碍。

心源性呼吸困难的临床特点如下。

(1)劳力性呼吸困难:活动时呼吸困难出现或加重,休息时减轻或消失,是左心衰竭最早出现的症状。

(2)夜间阵发性呼吸困难:患者常于熟睡中突感胸闷气急,被迫坐起,惊恐不安,轻者数分钟至数十分钟后症状逐渐消失,重者可见端坐呼吸、大汗、面色发绀、有哮鸣音,咳粉红色泡沫样痰,两肺底部有较多湿啰音,心率增快,有奔马律。此种呼吸困难又称“心源性哮喘”。其发生机制:睡眠时迷走神经兴奋,冠脉收缩,心肌供血减少;平卧位可使膈肌上抬,肺活量减少，且回心血量增加，加重肺淤血，故患者不能平卧，被迫采取半坐位或端坐位，称端坐呼吸。

2.右心衰竭发生呼吸困难的机制　①右心房和上腔静脉压升高，刺激压力感受器反射性兴奋呼吸中枢。②体循环淤血，血氧含量减少，酸性代谢产物增加，刺激呼吸中枢。③淤血性肝大、腹腔积液和(或)胸腔积液，均可使呼吸运动受限。临床上主要见于慢性肺心病。

(三)中毒性呼吸困难

1.代谢性酸中毒　血中酸性代谢产物增多，刺激颈动脉窦、主动脉体化学感受器，或直接兴奋呼吸中枢导致呼吸困难。如尿毒症、糖尿病酮症酸中毒时常出现深而规则的呼吸，可伴有鼾声，称为酸中毒深大呼吸(Kussmaul 呼吸)。

2.药物中毒　吗啡、巴比妥类中枢抑制药物和有机磷杀虫剂可直接抑制呼吸中枢，引起呼吸困难。其特点为呼吸浅慢，伴呼吸节律异常。

3.化学毒物中毒　可通过各种机制导致机体缺氧引起呼吸困难，如一氧化碳中毒时，一氧化碳与血红蛋白结合形成碳氧血红蛋白，失去携氧能力，导致缺氧而产生呼吸困难；亚硝酸盐和苯胺类中毒时，形成高铁血红蛋白，失去携氧能力导致缺氧；氢化物中毒时，氢离子抑制细胞色素氧化酶的活性，影响细胞呼吸作用致组织缺氧，引起呼吸困难。

(四)神经、精神性呼吸困难

1.神经性呼吸困难　主要是由于呼吸中枢供血减少及颅内压增高所致，多表现为呼吸深慢，伴呼吸节律改变。

2.精神性呼吸困难　多由于过度通气引起呼吸性碱中毒所致，常见于癔症。呼吸困难常突然出现，呼吸浅快，伴有叹息样呼吸，也可出现手足搐搦，严重者可出现意识障碍。

(五)血源性呼吸困难

由于红细胞携氧量减少所致。表现为呼吸变浅，心率加快，贫血者可有皮肤、黏膜苍白，高铁血红蛋白血症及硫化血红蛋白血症者，可出现发绀。此外，大出血或休克可因缺氧和血压下降，刺激呼吸中枢，使呼吸加快。

三、伴随症状

1.发作性呼吸困难伴哮鸣音　多见于支气管哮喘、心源性哮喘等。

2.伴一侧胸痛　见于大叶性肺炎、急性渗出性胸膜炎、自发性气胸、肺栓塞、急性心肌梗死、支气管肺癌等。

3.伴发热　见于肺炎、肺脓肿、肺结核、胸膜炎、急性心包炎等。

4.伴昏迷　见于严重代谢性疾病与中枢神经严重损害，如尿毒症、糖尿病酮症酸中毒、吗啡、巴比妥类药物中毒、有机磷杀虫剂中毒、一氧化碳中毒、脑出血、脑膜炎及肺性脑病等。

四、问诊要点

1.呼吸困难相关病史及诱因　如心、肺疾病，肾病，代谢性疾病病史，有无药物、毒物摄入或接触史、颅脑外伤史。

2.呼吸困难发生的急缓及持续时间　数分钟或数小时内发生的呼吸困难，常由支气管哮喘、肺水肿、气胸等引起；数天或数周发生的呼吸困难，常与心功能不全、胸腔积液等有关。慢性呼吸困难，常见于慢性阻塞性肺疾病、肺纤维化及肺动脉高压等。

3.呼吸困难与活动、体位的关系　如左心衰竭引起的呼吸困难。常于活动后加重，平卧位时明显。

4.呼吸困难伴随的症状　如发热、胸痛、昏迷等。

（李淑勤）

第八节　心　悸

案例导入

患者，男性，16 岁，学生，发作性心悸 10 min。

请思考：针对该患者的问诊要点有哪些？

心悸(palpitation)是一种自觉心脏跳动或心慌的不适感。心悸时，心率可快、可慢，也可有心律失常，心率和心律正常者也可出现心悸。心悸多由心脏病变引起，但某些器质性心脏病可无心悸；而心脏神经症者或处于焦虑状态者，却常有心悸。因此，心悸与心脏疾病并非有必然关系。

一、发生机制

心悸的发生机制尚未完全清楚，一般认为心脏活动过度是心悸发生的基础，常与心率及心搏出量改变有关。如心动过速时，舒张期缩短、心室充盈不足；心室收缩时，心室肌与心脏瓣膜的紧张度突然增加，引起心搏增强而感到心悸；心律失常如期前收缩时，在一个较长的代偿间歇之后，心室收缩往往强而有力，也会感到心悸。心悸与心律失常的持续时间有关，如突然发生的阵发性心动过速，心悸往往较明显，而慢性心律失常如心房颤动，可因逐渐适应而无明显心悸。心悸的发生也常与精神因素有关，焦虑、紧张时易于出现。

二、病因与临床表现

(一)心脏搏动增强

1.生理性　临床特点为持续时间较短，可伴胸闷，诱因去除后恢复正常。见于健康人在剧烈运动、精神过度紧张或情绪激动时；喝浓茶、咖啡或大量饮酒后；应用某些药物，如肾上腺素、甲状腺素、麻黄碱、咖啡因、阿托品等。

2.病理性　临床特点为持续时间较长，可反复发作，常伴有胸闷、气短、心前区疼痛及晕厥等心脏病表现。见于某些器质性心脏病及其他引起心脏搏动增强的疾病。

(1)引起心室肥大的器质性心脏病：如高血压性心脏病、二尖瓣关闭不全、主动脉瓣关闭不全、室间隔缺损、动脉导管未闭、原发性心肌病、脚气性心脏病等，均可引起不同程度的心室肥大，心脏搏动增强，出现心悸。

(2)其他引起心脏搏动增强的疾病:①甲状腺功能亢进症及高热:由于基础代谢率增高,导致心率加快。②贫血:血红蛋白减少,血液携氧量减少,器官及组织缺氧,机体为保证氧的供应,通过增加心率来代偿,引起心悸。③发热:此时基础代谢率增高,心率加快、心排血量增加,也可引起心悸。④低血糖症、嗜铬细胞瘤:可引起肾上腺素释放增多,心率加快,也可发生心悸。

(二)心律失常

心动过速(如窦性心动过速、阵发性室上性或室性心动过速等)、心动过缓(如二、三度房室传导阻滞、窦性心动过缓或病态窦房结综合征等)、期前收缩、心房扑动或颤动等均可引起心悸。

(三)心脏神经症

心脏本身并无器质性病变,由自主神经功能紊乱所引起,多见于青中年女性。临床上除心悸外,常有心前区隐痛或刺痛,叹气样呼吸,以及头晕、头痛、耳鸣、疲乏、失眠、记忆力减退等神经衰弱的表现,且在焦虑、情绪激动等情况下更易发生。β-肾上腺素能受体反应亢进综合征也与自主神经功能紊乱有关,除有心悸及上述表现外,还可有心电图改变,如ST段轻度下移及T波平坦或倒置,易与心脏器质性病变相混淆,但在应用普奈洛尔后心电图改变可恢复正常,提示其为功能性改变。

三、伴随症状

1.伴心前区疼痛　见于冠状动脉粥样硬化性心脏病、心肌炎、心包炎,也可见于心脏神经症等。

2.伴呼吸困难　见于心力衰竭、重症贫血、急性心肌梗死、心肌炎、心包炎等。

3.伴发热　见于急性传染病、心肌炎、心包炎、感染性心内膜炎及风湿热等。

4.伴食欲亢进、消瘦、出汗　见于甲状腺功能亢进症。

5.伴晕厥或抽搐　见于高度房室传导阻滞、心室颤动或阵发性室性心动过速、病态窦房结综合征等。

四、问诊要点

1.相关病史及诱因　有无心脏病、内分泌疾病、贫血、神经症等病史,有无饮酒、喝浓茶、咖啡及应用某些药物(如肾上腺素、甲状腺素等)情况,有无精神刺激史。

2.发作时间、频率及病程。

3.伴随症状　有无心前区疼痛、呼吸困难、发热、食欲亢进、消瘦、多汗、晕厥、抽搐及头晕、头痛、失眠、焦虑等相关症状。

4.诊疗过程及疗效。

(李淑勤)

第九节 恶心与呕吐

案例导入

患者,女性,35 岁,恶心、呕吐 3 h。

请思考:针对该患者,问诊要点有哪些?

恶心(nausea)、呕吐(vomiting)是临床常见症状。恶心为上腹部不适和紧迫欲吐的感觉。可伴有迷走神经兴奋的症状,如皮肤苍白、出汗、流涎、血压降低及心动过缓等,常为呕吐的前奏。一般恶心后随之呕吐,但也可仅有恶心而无呕吐,或仅有呕吐而无恶心。呕吐是通过胃的强烈收缩迫使胃或部分小肠的内容物经食管、口腔而排出体外的现象。两者均为复杂的反射动作,可由多种原因引起。

一、病因

(一)反射性呕吐

1.咽部受到刺激　如吸烟、剧咳、鼻咽部炎症或溢脓等。

2.胃、十二指肠疾病　急慢性胃肠炎、消化性溃疡、功能性消化不良、急性胃扩张或幽门梗阻、十二指肠壅滞等。

3.肠道疾病　急性阑尾炎、各型肠梗阻、急性出血坏死性肠炎、腹型过敏性紫癜等。

4.肝胆胰疾病　急性肝炎、肝硬化、肝瘀血、急慢性胆囊炎或胰腺炎等。

5.膜及肠系膜疾病　如急性腹膜炎。

6.其他疾病　如肾输尿管结石、急性肾盂肾炎、急性盆腔炎、异位妊娠破裂等。急性心肌梗死早期、心力衰竭、青光眼、屈光不正等也可出现。

(二)中枢性呕吐

1.神经系统疾病　①颅内感染及颅内血管病变,如各种脑炎、脑膜炎、脑脓肿、脑出血、脑栓塞、脑血栓形成、高血压脑病及偏头痛等。②颅脑损伤,如脑挫裂伤或颅内血肿。

2.全身性疾病　尿毒症、肝昏迷、糖尿病酮症酸中毒、甲亢危象、甲状旁腺危象、肾上腺皮质功能不全、低血糖、低钠血症及早孕均可引起呕吐。

3.药物　如某些抗生素、抗癌药、洋地黄、吗啡等可因兴奋呕吐中枢而致呕吐。

4.中毒　乙醇、重金属、一氧化碳、有机磷农药、鼠药等中毒均可引起呕吐。

5.精神因素　胃神经症、癔症、神经性厌食等。

(三)前庭障碍性呕吐

凡呕吐伴有听力障碍、眩晕等耳科症状者,需考虑前庭障碍性呕吐。常见疾病有迷路炎,是化脓性中耳炎的常见并发症;梅尼埃病,为突发性的旋转性眩晕伴恶心呕吐;晕动病,一般在乘飞机、乘船和乘车时发生。

二、发病机制

呕吐是一个复杂的反射动作,其过程可分 3 个阶段,即恶心、干呕与呕吐。恶心时胃张力和蠕动减弱,十二指肠张力增强,可伴或不伴有十二指肠液反流;干呕时胃上部放松而胃窦部短暂收缩;呕吐时胃窦部持续收缩,贲门开放,腹肌收缩,腹压增加,迫使胃内容物急速而猛烈地从胃反流,经食管、口腔而排出体外。

呕吐中枢位于延髓,含功能不同的机构:一是神经反射中枢,即呕吐中枢位于延髓外侧网状结构的背部,接受来自消化道、大脑皮质、内耳前庭、冠状动脉以及化学感受器触发带的传入冲动,直接支配呕吐的动作;二是化学感受触发带位于延髓第四脑室的底面,接受各种外来化学物质或药物(如阿扑吗啡、洋地黄、依米丁等),以及内生代谢产物(如感染、酮中毒、尿毒症等)的刺激,并由此引发神经冲动,传至呕吐中枢再引起呕吐。

三、临床表现

1.呕吐的时间　育龄妇女晨起呕吐见于早期妊娠,也可见于尿毒症、慢性酒精中毒或功能性消化不良;鼻窦炎患者因起床后脓液经鼻后孔流出刺激咽部,也可致晨起恶心、干呕;晚上或夜间呕吐见于幽门梗阻。

2.呕吐与进食的关系　进食过程中或餐后即刻呕吐,可能为幽门管溃疡或精神性呕吐;餐后 1 h 以上呕吐称延迟性呕吐,提示胃张力下降或胃排空延迟;餐后较久呕吐,见于幽门梗阻,呕吐物可有隔夜宿食;餐后近期呕吐,特别是集体发病者,多由食物中毒所致。

3.呕吐的特点　进食后立刻呕吐,恶心很轻,吐后又可进食,长期反复发作而营养状态不受影响,多为精神性呕吐;喷射状呕吐多为颅内高压性疾病。

4.呕吐物的性质　带发酵、腐败气味,提示胃潴留;带粪臭味,提示低位小肠梗阻;不含胆汁,说明梗阻平面多在十二指肠乳头以上,含多量胆汁则提示在此平面以下;含有大量酸性液体者,多有胃泌素瘤或十二指肠溃疡,无酸味者可能为贲门狭窄或贲门失弛缓症所致。上消化道出血常呈咖啡色样呕吐物。

四、伴随症状

1.伴腹痛、腹泻　多见于急性胃肠炎或细菌性食物中毒、霍乱、副霍乱及各种原因的急性中毒。

2.伴右上腹痛及发热、寒战或有黄疸　应考虑胆囊炎或胆石症。

3.伴头痛及喷射性呕吐　常见于颅内高压症或青光眼。

4.伴眩晕、眼球震颤　前庭器官疾病。

5.药物副作用　应用某些药物,如抗生素与抗癌药物。

6.伴停经史　已婚育龄妇女早晨呕吐者应注意早孕。

五、问诊要点

1.呕吐的起病　如急起或缓起、有无酗酒史、晕车晕船史以及以往同样的发作史。过去腹部手术史、女性患者的月经史等。

2.呕吐的时间　晨起还是夜间、间歇或持续,与饮食、活动等有无关系。

3.呕吐物的特征及呕吐物性状及气味　由此可以推测是否中毒、消化道器质性梗阻等。根据是否有酸味,可区别胃潴留与贲门失弛缓;是否有胆汁,可区分十二指肠乳头平面上、下之梗阻;根据呕吐物的量,可确定有无上消化道梗阻,并估计液体丢失量。

4.发作的诱因　如体位、进食、药物、精神因素、咽部刺激等。

5.症状的特点与变化　如症状发作频率、持续时间、严重程度等。

6.加重与缓解因素。

7.诊治情况　如是否做过 X 线钡餐、胃镜、腹部 B 超、CT、血糖、尿素氮等检查。

（郭海燕）

第十节　腹　泻

案例导入

患者,男性,40 岁,腹泻伴有右上腹疼痛。

请思考:该患者的问诊要点有哪些?

腹泻(diarrhea)指排便次数增多,粪质稀薄,或带有黏液、脓血或未消化的食物。如解液状便,每天 3 次以上,或每天粪便总量大于 200 g,其中粪便含水量大于 80%,则可认为是腹泻。腹泻可分为急性与慢性两种,超过 2 个月者属慢性腹泻。

一、病因

(一)肠道疾病

急性腹泻常见的是由病毒、细菌、真菌、原虫、蠕虫等感染所引起的肠炎及急性出血性坏死性肠炎,此外,还有克罗恩病(Crohn disease)或溃疡性结肠炎急性发作、急性缺血性肠病等。亦可因抗生素使用而发生的抗生素相关性小肠、结肠炎。慢性腹泻见于慢性胃炎、慢性细菌、慢性阿米巴痢疾、肠道肿瘤、慢性胆道及胰腺疾病。

(二)急性中毒

食用毒蕈、桐油、河豚、鱼胆,以及化学药物(如砷、磷、铅、汞等)引起的腹泻。

(三)全身性感染

如败血症、伤寒或副伤寒、钩端螺旋体病等。

(四)全身性疾病

1.内分泌及代谢障碍疾病　如甲状腺功能亢进、肾上腺皮质功能减退、胃泌素瘤、血管活性肠肽瘤、类癌综合征及糖尿病性肠病。

2.其他系统疾病　系统性红斑狼疮、硬皮病、尿毒症、放射性肠炎等。

3.药物副作用　如利血平、甲状腺素、洋地黄类药物、考来烯胺等。某些抗肿瘤药物和抗生素使用也可导致腹泻。

4.神经功能紊乱　如肠易激综合征。

二、发病机制

腹泻相当复杂,有些因素又互为因果,从病理生理角度可归纳为下列几个方面。腹泻病例往往不是单一的机制致病,可能涉及多种原因,仅以其中一种机制占优势而已。

1.分泌性腹泻　肠道分泌大量液体,超过肠黏膜吸收能力所致。霍乱弧菌外毒素引起的大量水样腹泻属于典型的分泌性腹泻。肠道非感染或感染性炎症,如阿米巴肠炎、细菌性痢疾、溃疡性结肠炎、克罗恩病、肠结核,以及放射性肠炎、肿瘤溃烂等均可使炎症性渗出物增多而致腹泻。某些胃肠道内分泌肿瘤,如胃泌素瘤、血管活性肠肽瘤所致的腹泻也属于分泌性腹泻。

2.消化功能障碍性腹泻　由消化液分泌减少所引起,如慢性胰腺炎、慢性萎缩性胃炎、胃大部切除术后。胰、胆管阻塞可因胆汁和胰酶排泌受阻引起消化功能障碍性腹泻。

3.渗透性腹泻　由于肠内容物渗透压增高,阻碍肠内水分与电解质吸收而引起,如乳糖酶缺乏,乳糖不能水解即形成肠内高渗,服用盐类泻剂或甘露醇等引起的腹泻亦属此型。

4.动力性腹泻　由肠蠕动亢进致肠内食糜停留时间缩短,未被充分吸收所致的腹泻,如肠炎、甲状腺功能亢进、糖尿病、胃肠功能紊乱等。

5.吸收不良性腹泻　由肠黏膜的吸收面积减少或吸收障碍所引起,如小肠大部分切除、吸收不良综合征、小儿乳糜泻、成人热带及非热带脂肪泻等。

三、临床表现

1.起病及病程　急性腹泻起病骤然,病程较短,多为感染或食物中毒所致。慢性腹泻起病缓慢,病程较长,多见于慢性感染、非特异性炎症、吸收不良、消化功能障碍、肠道肿瘤或神经功能紊乱等。

2.腹泻次数及粪便性质　急性感染性腹泻常有不洁饮食史,于进食后 24 h 内发病,每天排便数次甚至数十次,多呈糊状或水样便,少数为脓血便。慢性腹泻表现为每天排便次数增多,可为稀便,亦可带黏液、脓血,见于慢性痢疾、炎症性肠病及结肠、直肠癌等。阿米巴痢疾的粪便呈暗红色或果酱样。粪便中带黏液而无病理成分者,常见于肠易激综合征。

3.腹泻与腹痛的关系　急性腹泻常有腹痛,尤以感染性腹泻较为明显。小肠疾病的腹痛常在脐周,便后腹痛缓解不明显。结肠病变疼痛多在下腹,便后疼痛常可缓解。分泌性腹泻往往无明显腹痛。

四、伴随症状

1.伴发热　可见于急性细菌性痢疾、伤寒或副伤寒、肠结核、肠道恶性淋巴瘤、克罗恩病、溃疡性结肠炎急性发作期、败血症等。

2.伴里急后重　提示病变以结直肠为主,如痢疾、直肠炎、直肠肿瘤等。

3.伴明显消瘦　多提示病变位于小肠,如胃肠道恶性肿瘤、肠结核及吸收不良综合征。

4.伴皮疹或皮下出血　见于败血症、伤寒或副伤寒、麻疹、过敏性紫癜、糙皮病等。

5.伴腹部包块　见于胃肠恶性肿瘤、肠结核、克罗恩病及血吸虫性肉芽肿。

6.伴重度失水　常见于分泌性腹泻,如霍乱、细菌性食物中毒或尿毒症等。

7.伴关节痛或关节肿胀　见于克罗恩病、溃疡性结肠炎、系统性红斑狼疮、肠结核、惠普尔病(whipple disease)等。

五、问诊要点

1.腹泻的起病　是否有不洁饮食、旅行、聚餐等病史，是否与摄入脂肪餐有关，或与紧张、焦虑有关。腹泻的次数及大便量有助于判断腹泻的类型及病变的部位，分泌性腹泻粪便量常超过 1 L/d，而渗出性腹泻粪便远少于此量。次数多而量少多与直肠刺激有关。

2.大便的性状及臭味　除仔细观察大便性状外，配合大便常规检查，可大致区分感染与非感染、炎症渗出性与分泌性、动力性腹泻。大便奇臭多有消化吸收障碍，无臭多为分泌性水泻。

3.群体发病史　了解有无同食者群体发病史及地区和家族中的发病情况，上述情况对诊断食物中毒、流行病、地方病及遗传病具有重要价值。

4.加重、缓解的因素　如与进食、油腻食物的关系及抗生素使用史等。

5.病后一般情况　功能性腹泻、下段结肠病变对患者一般情况影响较小；而器质性疾病（如炎症、肿瘤、肝胆胰疾患）、小肠病变影响则较大。

（郭海燕）

第十一节　呕血与便血

案例导入

患者，男，50 岁，突然大量呕血 500 mL，既往有肝硬化病史 5 年。

请思考：该患者呕血可能的病因是什么？

一、呕血

呕血（hematemesis）是上消化道疾病（指屈氏韧带以上的消化道，包括食管、胃、十二指肠、肝、胆、胰疾病）或全身性疾病所致的上消化道出血，血液经口腔呕出。常伴有黑便，严重时可有急性周围循环衰竭的表现。

（一）病因

1.消化系统疾病

（1）食管疾病：反流性食管炎、食管憩室炎、食管癌、食管异物、食管贲门黏膜撕裂、食管损伤等。大量呕血常由门脉高压所致的食管静脉曲张破裂所致，食管异物穿刺主动脉可造成大量呕血，并危及生命。

（2）胃及十二指肠疾病：最常见为消化性溃疡，其次有急性糜烂出血性胃炎、胃癌、胃泌素瘤。

（3）其他少见疾病：平滑肌瘤、平滑肌肉瘤、淋巴瘤、息肉、胃黏膜脱垂、急性胃扩张、胃扭转、憩室炎、结核、克罗恩病等。

2.门脉高压　常见由肝硬化引起的食管胃底静脉曲张破裂或门脉高压胃病出血。

3.上消化道邻近器官或组织的疾病　如胆道结石、胆道蛔虫、胆囊癌、胆管癌及壶腹癌出血均可引起大量血液流入十二指肠导致呕血。此外,还有急慢性胰腺炎,胰腺癌合并脓肿破溃,主动脉瘤破入食管、胃或十二指肠,纵隔肿瘤破入食道等。

4.全身性疾病

(1)血液疾病:如血小板减少性紫癜、过敏性紫癜、白血病、血友病、霍奇金病、遗传性毛细血管扩张症、弥散性血管内凝血及其他凝血机制障碍(如应用抗凝药过量)等。

(2)感染性疾:如流行性出血热、钩端螺旋体病、登革热、暴发型肝炎、败血症等。

(3)结缔组织病:如系统性红斑狼疮、皮肌炎、结节性多动脉炎等累及上消化道。

(4)其他:如尿毒症、肺源性心脏病、呼吸功能衰竭等。

如上所述,呕血的原因甚多,但首先以消化性溃疡最为常见,其次为食管或胃底静脉曲张破裂,再次为急性糜烂性出血性胃炎和胃癌。因此考虑呕血的病因时,应首先考虑上述四种疾病。当病因未明时,也应考虑一些少见疾病,如平滑肌瘤、血管畸形、血友病、原发性血小板减少性紫癜等。

(二)临床表现

1.呕血与黑便　呕血前常有上腹不适和恶心,随后呕吐血性胃内容物。其颜色视出血量的多少及在胃内停留时间的长短以及出血的部位而不同。出血量多、在胃内停留时间短、出血位于食管则血色鲜红或混有凝血块,或为暗红色;当出血量较少或在胃内停留时间长,则因血红蛋白与胃酸作用形成酸化正铁血红蛋白,呕吐物可呈咖啡渣样,为棕褐色。呕血的同时因部分血液经肠道排出体外,可形成黑便。

2.失血性周围循环衰竭　出血量占循环血容量的10%以下时,患者一般无明显临床表现;出血量占循环血容量的10%~20%时,可有头晕、无力等症状,多无血压、脉搏等变化;出血量达循环血容量的20%以上时,则有冷汗、四肢厥冷、心慌、脉搏增快等急性失血症状;若出血量在循环血容量的30%以上,则有神志不清、面色苍白、心率加快、脉搏细弱、血压下降、呼吸急促等急性周围循环衰竭的表现。

3.血液学改变　出血早期可无明显血液学改变,出血3~4 h以后由于组织液的渗出及输液等情况,血液被稀释,血红蛋白及血细胞比容逐渐降低。

4.其他　大量呕血可出现氮质血症、发热等表现。

(三)伴随症状

1.伴上腹痛　中青年人,慢性反复发作的上腹痛,具有一定周期性与节律性,多为消化性溃疡;中老年人,慢性上腹痛,疼痛无明显规律性并伴有厌食、消瘦或贫血者,应警惕胃癌。

2.伴肝脾肿大　脾肿大,皮肤有蜘蛛痣、肝掌、腹壁静脉曲张或有腹水,化验有肝功能障碍,提示肝硬化门脉高压;肝区疼痛、肝大、质地坚硬、表面凹凸不平或有结节,血清甲胎蛋白阳性者多为肝癌。

3.伴黄疸、寒战、发热　可能由胆道疾病所引起;黄疸、发热及全身皮肤黏膜有出血倾向者,见于某些感染性疾病,如败血症及钩端螺旋体病等。

4.伴皮肤黏膜出血　常与血液疾病及凝血功能障碍性疾病有关。

5.伴头晕、黑矇、口渴、冷汗　提示血容量不足,上述症状于出血早期可随体位变动(如由卧位变坐、立位时）而发生，伴有肠鸣、黑便者，提示有活动性出血。

（四）问诊要点

1.确定是否为呕血　应注意排除口腔、鼻咽部出血和咯血。

2.呕血的诱因　有否饮食不节、大量饮酒、毒物或特殊药物摄入史。

3.呕血的颜色　可帮助推测出血的部位和速度，如食管病变出血或出血量大且出血速度快者，多为鲜红或暗红色；胃内病变或出血量小、出血速度慢者，多呈咖啡色样。

4.呕血量　可作为估计出血量的参考，但由于部分血液可较长时间滞留在胃肠道，故应结合全身表现估计出血量。

5.患者的一般情况　有否口渴、头晕、眼黑，立位时有否心悸、心率变化，有否晕厥或昏倒等。

6.相关病史　过去是否有慢性上腹部疼痛、反酸、胃灼热和长期药物摄入史，并注意服药名称、剂量及反应等。是否有消化不良病史，是否有肝病史等。

二、便血

便血（hematochezia）是指消化道出血，血液由肛门排出。便血颜色可呈鲜红、暗红或黑色。少量出血不造成粪便颜色改变，须经隐血试验才能确定者，称为隐血。

（一）病因

1.下消化道疾病

（1）小肠疾病：肠结核、肠伤寒、急性出血性坏死性肠炎、钩虫病、克罗恩病、小肠肿瘤、小肠血管瘤、空肠憩室炎或溃疡、梅克尔憩室炎或溃疡、肠套叠等。

（2）结肠疾病：急性细菌性痢疾、阿米巴痢疾、血吸虫病、溃疡性结肠炎、结肠憩室炎、结肠癌、结肠息肉、缺血性结肠炎等。

（3）直肠肛管疾病：直肠肛管损伤、非特异性直肠炎、放射性直肠炎、直肠息肉、直肠癌、痔、肛裂、肛瘘等。

（4）血管病变：如血管瘤、毛细血管扩张症、血管畸形、血管退行性变、缺血性肠炎、静脉曲张等。

2.上消化道疾病　见本节呕血，视出血量与速度的不同，可表现为便血或黑便。

3.全身性疾病　白血病、血小板减少性紫癜、血友病、遗传性毛细血管扩张症、维生素 C 及 K 缺乏症、肝脏疾病、尿毒症、流行性出血热、败血症等。

（二）临床表现

便血多为下消化道出血，可表现为急性大出血、慢性少量出血及间歇性出血。便血颜色可因出血部位不同、出血量的多少及血液在肠腔内停留时间的长短而异。如出血量多、速度快则呈鲜红色；若出血量小、速度慢，血液在肠道内停留时间较长，则可为暗红色。粪便可全为血液或混合有粪便，也可仅黏附于粪便表面或于排便后肛门滴血。消化道出血在5 mL/d 以下者，无肉眼可见的粪便颜色改变，称为隐血便，隐血须用隐血试验才能确定。一般的隐血试验虽敏感性高，但有一定的假阳性，使用抗人血红蛋白单克隆抗体的免疫学检测，可以避免其假阳性。

(三)伴随症状

1.伴腹痛　慢性反复上腹痛,且呈周期性与节律性,出血后疼痛减轻,见于消化性溃疡;上腹绞痛或有黄疸伴便血者,应考虑胆道出血;腹痛时排血便或脓血便,便后腹痛减轻,见于细菌性痢疾、阿米巴痢疾或溃疡性结肠炎;腹痛伴便血,还见于急性出血性坏死性肠炎、肠套叠、肠系膜血栓形成或栓塞、膈疝等。

2.伴里急后重　为肛门坠胀感。感觉排便未净,排便频繁,但每次排便甚少,且排便后未感轻松,提示为直肠疾病,见于痢疾、直肠炎及直肠癌等。

3.伴发热　便血伴发热,常见于传染性疾病,如败血症、流行性出血热、钩端螺旋体病或部分恶性肿瘤,如肠道淋巴瘤、白血病等。

4.伴全身出血倾向　便血伴皮肤黏膜出血者,可见于急性传染性疾病及血液疾病,如重症肝炎、流行性出血热、白血病、过敏性紫癜、血友病等。

5.伴皮肤改变　皮肤有蜘蛛痣及肝掌者,便血可能与肝硬化门脉高压有关。皮肤黏膜有毛细血管扩张,提示便血可能由遗传性毛细血管扩张症所致。

6.伴腹部肿块　便血伴腹部肿块者,应考虑肠道恶性淋巴瘤、结肠癌、肠结核、肠套叠及克罗恩病等。

(四)问诊要点

1.便血的病因和诱因　是否有饮食不节,进食生冷、辛辣刺激等食物史。有否服药史或集体发病。便血的颜色及其与大便的关系可以帮助推测出血的部位、速度及可能的病因。

2.失血量　便血量如同呕血量一样,可以作为估计失血量的参考。但是由于粪便量的影响,需结合患者全身表现才能大致估计失血量。

3.患者一般情况　如是否伴有头晕、眼花、心慌、出汗等,可以帮助判断血容量丢失情况。

4.相关病史　过去有否腹泻、腹痛、肠鸣、痔疮、肛裂病史,有否使用抗凝药物,有否胃肠手术史等。

(郭海燕)

第十二节　黄　疸

案例导入 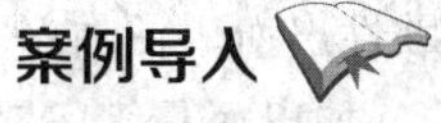

患者,男,45岁,皮肤黏膜发黄伴大便颜色变浅2 d。

请思考:该患者黄疸可能的病因是什么?

黄疸(jaundice)是由于血清中胆红素升高致使皮肤、黏膜和巩膜发黄的症状和体征。正常血清总胆红素为1.7~17.1 μmol/L。胆红素在17.1~34.2 μmol/L,临床不易察觉,称为隐性黄疸;超过34.2 μmol/L时出现临床可见黄疸。

一、胆红素的正常代谢

正常红细胞的平均寿命约为120 d，血循环中衰老的红细胞经单核-巨噬细胞破坏，降解为血红蛋白，血红蛋白在组织蛋白酶的作用下形成血红素和珠蛋白，血红素在催化酶的作用下转变为胆绿素，后者再经还原酶还原为胆红素。正常人每天由红细胞破坏生成的血红蛋白约7.5 g，生成胆红素4 275 μmol，占总胆红素（TB）的80%～85%。另外，171～513 μmol胆红素来源于骨髓幼稚红细胞的血红蛋白和肝内含有亚铁血红素的蛋白质（如过氧化氢酶、过氧化物酶及细胞色素氧化酶与肌红蛋白等），这些胆红素称为旁路胆红素，占总胆红素的15%～20%。

上述形成的胆红素称为游离胆红素或非结合胆红素（unconjugated bilirubin，UCB）与人血清清蛋白结合而输送，不溶于水，不能从肾小球滤出，故尿液中不出现非结合胆红素。非结合胆红素通过血循环运输至肝后，与清蛋白分离并经窦周间隙被肝细胞所摄取，在肝细胞内和Y、Z两种载体蛋白结合，并被运输至肝细胞光面内质网的微粒体部分，经葡萄糖醛酸转移酶的催化作用与葡萄糖醛酸结合，形成胆红素葡萄糖醛酸酯或称结合胆红素（conjugated bilirubin，CB）。结合胆红素为水溶性，可通过肾小球滤过从尿中排出。

结合胆红素从肝细胞经胆管排入肠道后，在回肠末端及结肠经细菌酶的分解与还原作用，形成尿胆原，尿胆原大部分从粪便排出，称为粪胆原。小部分经肠道吸收，通过门静脉血回到肝内，其中大部分再转变为结合胆红素，又随胆汁排入肠内，形成所谓“胆红素的肠肝循环”。被吸收回肝的小部分尿胆原经体循环由肾排出体外，每天不超过6.8 μmol。

二、分类

1.按病因学分类　分为溶血性黄疸、肝细胞性黄疸、胆汁淤积性黄疸（旧称阻塞性黄疸或梗阻性黄疸）和先天性非溶血性黄疸4类，以前3类最为多见，第四类较罕见。

2.按胆红素性质分类　分为以UCB增高为主的黄疸和以CB增高为主的黄疸。

三、病因、发生机制和临床表现

（一）溶血性黄疸

1.病因　凡能引起溶血的疾病都可产生溶血性黄疸。①先天性溶血性贫血，如海洋性贫血、遗传性球形红细胞增多症。②后天性获得性溶血性贫血，如自身免疫性溶血性贫血、新生儿溶血、不同血型输血后的溶血以及蚕豆病、伯氨喹、蛇毒、毒蕈、阵发性睡眠性血红蛋白尿等引起的溶血。

2.发生机制　由于大量红细胞的破坏，形成大量UCB，超过肝细胞的摄取、结合与排泌能力。另外，由于溶血造成的贫血、缺氧和红细胞破坏产物的毒性作用，削弱了肝细胞对胆红素的代谢功能，使UCB在血中潴留，超过正常水平而出现黄疸（图1.7）。

3.临床表现　一般黄疸为轻度，呈浅柠檬色，不伴皮肤瘙痒，其他症状主要为原发病的表现。急性溶血时可有发热、寒战、头痛、呕吐、腰痛，并有不同程度的贫血和血红蛋白尿（尿呈酱油或茶色），严重者可有急性肾功能衰竭；慢性溶血多为先天性，除伴贫血外尚有脾肿大。

4.实验室检查　血清TB增加，以UCB为主，CB基本正常，由于血中UCB增加，故CB形成也代偿性增加，从胆道排至肠道也增加，致尿胆原增加，粪胆原随之增加，粪色加深。肠内的尿胆原增加，重吸收至肝内者也增加。由于缺氧及毒素作用，肝脏处理增多尿胆原的能力降低，致血中尿胆原增加，并从肾排出，故尿中尿胆原增加，但无胆红素。急性溶血性黄疸尿

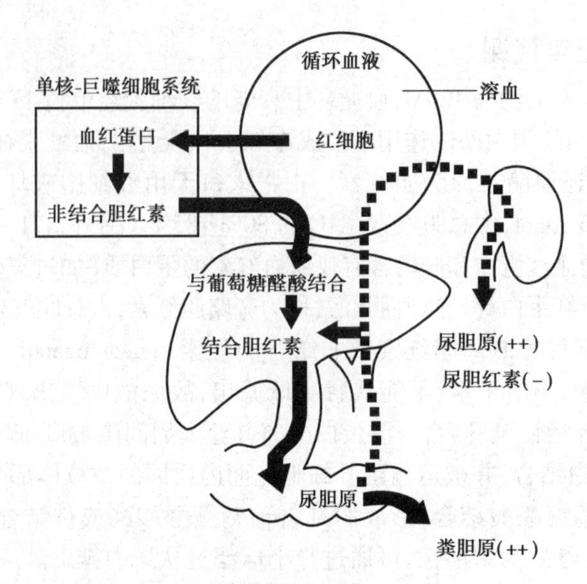

图 1.7 溶血性黄疸发生机制

中有血红蛋白排出,隐血试验阳性。血液检查除贫血外,尚有网织红细胞增加、骨髓红细胞系列增生旺盛等。

(二)肝细胞性黄疸

1.病因 各种使肝细胞严重损害的疾病均可导致黄疸发生,如病毒性肝炎、中毒性肝炎、药物性肝炎、肝硬化、肝癌、脂肪肝、钩端螺旋体病、败血症等。

2.发生机制 由于肝细胞损伤致肝细胞对胆红素的摄取、结合功能降低,因而血中 UCB 增加,而未受损的肝细胞仍能将部分 UCB 转变为 CB。CB 部分经毛细胆管从胆道排泄,另一部分则反流入血循环中,致血中 CB 亦增加而出现黄疸(图 1.8)。

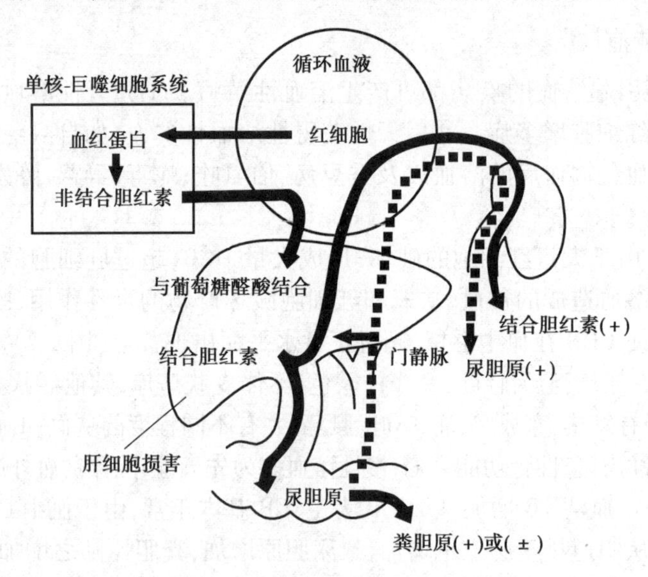

图 1.8 肝细胞性黄疸发生机制

3.临床表现　皮肤、黏膜浅黄至深黄色，可伴有轻度皮肤瘙痒，其他为肝脏原发病的表现，如疲乏、食欲减退，严重者可有出血倾向、腹水、昏迷等。

4.实验室检查　血中 CB 与 UCB 均增加，黄疸型肝炎时，CB 增加幅度多高于 UCB。尿中 CB 定性试验阳性，而尿胆原可因肝功能障碍而增高。此外，血液生化检查有不同程度的肝功能损害。

（三）胆汁淤积性黄疸

1.病因　胆汁淤积可分为肝内性胆汁淤积和肝外性胆汁淤积。

（1）肝内性胆汁淤积：可分为肝内阻塞性胆汁淤积和肝内胆汁淤积。肝内阻塞性胆汁淤积见于肝内泥沙样结石、癌栓、寄生虫病等。肝内胆汁淤积见于毛细胆管型病毒性肝炎、药物性胆汁淤积、妊娠期黄疸等。

（2）肝外性胆汁淤积：见于胆总管狭窄、结石、炎症、蛔虫及肿瘤等。

2.发生机制　由于胆道阻塞，阻塞上方的压力升高，胆管扩张，最后导致小胆管与毛细胆管破裂，胆汁中的胆红素反流入血（图 1.9）。此外，肝内胆汁淤积有些并非由机械因素引起，而是由于胆汁分泌功能障碍、毛细胆管通透性增加，胆汁浓缩而流量减少，导致胆道内胆盐沉淀与胆栓形成。

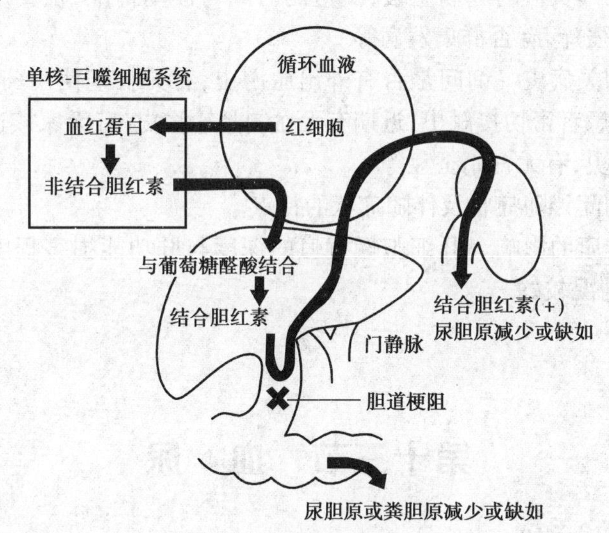

图 1.9　胆汁淤积性黄疸发生机制

3.临床表现　皮肤呈暗黄色，完全阻塞者颜色更深，甚至呈黄绿色，并有皮肤瘙痒及心动过缓，尿色深，粪便颜色变浅或呈白陶土色。

4.实验室检查　血清 CB 增加，尿胆红素试验阳性，因肠肝循环途径被阻断，故尿胆原及粪胆素减少或缺如，血清碱性磷酸酶及总胆固醇增高。

（四）先天性非溶血性黄疸

由肝细胞对胆红素的摄取、结合和排泄有缺陷所致的黄疸，本组疾病临床上少见。

四、伴随症状

1.伴发热　见于急性胆管炎、肝脓肿、钩端螺旋体病、败血症、大叶性肺炎等。病毒性肝炎或急性溶血可先有发热而后出现黄疸。

2.伴上腹剧烈疼痛　可见于胆道结石、肝脓肿或胆道蛔虫病。右上腹剧痛、寒战高热和黄疸为查科三联征(Charcot triad),提示急性化脓性胆管炎;持续性右上腹钝痛或胀痛,可见于病毒性肝炎、肝脓肿或原发性肝癌等。

3.伴肝大　若轻度至中度肿大,质地软或中等硬度且表面光滑,见于病毒性肝炎、急性胆道感染或胆道阻塞。明显肿大,质地坚硬,表面凹凸不平有结节者,见于原发或继发性肝癌。肝大不明显,而质地较硬边缘不整,表面有小结节者,见于肝硬化。

4.伴胆囊肿大　提示胆总管有梗阻,常见于胰头癌、壶腹癌、胆总管癌、胆总管结石等。

5.伴脾肿大　见于病毒性肝炎、钩端螺旋体病、败血症、疟疾、肝硬化、各种原因引起的溶血性贫血及淋巴瘤等。

6.伴腹水　见于重症肝炎、肝硬化失代偿期、肝癌等。

五、问诊要点

1.确定是否黄疸　注意与进食过多胡萝卜、橘子、南瓜所致的高胡萝卜素血症及长期服用呋喃类药物引起的皮肤发黄相区别。

2.黄疸特点　询问黄疸的起病急缓,黄疸的时间与波动情况,检查皮肤色泽深浅、尿粪颜色,是否伴有皮肤瘙痒,有否群集发病等。

3.病因诱因及相关病史　询问是否有外出旅游史,有无长期使用药物或接触某些化学毒物史,有无与肝炎患者密切接触史,近期有无血制品输注史,有无家族遗传史,有无长期酗酒史,有无肝胆疾病史,有无食用蚕豆等。

4.伴随症状　询问伴随症状及伴随症状的特点。

5.黄疸对全身健康的影响　肝细胞性黄疸的深度与肝功能损害程度呈正相关,先天性非溶血性黄疸全身情况较好。

(郭海燕)

第十三节　血　尿

血尿(hematuria)包括镜下血尿和肉眼血尿,前者是指尿色正常,须经显微镜检查方能确定,通常离心沉淀后的尿液镜检每高倍视野有红细胞3个以上。后者是指尿呈洗肉水色或血色,肉眼即可见的血尿。

一、病因

血尿是泌尿系统疾病最常见的症状之一,98%的血尿由泌尿系统疾病引起,2%的血尿由全身性疾病或泌尿系统邻近器官病变所致。

(一)泌尿系统疾病

肾小球疾病如急慢性肾小球肾炎、IgA肾病、遗传性肾炎和薄基底膜肾病;各种间质性肾炎、尿路感染、泌尿系统结石、结核、肿瘤、多囊肾、血管异常、尿路憩室、息肉和先天性畸形等。

（二）全身性疾病

1.感染性疾病　败血症、流行性出血热、猩红热、钩端螺旋体病和丝虫病等。

2.血液病　白血病、再生障碍性贫血、血小板减少性紫癜、过敏性紫癜和血友病等。

3.免疫和自身免疫性疾病　系统性红斑狼疮、结节性多动脉炎、皮肌炎、风湿性关节炎、系统性硬化症等引起肾损害时。

4.心血管疾病　亚急性感染性心内膜炎、急进性高血压、慢性心力衰竭、肾动脉栓塞和肾静脉血栓形成等。

（三）尿路邻近器官疾病

急慢性前列腺炎、精囊炎、急性盆腔炎或脓肿、宫颈癌、输卵管炎、阴道炎、急性阑尾炎、直肠和结肠癌等。

（四）化学物品或药品对尿路的损害

磺胺药、吲哚美辛、甘露醇、汞、铅、镉等重金属对肾小管的损害；环磷酰胺引起的出血性膀胱炎；抗凝剂如肝素过量也可出现血尿。

（五）功能性血尿

平时运动量小的健康人，突然加大运动量可出现运动性血尿。

二、临床表现

1.尿颜色改变　血尿的主要表现是尿颜色的改变，除镜下血尿颜色正常外，肉眼血尿根据出血量多少呈不同颜色。尿呈淡红色像洗肉水样，提示每升尿含血量超过 1 mL。出血严重时，尿可呈血液状。肾脏出血时，尿与血混合均匀，尿呈暗红色；膀胱或前列腺出血，尿色鲜红，有时有血凝块。但红色尿不一定是血尿，需仔细辨别。如尿呈暗红色或酱油色，不混浊无沉淀，镜检无或仅有少量红细胞，见于血红蛋白尿；棕红色或葡萄酒色，不混浊，镜检无红细胞，见于卟啉尿；服用某些药物如大黄、利福平，或进食某些红色蔬菜也可排红色尿，但镜检无红细胞。

2.分段尿异常　将全程尿分段观察颜色，如尿三杯试验，用三个清洁玻璃杯分别留起始段、中段和终末段尿观察，如起始段血尿，提示病变在尿道；终末段血尿，提示出血部位在膀胱颈部、三角区或后尿道的前列腺和精囊腺；三段尿均呈红色即全程血尿，提示血尿来自肾脏或输尿管。

3.镜下血尿　尿颜色正常，但显微镜检查可确定血尿，并可判断是肾性或肾后性血尿。镜下红细胞大小不一、形态多样，为肾小球性血尿，见于肾小球肾炎。如镜下红细胞形态单一，与外周血近似，为均一型血尿，提示血尿来源于肾后，见于肾盂肾盏、输尿管、膀胱和前列腺病变。

4.症状性血尿　血尿的同时伴有全身或局部症状，以泌尿系统症状为主。如伴有肾区钝痛或绞痛，提示病变在肾脏；膀胱和尿道病变，则常有尿频、尿急和排尿困难。

5.无症状性血尿　部分患者有血尿但无泌尿道症状也无全身症状，见于某些疾病的早期，如肾结核、肾癌或膀胱癌早期。

三、伴随症状

1.伴肾绞痛　是肾或输尿管结石的特征。

2.伴尿流中断　见于膀胱和尿道结石。

3.伴尿流细和排尿困难　见于前列腺炎、前列腺癌。

4.伴尿频、尿急、尿痛　见于膀胱炎和尿道炎,同时伴有腰痛,高热畏寒常为肾盂肾炎。

5.伴水肿、高血压、蛋白尿　见于肾小球肾炎。

6.伴肾肿块　单侧可见于肿瘤、肾积水和肾囊肿;双侧见于先天性多囊肾;触及移动性肾脏见于肾下垂或游走肾。

7.伴皮肤黏膜及其他部位出血　见于血液病和某些感染性疾病。

8.伴乳糜尿　见于丝虫病、慢性肾盂肾炎。

四、问诊要点

1.尿的颜色　为红色,应进一步了解是否进食引起红色尿的药品或食物,是否为女性的月经期间,以排除假性血尿。

2.血尿出现在尿程的哪一段　是否全程血尿,有无血块。

3.伴随症状　是否伴有全身或泌尿系统症状。

4.既往史、家族史　有无腰腹部新近外伤史和泌尿道器械检查史,过去是否有高血压和肾炎史,家族中有无耳聋和肾炎史等。

(郭海燕)

第十四节　意识障碍

意识障碍(disturbance of consciousness)是指人对周围环境及自身状态的识别和觉察能力出现障碍。多由高级神经中枢功能活动(意识、感觉和运动)受损引起,可表现嗜睡、意识模糊和昏睡,严重的意识障碍为昏迷。

一、病因

(一)重症急性感染

败血症、肺炎、中毒型菌痢、伤寒、斑疹伤寒、恙虫病和颅脑感染(脑炎、脑膜脑炎、脑型疟疾)等。

(二)颅脑非感染性疾病

1.脑血管疾病　脑缺血、脑出血、蛛网膜下腔出血、脑栓塞、脑血栓形成、高血压脑病等。

2.脑占位性疾病　如脑肿瘤、脑脓肿等。

3.颅脑损伤　脑外伤等。

4.内分泌与代谢障碍　如尿毒症、肝性脑病、肺性脑病、甲状腺危象、甲状腺功能减退、糖尿病性昏迷、低血糖、妊娠中毒症等。

5.水、电解质平衡紊乱　低钠血症、低氯性碱中毒、高氯性酸中毒等。

6.外源性中毒　如安眠药、有机磷杀虫药、氰化物、一氧化碳、酒精和吗啡等中毒。

7.物理性及缺氧性损害　高温中暑、热射病、触电、高山病等。

二、发生机制

脑缺血、缺氧、葡萄糖供给不足、酶代谢异常等因素可引起脑细胞代谢紊乱,从而导致网状结构功能损害和脑活动功能减退,均可产生意识障碍。意识由两组成部分,即意识内容及其"开关"系统。意识内容即大脑皮质功能活动,包括记忆、思维、定向力和情感,还有通过视、听、语言和复杂运动等与外界保持紧密联系的能力。

意识状态的正常取决于大脑半球功能的完整性,急性广泛性大脑半球损害或半球向下移位压迫丘脑或中脑时,则可引起不同程度的意识障碍。意识的"开关"系统包括经典的感觉传导路径(特异性上行投射系统)及脑干网状结构(非特异性上行投射系统)。意识"开关"系统可激活大脑皮质并使之维持一定水平的兴奋性,使机体处于觉醒状态,从而在此基础上产生意识内容。"开关"系统不同部位与不同程度的损害,可发生不同程度的意识障碍。

三、临床表现

根据意识障碍的程度不同,其临床表现也不相同。

(一)嗜睡

嗜睡是最轻的意识障碍,是一种病理性倦睡,患者陷入持续的睡眠状态,可被唤醒,并能正确回答和做出各种反应,但当刺激去除后很快又再入睡。

(二)意识模糊

意识模糊是意识水平轻度下降,较嗜睡为深的一种意识障碍。患者能保持简单的精神活动,但对时间、地点、人物的定向能力发生障碍。

(三)昏睡

昏睡是接近于人事不省的意识状态。此时,患者处于熟睡状态,不易唤醒。虽在强烈刺激下(如压迫眶上神经,摇动患者身体等)可被唤醒,但很快又再入睡。醒时答话含糊或答非所问。

(四)昏迷

昏迷是严重的意识障碍,表现为意识持续中断或完全丧失。按其程度可分为三阶段:

1.轻度昏迷　意识大部分丧失,无自主运动,对声、光刺激无反应,对疼痛刺激尚可有痛苦表情或肢体退缩等防御反应。角膜反射、瞳孔对光反射、眼球运动、吞咽反射等可存在。

2.中度昏迷　对周围事物及各种刺激均无反应,对于剧烈刺激可出现防御反射,角膜反射减弱,瞳孔对光反射迟钝,眼球无转动。

3.深度昏迷　全身肌肉松弛,对各种刺激全无反应,深、浅反射均消失。

此外,还有一种以兴奋性增高为主的高级神经中枢急性活动失调状态,称谵妄。临床上表现为意识模糊、定向力丧失、感觉错乱(幻觉、错觉)、躁动不安、言语杂乱。谵妄可发生于急性感染的发热期间,也可见于某些药物中毒(如颠茄类药物中毒、急性酒精中毒)、代谢障碍(如肝性脑病)、循环障碍或中枢神经疾患等。由于病因不同,有些患者可以康复,有些患者可发展为昏迷状态。

四、伴随症状

1.伴发热　先发热然后有意识障碍,可见于重症感染性疾病;先有意识障碍然后有发热,见于脑出血、蛛网膜下腔出血、巴比妥类药物中毒等。

2.伴呼吸缓慢　是呼吸中枢受抑制的表现,可见于吗啡、巴比妥类、有机磷杀虫药等中毒、银环蛇咬伤等。

3.伴瞳孔散大　可见于颠茄类、酒精、氰化物等中毒,以及癫痫、低血糖状态等。

4.伴瞳孔缩小　可见于吗啡类、巴比妥类、有机磷杀虫药等中毒。

5.伴心动过缓　可见于颅内高压症、房室传导阻滞,以及吗啡类、毒蕈等中毒。

6.伴高血压　可见于高血压脑病、脑血管意外、肾炎尿毒症等。

7.伴低血压　可见于各种原因的休克。

8.伴皮肤黏膜改变　出血点、瘀斑和紫癜等,可见于严重感染和出血性疾病;口唇呈樱红色,提示一氧化碳中毒。

9.伴脑膜刺激征　见于脑膜炎、蛛网膜下腔出血等。

五、问诊要点

1.起病情况　起病时间、发病前后情况、诱因、病程、程度。

2.伴随症状　有无发热、头痛、呕吐、腹泻、皮肤黏膜出血及感觉与运动障碍等相关伴随症状。

3.相关病史　有无急性感染休克、高血压、动脉硬化、糖尿病、肝肾疾病、肺源性心脏病、癫痫、颅脑外伤、肿瘤等病史。

4.有无服毒及毒物接触史。

（郭海燕）

复习思考题

选择题

1.发热最常见的病因是(　　)。

A.无菌性坏死性物质吸收　　B.内分泌与代谢障碍　　C.自主神经功能紊乱

D.体温调节中枢功能失调　　E.病原体感染

2.阑尾炎的疼痛特点是(　　)。

A.上腹痛　　B.下腹痛　　C.左下腹痛

D.右上腹痛　　E.转移性右下腹痛

3.下列引起胸痛的原因中,(　　)不是胸壁病变。

A.胸膜肿瘤　　B.肋间神经炎　　C.肋骨骨折

D.非化脓性软骨炎　　E.带状疱疹

4.下述疾病中,除(　　)外,是青壮年胸痛的常见原因。

A.胸膜炎　B.心绞痛　C.心肌病
D.风湿性心脏病　E.自发性气胸

5.突然剧烈的头痛伴呕吐、脑膜刺激征，不发热，见于（　　）。
A.高血压　B.脑肿瘤　C.化脓性脑膜炎
D.蛛网膜下腔出血　E.脑血栓

6.肾源性水肿者，其水肿常先出现于（　　）。
A.下肢　B.全身　C.眼睑
D.胸腔　E.腹腔

7.心源性水肿的特点是（　　）。
A.从下肢开始　B.双上肢水肿也很明显
C.水肿比较坚实、移动性小　D.伴静脉压升高
E.多伴有低蛋白血症

8.咳大量脓臭痰最常见的疾病是（　　）。
A.肺脓肿　B.慢性支气管炎　C.大叶性肺炎
D.支气管哮喘　E.肺结核

9.咳铁锈色痰最常见的疾病是（　　）。
A.肺脓肿　B.支气管哮喘　C.大叶性肺炎
D.慢性支气管炎　E.慢性咽炎

10.咳大量粉红色泡沫痰主要见于（　　）。
A.支气管扩张　B.肺结核　C.慢性支气管炎
D.细菌性肺炎　E.急性肺水肿

11.下列对发绀的描述，错误的是（　　）。
A.重度贫血，有时难发现发绀
B.发绀是由于血液中还原血红蛋白绝对含量增多
C.发绀是由于血液中存在异常血红蛋白衍生物
D.某些药物或化学物质中毒可引起发绀
E.某些药物或化学物质中毒时可引起发绀，经氧疗青紫可改善

12.皮肤黏膜发绀时，其毛细血管血液中还原血红蛋白量超过（　　）。
A.50 g/L　B.40 g/L　C.30 g/L
D.20 g/L　E.10 g/L

13.发绀出现急骤，病情严重，氧疗无效，静脉血呈深棕色，亚甲蓝可使发绀消退，见于（　　）。
A.高铁血红蛋白血症　B.硫化血红蛋白血症　C.肺性发绀
D.心性发绀　E.混合性发绀

14.发绀伴杵状指可见于（　　）。
A.先天性心脏病　B.气胸　C.肺炎
D.胸腔积液　E.休克

15.下列疾病出现中心性发绀的是（　　）。

A.右心衰竭　　B.法洛四联征　　C.缩窄性心包炎
D.严重休克　　E.血栓性静脉炎

16.夜间阵发性呼吸困难常见于(　　)。
A.胸腔积液　　B.支气管哮喘　　C.急性左心功能不全
D.急性右心功能不全　　E.肺气肿

17.呼吸困难患者出现“三凹征”,提示(　　)。
A.肺部炎症　　B.胸膜炎　　C.气管、大支气管阻塞
D.小支气管阻塞　　E.肺结核

18.患者,女,36 岁,生气后突发呼吸困难,呼吸 60 次/min,伴手足抽搐,最可能的诊断是(　　)。
A.自发性气胸　　B.肺梗死　　C.支气管哮喘
D.心源性哮喘　　E.癔症

19.患者,女,23 岁,反复发作性胸闷、气喘伴哮鸣音,应考虑(　　)。
A.喉痉挛　　B.胸腔积液　　C.支气管哮喘
D.气管异物　　E.支气管肺癌

20.心悸伴晕厥或抽搐最常见于(　　)。
A.一度窦房传导阻滞　　B.心室颤动或病态窦房结综合征
C.甲状腺功能亢进　　D.心脏神经症　　E.急性失血

21.心悸时,下列描述正确的是(　　)。
A.心悸可以是低血糖突出特征
B.心悸伴发甲状腺功能低下比伴甲状腺功能亢进更常见
C.二尖瓣狭窄的患者,突然呼吸困难加重通常是由于心律失常引起
D.青年男子不规则的心悸,常由室上性心动过速引起
E.伴有头痛、出汗及高血压,考虑为去甲肾上腺分泌肿瘤

22.呕吐大量隔夜宿食可见于(　　)。
A.急性胃炎　　B.慢性胃炎　　C.消化性溃疡
D.急性肝炎　　E.幽门梗阻

23.呕吐物含多量胆汁提示梗阻平面在(　　)。
A.幽门以上　　B.十二指肠乳头以上　　C.十二指肠乳头以下
D.贲门以上　　E.幽门以下

24.呕吐伴眩晕、眼球震颤可见于(　　)。
A.脑震荡　　B.脑出血　　C.脑梗死
D.前庭器官疾病　　E.眼病

25.呕吐伴上腹节律性、周期性痛可见于(　　)。
A.急性胃炎　　B.慢性胃炎　　C.消化性溃疡
D.胃癌　　E.胃泌素瘤

26.呕吐物多且有粪臭味者多见于(　　)。
A.幽门梗阻　　B.十二指肠淤积症　　C.小肠梗阻

D.胃潴留　　E.胃癌

27.关于呕血,下列说法不正确的是(　　)。

A.病因最多见于消化性溃疡　　B.出血方式为呕出

C.血中混有食物残渣、胃液　　D.酸碱反应为碱性

E.出血前有上腹部不适、恶心、呕吐

28.呕血最常见的疾病是(　　)。

A.消化性溃疡　　B.食管静脉曲张破裂出血

C.胃癌　　D.急性胃黏膜病变

E.急性出血性胃炎

29.呕血是指(　　)出血。

A.屈氏韧带以上的消化器官　　B.幽门以上的器官

C.十二指肠以上的消化器官　　D.小肠以上的消化器官

E.结肠以上的消化器官

30.呕血的颜色表述正确的是(　　)。

A.出血量大时咖啡色　　B.出血速度快时咖啡色

C.出血量大、出血速度快时鲜红　　D.出血量小时鲜红

E.出血速度慢时鲜红

31.黏液脓血便伴里急后重可见于(　　)。

A.消化性溃疡　　B.急性细菌性痢疾　　C.肠结核

D.小肠血管畸形　　E.结肠癌

32.黑便并蜘蛛痣和肝掌可见于(　　)。

A.直肠癌　　B.胃癌　　C.溃疡性结肠炎

D.肝硬化门脉高压　　E.胆管癌

33.慢性腹泻是指病程超过(　　)。

A.2 周　　B.3 周　　C.1 个月

D.2 个月　　E.3 个月

34.全身黄疸,粪便呈白陶土色,可见于(　　)。

A.胰头癌　　B.溶血性贫血　　C.钩端螺旋体病

D.肝硬化　　E.重症肝炎

35.血尿最常见的原因(　　)。

A.钩端螺旋体病　　B.盆腔炎　　C.运动后血尿

D.泌尿系结石　　E.泌尿系外伤

36.尿三杯试验中,若三杯尿中均有血液,可能病变在(　　)。

A.前尿道　　B.膀胱颈　　C.后尿道

D.上尿道　　E.膀胱三角区

37.下列引起意识障碍的疾病,属颅内感染的是(　　)。

A.高血压脑病　　B.脑梗死　　C.脑血栓形成

D.脑型疟疾　　E.癫痫

38.意识障碍伴瞳孔散大可见于(　　)。

A.颠茄类中毒　B.吗啡类中毒　C.巴比妥类中毒

D.有机磷农药中毒　E.毒蕈类中毒

39.意识障碍伴瞳孔缩小可见于(　　)。

A.颠茄类中毒　B.有机磷农药中毒　C.酒精中毒

D.氰化物中毒　E.癫痫

40.中度昏迷与深昏迷最有价值的鉴别是(　　)。

A.各种刺激无反应　B.不能唤醒　C.无自主运动

D.深浅反射均消失　E.大小便失禁

第二章 问 诊

📖 **学习目标**

- 掌握问诊的内容。
- 熟悉问诊的方法与技巧。
- 了解问诊的重要性和注意事项。

📖 **知识点**

- 问诊的重要性;问诊的内容;问诊的方法与技巧;问诊的注意事项。

案例导入

患者,女性,38岁,高热、咳嗽2周,咳脓痰5 d。

请思考:按照标准住院病例的要求,围绕以上主诉,应如何询问该患者的病史?

一、问诊的重要性

问诊(inquiry)是医师通过对患者或相关人员进行全面、系统询问而获取病史资料,经过综合分析而作出临床诊断的一种方法,又称病史采集(history taking)。通过问诊可了解疾病的发生、发展、诊治经过、既往健康状况和曾患疾病的情况,对诊断具有极其重要的意义,也为随后对患者进行的体格检查和辅助检查的选择提供了最重要的基本资料。病史资料的完整性和准确性对疾病的诊断和治疗有很大的影响。因此,问诊是每个临床医生必须掌握的基本技能。

一个具有深厚医学知识和丰富临床经验的医生,常常通过问诊就可能对某些疾病提出准确的诊断。特别是在疾病早期,机体只是处于功能或病理生理改变阶段,还缺乏器质性或组织、器官形态学方面的改变,而患者却可以更早地陈述某些特殊的感受,如头晕、乏力、疼痛、失眠、焦虑等症状。在此阶段,体格检查、实验室检查,甚至特殊检查均无阳性发现,问诊所得的资料却能更早地作为诊断的依据。实际上,在临床工作中,有些疾病的诊断仅通过问诊即可基本确定,如普通感冒、心绞痛、癫痫、疟疾等。相反,忽视问诊,必然使病史资料残缺不全,病情了解不够详细准确,往往造成临床工作中的漏诊或误诊,还会增加其他诊断的费用,造成治疗延误,甚至误治,有时后果很严重或者不可挽回。

问诊是医生诊治患者的第一步,其重要性还在于它是医患沟通、建立良好医患关系的最重要时机。正确的方法和良好的问诊技巧,使患者感到医生的亲切和可信,有信心与医生合作,这对诊治疾病也十分重要。问诊的过程除收集患者的病史资料用于诊断和治疗外,还有其他功能,如教育患者,向患者提供所需的医学信息,有时候甚至交流本身也具有治疗作用。医学生从接触患者开始,就必须认真学习和领会医患沟通的内容和技巧。

根据问诊时的临床情景和目的的不同,大致可分为全面系统的问诊和重点问诊。前者即对住院患者所要求的全面系统的问诊;后者则主要应用于急诊和门诊。前者的学习和掌握是后者的基础,初学者自然是从学习全面系统的问诊开始。

二、问诊的内容

(一)一般项目

包括姓名、性别、年龄、籍贯、民族、婚姻、职业、工作单位、通信地址、电话号码、入院日期、记录日期、病史陈述者及可靠程度等。若病史陈述者不是本人,则应注明与患者的关系。因年龄本身也具有诊断参考意义,记录年龄时应填写具体年龄,不能用“儿”或“成”代替。为避免问诊初始过于生硬,可将某些一般项目的内容如职业、婚姻等放在个人史中穿插询问。

(二)主诉

为患者感受最主要的痛苦或最明显的症状或(和)体征,也就是本次就诊最主要的原因,包括一个或几个主要症状或体征及持续时间。主诉应简短扼要并高度概括,如“低热、咳嗽3周”。主诉为1个以上时,应按发生的先后顺序排列,如“反复发作性左上腹痛3年,柏油样便1 d”。主诉应尽可能使用患者自己的语言,而不是用医生的诊断用语,如“患糖尿病1年”,应记录为“多尿、多饮、多食1年”。若当前无症状或体征,诊断资料和入院目的十分明确时,也可用以下方式直接记录主诉:“体检发现高血压2周”“白血病复发5 d,要求住院化疗”。

(三)现病史

现病史是病史中的主体部分,它记述患者患病后疾病的发生、发展、演变和诊治的全过程。可按以下内容询问:

1.起病情况　包括起病时的环境、起病的具体时间、发病急缓、病因、诱因等。每种疾病的起病或发作都有各自的特点,详细询问起病的情况对诊断疾病具有重要的鉴别作用。如肺炎球菌肺炎起病急骤,肺结核起病缓慢。脑血栓形成多发生在夜间睡眠中,而脑出血多在活动、劳累、情绪激动的状态下发生。

2.患病的时间　是指从起病到就诊或入院的时间。时间长短可按数年、数月、数日计算,发病急骤者以h、min为单位。如先后出现多个症状,则应按症状发生的时间先后顺序记录,如“低热、咳嗽20 d,咯血1 d”“心慌气短1年,下肢水肿5 d,发热1 d”。

3.主要症状的特点　包括主要症状出现的部位、性质、持续时间、发作频率、严重程度,以及有无使其加重或减轻的因素等。了解这些特点对判断疾病所在的系统或器官以及病变的部位、范围和性质很有帮助。以疼痛为例,应询问疼痛的部位,是否放射,性质是钝痛、胀痛、刺痛或绞痛,疼痛的程度是否可以忍受,是持续性还是阵发性痛,发作与间歇的时间等。例如,胆石症的疼痛常为右上腹发作性绞痛,右上肩可有牵涉痛,常于进食油腻食物后诱发。

又如，心绞痛多为胸骨后窒息感或紧缩感或闷痛，向左肩及左臂放射，常在体力劳动或情绪激动时发作，休息后可以缓解。

4.病因与诱因 尽可能了解与本次发病有关的病因（如外伤、中毒、感染等）和诱因（如气候变化、环境改变、情绪、起居饮食失调等），有助于明确诊断与拟定治疗措施。患者对直接或近期的病因容易提出，当病因比较复杂或病程较长时，患者往往记不清说不明，也可能提出一些似是而非或自以为是的因素，这时医生应进行科学的归纳和分析，不可不假思索地记入病历。

5.病情的发展与演变 包括患病过程中主要症状的变化或新症状的出现。如肺气肿患者突然出现剧烈胸痛和呼吸困难，应考虑自发性气胸的可能性较大。如冠心病心绞痛患者，近来发作疼痛加重、持续时间较长、含服硝酸甘油后缓解不明显时，应考虑有心肌梗死的可能。如肝硬化患者出现表情、情绪和行为异常等新症状，可能是早期肝性脑病的表现。

6.伴随病状 指与主要症状同时或随后出现的其他症状。应详细询问各种伴随症状出现的时间、特征及其演变情况，并了解伴随症状与主要症状之间的关系。伴随症状可为确定病因提供重要线索，常常是鉴别诊断的依据，或提示出现了并发症。如咯血伴发热，应考虑肺结核、支气管肺癌等，咯血伴黄疸，须注意肺梗死、钩端螺旋体病等。

7.诊治经过 患者于本次就诊前已经接受过其他医疗单位诊治时，应询问在何时、何处诊治过，已经接受过哪些检查，结果如何。曾用过什么药，给药的方式、剂量、时间、疗效如何。有无接受饮食、心理等治疗和护理，效果如何。其他医疗单位的诊治可为本次就诊提供参考，但不可以用既往的诊断代替自己的诊断。

8.病程中的一般情况 在现病史的最后，应记述患者患病后的精神、体力、食欲、食量、睡眠与大小便等情况。这部分内容对全面评估患者病情的轻重和预后，以及采取什么辅助治疗措施十分有用，有时对鉴别诊断也能够提供重要的参考资料。

（四）既往史

包括患者既往的健康状况、曾患过的疾病（包括各种传染病）、外伤手术史、预防接种史、过敏史，特别是与目前所患疾病有密切关系的情况。例如，风湿性心瓣膜病患者应询问过去是否反复发生过咽痛、游走性关节痛等；对肝大的患者，应了解过去是否有过黄疸；对脑血管意外的患者，应询问过去是否有过高血压病。在记述既往史时，应注意不要和现病史发生混淆。记录顺序一般按时间的先后顺序排列。

系统回顾是为了避免遗漏，按机体各系统疾病的主要症状进行有序的询问，以帮助医师在短时间内扼要地了解患者除现病史以外的其他各系统是否发生过目前尚存或已痊愈的疾病，以及这些疾病与本次疾病之间是否存在因果关系。

1.呼吸系统 有无咳嗽、咳痰、咯血、呼吸困难、胸痛等症状。咳嗽的性质、程度、频率、与气候变化及体位改变的关系。咳痰的颜色、黏稠度和气味等。咯血的性状、颜色和量。呼吸困难的性质、程度和出现的时间。胸痛的部位、性质，以及与呼吸、咳嗽、体位的关系，有无发冷、发热、盗汗、食欲不振等。

2.循环系统 有无心悸、胸痛、胸闷、呼吸困难、水肿、晕厥等。心悸发生的时间与诱因，心前区疼痛的性质、程度，以及出现和持续的时间，有无放射，放射的部位，引起疼痛发作的诱因和缓解方法。呼吸困难出现的诱因和程度,发作时与体力活动和体位的关系;有无咳嗽、咯血等。水肿出现的部位和时间;尿量多少,昼夜间的改变;有无腹水、肝区疼痛、头痛、头晕、晕厥等。有无风湿热、心脏疾病、高血压病、动脉硬化等病史。

3.消化系统　有无恶心、呕吐、呕血、黑便、腹痛、腹泻、食欲改变、嗳气、反酸、腹胀,以及其出现的缓急、程度、持续的时间及进展的情况。上述症状与食物种类、性质的关系及有无精神因素的影响。呕吐的诱因、次数;呕吐物的内容、量、颜色及气味。呕血的量及颜色。腹痛的部位、程度、性质和持续时间,有无规律性,是否向其他部位放射,与饮食、气候及精神因素的关系,按压时疼痛减轻或加重。排便次数,粪便颜色、性状、量和气味。排便时有无腹痛和里急后重,有无发热与皮肤巩膜黄染。体力、体重的改变。

4.泌尿系统　有无尿频、尿急、尿痛和排尿困难;尿量和夜尿量多少,尿的颜色、清浊度,有无尿潴留及尿失禁等。有无腹痛,疼痛的部位,有无放射痛。有无水肿,发生的时间及部位。有无扁桃体炎、高血压、出血等。

5.造血系统　皮肤黏膜有无苍白、黄染、出血点、瘀斑、血肿,有无淋巴结、肝脾肿大,有无骨骼痛,有无乏力、头晕、眼花、耳鸣、烦躁、记忆力减退、心悸、舌痛、吞咽困难、恶心。营养、消化和吸收情况。

6.内分泌系统及代谢　有无怕热、多汗、乏力、畏寒、头痛、视力障碍、心悸、食欲异常、烦渴、多尿、水肿等;有无肌肉震颤及痉挛。性格、智力、体格、性器官的发育,骨骼、甲状腺、体重、皮肤、毛发的改变。有无产后大出血。

7.神经精神系统　有无头痛、失眠、嗜睡、记忆力减退、意识障碍、晕厥、痉挛、瘫痪、视力障碍、感觉及运动异常、性格改变、感觉与定向障碍。如疑有精神状态改变,还应了解情绪状态、思维过程、智能、能力、自知力等。

8.肌肉骨骼系统　有无肢体肌肉麻木、疼痛、痉挛、萎缩、瘫痪等;有无关节肿痛、运动障碍、外伤、骨折、关节脱位、先天畸形等。

(五)个人史

1.社会经历　包括出生地、居住地区和居留时间(尤其是疫源地和地方病流行区)、受教育程度、经济生活和业余爱好等。注意出生地及居住地区与某种传染病或地方病的关系。

2.职业及工作条件　包括劳动环境,工种,与工业毒物、化学药品、放射性物质的接触情况及时间。

3.习惯与嗜好　起居与卫生习惯、饮食的规律与质量。烟酒嗜好的时间与摄入量,以及其他异嗜物和麻醉药品、毒品等。

4.有无冶游史　有无不洁性交史,是否患过淋病性尿道炎、尖锐湿疣、下疳等。

(六)婚姻史

记述未婚、已婚或再婚,结(再)婚年龄、配偶健康状况、性生活情况、夫妻关系等。如丧偶,应询问其死亡的时间和原因。

(七)月经史

月经初潮的年龄、月经周期和经期天数,经血的量和颜色,经期症状,有无痛经与白带,末次月经日期，闭经日期，绝经年龄。记录格式如下：

$$初潮年龄\frac{行经期(d)}{月经周期(d)}末次月经时间或绝经年龄$$

例如：$13\ \frac{3\sim5\ d}{28\sim30\ d}2014.9.19(54\ 岁)$

（八）生育史

初孕年龄，妊娠与生育次数，人工或自然流产的次数，有无早产、死产、难产、手术产、产褥感染、计划生育、避孕措施等。对男性患者应询问是否患过影响生育的疾病。

（九）家族史

询问其双亲与兄弟、姐妹及子女的健康与疾病情况，特别应询问是否有与患者同样的疾病，有无与遗传有关的疾病，如血友病、白化病、遗传性球形红细胞增多症、遗传性出血性毛细血管扩张症、糖尿病、精神病等。对已死亡的直系亲属要问明死因与年龄。某些遗传性疾病还涉及父母双方亲属，也应了解。若在几个成员或几代人中皆有同样疾病发生，可绘出家系图显示详细情况。

三、问诊的方法与技巧

问诊的方法与技巧关系到病史采集的质量，也涉及医患沟通、信息交流、咨询等多个方面。病史采集是否具有真实性、系统性和完整性，很大程度上取决于问诊的方法和技巧。

（一）问诊前先沟通

初次就医的患者对医疗环境生疏、对接诊医师陌生、对医学知识缺乏，加之受到生理及心理因素双重影响，可能导致情绪紧张、心情烦躁、焦虑担忧等。作为医师应当体会患者的心情，正式问诊前应与患者进行一般性交流，比如自我介绍等，主动创造一种宽松和谐的环境，解除患者的不安情绪，取得患者的信任，使其能平静、真实地陈述患病的感受与经过。

（二）询问病史要程序化

问诊应从主诉开始，逐步深入，有顺序、有层次、有目的地询问。病史采集一般要以主诉为重点，由简单问题开始逐步深入，即由患者感受明显、容易回答的问题问起，先提一些一般性的、简单易答的问题，如“您哪儿不舒服”“您病了多长时间”，待患者适应后，再围绕主诉逐步深入询问病史的全部内容。对与鉴别诊断相关的阳性或阴性症状也应进行详细询问。医师应仔细倾听患者的陈述，并不断地进行分析、综合、判断，分清主次，去伪存真，发现问题。

（三）询问时间要准确

要明确主诉和现病史中症状或体征出现的先后顺序，包括症状或体征开始的确切时间及直至当前的演变过程。如患者主诉胸痛，应问：“您胸痛是从什么时候开始的？”如有几个症状同时出现，更有必要确定其先后顺序。因任何疾病都有其发生、发展的过程，症状或体征的出现也有时间先后。根据时间顺序追溯症状的演变过程和了解病情，可避免杂乱无章，遗漏重要的病情资料。

（四）询问症状要详细

对主要症状要详细询问特点，包括出现的部位、性质、持续时间和程度、缓解和加剧的因素等。“是左上腹痛还是右上腹痛？”“哪部分最明显？”“以前是否有过类似发作？”“多在什么情况下发作？”“除腹痛外，还有什么其他不适感觉吗？”“与饮食有关吗？”等，以获取患者发病的规律和特点。对伴随症状应详细询问其出现的时间、特征及其演变情况，并了解伴随症状与主要症状之间的关系。如咳嗽与咳痰、发热与寒战、腹痛与腹泻常伴随出现。如患者有两种以上的疾病，则应按疾病发生先后顺序描述。对应该出现而实际并未出现的一些重要伴随症状，也应询问清楚，并加以记录，以助鉴别诊断。

（五）特殊患者要注意问诊技巧

在询问一些特殊患者时，应根据患者的具体情况采取不同的方法与技巧，必要时要陪同人员协助提供病史。

1.多话与唠叨　这类患者就诊时常不停地讲述，医师不易插话及提问，对采集病史造成一定的困难。对这类患者，提问应限定在主要问题上；根据初步判断，在患者提供不相关的内容时，巧妙打断；同时仔细观察患者有无思维奔逸或混乱的情况，必要时按精神科要求采集病史和做精神检查。

2.焦虑与抑郁　对这类患者应给予宽慰。鼓励焦虑患者讲出其感受，了解患者的主要问题，确定表述的方式，恰如其分地进行询问，以免患者产生抵触情绪。抑郁是常见的临床问题之一，且易被忽略，应予以特别重视。如询问患者平常的情绪如何，对未来及对生活的看法，如疑为抑郁症，应按精神科要求采集病史和做精神检查。

3.缄默与忧伤　这类患者沉默、敏感、情绪难以控制，医师应有耐心，运用同情、安抚、等待、减慢问诊速度等方法，使患者镇定后再继续叙述病史。引起患者缄默与忧伤的原因较多，可能由于疾病使患者的情绪难以控制，或医师触及患者敏感的问题而使其伤心，或批评性的提问使患者沉默或不悦，对这些都应及时察觉，予以避免。

4.愤怒与敌意　由于疾病的影响而情绪失控，或由于医务人员态度生硬或语言冲撞使得患者愤怒或怀有敌意。医师应采取坦然、理解、宽容的态度，冷静与理智地对待患者，尽量找出患者愤怒的原因并予以说明。询问应该有条不紊，把握分寸，对个人史及家族史或其他可能较敏感的问题，询问要谨慎，以免触怒患者。

5.危重和晚期患者　病情危重患者反应差、迟钝，应予以理解，不要催促；或经初步处理、病情稳定后再详细询问。临危、晚期患者因治疗无望有拒绝、孤独、懊丧、抑郁等情绪，应特别关心，给予宽慰。对诊断、预后等回答应恰当、中肯，避免造成伤害；更不要与其他医师的回答发生矛盾。

6.多种症状并存　有的患者多种症状并存，医师问及的所有症状似乎都有，尤其是慢性过程又无侧重时，应注意抓住主要问题。另一方面，在注意排除器质性疾病的同时，亦考虑其可能由精神因素引起，一经核实，不必深究；必要时可建议其做精神方面的检查。但初学者在判断功能性问题时应特别谨慎。

7.老年人　老年人一般能提供足够的病史，但因体力、视力、听力及记忆力减退，以及部分患者思维及反应缓慢，可能对问诊有一定的影响。因此，在问诊时要耐心，先提简单清楚、通俗易懂的一般性问题，减慢提问进度，使之有足够的时间思索、回忆，必要时适当地重复，或向其家属及朋友等收集补充病史。

8.儿童　多不能自述病史，需由家长或保育人员代述。病历资料的可靠性与他们观察小儿的能力、接触小儿的密切程度有关，对此应予以注意，并在病历记录中说明。问病史时应注意态度和蔼，体谅家长因子女患病而引起的焦急心情，认真地对待家长所提供的每个症状。6岁以上的小儿，可让他补充叙述一些有关病情的细节，但应注意其记忆及表达的准确性。有些患儿由于惧怕住院、打针而不肯实说病情，在与他们交谈时，应仔细观察并全面分析，有利于判断其可靠性。

9.残疾患者　某些残疾患者在沟通和提供病史上较其他人更为困难，要给予更多的同情、关心和耐心。对聋哑人，可用简单明了的手势或其他体语；也可请患者亲属、朋友解释或代叙；必要时可做书面交流。对盲人，更应细心周到，如搀扶患者就座，向患者自我介绍及介绍现场情况，有利于获得患者的信任和进行问诊。要仔细聆听病史叙述并及时作出语言应答，使患者放心与合作。

10.精神疾病患者　应根据患者对自身疾病的认识能力区别对待。对有自知力的精神疾病患者，一般应由患者本人叙述病情。对缺乏自知力的患者，其病史可从家属或相关人员中获得。问诊应在安静、不受干扰的房间里进行；同时还要仔细观察患者的情绪反应、语气、面部表情和行为，有时所获得的一些资料可以作为其病史的补充。

四、问诊的注意事项

1.态度诚恳，有耐心　问诊时态度要诚恳、亲切、有耐心。医师先向患者作简单的自我介绍，了解患者的要求，并表示愿意尽自己的能力为患者提供诊疗服务。问诊中适当运用非语言性沟通技巧，如良好的姿势、仪态，合适的谈话距离，友好的眼神接触，适时的微笑或点头示意，这些有利于缩短医患之间的距离，取得患者的信任，有助于问诊的顺利完成。

2.语言通俗易懂　问诊时不要使用医学术语，如心悸、纳差、腹泻、里急后重等，而要用通俗易懂的词语代替难懂的医学术语，以免患者因不理解而受窘或答错。患者使用医学术语时，医师要把具体意思问清，以便评估其使用是否正确。如有些患者将短暂意识丧失描述为“昏迷”，如果不详加询问，易导致误诊。

3.避免暗示性提问（诱问）　暗示性提问是一种能为患者提供带倾向性特定答案的提问方式，易使患者为满足医师而默认或随声附和，影响病史资料的真实性。如“是不是总在下午发热？”“胸痛放射到左臂吗？”恰当的提问是“你发热有什么规律吗？”“你除胸痛外还有别的地方痛吗？”。

4.避免心理损害　询问病史时，医师要有高度的同情心，要遵循对患者无心理损害的原则，忌用对患者有不良刺激的语言和表情，避免增加患者的思想负担，加重病情。恰当地运用一些评价、赞扬与鼓励的语言，可促使患者与医师合作。对一些敏感问题要婉转询问，对恶性疾病患者要谨慎询问。

5.避免重复提问　提问时要注意目的性、系统性和侧重性，医师应集中精力倾听患者的回答。有时为了核实资料，需要就同样的问题进行强调，但无计划的重复或杂乱无章的提问是不负责任的表现，可能会失去患者的信任。

6.把握问诊节奏 当问诊进展顺利时，医师应注意聆听，不要轻易打断患者讲话，让患者有足够的时间思考回答问题。尤其不要急促地提出一连串问题，使患者几乎没有时间去思考，同时也容易造成患者在回答问题时无所适从。如果患者不停地谈论与病史无关的问题，则应客气地把话题引导到正题上。

7.及时核对信息 为了收集到尽可能准确的病史，医师应注意及时核对患者陈述中不确切或有疑问的情况，如时间和病情之间的关系、院外诊断和用药的情况，以免似是而非，影响病史的真实性。若患者用诊断术语描述病史，如“6 年前患脑中风”，医师应询问当时的症状和检查等，以核实信息的准确性。

8.注意重危患者 对重危患者，在做扼要询问和重点检查后，应立即进行抢救，详细的问诊与体检可在病情好转后再作补充，以免延误治疗。

9.尊重患者隐私 医师有依法保守患者隐私的责任，绝对不可随意泄露，更不得将其隐私作为谈笑资料。尊重患者的个人隐私是医师必须遵守的职业道德。

10.问诊结束时，应谢谢患者的合作、告知患者或体语暗示医患合作的重要性，说明下一步对患者的要求、接下来做什么、下次就诊时间或随访计划等。

必须指出，问诊是一种实践性很强的诊断方法，需要结合理论学习在实践中反复训练，不断总结经验，吸取教训，才能较好地掌握技巧，不断提高问诊水平。

复习思考题

一、选择题

1.下列哪项内容不是一般项目？(　　)

A.姓名、性别　B.年龄、籍贯　C.出生地、住址

D.习惯、嗜好　E.民族、婚姻

2.下列哪项属于现病史的内容？(　　)

A.手术史　B.习惯与嗜好　C.本次发病到就诊的时间

D.曾患过的疾病　E.职业及工作条件

3.下列哪项提问是诱问或逼问？(　　)

A.您哪里疼痛？　B.您感觉哪儿不舒服？　C.您什么时候开始病的？

D.您多在什么情况下发病？　E.您上腹痛时向右肩放射吗？

4.下列哪项属于既往史的内容？(　　)

A.发病时间　B.预防接种　C.血吸虫疫水接触史

D.病因与诱因　E.工业毒物接触史

5.下列哪项属于生育史？(　　)

A.受教育程度　B.计划生育状况　C.工业毒物接触情况

D.饮食的规律　E.业余爱好

6.问诊时，下列哪句话欠妥？(　　)

A.您病了多久？　B.您什么情况下疼痛加重？　C.您的大便发黑吗？
D.您感到哪里不舒服？　E.您病后用过药物治疗吗？

7.问诊时应避免下列哪项？（　　）
A.一般由主诉开始　B.先由简易问题开始　C.先进行过渡性交流
D.医生的态度要诚恳友善　E.使用特定医学术语询问

8.下列哪项不属于个人史？（　　）
A.受教育程度　B.业余爱好　C.工业毒物接触情况
D.经济情况　E.计划生育状况

二、简答题

1.什么是问诊？问诊的内容有哪些？
2.什么是现病史？现病史包括哪些内容？
3.既往史包括哪些内容？
4.个人史包括哪些内容？

（岳新荣）

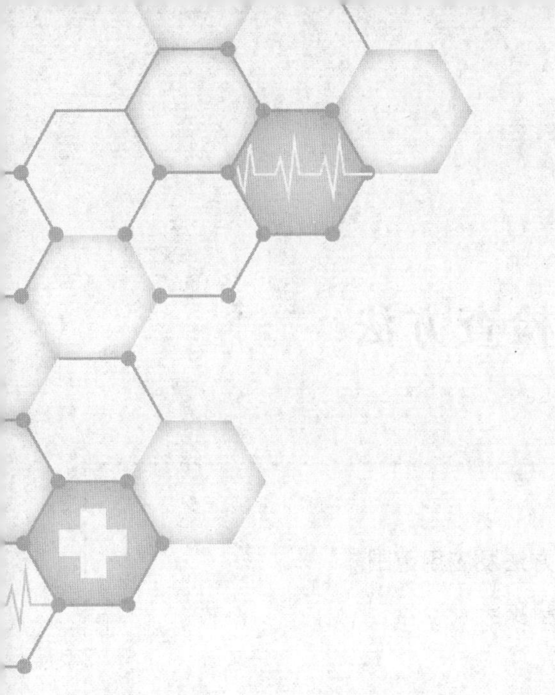

第二篇

体格检查

第三章　基本检查方法

学习目标

- 掌握视诊、触诊、叩诊、听诊和嗅诊的检查方法及应用范围。
- 熟悉视诊、触诊、叩诊、听诊和嗅诊的注意事项。
- 了解叩诊音的种类和临床意义。

知识点

- 视诊;触诊;叩诊;听诊;嗅诊。

案例导入

患者,男性,45岁,突发右上腹部疼痛1 h急诊入院。

请思考:针对该患者,问诊要点有哪些?应重点采取什么方法对患者进行身体检查?

体格检查是医生运用自己的感官,或借助听诊器、叩诊锤、血压计、体温计等简单工具,对被检查者进行细致的观察和系统的检查,客观地了解和评估患者身体状况的一系列最基本的检查方法。许多疾病通过体格检查再结合病史就可以作出临床诊断。医师进行全面体格检查后对患者健康状况和疾病状态提出的临床判断称为检体诊断(physical diagnosis)。

体格检查的基本方法包括视诊、触诊、叩诊、听诊和嗅诊。要想熟练地进行全面、有序、重点、规范和正确的体格检查,既需要扎实的医学知识,更需要反复的临床实践和丰富的临床经验。体格检查的过程既是基本技能的训练过程,也是临床经验的积累过程,还是与患者交流、沟通、建立良好医患关系的过程。

体格检查的注意事项如下。

1.医师应仪表端庄,举止大方,态度诚恳,具有专业的自信。

2.医师应站在患者右侧。检查前,应与患者简短交谈,说明体格检查的目的和要求,以融洽关系,取得合作。

3.环境安静,温度适宜,光线充足。充分暴露被检查部位,未被检查部位适当遮盖。

4.检查时医生的手应保持温暖、清洁、干爽,以免引起患者的不适感。检查前后要洗手,避免交叉感染。检查手法要规范、准确,动作轻柔、细致,手脑并用。

5.体检按一定的顺序进行,全面系统而有重点,避免重复和遗漏,避免反复翻动患者。

通常，首先进行生命体征和一般检查，然后按头、颈、胸、腹、脊柱、四肢和神经系统的顺序进行检查，必要时进行生殖器、肛门和直肠检查。根据病情轻重，可调整检查顺序，有利于及时抢救和处理患者。

6.遇病情危重者，不允许系统全面检查时，应根据主诉和主要临床表现，边实施抢救边作重点检查，待病情稳定后再作详细的身体检查。

7.根据病情变化，随时复查，以便及时发现体征的变化与新出现的体征，补充或修正诊断，并及时采取相应的措施。

第一节　视　诊

视诊(inspection)是医生通过视觉观察被检查者全身或局部表现的一种检查方法。视诊的适应范围很广，可用于全身状态的视诊，也可用于局部的视诊，特殊部位的视诊可借助耳镜、检眼镜、喉镜、内镜等进行。

视诊最好在自然光线下进行，并充分暴露检查部位，必要时应从切线角度观察。视诊方法简单，是身体检查的第一步，为深入检查提供线索和参考。只有具备扎实的医学知识、丰富的临床经验、敏锐的观察力和判断力，才能望而知之。

第二节　触　诊

触诊(palpation)是医生通过手的感觉，判断被检查者某一内脏器官及躯体部分的物理特征(如压痛、位置、大小、轮廓等)的一种检查方法。触诊的应用范围很广，可遍及全身各部，尤以腹部最为重要。手的感觉以指腹和掌指关节部掌面的皮肤最敏感，因此触诊时多用这两个部位。

一、触诊方法

按触诊部位及检查目的不同，触诊可分浅部触诊法和深部触诊法。

(一)浅部触诊法

医生将一手放在被检查的部位，用掌指关节和腕关节的协同动作以旋转或滑动方式轻压触摸(图3.1)。浅部触诊法可触及的深度为1~2 cm。适用于体表浅在病变(如皮肤、关节、软组织、浅部动脉、静脉、神经、阴囊、精索等)的检查。触诊时，注意被检查的部位有无压痛、抵抗感、搏动、包块等。

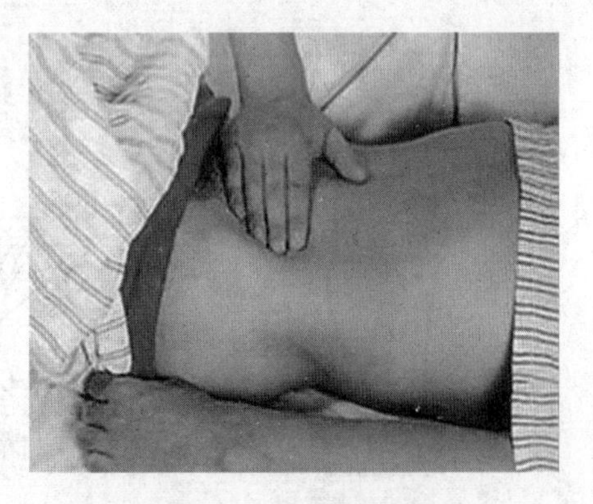

图3.1　浅部触诊法

(二)深部触诊法

医生可用单手或两手,由浅入深,逐渐加压达深部进行触诊。深部触诊法可触及的深度多在 2 cm 以上,可达 4~5 cm。主要适用于腹腔病变和腹部脏器的检查。

根据检查目的和手法不同,可分为以下 4 种方法。

1.深部滑行触诊法　被检查者腹肌尽量松弛,医生用右手并拢平放在腹壁上,手指末端触向腹腔的脏器或包块,在被触及的包块上做上下左右滑动触摸,如为肠管或条索状包块,则作与包块长轴相垂直方向的滑动触摸(图 3.2)。常用于腹腔深部包块和胃肠病变的检查。

2.双手触诊法　医生将左手掌置于被检查脏器或包块的后部,托向右手方向,用右手触诊检查(图 3.3)。主要用于肝、脾、肾和腹腔肿物的检查。

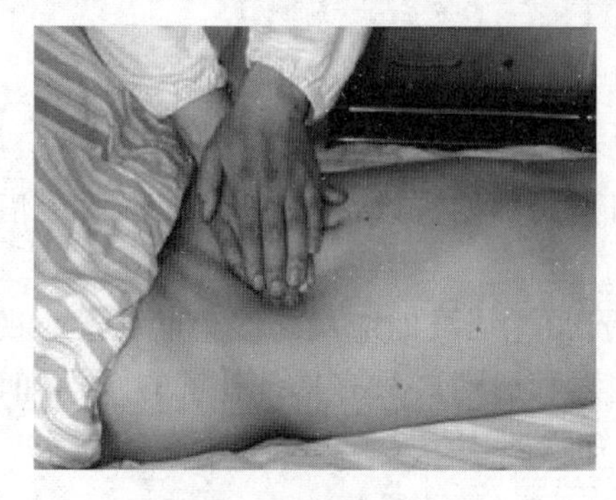

图 3.2　深部滑行触诊法

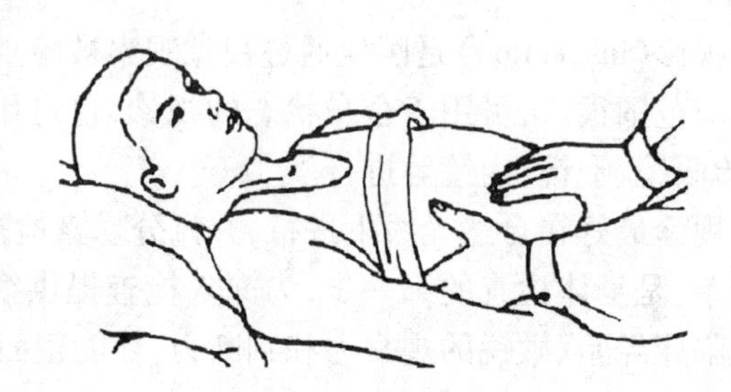

图 3.3　双手触诊法

3.深压触诊法　右手 1 个或 2 个手指并拢逐渐垂直深压腹壁被检查部位,用于探测腹腔深在病变的部位或确定腹部压痛点,如阑尾压痛点。检查反跳痛时,在手指深压的基础上迅速将手抬起,询问或察看有否疼痛加重(图 3.4)。

4.冲击触诊法　又称浮沉触诊法。右手并拢的示、中、环 3 个手指指端与腹壁成 70°~90°角放于腹壁相应部位,作数次急速有力的冲击动作,在冲击腹壁时指端会有腹腔脏器或包块浮沉的感觉(图 3.5)。这种方法一般只用于大量腹水时肝、脾及腹腔包块难以触及者。冲击触诊会使被检查者感到不适,操作时应避免用力过猛。

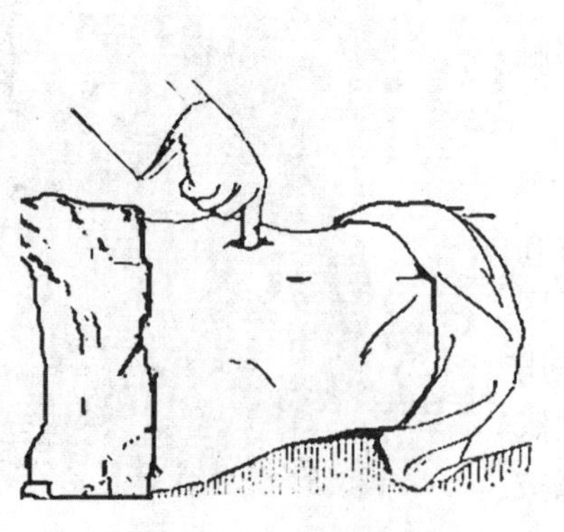

图 3.4　深压触诊法

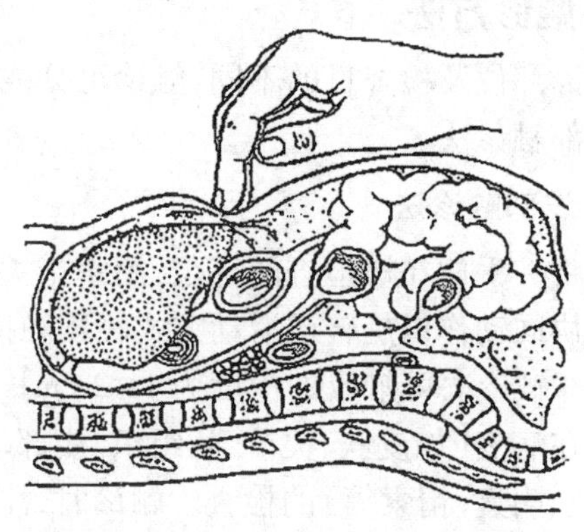

图 3.5　冲击触诊法

二、触诊注意事项

1.检查前医师要向患者讲清触诊的目的,消除患者的紧张情绪,取得患者的密切配合。

2.手应温暖,手法应轻柔,以免引起肌肉紧张,影响检查效果。

3.先健侧后患侧,由浅入深,由轻而重,尽量避免和减少被检查者的痛苦。

4.检查时医生和被检查者都应采取适宜的位置。如检查腹部时,被检查者一般取两屈膝仰卧位,尽量放松腹肌;如检查脾、肾也可嘱被检查者取侧卧位,医生站在患者的右侧,面向患者,以便随时观察被检查者的表情;作下腹部检查时,应嘱被检查者排尿排便,以免误将充盈的膀胱和粪团当作腹腔肿块。

5.触诊时医师应手脑并用,边检查边思考。应注意病变的部位、特点、毗邻关系,以明确病变的性质和来源。

第三节　叩　诊

叩诊(percussion)是医生用手指或叩诊锤叩击身体表面某一部位,使之震动而产生音响(称为叩诊音),根据叩诊音的特点或被检查者是否出现疼痛来判断被检查部位的脏器状态有无异常的一种检查方法。叩诊多用于确定心、肺、肝、脾等脏器的边界,浆膜腔中液体或气体的多少、肺部病变大小与性质,以及子宫和膀胱有无胀大等情况。

一、叩诊方法

因叩诊部位不同,被检查者采取的体位也不同。如叩诊胸部时多取坐位或仰卧位,叩诊腹部时常取仰卧位,检查少量腹水可取肘膝位。根据叩诊的手法与目的不同,通常又将叩诊方法分为直接叩诊法与间接叩诊法两种。

(一)直接叩诊法

医生右手中间三手指并拢,用掌面直接拍击或叩击被检查部位,借声响或指下震动感判断病变情况的叩诊方法。适用于胸、腹部范围较广泛的病变,如胸膜粘连或增厚、大量胸腔积液或腹水及气胸等。

(二)间接叩诊法

间接叩诊法是常用的叩诊方法。医生将左手中指第二指节紧贴于叩诊部位,其他手指稍微抬起,不与体表接触,右手手指自然弯曲,以中指指端叩击左手中指末端指关节处或第二节指骨的远端,叩击方向与叩诊部位的体表垂直(图3.6)。叩诊时以腕关节与掌指关节的活动为主,避免肘关节和肩关节参与运动。叩击动作要灵活、短促、富有弹性。叩击后右手中指应立即抬起,以免影响对叩诊音的判断。在同一部位叩诊可连续叩击2~3下,避免不间断地连续快速叩击。叩击力量要均匀稳定,这样才能正确判断叩诊音的变化。对待不同的检查部位,叩击力量应视具体情况决定,当被检部位范围比较小、位置表浅时,则需使用轻叩诊法,如确定心脏或肝脏的相对浊音界;当被检脏器或病灶位置距体表很深时,则需使用重叩诊法。

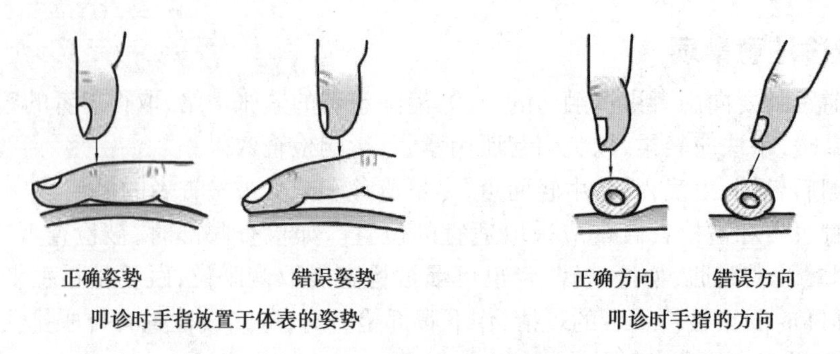

图 3.6 间接叩诊法示意图

为了检查患者肝区或肾区有无叩击痛，医生可将左手手掌平置于被检查部位，右手半握拳，并用其尺侧叩击左手手背，询问或观察患者有无疼痛感。

二、叩诊音

叩诊时，因被叩击部位的组织或器官的密度、弹性、含气量以及与体表的间距等的不同，可产生不同的叩诊音。根据声音的强弱、长短、高低，临床上区分为清音、鼓音、过清音、浊音、实音 5 种。

1.清音　是一种音调较低、音响较强、振动持续时间较长的声音。这是正常肺部的叩诊音，因肺组织弹性较大、含气量多之故。

2.鼓音　是一种和谐的低音。与清音相比，音响较强，振动持续时间也较长，在叩击含有大量气体的空腔器官时出现。正常见于左下胸的胃泡区及腹部；病理情况下，可见于肺空洞、气胸、气腹等。

3.过清音　是一种音调与音响介于清音与鼓音之间的声音。当肺组织含气量增多及弹性减弱时，叩诊即为过清音，见于肺气肿。

4.浊音　是一种音调较高、音响较弱、振动持续时间较短的声音。当叩击被少量含气组织覆盖的实质器官时产生，如叩击心或肝被肺的边缘所覆盖的部分；病理情况下，当肺组织含气量减少时出现，如肺炎。

5.实音　是一种音调较浊音更高，音响更弱，振动持续时间更短的声音。实音也称重浊音或绝对浊音。当叩击肌肉、实质器官（如心、肝等）即为实音；病理情况见于大量胸腔积液或肺实变等。

三、叩诊注意事项

1.环境要求安静和温暖。医生应修剪指甲。

2.叩击动作要灵活、短促、富有弹性。在同一部位可连续叩击 2~3 下，避免不间断地连续快速叩击。叩击力量要均等。

3.叩诊要按一定顺序进行，从上到下，从前到后，并作两侧对比，注意对称部位叩诊音的异同。

4.根据叩诊音的强度、频率、持续时间判断检查结果。

第四节 听 诊

听诊(auscultation)是医生用耳朵或借助听诊器听取被检查者身体各部分发出的声音来判断正常与否的一种检查方法,常用于心肺的听诊。广义的听诊包括听诊身体各部分所发出的任何声音,如语声、呼吸声、咳嗽声和呃逆、嗳气、呻吟、啼哭、呼叫发出的声音,以及肠鸣音、关节活动音及骨擦音,这些声音有时可为临床诊断提供有用的线索。

一、听诊方法

根据检查方法的不同,听诊可以分为直接听诊法与间接听诊法。

(一)直接听诊法

医生将耳直接贴于被检查者的体表进行听诊的检查方法。这样听得的体内声音很微弱,而且不方便,除某些特殊或紧急情况外,临床上已很少采用。广义的直接听诊还包括听被检查者的说话、咳嗽、呻吟、呃逆、嗳气、啼哭、喊叫及其他声音。

(二)间接听诊法

用听诊器进行听诊的一种检查方法。此法方便,而且听诊器能放大声音,故应用范围广,除用于心、肺、腹的听诊外,还可用于血管音、皮下气肿音、骨折面摩擦音等的听诊。

听诊器由耳件、体件及连接胶管组成(图 3.7)。体件,又称胸件,有 2 种类型:一种为钟型,另一种为膜型。前者适于听诊小部位(如小儿肺部、瘦人的肋间等)及低调的声音,如二尖瓣狭窄的隆隆样舒张期杂音;后者适于听高调的声音,如主动脉瓣关闭不全的杂音。

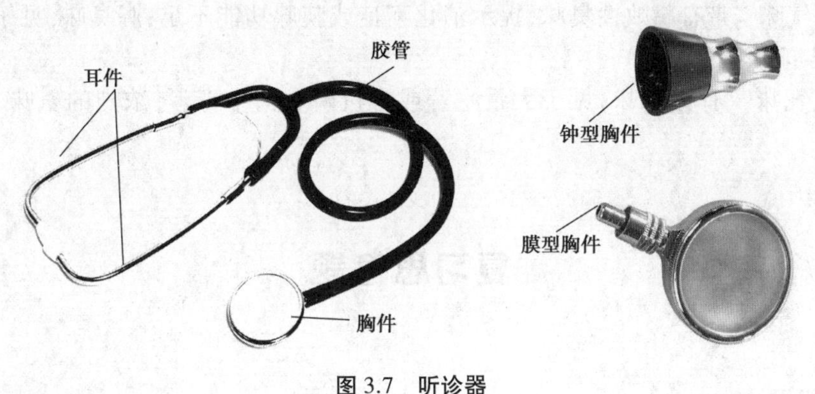

图 3.7 听诊器

二、听诊注意事项

1.环境应安静、温暖、避风。检查部位应充分暴露,切勿隔着衣服听诊。

2.根据病情采取适当的体位。

3.听诊之前应调整好听诊器的各个部分。耳件应弯曲向前、向下、向内,与耳道方向相合;连接胶管应通畅,勿接触任何物体;膜型胸件放置应紧贴皮肤无缝隙,钟型胸件则轻放于被检部位皮肤。

4.听诊时应全神贯注,边听诊边思考,并注意对称部位的对比。

第五节　嗅　诊

嗅诊(olfactory examination)是医生通过嗅觉来判断发自被检查者的异常气味与疾病之间关系的一种检查方法。气味主要来自皮肤、黏膜、呼吸道、胃肠道、呕吐物、排泄物和脓液等。

一、嗅诊方法

嗅诊时医生可用手将气味扇向自己的鼻部,然后仔细判断气味的特点与性质。嗅诊常常能迅速提供有重要意义的线索。

二、临床意义

1.呼吸气味　浓烈酒味见于饮酒后或酒精中毒;刺激性蒜味见于有机磷农药中毒;烂苹果味见于糖尿病酮症酸中毒;氨味见于尿毒症;腥臭味见于肝性昏迷。

2.汗液气味　酸味见于风湿热或长期服用水杨酸、阿司匹林等解热镇痛药患者;特殊的狐臭见于腋臭;脚臭味见于多汗者或脚癣合并感染。

3.痰液气味　血腥味,见于大量咯血的患者;恶臭味,多见于肺脓肿或支气管扩张者。

4.脓液气味　一般有腥味无臭味,如有恶臭应考虑气性坏疽或厌氧菌感染的可能。

5.呕吐物气味　粪臭味,见于肠梗阻;由于胃内容物长时间潴留发酵产酸,强烈酸味考虑幽门梗阻。

6.大便气味　带有腐败性臭味,提示消化不良或胰腺功能不足;腥臭味,见于细菌性痢疾或阿米巴痢疾。

7.尿液气味　有大蒜味,见于大量吃蒜或有机磷农药中毒者;浓烈的氨味,见于膀胱炎等。

复习思考题

一、选择题

1.视诊能观察到全身状态和许多全身及局部的体征,下列哪项除外?(　　)

A.年龄　　B.发育营养　　C.肝脏肿大

D.表情　　E.体位及步态

2.关于触诊的注意事项,下列哪项是错误的?(　　)

A.检查时手要温暖、轻柔

B.医生应站在患者的右侧,面向患者

C.检查腹部脏器时,患者可取仰卧位或侧卧位

D.作下腹部检查必须要患者排尿后才检查

E.触诊时要手脑并用

3.触诊对全身哪个部位的检查更重要?( )

A.胸部　　B.腹部　　C.皮肤

D.神经系统　　E.颈部

4.浅部触诊法适用于下列哪项检查?( )

A.关节、阴囊、精索　　B.阑尾压痛点　　C.胆囊压痛点

D.腹部反跳痛　　E.肾脏

5.叩击被少量含气组织覆盖的实质脏器时,产生的叩诊音为( )。

A.实音　　B.清音　　C.鼓音

D.过清音　　E.浊音

6.肺内巨大空洞、气胸、气腹叩诊音为( )。

A.清音　　B.浊音　　C.鼓音

D.过清音　　E.实音

7.呼气有烂苹果味最常见于( )。

A.肝昏迷　　B.糖尿病酮症酸中毒　　C.尿毒症

D.酒精中毒　　E.有机磷农药中毒

8.关于呕吐物的气味,下列哪项是正确的?( )

A.单纯饮食性胃内容物无任何气味

B.呕吐物酸臭味,可考虑肠梗阻存在

C.呕吐物若出现粪便味,提示食物在胃内滞留时间过长而发酵

D.呕吐物为未消化食物并有浓烈的酒味,见于大量饮酒后或醉酒者

E.呕吐物为刺激性蒜味,见于糖尿病酮症酸中毒

二、简答题

1.深部触诊法包括哪些?

2.简述叩诊音的种类与临床意义。

3.简述常见异常气味的临床意义。

(岳新荣)

第四章　一般检查

学习目标

- 掌握生命体征的测量方法、正常值与临床意义。
- 学会成人发育、体型、营养和意识状态的判断。
- 熟悉面容、体位、步态、皮肤改变与淋巴结肿大的临床意义。
- 熟悉浅表淋巴结的分布情况和淋巴结检查的方法。

知识点

- 性别；年龄；生命体征；发育与体型；营养状态；意识状态；语调与语态；面容与表情；体位；姿势与步态；皮肤；浅表淋巴结。

案例导入

患者，男，69岁，有高血压、心脏病史12年，中午与家人发生争执后，突发头痛、心慌、气促、言语不清，急送入院。

请思考：给患者作一般检查，估计会有哪些异常改变？为什么？

一般检查为体格检查的第一步，是对患者全身状态的概括性观察，以视诊为主，配合触诊、听诊和嗅诊进行。一般检查的内容包括性别、年龄、体温、呼吸、脉搏、血压、发育与体型、营养状态、意识状态、语调与语态、面容与表情、体位、姿势与步态、皮肤和淋巴结等。

第一节　全身状态检查

一、性别

正常人的性征明显，性别不难鉴别。性征的正常发育，男性与雄激素有关，女性则与雌激素和雄激素有关。某些疾病可引起性征改变，如肾上腺皮质肿瘤、肝硬化、支气管肺癌等。有时甚至影响性别判断，如两性畸形，需作专科检查和染色体核型分析确定。

疾病的发生率与性别有一定的关系，如甲状腺疾病和系统性红斑狼疮多见于女性，胃癌、食管癌、甲型血友病多见于男性。

二、年龄

年龄大小一般通过交谈即可得知。但意识障碍、死亡或隐瞒年龄者需观察判断。粗略判断年龄一般是以皮肤的弹性与光泽、肌肉的状态、毛发的颜色和分布、面与颈部皮肤的皱纹、牙齿的状态等为依据。

年龄与疾病的发生和预后密切相关。如佝偻病、麻疹、百日咳等多发生于儿童,结核病、风湿热等多发生于青少年,原发性高血压、冠心病等多发生于中老年。患病后,通常青少年较老年人恢复快。

三、生命体征

生命体征是评价生命活动存在与否及其质量的指标,包括体温、脉搏、呼吸、血压,是体格检查的必查项目。

(一)体温

生理情况下,体温有一定的波动。早晨体温略低,下午略高,在 24 h 内波动幅度一般不超过 1 ℃;运动或进食后体温略高;老年人体温略低,月经期前或妊娠期妇女体温略高。

1.体温测量及正常范围　测量体温的方法通常有以下 3 种。

(1)口测法:将消毒后的体温计置于患者舌下,让其紧闭口唇,5 min 后读数。正常值为 36.3~37.2 ℃。该法结果较为准确,但不能用于婴幼儿及神志不清者。

(2)肛测法:让患者取侧卧位,将肛门体温计头端涂以润滑剂后,徐徐插入肛门内达体温计长度的一半为止,5 min 后读数。正常值为 36.5~37.7 ℃。该法测值稳定,多用于婴幼儿及神志不清者。

(3)腋测法:将体温计头端置于患者腋窝深处,嘱患者用上臂将体温计夹紧,10 min 后读数。正常值 36~37 ℃。该法简便、安全,且不易发生交叉感染,为最常用的体温测定方法。

2.体温测量误差的常见原因　临床上有时出现体温测量结果与患者的全身状态不一致,应对其原因进行分析,以免导致诊断和处理上的错误。体温测量误差的常见原因有以下几个方面。

(1)测量前未将体温计的汞柱甩到 35 ℃以下,致使测量结果高于实际体温。

(2)采用腋测法时,由于患者明显消瘦、病情危重或神志不清而不能将体温计夹紧,致使测量结果低于实际体温。

(3)检测局部存在冷热物品或刺激时,可对测定结果造成影响,如用温水漱口、局部放置冰袋或热水袋等。

(二)呼吸

观察记录患者呼吸的类型、节律、频率、幅度,详见第七章第三节。

(三)脉搏

观察记录患者脉搏的节律、频率、脉波等,详见第七章第六节。

(四)血压

测量动脉血压的高低,详见第七章第六节。

四、发育与体型

（一）发育

发育（development）是否正常，应以年龄、智力、体格成长变化状态（包括身高、体重和第二性征）之间的关系来综合判断。正常的发育与种族遗传、内分泌、营养代谢、生活条件、体育锻炼等内外因素均有密切关系。

发育正常时，某个年龄应该有相应的身高、体重、智力和第二性征。一般判断成人发育正常的指标为：头部长度等于身高的1/8～1/7；胸围等于身高的1/2；两上肢展开的长度约等于身高；坐高等于下肢的长度。体重与身高之间的关系大致符合公式：体重（kg）= 身高（cm）-105，女性按公式所得再减2～3 kg。

临床上的发育异常与内分泌的关系最为密切。如在发育成熟前，垂体前叶功能亢进，分泌生长激素过多时，体格可异常高大，称为巨人症；反之，垂体功能减退，分泌生长激素不足时，体格可异常矮小，称为垂体性侏儒症。甲状腺对体格发育具有促进作用，如小儿患甲状腺功能亢进时，代谢增强、食欲亢进，可使体格发育超过正常；甲状腺功能减低时，体格矮小，智力低下，称为呆小症。性腺分泌对体格发育也有一定影响，且直接影响第二性征的改变。此外，营养不良对幼儿时期发育也有影响，如维生素D缺乏时可致佝偻病。

（二）体型

体型（habitus）是身体各部发育的外观表现，包括骨骼、肌肉的成长与脂肪分布的状态等。成年人体型可分为以下3种：

1.正力型（均称型） 表现为身体的各部分结构匀称适中，腹上角90°左右。一般正常人多为此型。

2.无力型（瘦长型） 表现为体高肌瘦、颈细长、肩窄下垂、胸廓扁平，腹上角小于90°。

3.超力型（矮胖型） 表现为体格粗壮、颈粗短、面红、肩宽平、胸围大，腹上角常大于90°。

五、营养状态

机体的营养状况与食物的摄入、消化、吸收和代谢等因素有关。营养状态的好坏，一般可作为检查健康或疾病程度的标准之一。营养状态应根据皮肤、毛发、皮下脂肪、肌肉等情况，结合年龄、身高和体重进行综合判断。

（一）营养状态分级

临床上营养状态常用良好、中等、不良3个等级来描述。

1.良好 精神饱满，皮肤色泽红润、弹性好，皮下脂肪丰满，指甲、毛发润泽，肌肉结实，肋间隙及锁骨上窝深浅适中。

2.不良 皮肤黏膜干燥、弹性减低，皮下脂肪菲薄，指甲粗糙无光泽、毛发稀疏易脱落，肌肉松弛无力，肋间隙、锁骨上窝凹陷，肩胛骨和髂骨嶙峋突出。

3.中等 介于上述两者之间。

（二）常见的营养异常状态

1.营养不良 一般轻微或短期的疾病常不发生营养状态的改变，故营养不良多见于长期或严重的疾病。这些疾病通过导致机体营养素摄入不足或消耗增多引发营养不良。如消化道疾病导致摄食、消化、吸收功能障碍；长期活动性肺结核、恶性肿瘤、甲状腺功能亢进、糖尿病等均导致消耗增多。当体重减轻到低于正常的10%以上时称为消瘦，极度消瘦者称恶病质。

2.肥胖　体内中性脂肪过多积聚，使体重超过正常20%以上者称为肥胖。主要由于摄食过多，摄入量超过消耗量，过剩的营养物质转化为脂肪积存于体内所致。此外，内分泌、家族遗传、生活方式、运动与精神因素等也有影响。肥胖一般分为单纯性肥胖和继发性肥胖两类。

(1)单纯性肥胖：全身脂肪分布较均匀，并以腹壁、臀部、胸部较为明显，无异常感觉，常有一定的遗传倾向，一般无病理意义。

(2)继发性肥胖：常为某些内分泌疾病引起。如肾上腺皮质功能亢进（cushing syndrome）表现为向心性肥胖，满月脸，水牛背，腰腹部脂肪显著，而四肢不明显。甲状腺功能低下、胰岛细胞瘤等也可以引起。

六、意识状态

意识状态是指人对周围环境和自身状态的认知与觉察能力，是大脑高级神经中枢功能活动的综合表现。意识活动主要包括认知、思维、情感、记忆和定向力5个方面。凡能影响大脑功能活动的疾病均会引起不同程度的意识改变，称为意识障碍。根据意识障碍的程度分为嗜睡、意识模糊、昏睡、昏迷和谵妄等。

七、语调与语态

1.语调　语调（tone）指言语过程中的音调。神经和发音器官的病变可使音调发生改变，如喉炎、结核和肿瘤可引起声音嘶哑，脑血管疾病可引起发音困难，喉返神经麻痹可引起音调降低和语音共鸣消失。语音障碍分为失声、失语和口吃。

2.语态　语态（voice）指言语过程中的节奏。语态异常指节奏紊乱，出现语言不畅、快慢不均、音节不清，见于帕金森病、舞蹈征、手足徐动症。

八、面容与表情

正常人表情（expression）自然，神态安怡。当某些疾病困扰或当疾病发展到一定程度时可出现某些特征性面部表情，称为面容（facial features），对某些疾病的诊断有重要价值。临床常见的几种典型面容如下：

1.急性发热面容　表现为面色潮红，兴奋不安，表情痛苦，鼻翼扇动，口唇疱疹。见于急性发热性疾病如大叶性肺炎、疟疾、流行性脑脊髓膜炎等。

2.慢性病容　表现为面色灰暗或苍白，面容憔悴，目光暗淡。见于慢性消耗性疾病，如恶性肿瘤、肝硬化、严重结核病等。

3.贫血面容　表现为面色苍白，唇舌色淡，表情疲惫。见于各种贫血。

4.二尖瓣面容　表现为面色晦暗，双颊紫红，口唇发绀。见于风湿性心脏病二尖瓣狭窄（图4.1）。

5.肝病面容　表现为面色晦暗，面颊瘦削，额部、鼻背、双颊有褐色色素沉着。见于慢性肝病。

6.肾病面容　表现为面色苍白，双眼睑、颜面浮肿，舌色淡，舌缘有齿痕。见于慢性肾病。

7.甲状腺功能亢进面容　表现为眼裂增大，眼球凸出，目光闪烁，兴奋不安，表情惊愕。见于甲状腺功能亢进症（图4.2）。

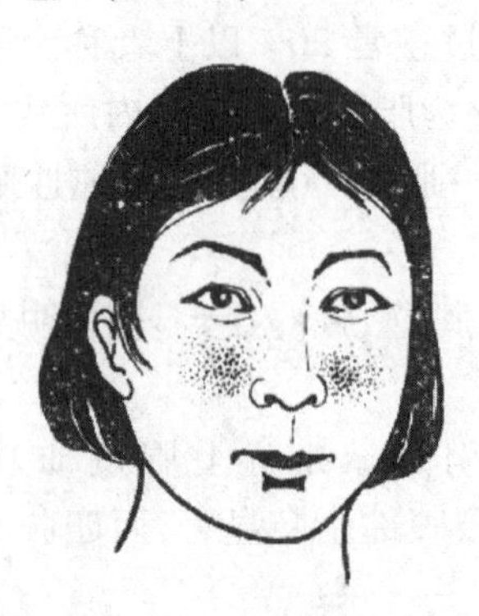

图4.1　二尖瓣面容

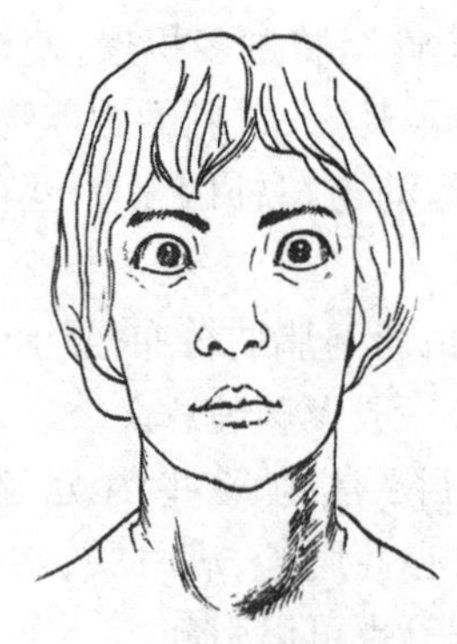

图4.2　甲状腺功能亢进面容

8.黏液水肿面容　表现为颜面虚肿苍白，睑厚面宽，目光呆滞，举止迟钝，表情淡漠，眉毛、头发稀疏。见于甲状腺功能减退症（图4.3）。

9.肢端肥大症面容　表现为头颅增大，面部变长，下颌增大并向前突出，眉弓及两颧隆起，耳鼻增大，唇舌肥厚。见于肢端肥大症（图4.4）。

10.满月面容　表现为面如满月，皮肤发红，常伴痤疮和小须。见于肾上腺皮质功能亢进症及长期应用糖皮质激素的患者（图4.5）。

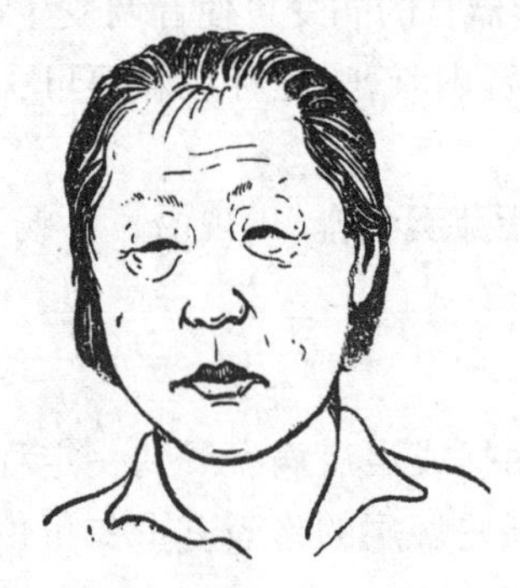

图4.3　黏液水肿面容

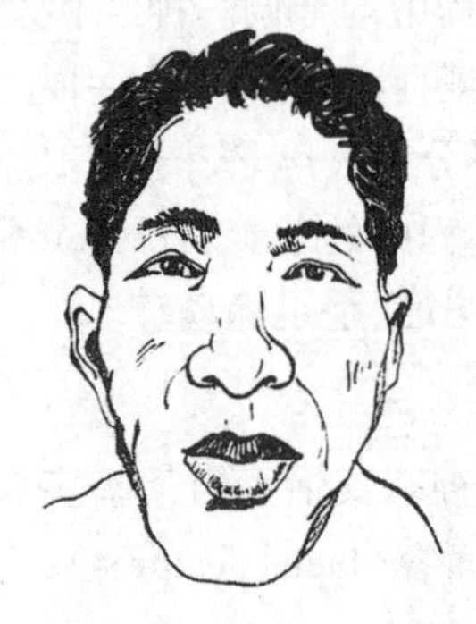

图4.4　肢端肥大症面容

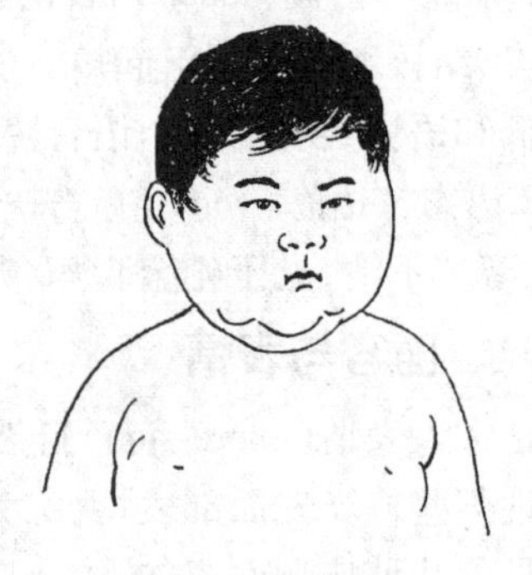

图4.5　满月面容

11.伤寒面容　表现为表情淡漠，反应迟钝，呈无欲状。见于伤寒、脑脊髓膜炎、脑炎等。

12.苦笑面容　表现为牙关紧闭，面肌痉挛，呈苦笑状。见于破伤风。

13.面具面容　表现为面部呆板，无表情，似面具样。见于震颤性麻痹、脑血管疾病等。

14.病危面容　也称希波克拉底（Hippocrates）面容。表现为面容瘦削，面色苍白或铅灰，表情淡漠，目光失神，眼眶凹陷，鼻骨峭耸。见于大出血、严重休克、脱水、急性腹膜炎等。

九、体位

体位（position）是指患者身体所处的状态。体位的改变对某些疾病的检查具有一定意义。常见体位如下：

1.自主体位　身体活动自如，不受限制。见于正常人、疾病早期或病情较轻的患者。

2.被动体位　患者不能自己调整或变换肢体和躯干的位置。见于极度衰弱或意识丧失者。

3.强迫体位　为了减轻疾病所致的痛苦,患者被迫采取的某种体位。临床上常见的强迫体位有以下几种。

(1)强迫仰卧位:患者仰卧,双腿常屈曲,借以减轻腹部肌肉的紧张度。见于急性腹膜炎。

(2)强迫俯卧位:患者俯卧,以减轻脊背肌肉的紧张度。见于脊柱疾病。

(3)强迫侧卧位:患者卧向患侧,限制患侧活动以减轻疼痛,并有利于健侧代偿呼吸。见于一侧胸膜炎或大量胸腔积液。

(4)强迫坐位(端坐呼吸):患者不能平卧,坐于床沿上,两手置于膝部或扶持床边。这种体位可以加大膈肌活动度,同时便于辅助呼吸肌参与呼吸,以减轻呼吸困难,并减少下肢回心血量,减轻心脏负担。常见于有严重呼吸困难的心肺疾病。

(5)强迫蹲位:患者在步行或其他活动过程中,由于感到呼吸困难和心悸而采取蹲踞体位或膝胸位以缓解症状。见于发绀型先天性心脏病。

(6)强迫停立位:患者在步行时心前区疼痛突然发作,被迫立刻站住,并以右手按抚心前部位,待疼痛缓解后才继续行走。见于心绞痛。

(7)辗转体位:患者辗转反侧,坐卧不安。见于胆石症、胆道蛔虫症、肠绞痛等。

(8)角弓反张位:患者全身肌肉强直,头部极度后仰,胸腹前凸挺成弓形。见于破伤风、小儿脑膜炎等。

十、姿势与步态

姿势(posture)是指患者举止的状态。正常姿势主要依靠身体的骨骼结构和各部分肌肉紧张度的协调来保持。健康成人躯干端正,肢体动作灵活适度。精神状态和疾病对姿势有一定的影响,因此,观察姿势可以了解一个人的精神状态,有时对疾病的诊断也有一些帮助。如疲劳和情绪低沉可以出现垂肩、弯背;脊柱疾病患者走路拘谨,有的屈身而行;颈椎疾病患者颈部活动受限等。

步态(gait)是走动时所表现的姿态。健康人的步态与年龄、健康状态和所受训练的影响有关,如小儿喜急行或小跑,青壮年矫健快速,老年人肌肉乏力,常小步慢行。某些疾病时,步态可发生很大改变,并且具有一定特征性。常见典型的异常步态有以下几种。

1.蹒跚步态　走路时身体左右摇摆如鸭行走。见于佝偻病、大骨节病、进行性肌营养不良、先天性双侧髋关节脱位等。

2.醉酒步态　走路时躯干重心不稳、左右摇晃、前扑后跌、不能走直线、步态紊乱如醉酒状,见于小脑病变、酒精中毒或巴比妥类中毒。

3.慌张步态　由于肌张力增高,起步后小步急速趋行、重心前移、身体前倾,有难以止步之势。见于帕金森病。

4.跨阈步态　由于小腿胫前肌群瘫痪,患足下垂,行走时必须高抬下肢,以避免足尖与地面碰触而摔倒。见于腓总神经麻痹。

5.共济失调步态　起步时一脚高抬,骤然垂落,且双目向下注视,两脚间距增宽,以防身体倾斜。闭目时则不能保持平衡。见于脊髓病变。

6.偏瘫步态　由于瘫痪侧肢体肌张力增高,行走时患侧上肢屈曲、内收及旋前,下肢伸直、外旋、足跖屈，向下画圆圈。见于中风偏瘫。

7.剪刀式步态　两下肢痉挛性瘫痪患者步行时，两膝前后互相交叉呈剪刀状。见于脑性瘫痪及截瘫。

第二节　皮肤检查

皮肤本身的疾病很多，而且许多内脏疾病有皮肤病变或反应。皮肤的病变和反应有的是局部的，有的是全身的。皮肤检查包括颜色、湿度、弹性、皮疹、皮下出血、水肿、皮下结节、瘢痕等方面。皮肤的检查一般通过视诊观察，有时尚需配合触诊。

一、颜色

皮肤的颜色与种族、遗传有关，并与毛细血管的分布、血液的充盈度、色素量的多少、皮下脂肪的厚薄有关。检查皮肤颜色最好在自然光线下进行。

1.苍白　可由贫血、末梢毛细血管痉挛或充盈不足所致。如寒冷、惊恐、休克、虚脱、主动脉瓣关闭不全等。仅见肢端苍白，可能与肢体动脉痉挛或阻塞有关，如雷诺病、血栓闭塞性脉管炎等。

2.发红　皮肤发红是由于毛细血管扩张充血、血流加速或红细胞数量增多所致。生理情况见于运动、饮酒、日晒、情绪激动等；病理情况下见于肺炎球菌性肺炎、猩红热等发热性疾病，以及阿托品、一氧化碳中毒等。皮肤持久性发红可见于库欣综合征（Cushing syndrome）、长期服用糖皮质激素及真性红细胞增多症。

3.发绀　皮肤黏膜呈青紫色，常出现在口唇、耳郭、面颊及肢体末端。见于还原血红蛋白增多或异常血红蛋白血症，详见第一章第六节。

4.黄染　皮肤黏膜发黄称为黄染。常见的原因有以下几种。

（1）黄疸：由于血清内胆红素浓度增高而使皮肤黏膜乃至体液及其他组织黄染的现象为黄疸。其特点：①黄疸首先出现于巩膜、硬腭后部及软腭黏膜上，随着血中胆红素浓度的继续增高，黏膜黄染更明显时才会出现皮肤黄染。②巩膜黄染是连续的，近角巩膜缘处黄染轻、黄色淡，远角巩膜缘处黄染重、黄色深。

（2）高胡萝卜素血症：过多食用胡萝卜、南瓜、橘子、橘子汁等可引起血中胡萝卜素增高，也可使皮肤黄染。其特点：①黄染首先出现于手掌、足底、前额及鼻部皮肤。②一般不出现巩膜和口腔黏膜黄染。③血中胆红素不高。④停止食用富含胡萝卜素的蔬菜或果汁后，皮肤黄染逐渐消退。

（3）长期服用含有黄色素的药物：如呋喃类等药物可引起皮肤黄染。其特点：①黄染首先出现于皮肤，严重者也可出现于巩膜。②巩膜黄染的特点是角巩膜缘处黄染重，黄色深；离角巩膜缘越远，黄染越轻，黄色越淡，这一点是与黄疸的重要区别。

5.色素沉着　表皮基底层的黑色素增多引起的部分或全身皮肤颜色加深，称为色素沉着。正常人身体的外露部分、乳头、腋窝、生殖器官、关节、肛门周围等处皮肤色素一般较深。如果这些部位明显加深，或者其他部位出现色素沉着，则有诊断意义。常见于慢性肾上腺皮质功能减退、肝硬化、晚期肝癌、肢端肥大症、黑热病、疟疾,以及长期使用某些药物,如砷剂、白消安等。此外,妊娠妇女面部、额部可出现棕褐色对称性色素斑片,称为妊娠斑。老年人全身或面部也可出现散在的色素斑片,称为老年斑。

6.色素脱失 皮肤丧失原有的色素,形成脱色斑片称为色素脱失。色素脱失是由于酪氨酸酶缺乏的结果,以致体内的酪氨酸不能转化为多巴而形成黑色素。常见的色素脱失有白癜、白斑和白化病。

(1)白癜:为形状不一、大小不等、进展缓慢、逐渐扩大的色素脱失斑片,没有自觉症状也不引起生理功能改变。见于白癜风,有时偶见于甲状腺功能亢进、肾上腺皮质功能减退及恶性贫血等。

(2)白斑:多为圆形或椭圆形色素脱失斑片,面积一般不大,常发生于口腔黏膜及女性外阴部,部分白斑可发生癌变。

(3)白化病:为全身皮肤和毛发色素脱失,属于遗传性疾病,是先天性酪氨酸酶合成障碍所致。

二、湿度

皮肤的湿度与汗腺分泌功能有关,出汗多者皮肤比较湿润,出汗少者比较干燥。正常人在气温高、湿度大的环境里出汗增多是生理的调节功能。在病理情况下,出汗异常对诊断疾病有帮助。如出汗增多伴发热,见于风湿病、结核病、布鲁菌病等;皮肤及手掌经常潮湿,见于甲状腺功能亢进;阵发性出汗,见于自主神经功能紊乱;夜间睡后出汗,称为盗汗,见于结核病;大汗淋漓伴皮肤四肢发凉,称为冷汗,见于休克、虚脱;皮肤异常干燥无汗,见于维生素缺乏、黏液性水肿、脱水、硬皮病等。

三、弹性

皮肤弹性与年龄、营养状态、皮下脂肪及组织间隙所含液体量多少有关。儿童与青年皮肤紧张富有弹性,老年皮肤组织萎缩,皮下脂肪减少,弹性减退。检查皮肤弹性时,常选择手背或上臂内侧部位,以拇指和示指将皮肤提起,松手后如皮肤皱褶迅速平复为弹性正常,如皱褶平复缓慢为弹性减弱,后者见于长期消耗性疾病或严重脱水者。发热时血液循环加速,周围血管充盈,可使皮肤弹性增加。

四、皮疹

皮疹多为全身性疾病的表现之一,是临床上诊断某些疾病的重要依据。皮疹的种类很多,常见于传染病、皮肤病、药物及其他物质所致的过敏反应等。其出现的规律和形态有一定的特异性,发现皮疹时应仔细观察和记录其出现与消失的时间、发展顺序、分布部位、形态大小、颜色及压之是否褪色、平坦或隆起、有无瘙痒及脱屑等。临床上常见的皮疹有以下几种。

1.斑疹 表现为局部皮肤发红,一般不凸出皮面。见于斑疹伤寒、丹毒、风湿性多形性红斑等。

2.玫瑰疹 是一种鲜红色圆形斑疹,直径 2~3 mm,由于病灶周围的血管扩张所致,按压可褪色,松开时又复出现,多出现于胸腹部,是伤寒或副伤寒的特征性皮疹。

3.丘疹 除局部颜色改变外,病灶凸出皮面。见于药物疹、麻疹、猩红热、湿疹等。

4.斑丘疹 表现为在丘疹周围有皮肤发红的底盘。见于猩红热、风疹及药疹等。

5.荨麻疹　又称风团,为稍隆起皮面的苍白或红色的局限性水肿,大小不等,形态各异,有剧痒和烧灼感。为速发性皮肤变态反应所致,常见于各种食物或药物过敏。

五、皮下出血

皮下出血的特点是局部皮肤青紫色、压之不褪色,除血肿外一般不凸出皮面。皮下出血直径不超过 2 mm 者,称为瘀点;直径为 3~5 mm 者,称为紫癜;直径为 5 mm 以上者,称为瘀斑;片状出血伴皮肤显著隆起者称为血肿。皮下出血常见于造血系统疾病、重症感染、某些血管损害性疾病,以及毒物或药物中毒等。

六、水肿

水肿是组织间隙中潴留过多液体所致。检查水肿应视诊与触诊相结合。用手指按压被检部位皮肤 3~5 s,若发生凹陷则称为凹陷性水肿。黏液性水肿与象皮肿虽然组织肿胀明显,但受压后无凹陷。水肿根据程度和范围可分为轻、中、重三度。

1.轻度　水肿仅发生于眼睑、眶下软组织、胫骨前、踝部皮下组织,指压后可出现组织轻度凹陷,平复较快。

2.中度　全身疏松组织均有可见性水肿,指压后可出现明显的或较深的组织凹陷,平复缓慢。

3.重度　全身组织严重水肿,身体低垂部皮肤张紧发亮甚至可有液体渗出,有时可伴有胸腔、腹腔、鞘膜积液。

七、蜘蛛痣与肝掌

皮肤小动脉末端分支血管扩张所形成的血管痣,形似蜘蛛,称为蜘蛛痣(图 4.6)。蜘蛛痣直径由针帽头大到数厘米不等,多出现在上腔静脉分布的区域内,如面、颈、手背、上臂、前臂、前胸和肩部等处。检查时用棉签或火柴杆压迫蜘蛛痣的中心,其辐射状小血管网即褪色,去除压力后又复出现。一般认为蜘蛛痣的发生与肝对体内雌激素的灭活能力减弱有关,常见于慢性肝炎或肝硬化。蜘蛛痣的数目与疾病的严重程度有一定关联,病情好转可以减少或消失。但某些人身上出现一两个或几个蜘蛛痣不一定具有临床意义,健康妇女在妊娠期间也可出现。慢性肝病患者的手掌大小鱼际肌处常发红,加压后褪色,称为肝掌,发生机制与蜘蛛痣相同。

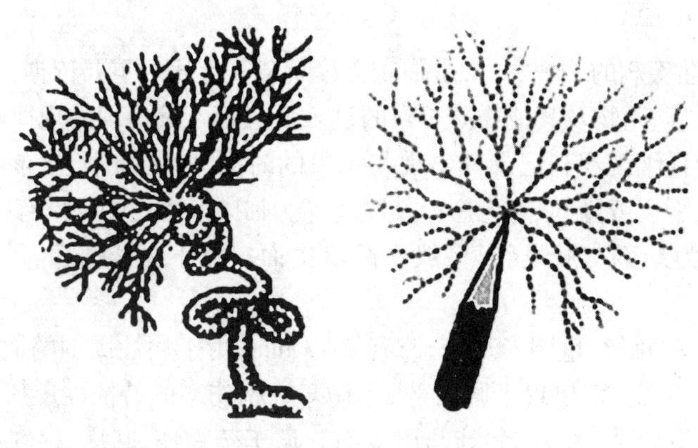

图 4.6　蜘蛛痣

八、皮下结节

较大的皮下结节(subcutaneous nodules)通过视诊即可发现,对较小的结节则必须触诊方能查及。无论大小结节均应触诊检查,注意其大小、硬度、部位、活动度及有无压痛等。位于关节附近,长骨骺端,无压痛,圆形硬质小结节多为风湿小结;位于皮下肌肉表面,豆状硬韧的可推动小结,无压痛,多为猪绦虫囊蚴结节;如结节沿末梢动脉分布,可为结节性多动脉炎;如指尖、足趾、大小鱼际肌腱部位存在粉红色有压痛的小结节,称为奥斯勒(Osler)小结,见于感染性心内膜炎;游走性皮下结节,见于一些寄生虫疾病,如肺吸虫病;无明显局部炎症,生长迅速的皮下结节,见于肿瘤所致皮下转移。

九、瘢痕

瘢痕(scar)是指皮肤外伤或病变愈合后结缔组织增生形成的斑块。外伤、感染及手术等均可在皮肤上遗留瘢痕,为曾患某些疾病的证据。例如,癫痫患者摔伤后常出现额部与面部瘢痕;患过皮肤疮疖者,在相应部位可遗留瘢痕;患过天花者,在其面部或其他部位有多数大小类似的瘢痕;颈淋巴结结核破溃愈合后的患者,常遗留颈部皮肤瘢痕。

第三节　浅表淋巴结检查

一、正常浅表淋巴结

淋巴结分布于全身,一般体格检查仅能检查身体各部浅表的淋巴结。正常情况下,淋巴结较小,直径多为 0.2～0.5 cm,质地柔软,表面光滑,与毗邻组织无粘连,不易触及,也无压痛。

浅表淋巴结呈组群分布,一个组群的淋巴结收集一定区域内的淋巴液(表 4.1)。

表 4.1　淋巴结分组群及引流范围

分　组	引流(收集)范围
乳突区淋巴结	头皮、耳郭
颈后淋巴结	鼻咽部
颈前淋巴结	咽喉、气管、甲状腺左
左锁骨上窝淋巴结	食管、胃
右锁骨上窝淋巴结	气管、胸膜、肺
颌下淋巴结	口底、颊黏膜、牙龈
颏下淋巴结	颏下三角区、唇、舌部
腋窝淋巴结	躯干上部、乳腺、胸壁
腹股沟淋巴结	下肢、会阴、外生殖器

二、检查方法及顺序

(一)检查方法

检查淋巴结的方法是视诊和触诊。视诊时不仅要注意局部征象(包括皮肤是否隆起,颜色有无变化,有无皮疹、瘢痕、瘘管等),也要注意全身状态。触诊是检查淋巴结的主要方法。检查者将示、中、环三指并拢,其指腹平放于被检查部位的皮肤上进行滑动触诊。

1.颈部淋巴结检查　检查者可站在被检查者背后,手指紧贴检查部位,由浅入深进行滑动触诊。触诊时让被检查者头稍低,或偏向检查侧,以使皮肤或肌肉松弛,便于触诊。

2.锁骨上窝淋巴结检查　让被检查者取坐位或卧位,头部稍向前屈,用双手进行触诊,左手触诊右侧,右手触诊左侧,由浅部逐渐触摸至锁骨后深部。

3.腋窝淋巴结检查　被检查者采取坐位或仰卧位,检查者以右手检查左侧,左手检查右侧,一般先检查左侧。检查者左手握住被检查者左腕向外上屈肘外展抬高约45°,右手指并拢,掌面贴近胸壁向上逐渐达腋窝顶部滑动触诊,然后依次触诊腋窝后、内、前壁,再翻掌向外,将被检查者外展之上臂下垂,触诊腋窝外侧壁。检查腋窝前壁时,应在胸大肌深面仔细触摸;检查腋窝后壁时,应在腋窝后壁肌群深面触摸。同法检查右侧腋窝淋巴结。

4.滑车上淋巴结检查　检查者右手握住被检查者右手腕,抬至胸前,以左手小指抵在肱骨内上髁,环指、中指、示指并拢,在肱二头肌与肱三头肌沟中纵行、横行滑动触摸。同法检查左侧滑车上淋巴结。

发现淋巴结肿大时,应注意其部位、大小、数目、硬度、压痛、活动度、有无粘连,局部皮肤有无红肿、瘢痕、瘘管等。同时注意寻找引起淋巴结肿大的原发病灶。

(二)检查顺序

为了避免遗漏,应特别注意淋巴结的检查顺序。淋巴结的检查顺序:耳前、耳后、枕部、颌下、颏下、颈前、颈后、锁骨上窝、腋窝、滑车上、腹股沟、腘窝。

三、淋巴结肿大的临床意义

(一)局限性淋巴结肿大

1.非特异性淋巴结炎　由引流区域的急慢性炎症所引起,如急性化脓性扁桃体炎、齿龈炎可引起颈部淋巴结肿大。急性炎症初始,肿大的淋巴结柔软、有压痛,表面光滑、无粘连,肿大至一定程度即停止。慢性炎症时,淋巴结较硬,最终淋巴结可缩小或消退。

2.淋巴结结核　肿大的淋巴结常发生于颈部血管周围,多发性,质地稍硬,大小不等,可相互粘连,或与周围组织粘连,如发生干酪性坏死,则可触及波动感。晚期破溃后形成瘘管,愈合后可形成瘢痕。

3.恶性肿瘤淋巴结转移　恶性肿瘤转移所致的肿大淋巴结,质地坚硬,或有橡皮样感,表面可光滑或突起,与周围组织粘连,不易推动,一般无压痛。胸部肿瘤如肺癌可向右侧锁骨上窝或腋窝淋巴结群转移;胃癌多向左侧锁骨上窝淋巴结群转移,因此处系胸导管进颈静脉的入口,这种肿大的淋巴结称为魏尔啸淋巴结(Virchow lymph node),常为胃癌、食管癌转移的标志。

(二)全身性淋巴结肿大

淋巴结肿大可以遍及全身,大小不等、无粘连、光滑、无压痛。

1.感染性疾病 病毒感染见于传染性单核细胞增多症、艾滋病等;细菌感染见于布氏杆菌病、血行弥散型肺结核、麻风等;螺旋体感染见于梅毒、鼠咬热、钩端螺旋体病等;原虫与寄生虫感染见于黑热病、丝虫病等。

2.非感染性疾病 结缔组织疾病,如系统性红斑狼疮、干燥综合征、结节病等;血液系统疾病,如急慢性白血病、淋巴瘤、恶性组织细胞病等。

复习思考题

一、选择题

1.患者不能自己调整或变换肢体的位置称为( )。

A.自主体位 B.被动体位 C.强迫仰卧位
D.强迫停立位 E.强迫坐位

2.与判断发育是否正常无关的是( )。

A.身高 B.体重 C.第二性征
D.智力 E.营养

3.慌张步态常见于( )。

A.脑性瘫痪 B.小脑疾患 C.酒精中毒
D.帕金森病 E.腓总神经麻痹

4.下列描述甲亢面容正确的是( )。

A.面色晦暗、双颊暗红、口唇发绀 B.面色潮红、表情痛苦
C.面容憔悴、面色灰暗、双目无神 D.面容惊愕,眼球凸出
E.面如满月、皮肤发红

5.以下不属于营养状态良好的是( )。

A.皮下脂肪丰满 B.皮肤有光泽 C.肌肉结实
D.毛发、指甲润泽 E.体重超标

6.皮肤黏膜呈现樱桃红见于( )。

A.大叶性肺炎 B.运动后 C.猩红热
D.库欣综合征 E.一氧化碳中毒

7.过多食用富含胡萝卜素的食物可使皮肤黄染,但一般不发生于( )。

A.足底 B.前额 C.手掌
D.巩膜和口腔黏膜 E.鼻部和双颊部

8.发绀的常见部位不包括下述哪项?( )

A.眼眶 B.面颊 C.肢端

D.舌唇　　E.耳郭

9.皮肤颜色与下列哪项因素无关？(　　)

A.皮下脂肪厚薄　　B.血液的充盈程度　　C.色素量的多少

D.年龄　　E.毛细血管的分布

10.关于色素沉着,下列哪项不正确？(　　)

A.色素沉着均为病理性　　B.身体外露部分色素较多

C.可见于妇女妊娠期　　D.老年人可发生散在色素斑

E.慢性肾上腺皮质功能减退的特征表现

11.皮下瘀斑的特点是(　　)。

A.直径小于 2 mm,压之不褪色　　B.直径小于 2 mm,压后褪色

C.直径大于 5 mm,压后不褪色　　D.直径为 3~5 mm,加压后不褪色

E.片状出血并伴有皮肤黏膜显著隆起

12.蜘蛛痣的形成是由于(　　)。

A.皮肤毛细血管扩张　　B.皮肤小静脉末端扩张　　C.皮肤小动脉瘤

D.皮肤小静脉瘤　　E.皮肤小动脉末端分支扩张

13.全身组织水肿,伴有胸腔积液、腹水,这种情况属于(　　)。

A.轻度水肿　　B.中度水肿　　C.重度水肿

D.黏液性水肿　　E.压陷性水肿

14.乳腺癌患者可出现哪组淋巴结肿大？(　　)

A.滑车上淋巴结　　B.腋窝淋巴结　　C.腹股沟淋巴结

D.左锁骨上淋巴结　　E.右锁骨上淋巴结

15.恶性肿瘤淋巴结转移的特点一般不包括(　　)。

A.有明显压痛　　B.大小不等、多发　　C.周围粘连,不易推动

D.表面光滑　　E.质地坚硬或有橡皮感

16.胃癌易向下列何处淋巴结转移？(　　)

A.颈部淋巴结　　B.左锁骨下淋巴结　　C.左锁骨上淋巴结

D.左腋淋巴结　　E.左腹股沟淋巴结

17.关于口测法测体温,下列哪项是正确的？(　　)

A.发热患者均可使用　　B.正常值为 36.3~37.2 ℃

C.用于张口呼吸的患者更为方便　　D.体温计置舌下 10 min 后读数才准确

E.口测法测体温,正常人在 24 h 内常波动 1 ℃以上

18.关于腋测法测体温,下列哪项是正确的？(　　)

A.腋测法的优点是安全、简便　　B.腋测法体温波动最小

C.正常值为 35~37 ℃　　D.高热患者,腋下测量体温只需 5 min

E.冬季老年危重患者,为避免受凉,体温计可放在腋下隔一层内衣进行测量

19.关于正常人体温的波动,下列哪项是正确的？(　　)

A.正常人在 24 h 内体温略有波动,一般相差 1~2 ℃

B.早晨体温略低,中午较高,下午又较低

C.运动或进食后体温不受影响

D.老年人体温略低

E.妇女在月经或妊娠中体温略低

20.判断营养状态最简便而迅速的方法是观察(　　)。

A.皮肤弹性　　B.毛发的多少　　C.皮下脂肪充实程度

D.肌肉是否发达　　E.指甲有无光泽

21.体重减轻低于标准体重多少者称消瘦?(　　)

A.<5%　　B.<10%　　C.<15%

D.<20%　　E.<30%

22.体重增加超过标准体重多少者称肥胖?(　　)

A.>10%　　B.>15%　　C.>20%

D.>25%　　E.>30%

23.恶病质是指(　　)。

A.病危者　　B.极度消瘦者　　C.被动体位的患者

D.高热昏迷者　　E.无力型者

二、简答题

1.一般检查包括哪些内容?

2.生命体征包括哪些项目?成人生命体征的正常值是多少?

3.皮肤检查的内容有哪些?

4.蜘蛛痣与肝掌有何临床意义?

5.简述淋巴结检查的内容、顺序与临床意义。

(岳新荣)

第五章　头面部检查

学习目标

- 掌握头颅检查的内容与临床意义。
- 掌握眼球、瞳孔、鼻窦、扁桃体的检查方法及临床意义。
- 熟悉牙齿、牙龈和舌检查的临床意义。
- 了解耳检查的内容及临床意义。

知识点

- 头发与头皮；头颅大小与形状；头颅运动；眼睑；巩膜；角膜；瞳孔；眼球；耳；鼻窦；口唇；口腔黏膜；牙齿及牙龈；舌；扁桃体。

案例导入

患者，女，16 岁，眼睑发红、分泌物增多 1 d 入院。

请思考：重点对患者做哪些体格检查？可能的诊断有哪些？

头面部及其器官是人体最重要的外形特征之一，是检查者最先和最容易见到的部分，仔细检查常常能提供很多有价值的病史资料，应进行全面的视诊、触诊。

第一节　头部检查

一、头发与头皮

检查头发要注意颜色、疏密度、脱发的类型与特点。头发的颜色、曲直和疏密度可因种族遗传因素和年龄而不同。儿童和老年人头发较稀疏，头发逐渐变白也是老年性改变。脱发可由疾病引起，如伤寒、甲状腺功能低下、斑秃等；也可由物理与化学因素引起，如放射治疗和抗癌药物治疗等。检查时要注意其发生部位、形状与头发改变的特点。

头皮的检查需分开头发观察头皮颜色、头皮屑，有无头癣、疖痈、外伤、血肿及瘢痕等。

二、头颅

(一)大小及形态

头颅的视诊应注意大小、外形变化和有无异常活动。触诊是用双手仔细触摸头颅的每一个部位,了解其外形,有无压痛和异常隆起。头颅的大小以头围来衡量,测量时以软尺自眉间绕到颅后通过枕骨粗隆。新生儿头围约 34 cm,出生后的前半年增加 8 cm,后半年增加 3 cm,第二年增加 2 cm,第三、四年约增加 1.5 cm,到 18 岁可达 53 cm 或以上,以后几乎不再变化。矢状缝和其他颅缝大多在出生后 6 个月骨化,骨化过早会影响颅脑的发育。此外,前囟隆起是颅内压增高的表象,见于脑膜炎、颅内出血等;前囟凹陷见于脱水和极度消瘦。头颅的形状、大小异常可为某些疾病的特征。

1.小颅　小儿囟门多在 12~18 个月内闭合,如过早闭合可形成小头畸形,这种畸形同时伴有智力发育障碍。

2.巨颅　额、顶、颞及枕部突出膨大呈圆形,颈部静脉充盈,对比之下颜面很小。由于颅内压增高,压迫眼球,形成双目下视,巩膜外露的特殊表情,称落日现象,见于脑积水(图 5.1)。

3.尖颅　亦称塔颅,头顶部尖突高起,造成与颜面的比例异常,这是由于矢状缝与冠状缝过早闭合所致。见于先天性疾患尖颅并指(趾)畸形,即阿佩尔综合征(Apert syndrome,图 5.2)。

4.方颅　前额左右突出,头顶平坦呈方形,见于小儿佝偻病或先天性梅毒(图 5.3)。

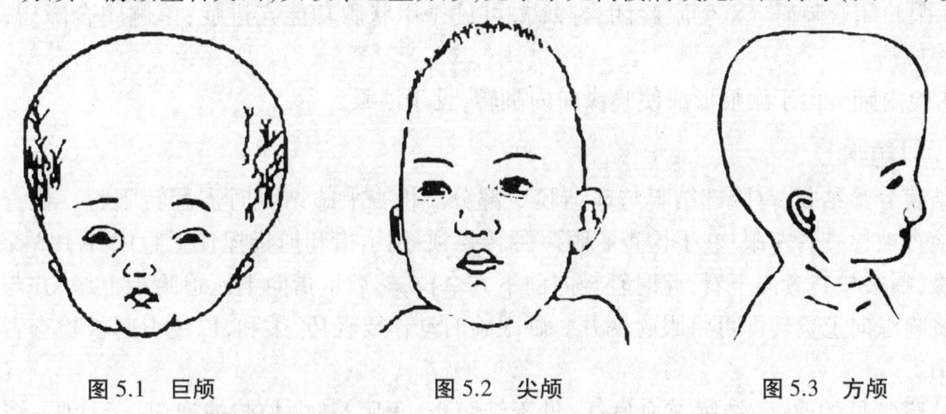

图 5.1　巨颅　　图 5.2　尖颅　　图 5.3　方颅

5.长颅　自颅顶至下颌部的长度明显增大,见于马方综合征(Marfan syndrome)及肢端肥大症。

6.变形颅　发生于中年人,以颅骨增大变形为特征,同时伴有长骨的骨质增厚与弯曲,见于变形性骨炎(Paget 病)。

(二)头颅运动

正常人头部活动自如。如头部活动受限,见于颈椎疾患;头部不随意地颤动,见于震颤麻痹(帕金森病);与颈动脉搏动一致的点头运动,称点头征(Musset),见于严重主动脉瓣关闭不全。

第二节　面部检查

颜面为头部前面不被头发遮盖的部分。面部肌群很多,有丰富的血管和神经分布,是构成表情的基础,各种面容和表情的临床意义已如前述。本节主要介绍面部器官眼、耳、鼻、口的检查。

一、眼

(一)眼眉

正常人眼眉疏密不完全相同,一般内侧与中间部分比较浓密,外侧稍稀疏。外1/3眉毛明显稀疏或脱落,见于黏液性水肿、腺垂体功能减退症、麻风病等。

(二)眼睑

1.上睑下垂　双侧上睑下垂,见于先天性上睑下垂、重症肌无力;单侧上睑下垂,见于蛛网膜下腔出血、白喉、脑脓肿、脑炎、外伤等引起的动眼神经麻痹。

2.眼睑水肿　眼睑皮下组织疏松,轻度或初发水肿常在眼睑表现出来。常见于肾炎、慢性肝病、营养不良、贫血、血管神经性水肿等。

3.眼睑闭合障碍　双侧眼睑闭合障碍,可见于甲状腺功能亢进症;单侧闭合障碍,见于面神经麻痹。

4.睑内翻　由于瘢痕形成使睑缘向内翻转,见于沙眼。

(三)结膜

结膜分睑结膜、穹隆部结膜与球结膜3部分。检查上睑结膜时需翻转眼睑。检查者用右手检查被检查者左眼;左手检查右眼。翻转要领:用示指和拇指捏住上睑中外1/3交界处的边缘,嘱被检查者向下看,此时轻轻向前下方牵拉,然后示指向下压迫睑板上缘,并与拇指配合将睑缘向上捻转即可将眼睑翻开。翻眼睑时动作要轻巧、柔和,以免引起被检查者痛苦和流泪。

结膜常见的改变:结膜充血发红,见于结膜炎、角膜炎;颗粒与滤泡,见于沙眼;结膜苍白,见于贫血;结膜发黄,见于黄疸;若有多少不等散在的出血点时,可见于感染性心内膜炎,如伴充血、分泌物,见于急性结膜炎;若有大片的结膜下出血,可见于高血压、动脉硬化。

(四)角膜

角膜表面有丰富的感觉神经末梢,因此其感觉十分灵敏。检查时应注意有无云翳、白斑、软化、溃疡、新生血管等。云翳与白斑如发生在角膜的瞳孔部位,可以引起不同程度的视力障碍;角膜周边的血管增生,可能为严重沙眼所造成。角膜软化,见于婴幼儿营养不良、维生素A缺乏症等。角膜边缘及周围出现灰白色混浊环,多见于老年人,故称为老年环,是类脂质沉着的结果,无自觉症状,不妨碍视力。角膜边缘若出现黄色或棕褐色的色素环,环的外缘较清晰，内缘较模糊，称为凯-弗环（Kayser-Fleischer ring），是铜代谢障碍的结果，见于肝豆状核变性。

（五）巩膜

巩膜为不透明的瓷白色。在发生黄疸时，巩膜比其他黏膜更先出现黄染而容易被发现。巩膜发黄，可见于多种原因所致的黄疸，但应与眼裂斑、长期服用阿的平后所致黄染及胡萝卜素血症所致角膜周围黄染相区别。中年以后在内眦部可出现黄色斑块，为脂肪沉着所形成，这种斑块呈不均匀性分布，应与黄疸鉴别。

（六）瞳孔

瞳孔是虹膜中央的孔洞，正常直径为3~4 mm。检查时应注意瞳孔的形状、大小、位置、双侧是否等大等圆，对光及集合反射等。

1.瞳孔的形状与大小　正常瞳孔为圆形，双侧等大。青光眼或眼内肿瘤时可呈椭圆形；虹膜粘连时形状可不规则。引起瞳孔大小改变的因素很多，生理情况下，婴幼儿和老年人瞳孔较小，在光亮处瞳孔较小，青少年瞳孔较大，兴奋或在暗处瞳孔扩大。病理情况如下：

（1）瞳孔缩小：见于虹膜炎症、有机磷农药中毒、药物反应（毛果芸香碱、吗啡、氯丙嗪）等。一侧眼交感神经麻痹，出现瞳孔缩小，眼睑下垂和眼球下陷，同侧结膜充血及面部无汗，称霍纳综合征（Horner syndrome）。

（2）瞳孔扩大：见于外伤、颈交感神经刺激、青光眼绝对期、视神经萎缩、药物影响（阿托品、可卡因）等。双侧瞳孔散大并伴有对光反射消失，为濒死状态的表现。

（3）双侧瞳孔大小不等：常提示有颅内病变，如脑外伤、脑肿瘤、中枢神经梅毒、脑疝等。双侧瞳孔不等，且变化不定，可能是中枢神经和虹膜的神经支配障碍；如双侧瞳孔不等且伴有对光反射减弱或消失以及神志不清，往往是中脑功能损害的表现。

2.对光反射　分直接和间接对光反射。检查时，先使被检查者向远方平视，用电筒直接照射一侧瞳孔，观察瞳孔的变化，此为直接对光反射。正常人瞳孔受光线刺激后立即缩小，移开光源后瞳孔迅速复原。间接对光反射是指光线照射一眼时，另一眼瞳孔立即缩小，移开光线，瞳孔复原。检查间接对光反射时，应以一手挡住两眼之间的光线。正常人对光反射灵敏，昏迷患者瞳孔对光反射迟钝或消失。

3.集合反射　嘱被检查者注视1 m以外的目标（通常是检查者的示指尖），然后将目标逐渐移近眼球（距眼球5~10 cm），正常人此时可见双眼内聚，瞳孔缩小，称为集合反射。动眼神经功能损害时，集合反射消失。

（七）眼球

1.眼球突出　双侧眼球突出，见于甲状腺功能亢进症。患者除突眼外，还有以下眼征：①Stellwag征：瞬目（眨眼）减少；②Graefe征：眼球下转时上睑不能相应下垂；③Mobius征：表现为集合运动减弱，即目标由远处逐渐移近眼球时，两侧眼球不能适度内聚；④Joffroy征：上视时无额纹出现。单侧眼球突出，多由于局部炎症或眶内占位性病变所致，偶见于颅内病变。

2.眼球下陷　双侧下陷,见于严重脱水,老年人由于眶内脂肪萎缩也有双眼眼球后退;单侧下陷,见于霍纳综合征和眶尖骨折。

3.眼球运动　检查者置目标物(棉签或手指尖)于受检者眼前30~40 cm处,嘱受检者固定头位,眼球随目标方向移动,一般按左→左上→左下,右→右上→右下6个方向的顺序进行,观察有无斜视、复视及震颤。斜视见于动眼神经、外展神经受损时,如脑炎、脑膜炎、脑出血、脑肿瘤等。眼球震颤多见于耳源性眩晕、小脑疾病等。

二、耳

(一)耳郭

注意耳郭的外形、大小、位置和对称性,是否有发育畸形、外伤瘢痕、红肿、瘘口、低垂耳等;观察是否有结节,痛风患者可在耳郭上触及痛性小结节,为尿酸钠沉着的结果。耳郭红肿并有局部发热和疼痛,见于感染。牵拉和触诊耳郭引起疼痛,常提示有炎症。

(二)外耳道

注意皮肤是否正常,有无溢液。如有黄色液体流出并有痒痛者为外耳道炎;外耳道内有局部红肿疼痛,并有耳郭牵拉痛则为疖肿。有脓液流出并有全身症状,则应考虑急性中耳炎。有血液或脑脊液流出,则应考虑颅底骨折。对耳鸣患者则应注意是否存在外耳道瘢痕狭窄、耵聍或异物堵塞。

(三)乳突

乳突内腔与中耳道相连。患化脓性中耳炎引流不畅时,可蔓延为乳突炎,检查时可发现耳郭后方皮肤有红肿,乳突有明显压痛,有时可见瘘管。严重时,可继发耳源性脑脓肿或脑膜炎。

三、鼻

(一)鼻的外形

视诊时注意鼻部皮肤颜色和鼻外形的改变。如鼻梁皮肤出现黑褐色斑点或斑片为日晒后或其他原因所致的色素沉着,如黑热病、慢性肝脏疾患等。如鼻梁部皮肤出现红色斑块,病损处高起皮面并向两侧面颊部扩展,见于系统性红斑狼疮。如发红的皮肤损害主要在鼻尖和鼻翼,并有毛细血管扩张和组织肥厚,见于酒渣鼻。鼻腔完全堵塞、外界变形、鼻梁宽平如蛙状,称为蛙状鼻,见于肥大的鼻息肉患者。鞍鼻是鼻骨破坏、鼻梁塌陷所致,见于鼻骨折、鼻骨发育不良、先天性梅毒和麻风病。若鼻翼扇动,吸气时鼻孔张大,呼气时鼻孔回缩,提示呼吸困难。

(二)鼻中隔

正常成人的鼻中隔很少完全正中,多数稍有偏曲,如有明显的偏曲,并产生呼吸障碍,称为鼻中隔偏曲。严重的高位偏曲可压迫鼻甲,引起神经性头痛,也可因偏曲部骨质刺激黏膜而引起出血。鼻中隔出现孔洞称为鼻中隔穿孔,患者可听到鼻腔中有哨声,检查时用小型手电筒照射一侧鼻孔,可见对侧有亮光透入。穿孔多为鼻腔慢性炎症、外伤等引起。

（三）鼻腔黏膜

急性鼻黏膜肿胀多为炎症充血所致，伴有鼻塞和流涕，见于急性鼻炎。慢性鼻黏膜肿胀多为黏膜组织肥厚，见于各种因素引起的慢性鼻炎。鼻黏膜萎缩、鼻腔分泌物减少、鼻甲缩小、鼻腔宽大、嗅觉减退或丧失，见于慢性萎缩性鼻炎。不用器械，只能视诊鼻前庭、鼻底和部分下鼻甲；使用鼻镜则可检查中鼻甲、中鼻道、嗅裂和鼻中隔上部。

（四）鼻腔分泌物

鼻腔黏膜受到各种刺激时会产生过多的分泌物。清稀无色的分泌物为卡他性炎症，黏稠发黄或发绿的分泌物为鼻或鼻窦的化脓性炎症所引起。

（五）鼻出血

多为单侧出血，见于外伤、鼻腔感染、局部血管损伤、鼻中隔偏曲、鼻咽癌等。双侧出血则多由全身性疾病引起，如某些发热性传染病（流行性出血热、伤寒等）、血液系统疾病（血小板减少性紫癜、再生障碍性贫血、白血病、血友病）、高血压病、肝脏疾病、维生素 C 或 D 缺乏等。妇女如发生周期性鼻出血，应考虑子宫内膜异位症。

（六）鼻窦

鼻窦为鼻腔周围含气的骨质空腔，共 4 对（图 5.4），都有窦口与鼻腔相通，当引流不畅时，容易发生炎症。鼻窦炎时出现鼻塞、流涕、头痛和鼻窦压痛。各鼻窦区压痛的检查方法如下：

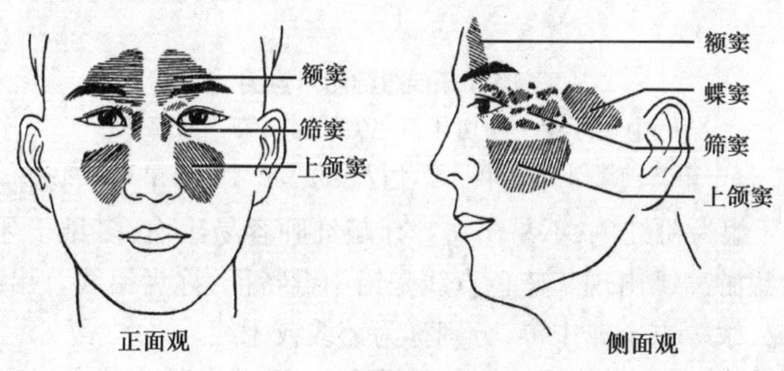

图 5.4　鼻窦位置示意图

1.上颌窦　双手固定于受检查的两侧耳后，将拇指分别置于左右颧部向后按压，询问有无压痛，并比较两侧压痛有无区别。

2.额窦　一手扶持受检查枕部，用另一拇指或示指置于眼眶上缘内侧用力向后向上按压。或以两手固定头部，双手拇指置于眼眶上缘内侧向后、向上按压，询问有无压痛，两侧有无差异。

3.筛窦　双手固定受检查两侧耳后，双侧拇指分别置于鼻根部与眼内眦之间向后方按压，询问有无压痛。

4.蝶窦　因解剖位置较深，不能在体表进行检查。

四、口

1.口唇　健康人口唇红润光泽。口唇苍白，见于虚脱、主动脉瓣关闭不全和贫血等。发绀，见于心力衰竭和呼吸衰竭等。脱水时可出现皲裂，甚至形成痂皮。核黄素缺乏可引起口角糜烂。口唇周围疱疹由单纯疱疹病毒感染引起,伴发有大叶性肺炎、流行性脑脊髓膜炎、疟疾、感冒等。口唇有红色斑片,加压后即褪色为遗传性毛细血管扩张症,除口唇外,在其他部位也可发生。口唇肥厚增大见于克汀病、黏液性水肿及肢端肥大症等。

2.口腔黏膜　正常口腔黏膜光洁呈粉红色。如出现蓝黑色色素沉着斑片多为肾上腺皮质功能减退症(艾迪生病,Addison disease)。如见大小不等的黏膜下出血点或瘀斑,则可能为各种出血性疾病或维生素C缺乏症所引起。若在相当于第二磨牙的颊黏膜处出现针帽大小白色斑点,周围有红晕,称为麻疹黏膜斑(科氏斑,Koplik spot),为麻疹的早期特征。此外,黏膜充血、肿胀并伴有小出血点,称为黏膜疹,多为对称性,见于猩红热、风疹和某些药物中毒。

黏膜溃疡可见于慢性复发性口疮。雪口病(鹅口疮)为白色念珠菌感染,多见于衰弱的病儿或老年患者,也可出现于长期使用广谱抗生素和抗癌药之后。

3.牙齿　应注意有无龋齿、残根、缺牙和义齿等。如发现牙疾患,应按下列格式标明所在部位(图5.5)。正常牙齿为瓷白色,如牙齿呈黄褐色称斑釉牙,为长期饮用含氟量过高的水所引起;如发现中切牙切缘呈月牙形凹陷且牙间隙分离过宽,称为哈钦森牙(Hutchinson teeth),为先天性梅毒的重要体征之一,单纯牙间隙过宽见于肢端肥大症。

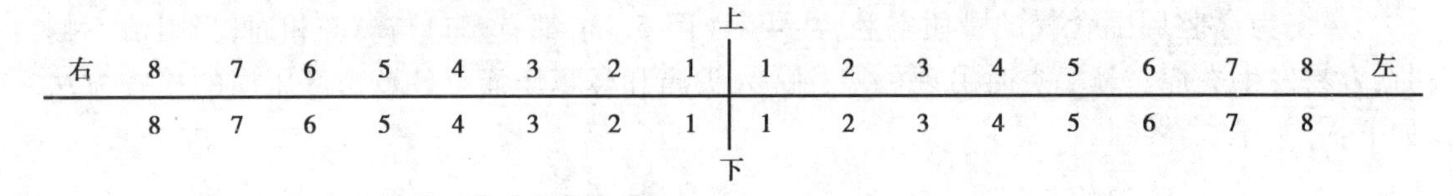

图5.5　牙疾患标明示意图

1—中切牙;2—侧切牙;3—尖牙;4—第一前磨牙;
5—第二前磨牙;6—第一磨牙;7—第二磨牙;8—第三磨牙

4.牙龈　正常牙龈为粉红色,不易出血。牙龈红肿容易出血,多见于牙龈炎、牙结石、急性白血病等。在齿龈游离缘出现灰蓝色点线是铅中毒特征,称为铅线。出现黑褐色点线,色素沉着,见于慢性铋、汞等重金属中毒,分别称为铋线或汞线。

5.舌　正常舌质淡红,覆薄白苔,大小厚薄适中,活动自如。检查时应注意舌质、舌苔、舌的感觉、运动与形态有无变化。

干燥舌可见于严重脱水、大量吸烟、阿托品作用、放射治疗后等;核黄素缺乏时,舌面上出现黄色上皮细胞堆积而成的隆起部分,状如地图,称地图舌;猩红热患者舌乳头肿胀、发红类似草莓,称草莓舌;烟酸缺乏时舌面绛红如生牛肉状,称牛肉舌;缺铁性贫血、恶性贫血及慢性萎缩性胃炎患者,舌乳头萎缩,舌体较小,舌面光滑,称光滑舌或镜面舌;久病衰弱或长期使用广谱抗生素者,舌面有黑色或黄褐色毛,称黑毛舌;舌肌震颤,见于甲状腺功能亢进症;伸舌偏斜,见于舌下神经麻痹。

6.咽部及扁桃体　被检查者取坐位,头略后仰,口张大并发“啊”音,此时检查者用压舌板在舌的前2/3与后1/3交界处迅速下压,此时软腭上抬,在照明的配合下即可见软腭、腭垂、软腭弓、扁桃体、咽后壁等。

检查时若发现咽部黏膜充血、红肿、黏膜腺分泌增多,多见于急性咽炎。若咽部黏膜充血、表面粗糙,并可见淋巴滤泡呈簇状增殖,见于慢性咽炎。急性扁桃体炎时,腺体红肿、增大,在扁桃体隐窝内有黄白色分泌物。扁桃体肿大一般分为三度(图 5.6):不超过咽腭弓者为Ⅰ度肿大;超过咽腭弓者为Ⅱ度肿大;达到或超过咽后壁中线者为Ⅲ度肿大。

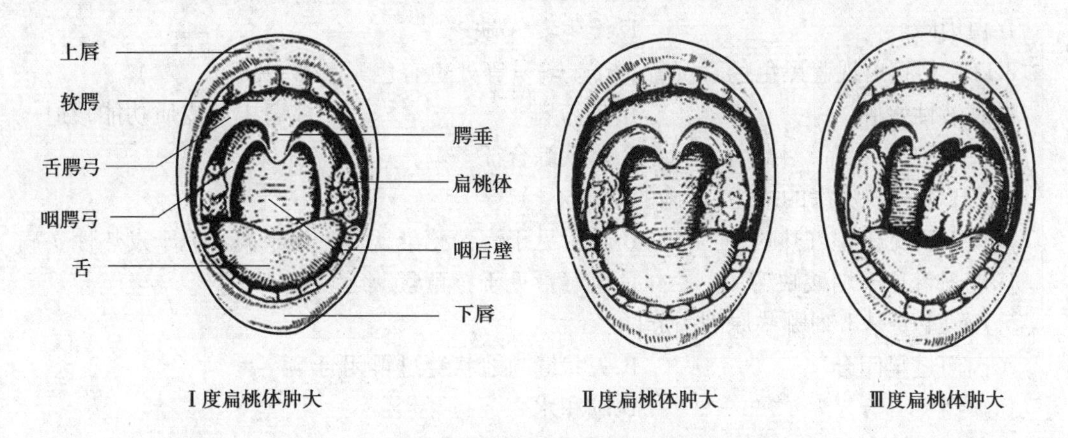

图 5.6 扁桃体肿大分度示意图

7.口腔的气味 健康人口腔无特殊气味,饮酒、吸烟的人可有烟酒味,如有特殊难闻的气味称为口臭,如牙龈炎、龋齿、牙周炎可产生臭味;牙槽脓肿为腥臭味;牙龈出血为血腥味。糖尿病酮症酸中毒患者可发生烂苹果味;尿毒症患者可发出尿味;肝坏死患者口腔中有肝臭味:肺脓肿患者呼吸时可发出组织坏死的臭味;有机磷农药中毒的患者口腔中能闻到大蒜味。

8.腮腺 腮腺位于耳屏、下颌角、颧弓所构成的三角区内,正常腮腺体薄而软,触诊时摸不出腺体轮廓。腮腺导管开口相当于上颌第二磨牙对面的颊黏膜上。检查时应注意导管口有无分泌物。腮腺肿大时可见到以耳垂为中心的隆起,并可触及边缘不明显的包块。腮腺肿大见于:

(1)急性流行性腮腺炎:腮腺迅速胀大,先为单侧,继而可累及对侧,检查时有压痛,急性期可能累及胰腺、睾丸或卵巢。

(2)急性化脓性腮腺炎:发生于抵抗力低下的重症患者,多为单侧性,检查时在导管口处加压后有脓性分泌物流出,多见于胃肠道术后及口腔卫生不良者。

(3)腮腺肿瘤:混合瘤质韧呈结节状,边界清楚,可有移动性;恶性肿瘤质硬、有痛感,发展迅速,与周围组织有粘连,可伴有面瘫。

复习思考题

一、选择题

1.阿佩尔综合征可形成下列哪种头颅畸形?(　　)

A.尖颅　　B.小颅　　C.方颅

D.巨颅　　E.变形颅

2.老年人角膜边缘及周围出现老年环,主要因素是(　　)。

A.铜代谢障碍　B.铁代谢障碍　C.类脂质沉着
D.白内障　E.维生素 A 缺乏

3.口腔黏膜出现蓝黑色色素沉着,指缝、乳晕等处也有色素沉着,见于(　　)。

A.黏液性水肿　B.克汀病　C.肾上腺皮质功能减退
D.肢端肥大症　E.库欣综合征

4.关于舌苔与疾病的描述,正确的是(　　)。

A.镜面舌见于猩红热　B.毛舌见于真菌感染　C.牛肉舌见于发热性疾病
D.地图舌见于烟酸缺乏　E.草莓舌见于核黄素缺乏

5.方颅主要是下列哪些原因引起的?(　　)

A.囟门过早闭合　B.矢状缝与冠状缝过早闭合
C.缺钙　D.脑积水
E.阿佩尔综合征

6.瞳孔正常直径为(　　)。

A.2~5 mm　B.1~2 mm　C.3~4 mm
D.5~6 mm　E.3~5 mm

7.关于口唇的病变,下列哪项是错误的?(　　)

A.口唇苍白可见于主动脉瓣关闭不全
B.口唇发绀可见于呼吸衰竭
C.口唇干燥并有皲裂见于营养不良
D.口唇疱疹可见于感冒
E.口唇深红见于急性发热性疾病

8.双眼睑下垂常见于(　　)。

A.重症肌无力　B.交感神经麻痹　C.甲状腺功能亢进
D.单侧面神经麻痹　E.一侧动眼神经麻痹

9.下列各种中毒,会出现双侧瞳孔扩大的是(　　)。

A.吗啡中毒　B.阿托品中毒　C.有机磷农药中毒
D.巴比妥类药物中毒　E.酮症酸中毒

10.有机磷杀虫药中毒患者的瞳孔变化为(　　)。

A.正常　B.扩大　C.缩小
D.时大时小　E.双侧大小不等

11.口角糜烂主要缺乏的维生素是(　　)。

A.维生素 A　B.核黄素　C.维生素 K
D.维生素 D　E.烟酸

12.凯-弗环是由下列哪种原因所致?(　　)

A.先天性因素　B.类脂质沉着　C.铜代谢障碍
D.维生素 A 缺乏　E.角膜血管增生

13.瞳孔缩小见于(　　)。

A.有机磷杀虫剂中毒　　B.阿托品中毒　　C.青光眼绝对期
D.视神经萎缩　　E.可卡因药物反应

14.瞳孔扩大见于(　　)。
A.虹膜炎　　B.阿托品药物反应　　C.有机磷杀虫剂中毒
D.吗啡中毒　　E.毒蕈中毒

15.关于科氏斑的描述,下列哪项正确?(　　)
A.颊黏膜瘀斑
B.颊黏膜蓝黑色色素沉着
C.颊黏膜充血、肿胀并伴有小出血点
D.颊黏膜白色斑块,大小不等高出表面
E.相当于第二磨牙的颊黏膜处帽针头大小白色斑点

二、简答题

1.简述瞳孔检查的内容。
2.简述鼻窦压痛的检查法。
3.简述扁桃体肿大的分度。

(岳新荣)

第六章　颈部检查

学习目标

- 掌握颈部血管、甲状腺和气管的检查方法，以及临床意义。
- 熟悉颈部外形和分区的临床意义。
- 了解颈部运动及颈部包块的检查。

知识点

- 颈部外形与分区；颈部运动；颈部包块；颈动脉；颈静脉；甲状腺；气管。

案例导入

患者，女，57 岁，心悸、颈部增粗 3 个月。

请思考：针对该患者，重点做哪些部位的检查？可能的诊断有哪些？

颈部检查应在平静、自然的状态下进行，被检查者最好取舒适坐位，充分暴露颈部和肩部。检查者手法应轻柔，当怀疑颈椎有疾患时更应注意。

一、颈部外形与分区

正常人颈部直立，两侧对称，矮胖者颈部较粗短，瘦长者较细长，男性甲状软骨比较突出，女性则平坦不显著，转头时可见胸锁乳突肌突起。头稍后仰，更易观察颈部有无包块、瘢痕和两侧是否对称。正常人在静坐时颈部血管不显露。

为描述和标记颈部病变的部位，根据解剖结构，颈部每侧又可分为 2 个大三角区域，即颈前三角和颈后三角。颈前三角为胸锁乳突肌内缘、下颌骨下缘与前正中线之间的区域。颈后三角为胸锁乳突肌的后缘、锁骨上缘与斜方肌前缘之间的区域。

二、颈部运动

正常人坐位时颈部直立，伸屈、转动自如，检查时应注意颈部静态与动态时的改变。如头不能抬起，见于严重消耗性疾病的晚期、重症肌无力、脊髓前角细胞炎、进行性肌萎缩等。头部向一侧偏斜称为斜颈，见于颈肌外伤、瘢痕收缩、先天性颈肌挛缩和斜颈。颈部运动受限并伴有疼痛，可见于软组织炎症、颈肌扭伤、肥大性脊椎炎、颈椎结核或肿瘤等。颈部强直为脑膜受刺激的特征，见于各种脑膜炎、蛛网膜下腔出血等。

三、颈部包块

颈部包块原因很多,应根据包块的性状、发生和增长的特点,以及全身的情况来判断。检查时应注意其部位、数目、大小、质地、活动度、与邻近器官的关系和有无压痛等特点。如为淋巴结肿大,质地不硬,有轻度压痛时,可能为非特异性淋巴结炎;如质地较硬且伴有纵隔、胸腔或腹腔病变的症状或体征,则应考虑恶性肿瘤的淋巴结转移;如为全身性、无痛性淋巴结肿大,则多见于血液系统疾病。如包块圆形、表面光滑、有囊样感、压迫能使之缩小,则可能为囊状瘤。若颈部包块弹性大又无全身症状,则应考虑囊肿的可能。

四、颈部血管

(一)颈动脉

1.颈动脉搏动　正常人颈部动脉的搏动,只在剧烈活动后心搏出量增加时可见,且很微弱。如在安静状态下出现颈动脉的明显搏动,则多见于主动脉瓣关闭不全、高血压、甲状腺功能亢进及严重贫血患者。

2.颈动脉杂音　如在颈部大血管区听到血管杂音,应考虑颈动脉或椎动脉狭窄,呈高音调吹风样收缩中期杂音。若在锁骨上窝处听到杂音,则可能为锁骨下动脉狭窄,见于颈肋压迫。

(二)颈静脉

1.颈静脉怒张　正常人立位或坐位时颈外静脉常不显露,平卧时可稍见充盈,充盈的水平仅限于锁骨上缘至下颌角距离的下 2/3 以内。如平卧时超过正常水平,坐位或身体呈 45°半坐位时见到颈静脉充盈,称颈静脉怒张,提示颈静脉压升高,见于右心衰竭、缩窄性心包炎、心包积液、上腔静脉阻塞综合征,以及胸腔、腹腔压力增加等情况。

2.颈静脉搏动　正常情况无颈静脉搏动,严重三尖瓣关闭不全时可出现。颈动脉搏动和颈静脉搏动的鉴别:静脉搏动一般较柔和,范围弥散,触诊时无搏动感;动脉搏动比较强劲,为膨胀性,搏动感明显。

3.颈静脉杂音　如在右锁骨上窝听到低调、柔和、连续性杂音,可能为颈静脉血流快速流入上腔静脉口径较宽的球部所产生,是生理性的,用手指压迫颈静脉后即可消失。

五、甲状腺

甲状腺位于甲状软骨下方和两侧(图 6.1),正常质量为 15~25 g,表面光滑,柔软不易触及。

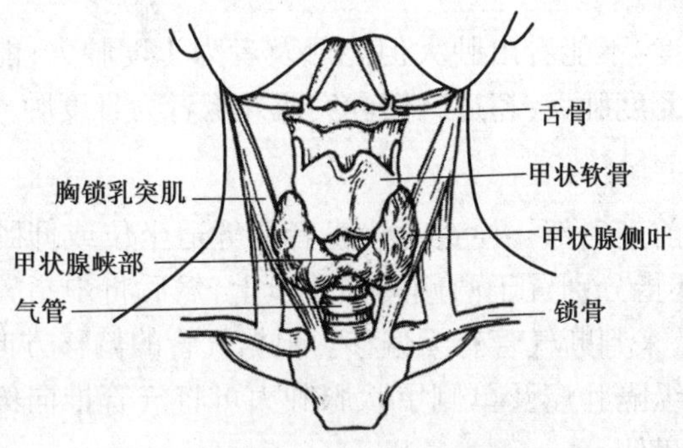

图 6.1　甲状腺位置示意图

(一)视诊

观察甲状腺的大小和对称性。正常人甲状腺外观不突出,女性在青春发育期可略增大。嘱被检查者做吞咽动作,可见甲状腺随吞咽动作而向上移动;如不易辨认时,再嘱被检查者两手放于枕后,头向后仰,再进行观察即较明显。

(二)触诊

触诊比视诊更能明确甲状腺的轮廓及病变的性质。触诊包括甲状腺峡部和甲状腺侧叶的检查。

1.甲状腺峡部　甲状腺峡部位于环状软骨下方第二至第四气管环前面。站于被检查者前面用拇指或站于被检查者后面用食指从胸骨上切迹向上触摸,可感到气管前软组织,请被检查者吞咽,可感到此软组织在手指下滑动,判断有无增厚和肿块。

2.甲状腺侧叶

(1)前面触诊:一手拇指施压于一侧甲状软骨,将气管推向对侧,另一手食指、中指在对侧胸锁乳突肌后缘向前推挤甲状腺侧叶,拇指在胸锁乳突肌前缘触诊,配合吞咽动作,重复检查,可触及被推挤的甲状腺(图 6.2)。用同样方法检查另一侧甲状腺。

(2)后面触诊:类似前面触诊。一手食指、中指施压于一侧甲状软骨,将气管推向对侧,另一手拇指在对侧胸锁乳突肌后缘向前推挤甲状腺,食指、中指在其前缘触诊甲状腺。配合吞咽动作,重复检查(图 6.3)。用同样方法检查另一侧甲状腺。

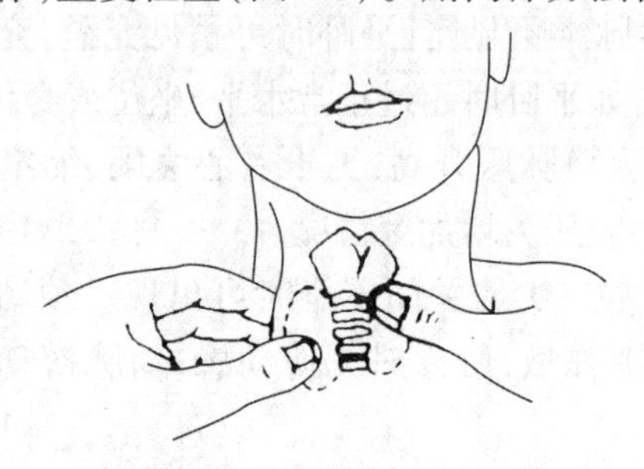

图 6.2　前面触诊甲状腺示意图

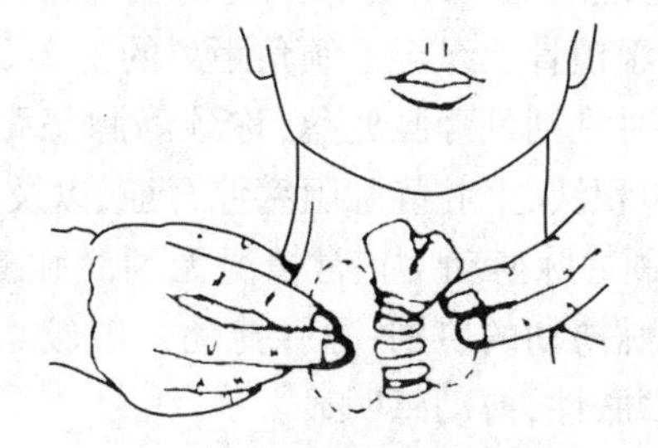

图 6.3　后面触诊甲状腺示意图

(三)听诊

当触到甲状腺肿大时,用钟型听诊器直接放在肿大的甲状腺上,如听到低调的连续性静脉“嗡鸣”音,对诊断甲状腺功能亢进症很有帮助。另外,在弥漫性甲状腺肿伴功能亢进者,还可听到收缩期动脉杂音。

甲状腺肿大可分三度:不能看出肿大但能触及者为Ⅰ度肿大;能看到肿大又能触及,但在胸锁乳突肌以内者为Ⅱ度肿大;超过胸锁乳突肌外缘者为Ⅲ度肿大。

六、气管

正常人气管位于颈前正中部。检查时让患者取舒适坐位或仰卧位,使颈部处于自然直立状态,医生将示指与环指分别置于两侧胸锁关节上,然后将中指置于气管之上,观察中指是否在示指与环指中间,来判断气管有无偏移。根据气管的偏移方向可以判断病变的性质。如大量胸腔积液、积气、纵隔肿瘤及单侧甲状腺肿大可将气管推向健侧,而肺不张、肺硬化、胸膜粘连可将气管拉向患侧。

复习思考题

一、选择题

1.气管移向患侧的疾病是(　　)。

A.气胸　B.肺不张　C.肺气肿　D.胸腔积液　E.大叶性肺炎

2.有关甲状腺的叙述,错误的是(　　)。

A.位于甲状软骨的上方　B.甲状腺肿大可分三度　C.地方性甲状腺肿缺碘

D.单纯甲状腺肿无功能异常　E.甲亢患者听诊有血管杂音

3.甲状腺肿大分为三度,Ⅲ度肿大指(　　)。

A.不能看到仅能触及　B.能看到又能触及　C.超过胸锁乳突肌外缘

D.甲状腺上有结节　E.甲状腺肿大有脓性分泌物

4.以下哪种疾病气管不移位?(　　)

A.肺不张　B.胸膜粘连　C.胸腔积液　D.肺气肿　E.气胸

5.下列哪种疾病可引起颈静脉怒张?(　　)

A.严重贫血　B.缩窄性心包炎　C.二尖瓣关闭不全

D.主动脉瓣关闭不全　E.三尖瓣关闭不全

6.肝颈静脉回流征阳性可见于(　　)。

A.肝硬化　B.右心衰竭　C.高血压心脏病

D.二尖瓣狭窄　E.二尖瓣关闭不全

7.诊断甲状腺功能亢进的特征性改变是(　　)。

A.甲状腺质地柔软　B.甲状腺弥漫对称性肿大　C.甲状腺有结节

D.甲状腺可随吞咽上下移动　E.可触及震颤或能听到杂音

8.下列哪种疾病可出现颈静脉搏动?(　　)

A.严重贫血　B.三尖瓣关闭不全　C.二尖瓣关闭不全

D.甲状腺功能亢进　E.主动脉瓣关闭不全

二、简答题

1.何谓颈静脉怒张?

2.如何鉴别颈动脉搏动与颈静脉搏动?

3.简述甲状腺肿大的分度。

4.简述气管移位的检查方法及其临床意义。

（岳新荣）

第七章　胸部检查

学习目标

- 掌握肺部检查的内容、方法及临床意义。
- 掌握心脏检查的内容、方法及临床意义。
- 熟悉胸部的体表标志及临床意义。
- 熟悉胸壁、胸廓及乳房检查的内容及临床意义。
- 了解呼吸系统常见疾病的症状与体征。
- 了解循环系统常见疾病的症状与体征。

知识点

- 胸部的体表标志；胸廓检查；胸壁与乳房检查；肺部视诊；肺部触诊；肺部叩诊；肺部听诊；心脏视诊；心脏触诊；心脏叩诊；心脏听诊；周围血管检查。

案例导入

患者，男，64岁，高血压病史15年，今天在输液的过程中突然出现心悸、呼吸困难、不能平卧，咳嗽、咯大量的粉红色泡沫痰。体格检查：R 23次/min，BP 200/120 mmHg，P 136次/min，双肺布满湿性啰音和哮鸣音，HR 136次/min，心尖部2/6级收缩期杂音，双下肢轻度水肿。

请思考：该患者目前的诊断有哪些？你的诊断依据是什么？

胸部是指颈部以下腹部以上的区域。胸部检查的目的是判断胸腔脏器的生理和病理状态。胸部检查顺序：一般从前胸部开始到侧胸部，最后检查背部。检查过程中应尽量减少变动被检查者体位的次数，以减轻其痛苦。

第一节　胸部的体表标志

为标记正常胸部脏器的位置和轮廓,或描述胸壁及胸腔内脏器病变的部位和范围,常要借助一些体表自然标志(骨骼标志、自然陷窝)和人工划线与分区。

一、骨骼标志

1.胸骨　位于前胸壁正中,扁平状,自上而下分胸骨柄、胸骨体、剑突。

2.胸骨角　又称 Louis 角,是胸骨柄与胸骨体连接处向前的突起,两侧分别与第 2 肋软骨相连接,是前胸壁计数肋骨的主要标志。

3.剑突　胸骨体下端,呈三角形。

4.肋骨　构成胸廓的骨性支架,共 12 对。第 1~10 肋骨在前胸部与肋软骨相连,再与胸骨相连,第 11~12 肋骨与胸骨不相连,为浮肋。大多肋骨可在胸壁触及,但第 1 肋骨因被锁骨遮盖常不能触及。

5.肋间隙　两肋之间的间隙,由胸骨角确定第 2 肋骨,其下的间隙为第 2 肋间隙,依此类推。前胸壁的水平位置多以肋骨或肋间隙标志。

6.脊柱棘突　是后正中线的标志。位于背部颈椎与胸椎交界处的第 7 颈椎棘突最为突出,常作为计数胸椎的标志。

7.肩胛骨　位于后胸壁脊柱两侧第 2~8 肋骨间。肩胛冈及其肩峰端易触及。

8.肩胛下角　为肩胛骨内侧缘向下的终止处。被检查者双手自然下垂时,肩胛下角平第 7 肋水平或第 7 肋间隙,常作为后胸部计数肋骨的标志。

9.腹上角　又称胸骨下角,为左右肋弓在胸骨下端会合所构成的夹角。正常为 70°~110°。腹上角与体型有关,其后为肝脏左叶、胃及胰腺所在区域。

10.肋脊角　为第 12 肋骨与脊柱构成的夹角,为肾和输尿管上端所在的区域。

二、自然陷窝和解剖区域

1.胸骨上窝　是胸骨柄上方的凹陷,其后是气管。

2.锁骨上、下窝　为锁骨上方或下方的凹陷,相当于两肺上叶肺尖的上部或下部。

3.腋窝　为两上肢内上缘与胸壁外上缘构成的凹陷部。

4.肩胛上区　为肩胛冈上方的区域,其外上界为斜方肌上缘。

5.肩胛间区　为两肩胛骨内缘间的区域,以后正中线为界分为左、右两部分。

6.肩胛下区　为两肩胛下角连线与第 12 胸椎水平线之间的区域(图 7.1、图 7.2)。

三、垂直标志

1.前正中线　为通过胸骨正中的 1 条垂直线。

2.锁骨中线　为分别通过左、右胸锁关节与锁骨肩峰中点的 2 条垂直线。

3.腋前线　为分别通过左、右腋窝前皱襞的 2 条垂直线。

4.腋中线　为分别通过左、右腋窝顶部与腋前线和腋后线等距离的 2 条垂直线。

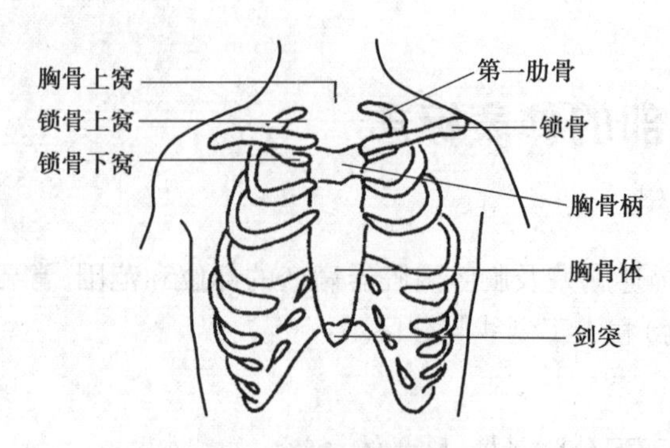

图 7.1 前胸部自然标志

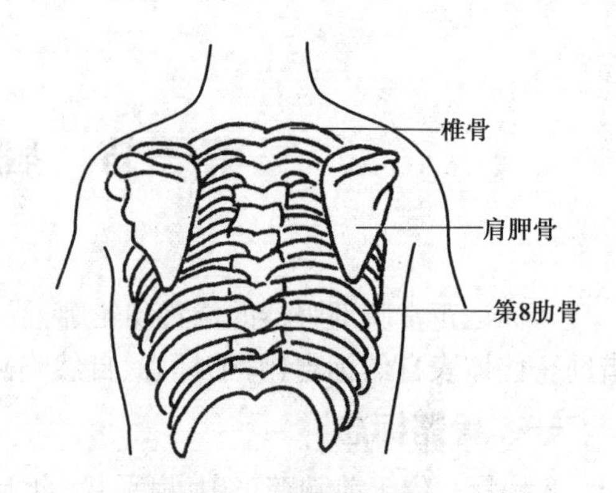

图 7.2 后背部自然标志

5.腋后线 为分别通过左、右腋窝后皱襞的 2 条垂直线。

6.肩胛下角线 为两臂自然下垂时,分别通过左、右肩胛下角的 2 条垂直线。

7.后正中线 为通过脊椎棘突或脊柱正中的 1 条垂直线(图 7.3、图 7.4、图 7.5)。

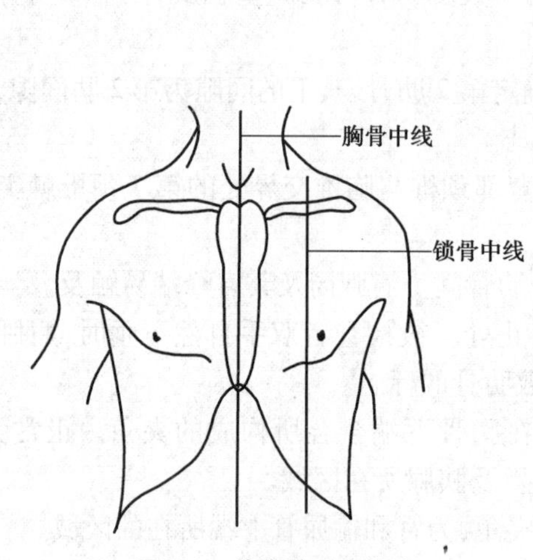

图 7.3 前胸壁垂直标志

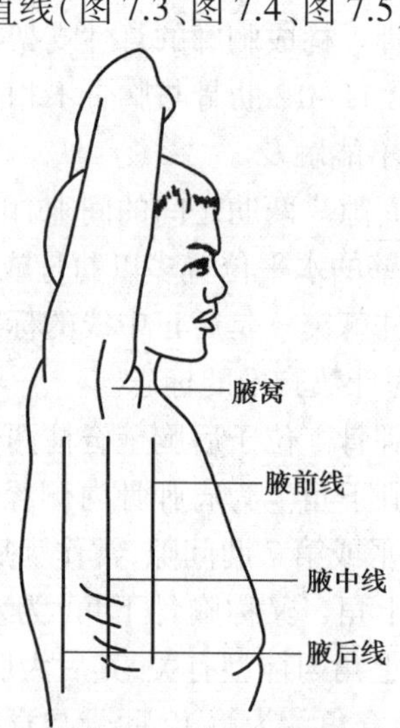

图 7.4 侧胸壁垂直标志

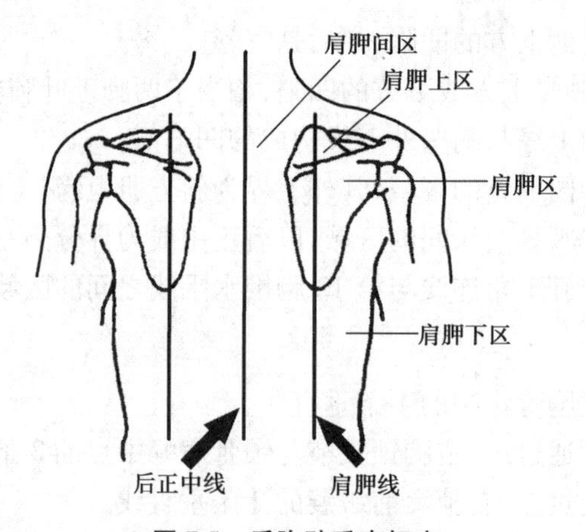

图 7.5 后胸壁垂直标志

第二节　胸廓、胸壁与乳房

一、胸廓

成人胸廓前后径短于左右径(横径),前后径与左右径之比约为1∶1.5,小儿和老年人前后径略小于或等于左右径。

1.扁平胸　胸廓扁平,前后径短于左右径的一半,见于慢性消耗性疾病,如肺结核长期患者,也可见于瘦长体型者。

2.桶状胸　胸部前后径增大,与左右径几乎相等,呈圆桶状,两侧肋骨平行,肋间隙增宽饱满,见于支气管哮喘发作期、严重肺气肿,亦可发生于老年或矮胖体型者。

3.佝偻病胸　是佝偻病所致的胸廓病变,多见于儿童。其特点为胸廓前后径略长于左右径,肋骨下缘明显向前突出,胸廓侧壁向内凹陷,状似鸡胸。沿胸骨两侧各肋软骨与肋骨交界处常隆起,形成串珠状,谓之佝偻病串珠。若胸骨前下肋骨向外突出,自胸骨剑突沿膈附着的部位向内陷,形成一沟,称肋膈沟,又称哈里逊(Harrison)沟。胸骨下端与剑突处明显内陷,称为漏斗胸。

4.胸廓单侧或局限性变形　胸壁局限性隆起见于心脏扩大、心包积液、主动脉瘤、胸内或胸壁肿瘤等。胸廓一侧膨隆,多见于该侧气胸、大量胸腔积液等。胸廓一侧凹陷,多见于肺不张,肺纤维化,广泛胸膜增厚、粘连等。

5.胸廓畸形　先天性脊柱畸形、脊柱结核或脊柱外伤等可引起脊柱前凸、后凸或侧凸畸形,导致胸廓两侧不对称,肋间隙增宽或变窄。严重的畸形可导致胸廓外形明显改变,从而使呼吸、循环功能受到影响(图7.6、图7.7)。

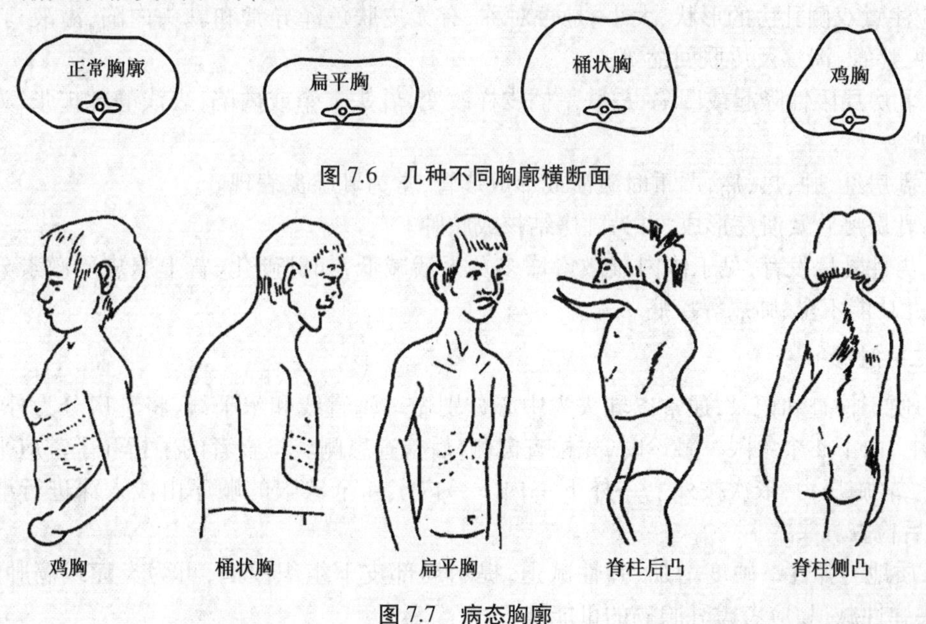

图7.6　几种不同胸廓横断面

图7.7　病态胸廓

二、胸壁

检查胸壁时除应注意营养状态、皮肤颜色、淋巴结及肌肉发育外,还应注意以下内容:

1.静脉　正常胸壁的静脉不易见到,如有明显的静脉充盈或曲张,则为病态,当血流方向自上而下时,为上腔静脉梗阻,反之为下腔静脉梗阻。

2.皮下气肿　气体存积于皮下时,称为皮下气肿。用手按压时有握雪感或捻发感,用听诊器听诊时,可听到类似捻头发的声音。胸壁皮下气肿是由肺、气管、胸膜损伤或病变后,气体逸出存积于疏松的皮下所致,也可由产气杆菌感染而引起。

3.胸壁压痛　正常胸壁无压痛,在肋间神经炎、肋骨软骨炎、胸壁软组织炎及肋骨骨折时,可有局部压痛。急性白血病时,胸骨下端可出现明显压痛和叩击痛。

4.肋间隙　正常人一般无肋间隙膨隆,体型较瘦的人可见肋间隙稍有凹陷。若吸气时肋间隙明显凹陷,并伴有胸骨上窝、锁骨上窝的凹陷,称为“三凹征”,见于明显的吸气性呼吸困难的患者。若肋间隙膨隆可见于严重肺气肿、大量胸腔积液或张力性气胸的患者。

三、乳房

乳房位于前胸部胸大肌和胸筋膜的表面,乳头在乳房前中央突起,呈圆柱状,大约位于锁骨中线第 4 肋间隙。正常儿童和男性的乳房多不明显。女性乳房在青春期后逐渐长大,呈半球形,乳头也较大,乳头和乳晕色泽较深。成年女性乳房位于第 2 肋骨至第 6 肋骨之间,内侧至胸骨线旁,外侧可达腋中线,乳房的外上部向腋窝呈角状延伸。妊娠和哺乳期乳腺腺体增生,乳房明显增大,乳晕扩大,颜色加深。停止哺乳后,乳腺萎缩,老年妇女乳房萎缩更加明显。

检查乳房时,环境要光线充足,并注意保护被检查隐私。被检查可取坐位或仰卧位,胸部充分暴露,按照先视诊后触诊的顺序进行。

(一)视诊

应注意双侧乳房的形状、大小、是否对称、有无皮肤色泽异常和乳头内陷、溢液,乳房有无水肿、瘘管、溃疡及皮肤回缩等。

1.乳房局限性隆起或凹陷,皮肤呈橘皮样改变,乳头上牵或内陷,表浅静脉扩张,为乳腺癌表现。

2.乳房红、肿、热、痛,严重时破溃或形成瘘管,常为乳腺炎表现。

3.乳房瘘管及溃疡形成,可为乳房结核或脓肿。

4.男性乳房发育,见于体内雌激素增多及灭活减低,如肝硬化、肾上腺皮质激素分泌过多、睾丸功能不全、肺癌等疾病。

(二)触诊

为便于检查和记录,通常以乳头为中心分别做一垂直线和水平线,将乳房分为外上、外下、内上、内下 4 个象限。触诊时,先检查健侧,后检查患侧。检查者的手指和手掌应平放在乳房上,轻施压力,依次按外上→外下→内下→内上 4 个象限的顺序由浅入深进行滑动触摸,最后检查乳头。

1.质地与弹性　硬度增加、弹性减退,提示局部皮下组织浸润,可为炎症或癌肿所致。如乳头弹性减退,应考虑乳腺癌的可能性。

2.压痛　明显压痛多为炎症,月经前乳房可有压痛,乳腺囊性增生也可有压痛,但乳腺癌很少有压痛。

3.包块　正常乳房腺体可以触及,应与乳腺囊性增生及肿块相鉴别。触及肿块时应注意其部位、外形、大小、数目、质地、活动度以及有无压痛、边缘是否清楚、与周围皮肤及组织是否有粘连等。如肿块边缘光滑、外形整齐、质软、呈囊性、可伴压痛、无粘连多为良性肿瘤;如肿块不光滑、边界不清、与周围组织粘连、质硬、移动度差、无压痛,多为恶性肿瘤。

4.引流区淋巴结　乳房触诊后还应仔细触诊双侧腋窝、锁骨上窝及颈部的淋巴结有无肿大或其他异常。

第三节　肺和胸膜

肺和胸膜检查是胸部检查的重点之一,检查环境要温暖,被检查者一般取仰卧位或坐位,充分暴露胸部,按视、触、叩、听的顺序进行。先前胸后侧胸,然后背部,从上往下,注意左右对比。

一、视诊

(一)呼吸运动

1.呼吸运动类型　正常人呼吸时胸廓起伏两侧对称。根据呼吸运动类型,又分为胸式呼吸和腹式呼吸。男性及儿童的呼吸以膈肌运动为主,即以腹式呼吸为主;女性的呼吸则以肋间肌的运动为主,形成胸式呼吸。肺、胸膜或胸壁疾病如肺炎、胸膜炎、肋骨骨折等,可引起胸式呼吸减弱而腹式呼吸增强;而大量腹水、妊娠晚期、腹腔巨大肿物时,可引起腹式呼吸减弱而胸式呼吸增强。

2.胸腹矛盾呼吸　正常人吸气时胸廓扩张伴有腹壁膨隆。当膈肌麻痹时,吸气相因膈肌收缩无力,被胸腔负压吸引上升,使腹壁下陷,此种呼吸运动称为“胸腹矛盾呼吸”。

3.三凹征　当上呼吸道部分梗阻时,气流进入肺内受阻,呼吸肌收缩,肺内负压极度增高,出现胸骨上窝、锁骨上窝及肋间隙向内凹陷,称为“三凹征”。常见于气管异物、气管肿瘤等。

(二)呼吸频率

正常成人静息状态下呼吸频率为12~20次/min,呼吸与脉搏之比为1∶4。新生儿呼吸约44次/min,随着年龄的增长而逐渐减慢。常见的呼吸频率改变如下。

1.呼吸过缓　指呼吸频率低于12次/min,见于麻醉剂或镇静剂过量、颅内压增高等。

2.呼吸过速　指呼吸频率超过20次/min,见于剧烈运动、强体力劳动、情绪激动时,以及发热、贫血、甲状腺功能亢进、心力衰竭和肺部广泛炎症等。

(三)呼吸节律

1.潮式呼吸　又称陈-施呼吸(Cheyne-Stokes respiration),是一种由浅慢逐渐变为深快,再由深快到浅慢,随之出现一段呼吸暂停后,又开始如上变化的周期性呼吸(图7.8)。潮式呼吸周期可长达 30 s~2 min,暂停期可持续 5~30 s,所以要较长时间仔细观察,才能了解周期性节律变化的全过程。

2.间停呼吸　又称比奥呼吸(Biot's breathing),其表现为有规律地呼吸几次之后突然停止呼吸,间隔一个短时间后又开始呼吸,如此周而复始(图 7.9)。

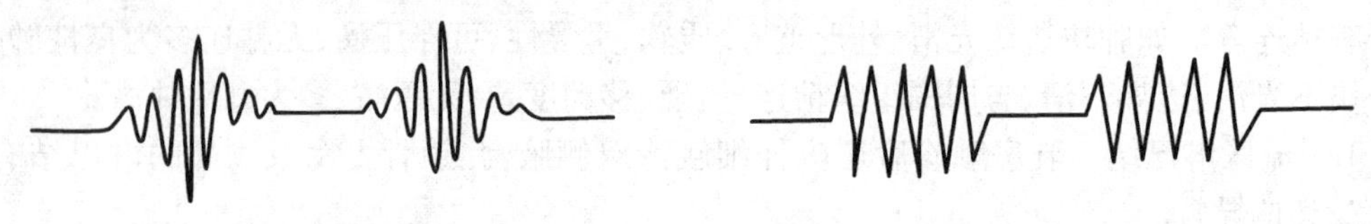

图 7.8　潮式呼吸　　　　图 7.9　间停呼吸

以上两种周期性呼吸节律变化多发生于中枢神经系统疾病,如脑炎、脑膜炎、颅内压增高及某些中毒,如糖尿病酮中毒、巴比妥中毒等。间停呼吸较潮式呼吸更为严重,预后多不良,常在临终前发生。然而,必须注意有些老年人深睡时也可出现潮式呼吸,此为脑动脉硬化、中枢神经供血不足的表现。

3.双吸气呼吸　又称抽泣样呼吸,是连续两次吸气,类似哭后的抽泣,见于颅内高压和脑疝前期。

4.叹息样呼吸　被检查者自觉胸闷,表现在一段正常呼吸节律中插入一次深大呼吸,并常伴有叹息声,也称叹气样呼吸,见于神经衰弱、抑郁症等。

(四)呼吸深度

1.呼吸浅快　见于呼吸中枢抑制或呼吸肌无力,如麻醉剂过量、腹腔积液、胸腔积液、广泛肺炎等。

2.深长呼吸　又称为 Kussmaul 呼吸,表现为呼吸深快,见于严重代谢性酸中毒,如糖尿病酮症酸中毒或尿毒症酸中毒患者。

二、触诊

(一)胸廓扩张度

吸气时胸廓扩张,呼气时胸廓回缩,即呼吸时胸廓有一定的活动度,此活动度称为胸廓的扩张度。检查时,常选呼吸动度最大的胸廓前下部。检查前胸廓的扩张度时,两手对称轻置于被检查者胸廓前下部,左右拇指分别沿肋缘上方指向剑突,手掌和其余四指伸展置于前侧胸壁,嘱被检查者做深呼吸运动,观察和比较两手的动度是否一致。检查背部胸廓扩张度时,将两手平置于被检查者背部约第 10 肋水平,拇指与后正中线平行,并将两侧皮肤向中线轻推,嘱被检查者做深呼吸运动,观察和比较两手的动度是否一致。正常两侧胸廓活动度相等。一侧胸廓扩张度降低,见于该侧大量胸腔积液、气胸、胸膜增厚和肺不张等;双侧扩张度降低,见于肺气肿、双侧胸膜炎、胸膜增厚、支气管肺炎等。

(二)语音震颤

被检查者发出声音时所产生的声波振动,沿着气管、支气管及肺泡传到胸壁,可用手掌触知,称为语音震颤,又称触觉语颤。

1.检查方法　检查者将两手掌或手掌尺侧缘平贴在被检查者胸壁的对称部位,嘱被检查者用同样强度的低频音重复发"一"长音,注意对比两侧语音震颤是否相同。

2.语音震颤的特点　语音震颤的强弱与发音强弱、音调高低、胸壁厚薄、支气管是否通畅、邻近脏器及组织等有密切关系，故正常人语音震颤的强弱与性别、年龄、体型、部位有关，其特点：①男性较女性强。②成人较儿童强。③瘦者较胖者强。④右上胸较左上胸强。⑤前胸上部较下部强。⑥后胸下部较上部强。语音的传导必须有气管及支气管畅通和胸壁的传导。语颤的强弱与发音的强弱（发音强则强）、音调的高低（音调低则强）、胸壁的厚薄（薄则强）等有密切的关系。

3.语音震颤增强　①肺实变，如肺炎链球菌肺炎实变期、肺梗死等，因实变的肺组织声音传导良好，故语颤增强。②肺内大空洞，如肺结核空洞等，空洞贴近胸壁且与支气管相通，声音在空洞内产生共鸣，空洞周围有炎性浸润，声波传导较好，使语颤增强。

4.语音震颤减弱或消失　①肺泡内含气过多，如肺气肿。②支气管阻塞，如阻塞性肺不张。③胸腔积液或气胸。④胸膜粘连或肥厚。⑤胸壁水肿或皮下气肿。

（三）胸膜摩擦感

当胸膜有炎症时，纤维蛋白沉着于胸膜而变得粗糙，呼吸时脏、壁两层胸膜互相摩擦，可在病变部位的胸壁上，触到好似两片皮革相互摩擦的感觉，称为胸膜摩擦感。在腋下第5~7肋间，深呼吸时较易触及。见于纤维素性胸膜炎、渗出性胸膜炎早期或积液吸收后。

三、叩诊

肺部疾病时常引起肺组织的含气量发生改变，影响叩诊音，所以肺部的叩诊对判断肺部病变的存在及性质有重要的意义。

（一）叩诊方法

1.直接叩诊法　检查者用中指掌侧或手指并拢以指腹对胸壁进行拍击，主要用于大面积病变。

2.间接叩诊法　最为常用。叩诊前胸壁及肩胛角以下时，板指平贴在肋间隙并与肋骨平行；叩诊肩胛间区时，板指与脊柱平行。被检查者取坐位或卧位，平静均匀地呼吸。叩诊前胸壁时，胸部稍向前挺；叩诊侧胸壁时，双臂抱头；叩诊背部时，上身略前倾，头稍低，双手抱头或交叉抱肘。

3.注意事项　进行肺部叩诊时环境要安静温暖，叩击的力量要适度均匀。叩诊时应遵循自上而下，先前胸、再侧胸、后背部的顺序依次进行，并注意左右、上下、内外分别对比叩诊音的变化。

（二）叩诊音

1.正常胸部叩诊音　正常的胸部叩诊音有4种：清音（正常肺野）、鼓音（左胸下部胃部鼓音区）、浊音（肝脏或心脏被肺覆盖的部分）、实音（心脏、肝脏绝对浊音区等）。如图7.10所示。

2.异常的肺部叩诊音　肺、胸膜、膈或胸壁出现病理改变时，可在正常肺部的清音区出现过清音、鼓音、浊音、实音，称为异常的叩诊音。其性质和范围取决于病变的性质、大小及距体表的距离。通常病变范围较大且距体表较近时才可出现异常的叩诊音。

（1）过清音：见于肺的含气量增多，张力减弱时，如肺气肿。

（2）鼓音：见于肺内靠近胸部又较大的空腔（直径大于3或4 cm）病变时，如气胸、空洞型肺结核、液化的肺脓肿等。

(3)浊音或实音:见于①肺组织的含气量减少,如肺炎、肺梗死、重度肺水肿、肺硬化、肺不张等。②肺内不含气的占位病变,未液化的肺脓肿、肺肿瘤。③胸腔积液、胸膜增厚。④胸壁水肿、肿瘤等。

(三)肺界叩诊

1.肺上界　即肺尖的宽度。叩诊方法是自斜方肌前缘中央部开始叩出清音,逐渐向外叩,当清音变浊音时用笔作一记号,然后转向内侧叩诊,直到清音变为浊音时为止,并再作一记号,测量两者之间的距离,即肺尖宽度(又称克勒尼峡,Kronig isthmus),正常为4~6 cm,右侧较左侧稍窄。若肺尖有结核病变,清音可变浊或清音带变窄;肺气肿时此清音带增宽。

2.肺下界　两侧肺下界大致相同。平静呼吸时,自上而下进行叩诊,当清音变为浊音时,可定为肺下界。正常人于锁骨中线第6肋间隙,腋中线第8肋间隙,肩胛下角线第10肋间隙。肺下界的位置可因体型、发育不同而有差异。矮胖者的肺下界可上升一个肋间隙,瘦长者可下降一个肋间隙,妊娠时肺下界上移。病理情况下,肺不张、肺间质纤维化、膈麻痹、肝脾肿大、腹水、腹腔巨大肿瘤及鼓肠等可使肺下界上升;阻塞性肺气肿、腹腔内脏下垂等可引起肺下界下降。

3.肺下界移动范围　相当于呼吸时膈肌的最大移动范围。叩诊方法是依上法先叩出平静呼吸时的肺下界;再让被检查者深吸气后屏住呼吸,向下叩出肺下界,用笔作出标记;继之让被检查者做深呼气屏住呼吸,叩出上升的肺下界,作出标记。测得两个标记间的距离,即为肺下界移动的范围(图7.11)。正常人的范围为6~8 cm。如小于4 cm即为肺下界移动度减小,可见于:①肺组织弹性减弱,如肺气肿。②肺组织萎缩,如纤维性变、肺不张等。③肺组织炎症和水肿。④局部胸膜粘连。⑤胸腔大量积液及胸膜广泛粘连等。

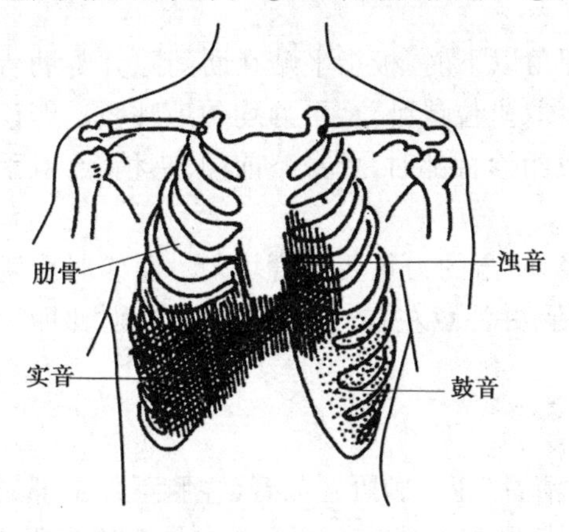

图7.10　正常前胸叩诊音

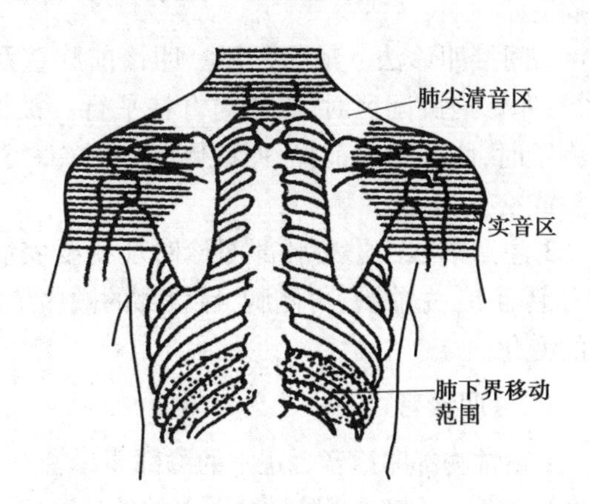

图7.11　正常肺尖清音区与肺下界移动范围

四、听诊

听诊时,被检查者取坐位或卧位,充分暴露胸背部。听诊的顺序一般由肺尖开始,自上而下分别检查前胸部、侧胸部和背部,而且要在上下、左右对称的部位进行对比。被检查者微张口作均匀呼吸,必要时可作较深的呼吸或咳嗽数声后立即听诊,这样更有利于察觉呼吸音及附加音的改变。

(一)正常呼吸音

正常人呼吸时,气流通过呼吸道和肺泡产生湍流引起振动发出声响,通过肺组织及胸壁传至体表的声音即为呼吸音。根据呼吸音的强度、音调高低、性质、时相的长短及听诊部位,将其分为3种。

1.支气管呼吸音　为经口鼻吸入或呼出的气流,经过声门、气管、主支气管时形成湍流所产生的声音,似抬高舌头后经口呼气发出的“哈”的声音。正常人可在喉部、胸骨上窝、背部第6、7颈椎及第1、2胸椎附近闻及。该声音表现为呼气相较吸气相长,且呼气音较吸气音强而高调。

2.肺泡呼吸音　吸气时气流进入肺泡,冲击肺泡壁,使其由松弛变为紧张,呼气时又由紧张变为松弛,肺泡的这种弹性变化和气流的振动产生的声音即为肺泡呼吸音。正常人在支气管呼吸音、支气管肺泡呼吸音分布部位以外的其余大部分肺野内均可闻及肺泡呼吸音。这种声音似上齿咬下唇吸气时发出的柔和吹风样的“呋”音。吸气相较呼气相长,且吸气音较呼气音音响强、音调高。肺泡呼吸音的强弱与被检查者的年龄、性别、呼吸的深浅、肺泡组织弹性的大小及胸壁的厚薄等有关。儿童肺泡呼吸音较老年人强;正常男性肺泡呼吸音较女性肺泡呼吸音强;在胸壁较薄、肺泡组织较多的部位如乳房下部及肩胛下部,肺泡呼吸音最强,而在肺尖和肺下缘处肺泡呼吸音较弱;体型瘦长者较体型矮胖者肺泡呼吸音强。

3.支气管肺泡呼吸音　是一种混合性的呼吸音,兼有支气管呼吸音与肺泡呼吸音的特点。正常人可于胸骨角附近、肩胛间区第3、4胸椎水平及肺尖前后部闻及。其声音特点为吸气音与肺泡呼吸音相似,但音调较高且较响亮,呼气音与支气管呼吸音相似,但强度较弱、音调较低,吸气相与呼气相大致相等。三种正常呼吸音的特点见表7.1。

表7.1　三种正常呼吸音的特点

呼吸音特点	支气管呼吸音	支气管肺泡呼吸音	肺泡呼吸音
性质	粗糙、管样“哈”音	兼有两者的特点	轻柔吹风样“呋”音
时相	吸气<呼气	吸气≈呼气	吸气>呼气
强度	强	中等	轻柔
音调	高	中等	低
正常听诊部位	喉部,胸骨上窝,背部6、7颈椎,及第1、2胸椎附近	胸骨角附近,肩胛间区第3、4胸椎水平及肺尖前后部	大部分的肺野
示意图	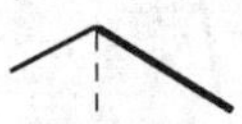	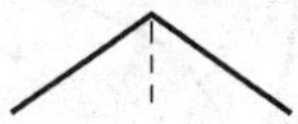	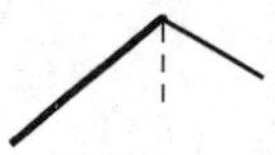

(二)异常呼吸音

1.异常肺泡呼吸音　由于肺的病理性改变,使肺泡呼吸音性质发生变化。

(1)肺泡呼吸音减弱或消失:见于呼吸中枢功能障碍,如颅内压增高、脑疝及中毒等,全身极度衰竭、呼吸无力,胸廓活动受限如胸痛、肋软骨骨化、肋骨骨折等,呼吸肌疾病如重症肌无力、膈瘫痪或痉挛等，支气管阻塞如支气管哮喘、支气管肺癌等，肺疾病如肺气肿、肺不张等，胸腔疾病如胸腔积液、气胸、胸膜肥厚及粘连等，腹部疾病如腹腔积液、腹腔巨大肿瘤等。

（2）肺泡呼吸音增强：见于运动后、发热或新陈代谢亢进时，因机体需氧量增加，呼吸深快，肺泡呼吸音增强。酸中毒时，血中二氧化碳增加，刺激呼吸中枢使呼吸深长，呼吸音增强。一侧肺部或胸腔病变时，健侧发生代偿性肺泡呼吸音增强。

（3）呼气延长：指呼气时间较吸气长，是由于下呼吸道有部分阻塞或狭窄，如炎症、痉挛、痰栓等，使呼出气流阻力增加或肺组织弹性减弱，失去应有的紧张度，如支气管哮喘、慢性阻塞性肺气肿。

2.异常支气管呼吸音　在正常肺泡呼吸音或支气管肺泡呼吸音的部位听到支气管呼吸音，则为异常支气管呼吸音。见于下列情况：

（1）肺组织实变：如肺炎链球菌肺炎实变期及肺梗死等。

（2）肺内大空腔：当肺内有大空腔与支气管相通，空腔周围组织又有实变时，音响在空腔内产生共鸣而增强，且有利于音响传导，见于肺脓肿、肺结核或肺癌形成空洞时。

（3）压迫性肺不张：胸腔积液时，压迫肺发生肺膨胀不全，肺组织较致密，有利于支气管音响的传导，可听到支气管呼吸音，但其特点是声音较弱，听诊时犹如来自远方。

3.异常支气管肺泡呼吸音　是在正常肺泡呼吸音部位听到的混合性呼吸音。可见于：①小部分肺实变与正常肺组织互相掺杂存在，实变区为支气管呼吸音，正常肺组织为肺泡呼吸音，两者掺杂产生异常的支气管肺泡呼吸音。②深部肺实变病灶被正常肺组织遮盖，也可以听到此种呼吸音，见于支气管肺炎、肺结核或肺炎链球菌肺炎的初期等。

（三）啰音

啰音是呼吸音以外的附加音。在肺部任何部位听到啰音均为病理性。根据啰音性质不同，分为干啰音和湿啰音两种，各种啰音的发生部位如图 7.12 所示。

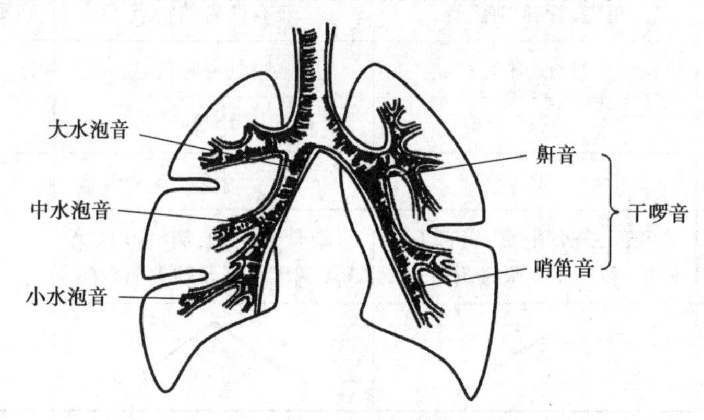

图 7.12　各种啰音的发生部位

1.干啰音　发生机制是由于气管或支气管狭窄或部分阻塞，气流通过时发生湍流所产生的音响（图 7.13）。

（1）分类：根据音调的高低可分为高调和低调两种。①高调干啰音，音调高，呈短促的“zhi-zhi”声或带音乐性，常被描述为哨笛音、鸟鸣音、箭鸣音、哮鸣音等，多发生在较小的支气管或细支气管。②低调干啰音,又称鼾音。音调低,呈呻吟声或鼾声的性质,多发生于气管或主支气管。

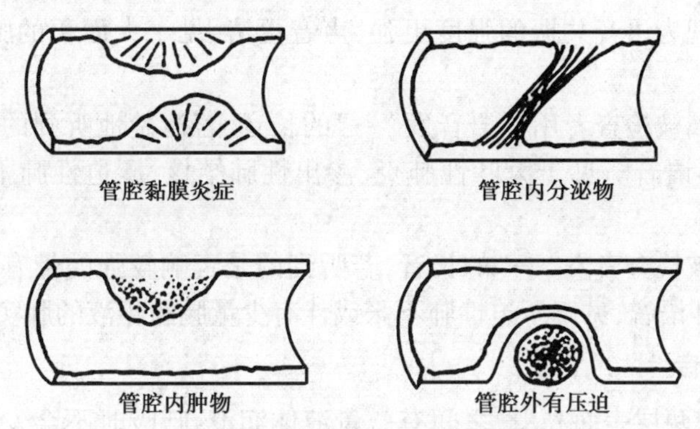

图 7.13　干啰音的产生机制

(2)听诊特点:①一种音调高而连续的声音,音响持续时间较长。②呼气时声音最响。③易变性大,其性质、部位、数量容易发生变化,咳嗽后可增多、减少或消失。

(3)临床意义:干啰音发生在两侧肺部,见于慢性支气管炎、支气管哮喘、支气管肺炎等,也可见于心源性哮喘;持续存在的局限性干啰音,见于支气管内膜结核或肿瘤。

2.湿啰音　又称水泡音,是由于气管或支气管内有较稀薄的液体,如渗出液、痰液、血液、脓液等,呼吸时气流通过液体,形成水泡破裂所产生的声音。

(1)分类:按音响和性质的不同,湿啰音分为:①大水泡音(粗湿啰音),发生在气管、主支气管或空洞内,见于肺结核空洞、肺水肿、昏迷或濒死者。②中水泡音(中等湿啰音),发生在中等支气管,见于支气管肺炎、肺梗死、肺结核、支气管炎等。③小水泡音(细湿啰音),发生在小支气管或肺泡内,常见于细支气管炎、早期肺结核、肺瘀血、肺炎球菌肺炎、传染性非典型肺炎等;④捻发音,是一种极细而均匀一致的声音,在吸气末期听到,听诊好像在耳旁用手指捻搓一束头发所产生的声音,故称捻发音。一般认为捻发音是由于未展开的或液体渗出而互相黏合的肺泡,在吸气时被气流冲开而产生的细小声音,可发生在早期肺结核、肺炎早期、肺瘀血、纤维性肺泡炎等。老年人或长期卧床者,可在肺底听到捻发音,在数次深呼吸或咳嗽后消失,一般无临床意义。

(2)听诊特点:①一种呼吸音以外,断续而短暂的附加音。②一次常连续多个出现。③可出现于吸气时或呼气早期,以吸气多见,且吸气末较明显。④部位较恒定,性质不易变。⑤几种湿啰音可同时存在。⑥咳嗽后可减轻或消失。

(3)临床意义:肺部局限性的湿啰音,见于支气管扩张、肺炎或肺结核等;两肺底部湿啰音,见于支气管肺炎及左心功能不全所致的肺瘀血等;两肺布满湿啰音,见于急性肺水肿或严重支气管肺炎。

(四)语音共振

被检查者发长音"一",声波沿气管、支气管、肺泡传至胸壁,用听诊器可听到柔和而不清楚的弱音,称为语音共振。要注意在胸部两侧对称部位,比较其强弱及性质。其产生机制及临床意义与语音震颤基本相同。在病理情况下,语音共振性质的改变可分为以下几种:

1.支气管语音　最灵敏,出现最早。表现为语音共振的声音清晰,强度增加,常伴有触觉语颤增强和病理性支气管呼吸音,见于肺实变范围较大或与支气管相通的肺部大空洞。

2.胸语音　表现为语音共振的强度更强,声音更清,见于大面积的肺实变,是肺实变更广泛的象征。

3.胸耳语音　嘱被检查者用耳语音发"一"的长音,若清楚地听到的是增强的音调较高的耳语音,则为胸耳语音。见于大叶性肺炎、渗出性肺结核、压迫性肺不张、肺脓肿及肺肿瘤等。

4.羊鸣音　嘱被检查者发"一"的长音,若听到的是音响较强的带有鼻音性质的或似羊叫的"咩"音,则为耳语音,见于压迫性肺不张或伴有少量胸腔积液的肺实变。

(五)胸膜摩擦音

正常胸膜脏、壁两层表面光滑,之间有微量液体润滑,呼吸时不会发生声响。当胸膜发生炎症时,因为纤维素渗出使胸膜表面粗糙,呼吸时两层胸膜相互摩擦发出声音,称为胸膜摩擦音。胸膜摩擦音常见于胸膜炎症(结核性、化脓性等),也可见于肺炎、肺梗死、胸膜原发或继发性肿瘤、胸膜高度干燥及尿毒症等。

胸膜摩擦音的听诊特点:①是一种粗糙、响亮、不连续、长短不一、似皮革摩擦的声音。②吸气和呼气时均可闻及,以吸气末或呼气初最为明显,屏气时消失。③深呼吸或用听诊器加压时声音更明显。④可发生于任何部位,但常在前下胸壁腋中线上第5~7肋间处最明显。⑤持续时间长短不一,可在短时间内出现、消失或再现,也可持续数天或更久。⑥胸腔积液较多时,摩擦音可消失。

五、肺与胸膜常见疾病的体征

肺与胸膜常见疾病的体征见表7.2。

表7.2　肺与胸膜常见疾病的体征

疾　病	视　诊		触　诊		叩　诊	听　诊		
	胸廓	呼吸动度	气管位置	语音震颤	音响	呼吸音	啰音	语音共振
大叶性肺炎	对称	患侧减弱	居中	患侧增强	浊音	支气管呼吸音	湿啰音	患侧增强
肺气肿	桶状	双侧减弱	居中	双侧减弱	过清音	减弱	多无	减弱
支气管哮喘	对称	双侧减弱	居中	双侧减弱	过清音	减弱	干啰音	减弱
肺水肿	对称	双侧减弱	居中	正常或减弱	正常或浊音	减弱	干、湿啰音	正常或减弱
肺不张	患侧平坦	患侧减弱	移向患侧	减弱或消失	浊音	减弱或消失	无	减弱或消失
胸腔积液	患侧饱满	患侧减弱	移向健侧	减弱或消失	实音	减弱或消失	无	减弱
气胸	患侧饱满	患侧减弱	移向健侧	减弱或消失	鼓音	减弱或消失	无	减弱

第四节　心脏检查

心脏位于胸腔的中纵隔内，于胸骨和第 2~6 肋软骨后方，第 5~8 胸椎前方，其上方（心底部）与大血管相连，下方为膈，约 2/3 居正中线左侧，1/3 在右侧，心尖位于左前下方。心脏检查对判断有无心脏病，了解其性质、部位、程度有很大帮助。检查时环境要安静，要充分暴露胸部，以规范的检查手法进行操作，按照视、触、叩、听诊的物理检查程序进行，这对于心脏检查尤为重要。

一、视诊

（一）心前区隆起

正常人心前区与右侧的胸部基本对称，无隆起或凹陷。儿童期因胸壁骨骼发育尚软，出现心脏病伴右心室增大时，可见心前区隆起。胸骨下段及胸骨左缘 3、4、5 肋骨与肋间的局部隆起，为心脏增大尤其是右室肥厚挤压胸廓所致，常见于先心病法洛四联症、肺动脉瓣狭窄或风湿性二尖瓣狭窄。胸骨右缘第 2 肋间或其附近有局部隆起，多见主动脉弓动脉瘤或升主动脉扩张所致，常伴有收缩期搏动。

（二）心尖搏动

心脏收缩时，心尖向前冲击前胸壁相应部位，使肋间软组织向外搏动称为心尖搏动。正常人心尖搏动一般位于第 5 肋间左锁骨中线内 0.5～1.0 cm 处，搏动范围直径为 2.0～2.5 cm。

1.心尖搏动位置改变　心尖搏动位置的改变可受多种生理性和病理性因素的影响。

（1）生理性因素：正常仰卧时心尖搏动略上移；左侧卧位，心尖搏动向左移 2.0～3.0 cm；右侧卧位可向右移 1.0～2.5 cm。肥胖体型者、小儿及妊娠时，横隔位置较高，使心脏呈横位，心尖搏动向上外移，可在第 4 肋间左锁骨中线外。若体型瘦长（特别是处于站立或坐位）使横隔下移，心脏呈垂位，心尖搏动移向内下，可达第 6 肋间。

（2）病理性因素：有心脏本身因素（如心脏增大）或心脏以外的因素（如纵隔、横隔位置改变），见表 7.3。

表 7.3　心尖搏动移位的常见病理因素

病理因素		心尖搏动移位	临床常见疾病
心脏因素	左心室增大	向左下移位	主动脉瓣关闭不全
	右心室增大	向左侧移位	二尖瓣狭窄
	左、右心室增大	向左下移位，伴心浊音界两侧扩大	扩张型心肌病等
	右位心	心尖搏动位于右侧胸壁	先天性右位心

续表

病理因素		心尖搏动移位	临床常见疾病
心外因素	纵隔移位	心尖搏动向患侧移位	一侧胸膜增厚或肺不张
		心尖搏动向病变对侧	一侧胸腔积液或气胸等
	横隔移位	心尖搏动向左外侧移位	大量腹水等,横隔抬高使心脏呈横位
		心尖搏动移向内下,可达第6肋间	严重肺气肿等,横隔下移使心脏呈垂位

2.心尖搏动强度与范围的改变

(1)生理因素:胸壁肥厚、乳房悬垂或肋间隙狭窄时心尖搏动较弱,搏动范围也缩小。胸壁薄或肋间隙增宽时心尖搏动相应增强,范围也较大。另外,剧烈运动与情绪激动时,心尖搏动也随之增强。

(2)病理因素:心肌收缩力增加也可使心尖搏动增强,如高热、严重贫血、甲状腺功能亢进或左心室肥厚心功能代偿期。然而,心尖搏动减弱除考虑心肌收缩力下降外,尚应考虑其他因素影响。心肌收缩力下降可见于扩张型心肌病和急性心肌梗死等。其他造成心尖搏动减弱的心脏因素有心包积液、缩窄性心包炎,由于心脏与前胸壁距离增加,使心尖搏动减弱;心脏以外的病理性影响因素有肺气肿、左侧大量胸腔积液或气胸等。

3.负性心尖搏动　心脏收缩时心尖搏动内陷者,称负性心尖搏动。见于粘连性心包炎或心包与周围组织广泛粘连。另外,由于重度右室肥大所致心脏顺钟向转位,而使左心室向后移位也可引起负性心尖搏动。

(三)心前区搏动

1.胸骨左缘3~4肋间搏动　当心脏收缩时在此部位出现强有力而较持久的搏动,可持续至第二心音开始,多见于右心室搏出的压力负荷增加所致的右心室肥大,如房间隔缺损等。

2.剑突下搏动　可能是右心室收缩期搏动,也可为腹主动脉搏动产生。病理情况下,前者可见于右心室肥大,后者可见于腹主动脉瘤。鉴别搏动来自右心室或腹主动脉的方法有两种:一是深吸气后搏动增强为右心室搏动,减弱则为腹主动脉搏动;二是用手指平放从剑突下向上压入前胸壁后方,右心室搏动冲击手指末端,而腹主动脉搏动冲击手指掌面。

3.心底部异常搏动　胸骨左缘第2肋间收缩期搏动多见于肺动脉扩张或肺动脉高压;胸骨右缘第2肋间收缩期搏动多见于主动脉弓动脉瘤或升主动脉扩张。

二、触诊

心脏触诊除可进一步确定视诊检查发现的心尖搏动位置和心前区异常搏动的结果外,尚可发现心脏病特有的震颤及心包摩擦感。与视诊同时进行,能起互补作用。触诊方法是检查者先用右手全手掌开始检查,置于心前区,然后逐渐缩小到用手掌尺侧(小鱼际)或示指和中指指腹并拢同时触诊,必要时也可单指指腹触诊。

1.心前区搏动　心尖搏动冲击手指的时间标志着心室收缩期开始,故可利用心尖搏动的触诊来确定心音、震颤及杂音出现的时期。当用手指触诊时,手指可被强有力的心尖搏动抬起，称为抬举样心尖搏动。心尖部抬举性搏动为左心室肥大的可靠体征；而胸骨左下缘收缩期抬举性搏动是右心室肥厚的可靠指征。对视诊所发现的心前区其他异常搏动也可运用触诊进一步确定或鉴别。

2.震颤（猫喘） 震颤是用手在心前区触及的一种细微颤动的感觉，与在猫的喉部摸到的呼吸震颤相似，故又称猫喘，是器质性心脏病的特征性体征之一。它的产生机制是血流经过狭窄瓣膜口或异常通道流至较宽广的部位时发生涡流，引起瓣膜、心壁或血管壁的振动传至胸壁所致。一般情况下，震颤的强弱与瓣膜狭窄程度、血流速度和心脏腔室之间的压力差呈正相关。

发现震颤后应确定其部位、时期（收缩期、舒张期或连续性），据此分析其临床意义。心前区震颤的临床意义见表7.4。

表7.4 心前区震颤的临床意义

部 位	时 期	常见病变
胸骨右缘第2肋间	收缩期	主动脉瓣狭窄
胸骨左缘第2肋间	收缩期	肺动脉瓣狭窄
胸骨左缘第3、4肋间	收缩期	室间隔缺损
心尖部	舒张期	二尖瓣狭窄
胸骨左缘第2肋间	连续性	动脉导管未闭

3.心包摩擦感 心包摩擦感是由于急性心包炎时心包纤维素渗出致表面变得粗糙，心脏收缩时脏层、壁层心包摩擦产生的振动传至胸壁所致。通常在心前区或胸骨左缘第3、4肋间处较易触及。心包摩擦感在心脏的收缩期和舒张期均可触及，但一般在收缩期较明显，坐位时胸前倾或深呼气末常更为清楚。心包腔内有较多渗出液时，则摩擦感消失。

三、叩诊

叩诊可确定心界大小、形状及其在胸腔中的位置。心脏左右缘被肺遮盖的部分叩诊呈相对浊音；而不被肺遮盖的部分则叩诊呈绝对浊音（实音）；叩诊心界是指心脏相对浊音界，反映心脏的实际大小（图7.14）。

（一）叩诊方法和顺序

检查者以左手中指作为叩诊板指，平置于心前区拟叩诊的部位。被检查者坐位时板指与肋间垂直，卧位时板指与肋间平行。以右手中指借右腕关节活动叩击扳指，以听到声音由清变为浊音来确定心脏的相对浊音界。先叩心左界，再叩心右界，由下而上，由外向内。左侧在心尖搏动外2~3 cm处开始，逐个肋间向上叩，直至第2肋间。右侧叩诊时先叩出肝上界，然后于其上一肋

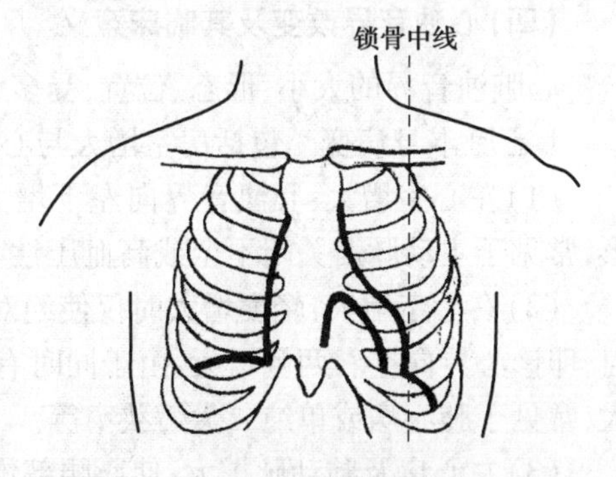

图7.14 心脏相对浊音界与绝对浊音界

间由外向内,逐一肋间向上叩诊,直至第 2 肋间。对各肋间叩得的浊音界逐一作出标记,并测量其与前正中线间的垂直距离。

(二)正常心浊音界

正常成人心脏左、右相对浊音界与前正中线的距离见表 7.5。

表 7.5 正常成人心脏相对浊音界

右界/cm	肋 间	左界/cm
2~3	Ⅱ	2~3
2~3	Ⅲ	3.5~4.5
3~4	Ⅳ	5~6
	Ⅴ	7~9

注:正常成人左锁骨中线距前正中线的距离为 8~10 cm。

(三)心浊音界各部的组成

心脏左界第 2 肋间处相当于肺动脉段,第 3 肋间为左心耳,第 4、5 肋间为左心室,其中血管与心脏左心交接处向内凹陷,称心腰。右界第 2 肋间相当于升主动脉和上腔静脉,第 3 肋间以下为右心房(图 7.15)。

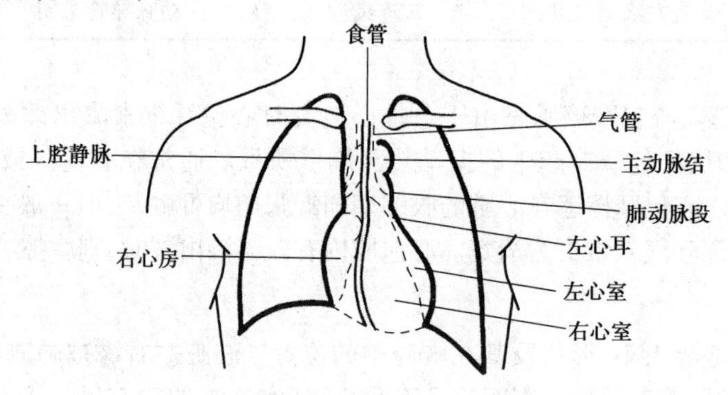

图 7.15 心脏各部在胸壁的投影

(四)心浊音界改变及其临床意义

心脏浊音界的大小、形态、位置,受多种因素的影响而发生改变。

1.心脏本身病变 包括房室增大与心包积液等。

(1)左心室增大:心浊音界向左下增大,心腰部由正常的钝角变为近似直角,心界似靴形,常见于主动脉瓣关闭不全或高血压性心脏病(图 7.16)。

(2)右心室增大:轻度增大时仅使绝对浊音界扩大,而相对浊音界无明显改变;显著增大时,叩诊心界向左右两侧增大,由于同时有心脏顺钟向转位,因此向左增大显著,但不向下增大,常见于肺心病或单纯二尖瓣狭窄等。

(3)左心房及肺动脉扩大:使心腰部饱满或膨出,心界似梨形,常见于二尖瓣狭窄,故又称二尖瓣型心脏(图 7.17)。

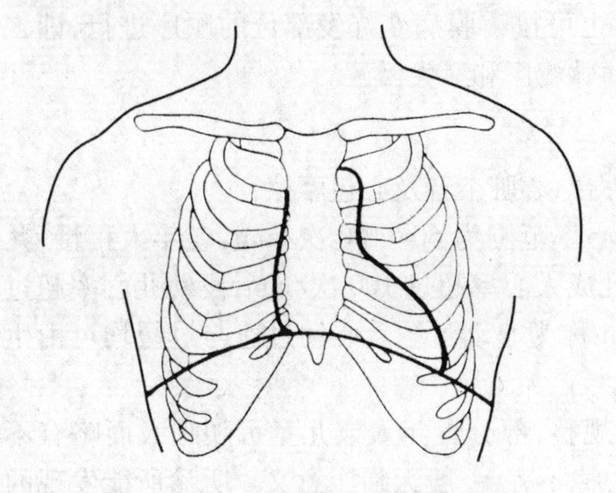

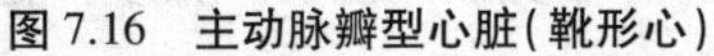
图 7.16 主动脉瓣型心脏(靴形心)

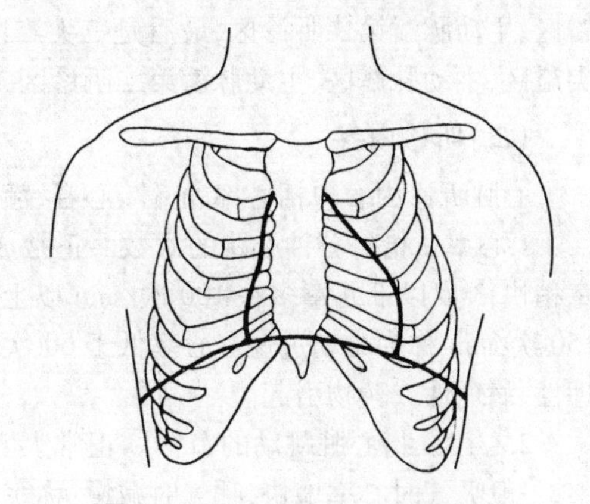
图 7.17 二尖瓣型心脏(梨形心)

(4)左、右心室增大:心浊音界向两侧增大,且左界向左下扩大,呈普大型,常见于扩张型心肌病、重症心肌炎、全心衰竭。

(5)心包积液:心界向两侧增大且随体位改变。坐位时心浊音界呈三角烧瓶样,卧位时心底部浊音界增宽,为心包积液的特征性体征。

2.心外因素 如大量胸腔积液或气胸可使心界移向健侧,胸膜肥厚粘连与肺不张则使心界移向患侧;大量腹腔积液或腹腔巨大肿瘤可使横隔抬高,心脏横位,以致心界向左增大等。

四、听诊

心脏听诊是心脏检查中较难掌握而又很重要的内容。心脏听诊时,被检查者可采取坐位或仰卧位,必要时可使被检查者改变体位。心脏听诊时环境应安静温暖,注意被检者应充分暴露胸部,不能隔着衣服进行听诊。

(一)心瓣膜听诊区

心脏各瓣膜开放与关闭时所产生的声音传导至体表最易听清的部位称心脏瓣膜听诊区,与其解剖部位不完全一致。常用的瓣膜听诊区有 5 个,如图 7.18 所示。

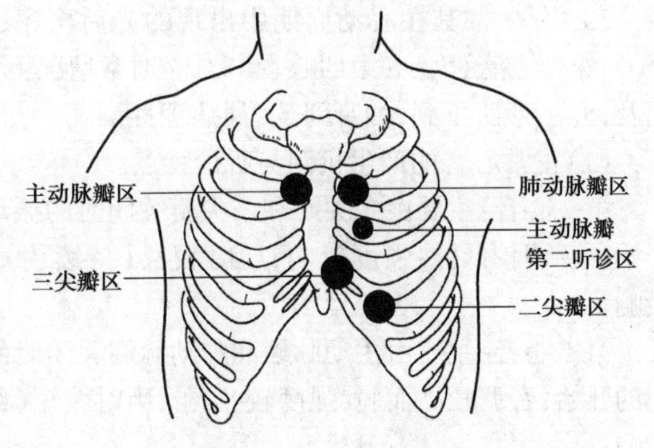

图 7.18 心脏瓣膜听诊区

1.二尖瓣区 位于心尖搏动最强点,又称心尖区。

2.肺动脉瓣区 在胸骨左缘第 2 肋间。

3.主动脉瓣区 有两个听诊区,即胸骨右缘第 2 肋间与胸骨左缘第 3、4 肋间,后者称为主动脉瓣第二听诊区。主动脉瓣关闭不全时的杂音在主动脉瓣第二听诊区最响亮。

4.三尖瓣区 在胸骨下端左缘,即胸骨左缘第 4、5 肋间。

对于初学者,设定一个听诊顺序,有助于防止遗漏和全面地了解心脏状况。通常的听诊顺序可以从心尖区开始,逆时针方向依次听诊:先听心尖区再听肺动脉瓣区,然后为主动脉瓣区、主动脉瓣第二听诊区,最后是三尖瓣区。也可按瓣膜病变好发部位的顺序进行,即二尖瓣区、主动脉瓣区、主动脉瓣第二听诊区、肺动脉瓣区和三尖瓣区。

(二)听诊内容

心脏听诊内容包括心率、心律、心音、额外心音、心脏杂音及心包摩擦音。

1.心率 指每分钟心跳的次数。正常成人心率范围为60~100次/min,老年人稍慢,儿童稍快,3岁以下儿童多在100次/min以上。凡成人心率超过100次/min,婴幼儿心率超过150次/min称为心动过速。心率低于60次/min称为心动过缓。心动过速与过缓均可由生理性、病理性或药物引起。

2.心律 指心脏跳动的节律。正常人心律规整,部分青年人或儿童可随呼吸而略有不整,一般吸气时心率增快,呼气时减慢,称窦性心律不齐,一般无临床意义。听诊所能发现的心律失常最常见的有期前收缩和心房颤动。

(1)期前收缩:是指在规则心律基础上,突然提前出现一次心跳,其后有一较长间歇;根据其发生频率的多少可分为频发(≥6次/min)与偶发(<6次/min)。如果期前收缩规律出现,可形成联律,例如,连续每一次窦性搏动后出现一次期前收缩,称二联律;每两次窦性搏动后出现一次期前收缩,则称三联律,依此类推。

(2)心房颤动:简称房颤,听诊有三大特点:一是心律绝对不规则;二是心音强弱不等;三是脉率少于心率,即脉搏短绌。心房颤动的常见原因有二尖瓣狭窄、高血压病、冠心病和甲状腺功能亢进症等。少数原因不明称特发性。

3.心音 按其在心动周期中出现的先后次序,可依次命名为第一心音(S_1)、第二心音(S_2)、第三心音(S_3)和第四心音(S_4)。通常情况下只能听到S_1和S_2,S_3可在部分青少年中闻及,S_4一般听不到,如听到S_4,属病理性。

(1)正常心音的产生机制与听诊特点。

第一心音:主要由二尖瓣和三尖瓣关闭时的振动而引起,它的出现标志着心室收缩期的开始。音调较低钝,强度较响,历时较长(持续约0.1 s),与心尖搏动同时出现,在心尖部最响。

第二心音:主要由主动脉瓣和肺动脉瓣关闭时的振动而引起,它的出现标志着心室舒张期的开始,音调较高而脆,强度较S_1弱,历时较短(约0.08 s),不与心尖搏动同步,在心底部最响。

第三心音:出现在心室舒张早期,是由于心室快速充盈的血液自心房冲击室壁,使心室壁、腱索和乳头肌突然紧张、振动所致。音调轻而低,持续时间短(约0.04 s),局限于心尖部及其内上方,仰卧位、呼气时较清楚。

第四心音:出现在心室舒张末期,一般认为S_4的产生与心房收缩使房室瓣及其相关结构(瓣膜、瓣环、腱索和乳头肌)突然紧张、振动有关。心尖部及其内侧较明显,低调、沉浊而弱。属病理性。

(2)心音强度改变:影响心音强度的主要因素为心室收缩力与心排血量、瓣膜位置的高低、瓣膜的结构与活动性等。此外,胸壁厚度、肺含气量多少等心外因素亦影响心音的强度。

S_1改变:S_1强度的改变与心肌收缩力的强弱、心室的充盈度、瓣膜的弹性和位置有关。S_1增强:在二尖瓣狭窄时,左心室充盈减少,在舒张晚期二尖瓣位置较低,又由于左心室血容量减少，收缩期相应缩短，则左心室内压力迅速上升，致低位的二尖瓣突然紧张并关闭，因而产生高调而清脆的 S_1，但狭窄的瓣膜发生硬化或钙化后，则 S_1 可不增强甚至减弱。也可见于高热、甲状腺功能亢进等。S_1 减弱：二尖瓣关闭不全时，因左心室舒张时过度充盈及瓣膜损害而不能完全关闭房室瓣口，使 S_1 减弱；主动脉瓣关闭不全时，左心室过度充盈，心室收缩前房室瓣的游离缘已接近房室瓣口，则关闭时引起的振动减小，致 S_1 减弱；也可见于心肌炎、心肌梗死等，因心肌收缩力减弱使 S_1 低钝。

S_2 改变：影响 S_2 强度改变的因素主要有主动脉与肺动脉内压力及半月瓣情况。主动脉瓣区第二心音（A_2）增强，是由于主动脉内压力增高所致，可见于高血压、主动脉粥样硬化；A_2 减弱，是由于主动脉内压力降低所致，可见于主动脉瓣狭窄或关闭不全；肺动脉瓣区第二心音（P_2）增强，是由于肺动脉高压所致，可见于二尖瓣狭窄、左心功能不全、左至右分流的先天性心脏病及肺心病；P_2 减弱，是由于肺动脉内压力降低所致，可见于肺动脉瓣狭窄或关闭不全、右心功能不全等。

S_1 与 S_2 同时改变：同时增强多见于运动、情绪激动、贫血、甲状腺功能亢进症等使心脏活动增强时。同时减弱多见于心肌严重受损、休克、心包积液、左侧胸腔大量积液、肺气肿、胸壁水肿等。

（3）心音性质的改变：当心肌有严重病变时，S_1 失去其原有的特征而与 S_2 相似，同时心搏加速，且舒张期与收缩期的时限几乎相等时，类似钟摆声，称为钟摆律或胎心律，提示病情严重，如大面积急性心肌梗死和重症心肌炎等。

（4）心音分裂：若组成心音的两个主要成分的时间间隔延长，听诊时听到一个心音分裂为两个心音即称为心音分裂。

S_1 分裂：生理情况下见于健康青少年、儿童；病理情况下见于电活动或机械活动延迟，如完全性右束支传导阻滞、肺动脉高压。

S_2 分裂：临床较常见，可分为生理性分裂、通常分裂（最常见）、固定分裂和反常分裂等。S_2 分裂的类型、特点及临床意义见表 7.6。

表 7.6　S_2 分裂的类型、特点及临床意义

S_2 分裂的类型	特　点	临床意义
生理性分裂	深吸气末出现 S_2 分裂 A_2 早于 P_2	无心脏疾病，可见于儿童和青少年
通常分裂	吸气时分裂增宽，呼气时分裂变窄 A_2 早于 P_2	完全性右束支传导阻滞、肺动脉瓣狭窄、二尖瓣狭窄伴肺动脉高压、二尖瓣关闭不全、室间隔缺损
固定分裂	S_2 分裂不受呼吸影响 A_2 早于 P_2	房间隔缺损
反常分裂（逆分裂）	吸气时分裂变窄，呼气时分裂增宽 P_2 早于 A_2	完全性左束支传导阻滞、主动脉瓣狭窄、重度高血压

4.额外心音　是指在原有 S_1、S_2 之外闻及的病理性附加心音。额外心音可分为舒张期额外心音、收缩期额外心音和医源性额外心音几种，以舒张期额外心音多见。下面仅介绍几种常见的舒张期额外心音。

(1)奔马律：出现在 S_2 之后的附加心音，与原有的 S_1、S_2 组成的韵律酷似马奔跑时的蹄声。奔马律是心肌严重损害和心力衰竭的重要体征。

舒张早期奔马律：最为常见，是病理性的 S_3，也称第三心音奔马律或室性奔马律，它与生理性 S_3 的鉴别见表 7.7。舒张早期奔马律的出现，提示有严重的器质性心脏病，常见于心力衰竭、急性心肌梗死、重症心肌炎与扩张性心肌病等。根据舒张早期奔马律不同来源，又分为左室奔马律与右室奔马律，以左室占多数。听诊部位为左室奔马律在心尖区稍内侧，呼气时响亮；右室奔马律则在剑突下或胸骨左缘第 5 肋间，吸气时响亮。

表 7.7　舒张期早期奔马律与生理第三心音鉴别

鉴别点	病理性 S_3	生理性 S_3
出现人群	严重器质心脏病者	健康人，以儿童和青少年多见
心率	常>100 次/min	多<100 次/min
体位的影响	不受体位影响	于坐位或立位时消失
与 S_2 的距离	较远	较近
声音	较响	较低

舒张晚期奔马律：也称收缩期前奔马律或房性奔马律。此音较低钝，为病理性 S_4，常在心尖部或胸骨左缘第 3、4 肋间听到。多发生于左室或右室收缩负荷过度和舒张晚期充盈阻力增加的疾病，如冠心病、高血压性心脏病、主动脉瓣狭窄、心肌炎、心肌病等。

重叠型奔马律：为舒张早期和晚期奔马律在快速性心率或房室传导时间延长时，在舒张中期重叠出现引起，使此额外音明显增强。当心率较慢时，两种奔马律可没有重叠，则听诊为 4 个心音，称舒张期四音律，常见于心肌病或心力衰竭。

(2)开瓣音：又称二尖瓣开放拍击音，是由于舒张早期，血液从左心房迅速充盈左心室，使迅速开放的二尖瓣突然停止而产生振动。在心尖部及其内上最易听到，吸气时增强，见于二尖瓣狭窄。开瓣音的出现表示二尖瓣狭窄但瓣膜尚具有一定的弹性，可作为二尖瓣分离术适应证的重要参考条件。

(3)心包叩击音：见于缩窄性心包炎，为舒张早期心室急速充盈时，由于心包增厚，阻碍心室舒张以致心室在舒张过程中被迫骤然停止导致室壁振动而产生的声音，在心尖部和胸骨下段左缘最易闻及。

5.心脏杂音　是指心音和额外心音之外，出现的一种具有不同频率、不同强度、持续时间较长的夹杂声音。它可与正常心音分开或相连续，也可完全遮盖正常心音。杂音是心血管疾病诊断的重要依据，常可依此作出定位及定性诊断。因此，杂音的听诊，对某些心脏病的诊断具有重要意义。

(1)杂音产生的机制：杂音是血流加速、血液通过异常通道或血流管径异常以及血液黏度改变等使层流转变为湍流或旋涡而冲击心壁、大血管壁、瓣膜、腱索等使之振动所致。杂音具体产生机制如图 7.19 所示。

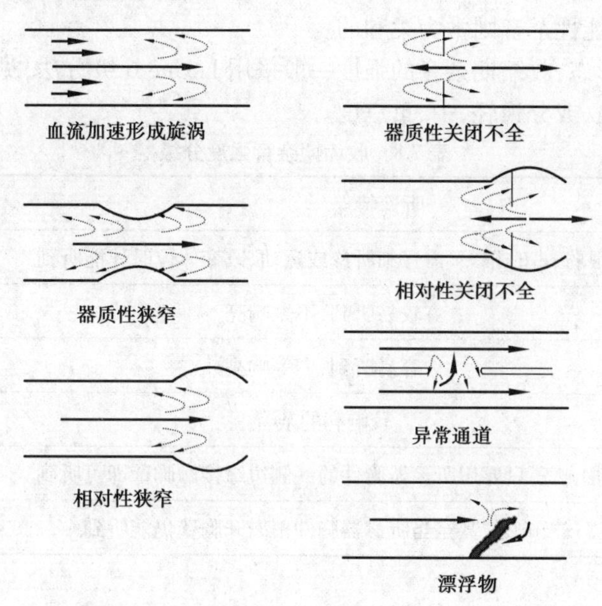

图 7.19　杂音的产生机制

血流加速：血流速度越快，就越容易产生旋涡，杂音也越响。例如剧烈运动、严重贫血、高热、甲状腺功能亢进等，使血流速度明显增加时，即使没有瓣膜或血管病变也可产生杂音，或使原有杂音增强。

瓣膜口狭窄：血流通过狭窄处会产生湍流而形成杂音，是形成杂音的常见原因。如二尖瓣狭窄、主动脉瓣狭窄、肺动脉瓣狭窄、先天性主动脉缩窄等。此外，也可由于心腔或大血管扩张导致的瓣口相对狭窄，血流通过时也可产生旋涡，形成湍流而出现杂音。

瓣膜关闭不全：心脏瓣膜由于器质性病变（畸形、粘连或穿孔等）形成的关闭不全或心腔扩大导致的相对性关闭不全，血液反流经过关闭不全的部位会产生旋涡而出现杂音，也是产生杂音的常见原因。如主动脉瓣关闭不全的主动脉瓣区舒张期杂音，高血压性心脏病左心室扩大导致的二尖瓣相对关闭不全的心尖区收缩期杂音。

异常血流通道：在心腔内或大血管间存在异常通道，如室间隔缺损、动脉导管未闭等，血流经过这些异常通道时会形成旋涡而产生杂音。

心腔异常结构：心室内乳头肌、腱索断裂的残端漂浮，均可能扰乱血液层流而出现杂音。

大血管瘤样扩张：血液在流经该血管瘤（主要是动脉瘤）时会形成涡流而产生杂音。

（2）杂音的听诊要点：听到杂音时，应注意以下特点。

最响部位：一般而言，杂音在某瓣膜听诊区最响，提示病变在该瓣膜。

发生的时期：心脏杂音发生在 S_1 与 S_2 之间者，称为收缩期杂音（systolic murmurs，SM）。发生在 S_2 与下一心动周期的 S_1 之间者，称为舒张期杂音（diastolic murmurs，DM）。杂音在收缩期和舒张期连续出现称为连续性杂音（continuous murmurs，CM）。收缩期和舒张期均出现杂音时，称为双期杂音。一般认为，舒张期杂音和连续性杂音均为器质性杂音，而收缩期杂音则可能为器质性或功能性,应注意鉴别。

杂音性质:杂音性质可为吹风样、隆隆样、叹气样、机器声样、乐音样等。一般器质性杂音常是粗糙的,而功能性杂音则常为柔和的。

杂音的强度和形态:收缩期杂音的强度一般采用 Levine 6 级分法,见表 7.8;舒张期杂音也可参照此标准分级,或分为轻、中、重三度。

表 7.8 收缩期杂音强度分级

听诊特点		震颤
1/6	很弱、占时很短、需仔细听诊或运动、改变体位时才能听到	无
2/6	较易听到,不太响亮	无
3/6	容易听到,中等响亮	无或有
4/6	较响亮的杂音	有
5/6	很响亮,只要用听诊器胸件的一侧边缘接触胸壁即可听到	明显
6/6	极响亮,甚至当听诊器胸件稍离开胸壁仍能听到	强烈

杂音形态是指在心动周期中杂音强度的变化规律,用心音图记录。常见的杂音形态有 5 种:①递增型杂音,杂音由弱逐渐增强,如二尖瓣狭窄的舒张期隆隆样杂音。②递减型杂音,杂音由较强逐渐减弱,如主动脉瓣关闭不全时的舒张期叹气样杂音。③递增递减型杂音,又称菱形杂音,即杂音由弱转强,再由强转弱,如主动脉瓣狭窄的收缩期杂音。④连续型杂音,杂音由收缩期开始,逐渐增强,高峰在 S_2 处,舒张期开始渐减,直到下一心动的 S_1 前消失,如动脉导管未闭的连续性杂音。⑤一贯型杂音,强度大体保持一致,如二尖瓣关闭不全的全收缩期杂音。

杂音的传导:杂音常沿着血流方向传导,亦可借周围组织向外扩散,依据杂音的传导方向可判断杂音的来源及其病理性质,如二尖瓣关闭不全的杂音向左腋下传导,主动脉瓣狭窄的杂音向颈部传导,而二尖瓣狭窄的心尖区隆隆样杂音则较局限。

体位、呼吸和运动对杂音的影响:采取某一特定的体位或体位改变、运动后、深吸气或呼气、屏气等动作可使某些杂音增强或减弱,有助于杂音的判别。

(3)杂音的临床意义:杂音的听取对心血管病的诊断与鉴别诊断有重要价值。但是,有杂音不一定有心脏病,有心脏病也可无杂音。根据产生杂音的心脏部位有无器质性病变可区分为器质性杂音与功能性杂音;根据杂音的临床意义又可分为病理性杂音和生理性杂音(包括无害性杂音)。器质性杂音是指杂音产生部位有器质性病变存在。功能性杂音包括:①生理性杂音。②全身性疾病造成的血流动力学改变产生的杂音(如甲状腺功能亢进使血流速度明显增加)。③有心脏病理意义的相对性关闭不全或狭窄引起的杂音(也可称相对性杂音)。后者心脏局部虽无器质性病变,但它与器质性杂音又可合称为病理性杂音。应该注意的是,生理性杂音必须符合:只限于收缩期、心脏无增大、杂音柔和、吹风样、无震颤。生理性与器质性收缩期杂音的鉴别如表 7.9。

表 7.9 生理性与器质性收缩期杂音的鉴别要点

鉴别点	生理性收缩期杂音	器质性收缩期杂音
年龄	儿童、青少年多见	不定
部位	肺动脉瓣区和(或)心尖区	不定
性质	柔和、吹风样	粗糙、吹风样、常呈高调
持续时间	短促	较长、常为全收缩期
强度	≤2/6 级	常≥3/6 级
震颤	无	3/6 级以上可伴有震颤
传导	局限	沿血流方向传导较远而广

根据杂音出现在心动周期中的时期与部位,杂音的特点和临床意义具体分述如下。

收缩期杂音:①二尖瓣区器质性杂音,主要见于风湿性二尖瓣关闭不全、二尖瓣脱垂综合征等;杂音性质较粗糙、吹风样、响亮高调、强度在 3/6 级以上、持续时间长,可占全收缩期,甚至遮盖第一心音、并向左腋下传导。②二尖瓣区功能性杂音,常见于运动、发热、贫血与甲状腺功能亢进等;杂音性质柔和、吹风样、强度 2/6 级以下、时限短、较局限。③二尖瓣区相对性杂音,见于左心增大引起的二尖瓣相对关闭不全,如高血压性心脏病、冠心病、贫血性心脏病和扩张型心肌病等。④主动脉瓣区器质性杂音,多见于各种病因的主动脉瓣狭窄;杂音为喷射性、响亮而粗糙、向颈部传导、常伴有震颤,且主动脉瓣第二心音减弱。⑤主动脉瓣区相对性杂音,见于升主动脉扩张,如高血压和主动脉粥样硬化,杂音柔和,常有主动脉瓣第二心音亢进。⑥肺动脉瓣区生理性杂音,较多见,尤其在青少年及儿童中,呈柔和、吹风样、强度在 2/6 级以下、时限较短。⑦三尖瓣区相对性杂音,多见于右心室扩大的被检查者,如二尖瓣狭窄伴右心衰竭、肺心病,因右心室扩大导致三尖瓣相对性关闭不全;杂音为吹风样、柔和,一般在 3/6 级以下,可随病情好转、心腔缩小而消失。

舒张期杂音:①二尖瓣区器质性杂音,主要见于风湿性二尖瓣狭窄;听诊特点为心尖部第一心音亢进,局限于心尖部位的舒张中、晚期低调、隆隆样、递增型杂音,常伴震颤。②二尖瓣区相对性杂音,主要见于较重度主动脉瓣关闭不全,在舒张期,从主动脉反流入左心室的血流将二尖瓣前叶冲起,使之开放受阻,导致两个瓣叶中只有后叶开放,形成相对性二尖瓣狭窄而产生杂音,此杂音称奥斯汀·弗林特杂音(Austin-Flint 杂音)。③主动脉瓣区,可见于各种原因的主动脉瓣关闭不全,杂音为舒张早期开始、递减型、柔和、叹气样的特点,常向胸骨左缘及心尖部传导,在主动脉瓣第二听诊区前倾坐位最清楚;常见原因为风湿性或先天性主动脉瓣关闭不全、特发性主动脉瓣脱垂、梅毒性升主动脉炎和马方综合征所致主动脉瓣关闭不全。④肺动脉瓣区,多由于肺动脉扩张导致相对性关闭不全。杂音呈递减型、吹风样、柔和,常合并肺动脉瓣第二心音亢进,称格雷厄姆·斯蒂尔杂音(Graham-Steell 杂音),常见于二尖瓣狭窄伴明显肺动脉高压。

连续性杂音:动脉导管未闭时,可在胸骨左缘第 2 肋间隙及其附近区域听到连续的、粗糙的类似机器转动的声音，故又称机器声样杂音。

6.心包摩擦音　指脏层与壁层心包由于生物性或理化因素致纤维蛋白沉积而粗糙，以致在心脏搏动时产生摩擦而出现的声音。音质粗糙、高音调、搔抓样、比较表浅，类似纸张摩擦的声音。在心前区或胸骨左缘第3、4肋间最响亮，坐位前倾及呼气末更明显。心包摩擦音与心搏一致，屏气时摩擦音仍存在，可据此与胸膜摩擦音相鉴别。临床上常见于各种感染性心包炎，也可见于风湿性病变、急性心肌梗死、尿毒症和系统性红斑狼疮等非感染性疾病。

五、心脏常见疾病的主要体征

（一）二尖瓣狭窄

1.视诊　二尖瓣面容，由于右心室增大心尖搏动可向左移位。若儿童期即有二尖瓣狭窄，因右心室肥大，心前区可有隆起。

2.触诊　心尖区常有舒张期震颤，患者左侧卧位时较明显。右心室肥大时，心尖搏动左移，并且胸骨左下缘或剑突下可触及右心室收缩期抬举样搏动。

3.叩诊　轻度二尖瓣狭窄者的心浊音界无异常。中度以上狭窄心浊音界可呈梨形。

4.听诊　①局限于心尖区的低调、隆隆样、舒张中晚期递增型杂音，左侧卧位时更明显，这是二尖瓣狭窄最重要而又特征性的体征。②心尖区 S_1 亢进，二尖瓣开放拍击音，提示瓣膜弹性及活动度尚好。③如瓣叶钙化僵硬，则 S_1 减弱和（或）开瓣音消失。④肺动脉高压致 P_2 亢进和分裂。⑤如肺动脉扩张，肺动脉瓣区可有递减型高调叹气样舒张期早期格Graham-Steell 杂音，于吸气末增强。⑥右室扩大伴三尖瓣关闭不全时，胸骨左缘第4、5肋间有收缩期吹风性杂音，于吸气时增强。⑦晚期患者可出现心房颤动，心音强弱不等，心律绝对不规则，有脉搏短绌。

（二）二尖瓣关闭不全

1.视诊　左心室增大时，心尖搏动向左下移位，心尖搏动强，发生心力衰竭后减弱。

2.触诊　心尖搏动有力，可呈抬举样，重度关闭不全患者心尖部有收缩期震颤。

3.叩诊　心浊音界向左下扩大，晚期可向两侧扩大，提示左右心室均增大。

4.听诊　心尖区可闻及响亮粗糙、音调较高的3/6级以上全收缩期吹风样杂音，向左腋下和左肩胛下区传导。后叶损害为主时，杂音可传向胸骨左缘和心底部。S_1 常减弱，P_2 可亢进和分裂。严重反流时心尖区可闻及 S_3。

（三）主动脉瓣狭窄

1.视诊　心尖搏动增强，位置可稍向左下移。

2.触诊　心尖搏动有力，呈抬举样。胸骨右缘第二肋间可触及收缩期震颤。

3.叩诊　心浊音界正常或可稍向左下增大。

4.听诊　在胸骨右缘第2肋间可闻及3/6级以上收缩期粗糙喷射性杂音，呈递增递减型，向颈部传导。A_2 减弱，S_2 逆分裂。心尖区有时可闻及 S_4。

（四）主动脉瓣关闭不全

1.视诊　心尖搏动向左下移位，部分重者颈动脉搏动明显，并可有随心搏出现的点头运动。

2.触诊 心尖搏动移向左下,呈抬举样搏动。有水冲脉及毛细血管搏动等。

3.叩诊 心界向左下增大呈靴形心。

4.听诊 主动脉瓣第二听诊区可闻及叹气样、递减型、舒张期杂音,向胸骨左下方和心尖区传导,以前倾坐位最易听清。重度反流者,有相对性二尖瓣狭窄,心尖区出现柔和、低调、递减型舒张中、晚期隆隆样杂音(Austin-Flint 杂音)。周围大血管可听到枪击声和杜柔(Duroziez)双重杂音。

(五)心包积液

1.视诊 心尖搏动明显减弱甚至消失。

2.触诊 心尖搏动弱而不易触到。

3.叩诊 心浊音界向两侧扩大,且随体位改变。

4.听诊 早期心包积液量少时可在心前区闻及心包摩擦音,积液量增多后消失。心率较快,心音弱而远,偶可闻及心包叩击音。大量积液时,可出现颈静脉怒张、肝大和肝颈反流征阳性。脉压减小,并可出现奇脉。

第五节 周围血管检查

周围血管检查是心血管检查的重要组成部分,包括脉搏、血压、血管杂音和周围血管征等。

一、脉搏

检查脉搏主要用触诊,也可用脉搏计描记波形。检查时可选择桡动脉、肱动脉、股动脉、颈动脉及足背动脉等。检查时需两侧对比,正常人两侧脉搏差异很小,不易察觉。某些疾病时,两侧脉搏明显不同,如缩窄性大动脉炎或无脉症。在检查脉搏时应注意脉搏脉率、节律、紧张度和动脉壁弹性、强弱和波形变化。

(一)脉率

正常成人脉率在安静、清醒的情况下为60~100次/min,老年人偏慢,女性稍快,儿童较快,3岁以下儿童多在100次/min以上。各种生理、病理情况或药物影响也可使脉率增快或减慢。此外,除脉率快慢外,还应观察脉率与心率是否一致。某些心律失常如心房颤动或频发期前收缩时,由于部分心脏收缩的搏出量低,不足以引起周围动脉搏动,故脉率可少于心率,称脉搏短绌。

(二)脉律

脉搏的节律可反映心脏的节律。正常人脉律规则,有窦性心律不齐者的脉律可随呼吸改变,吸气时增快,呼气时减慢。各种心律失常患者均可影响脉律,如心房颤动者脉律绝对不规则,脉搏强弱不等和脉搏短绌;有期前收缩呈二联律或三联律者可形成二联脉、三联脉;二度房室传导阻滞者可有脉搏脱漏,称脱落脉等。

（三）紧张度与动脉壁状态

脉搏的紧张度与动脉硬化的程度有关。检查时，可将两个手指的指腹置于桡动脉上，近心端手指用力按压阻断血流，使远心端手指触不到脉搏，通过施加压力的大小及感觉的血管壁弹性状态判断脉搏紧张度。例如，将桡动脉压紧后，虽远端手指触不到动脉搏动，但可触及条状动脉的存在，并且硬而缺乏弹性似条索状、迂曲或结节状，提示动脉硬化。

（四）强弱

脉搏的强弱与心搏出量、脉压和外周血管阻力相关。脉搏增强且振幅大，是由于心搏量大、脉压宽和外周阻力低所致，见于高热、甲状腺功能亢进、主动脉瓣关闭不全等。脉搏减弱而振幅低是由于心搏量少、脉压小和外周阻力增高所致，见于心力衰竭、主动脉瓣狭窄与休克等。

（五）脉波

即脉搏波形，可通过无创性脉波计或触诊进行检查。正常脉波由升支、波峰和降支组成。常见的异常脉波如下：

1.水冲脉　脉搏骤起骤落，犹如潮水涨落，故名水冲脉。是由于周围血管扩张或存在分流、反流所致。前者常见于甲状腺功能亢进、严重贫血、脚气病等，后者常见于主动脉瓣关闭不全、先天性心脏病动脉导管未闭、动静脉瘘等。检查者握紧患者手腕掌面，将其前臂高举过头部，可明显感知桡动脉犹如水冲的急促而有力的脉搏冲击。

2.交替脉　是节律规则而强弱交替的脉搏，系左室收缩力强弱交替所致，为左室心力衰竭的重要体征之一。常见于高血压性心脏病、急性心肌梗死和主动脉瓣关闭不全等。

3.奇脉　又称吸停脉，是指吸气时脉搏明显减弱或消失。常见于大量心包积液、缩窄性心包炎等。明显的奇脉触诊时即可触知，不明显的可用血压计检测，吸气时收缩压较呼气时低 10 mmHg 以上。

4.无脉　即脉搏消失，可见于严重休克及多发性大动脉炎。

二、血压

血压通常指体循环动脉血压（blood pressure，BP），是重要的生命体征。

（一）测量方法

血压测定方法：①直接测压法：经皮穿刺将导管由周围动脉送至主动脉，导管末端接监护测压系统，自动显示血压值。本法虽然精确、实时且不受外周动脉收缩的影响，但为有创性检查，仅适用于危重、疑难病例。②间接测量法：袖带加压法，以血压计测量。血压计有汞柱式、弹簧式和电子血压计，诊所或医院常用汞柱式血压计或经国际标准检验合格的电子血压计进行测量。间接测量法的优点为简便易行，但易受多种因素影响，尤其是周围动脉舒缩变化的影响。

间接测量法的操作规程：患者半小时内禁烟、禁咖啡、排空膀胱，安静环境下安静休息至少 5 min。被检查者取坐位或仰卧位，上肢裸露伸直并轻度外展，肘部置于心脏同一水平，将气袖均匀紧贴皮肤缠于上臂，使其下缘在肘窝以上 2~3 cm，气袖的中部置于肱动脉表面。检查者触及肱动脉搏动后，将听诊器体件置于搏动表面准备听诊。然后，向袖带内充气，边充气边听诊，待肱动脉搏动声消失，再升高 30 mmHg 后，缓慢放气，双眼随汞柱下降，平视汞柱表面，根据听诊结果读出血压值。

根据 Korotkoff 5 期法，首先听到的第一声拍击声（第 1 期）代表收缩压，随后拍击声有所减弱，并带有柔和吹风样杂音为第 2 期，当压力进一步降低而动脉血流量增加后，拍击声增强和杂音消失为第 3 期，然后音调突然变得沉闷为第 4 期，最终声音消失即为第 5 期。第 5 期的血压值即舒张压。对于妊娠妇女、严重贫血、甲状腺功能亢进、主动脉瓣关闭不全及 Korotkoff音不消失者，可以第 4 期作为舒张压读数，或舒张压也可以同时记录两个数值，如血压 160/80~50 mmHg。血压至少应测量 2 次，间隔 1~2 min；如收缩压或舒张压 2 次读数相差5 mmHg以上，应再次测量，以 3 次读数的平均值作为测量结果。收缩压与舒张压之差值为脉压，舒张压加 1/3 脉压为平均动脉压。

需注意的是，部分被检查者偶尔可出现听诊间隙（在收缩压与舒张压之间出现的无声间隔），可能因未能识别而导致收缩压的低估，主要见于重度高血压或主动脉瓣狭窄等。因此，需注意向袖带内充气时肱动脉搏动声消失后，再升高 30 mmHg，一般能防止此误差。

气袖宽度：气袖大小应适合患者的上臂臂围，至少应包裹 80%上臂。手臂过于粗大或测大腿血压时，用标准气袖测值会过高；反之，手臂太细或儿童测压时用标准气袖则结果会偏低。因此，针对这些特殊情况，为保证测量准确，需使用适当大小的袖带。

（二）血压标准

根据中国高血压防治指南的标准，成人血压水平的定义和分类见表 7.10。

表 7.10　成人血压水平的定义和分类

类　别	收缩压/mmHg	舒张压/mmHg
正常血压	<120	<80
正常高值	120~139	80~89
1 级高血压（轻度）	140~159	90~99
2 级高血压（中度）	160~179	100~109
3 级高血压（重度）	≥180	≥110
单纯收缩期高血压	≥140	<90

注：若患者的收缩压与舒张压分属不同级别时，则以较高的分级为准；单纯收缩期高血压也可参照收缩压水平分为 1、2、3 级。

（三）血压变动的临床意义

1.高血压　血压值受多种因素的影响，如情绪激动、紧张、运动等；若在安静、清醒的条件下采用标准测量方法，至少 3 次非同日血压值收缩压 ≥ 140 mmHg 和（或）舒张压 ≥ 90 mmHg，即可认为有高血压。如果仅收缩压达到标准，则称为单纯收缩期高血压。高血压绝大多数是原发性高血压，约 5%继发于其他疾病，称为继发性或症状性高血压，如慢性肾炎等。

2.低血压　凡血压<90/60 mmHg 时称低血压。持续的低血压状态多见于严重病症，如休克、心肌梗死、急性心脏压塞等。低血压也可有体质的原因，患者自诉一贯血压偏低，一般无症状。另外，如果患者平卧 5 min 以上后站立 1 min 和 5 min，其收缩压下降 20 mmHg 以上，并伴有头晕或晕厥，为直立性低血压。

3.双上肢血压差别显著　正常双上肢血压差别达 5~10 mmHg，若超过此范围则属异常，见于多发性大动脉炎或先天性动脉畸形等。

4.上下肢血压差异常　正常下肢血压高于上肢血压达 20~40 mmHg，如下肢血压低于上肢应考虑主动脉缩窄，或胸腹主动脉型大动脉炎等。

5.脉压改变　脉压明显增大，结合病史，可考虑甲状腺功能亢进、主动脉瓣关闭不全和动脉硬化等。若脉压减小，可见于主动脉瓣狭窄、心包积液及严重心力衰竭患者。

三、血管杂音

(一)静脉杂音

由于静脉压力低，不易出现涡流，故杂音一般多不明显。临床较有意义的有颈静脉哼鸣，又称颈静脉萦萦音(无害性杂音)，在颈根部近锁骨处，甚至在锁骨下，尤其是右侧，可出现低调、柔和、连续性杂音，坐位及站立明显，系颈静脉血液快速回流入上腔静脉所致。以手指压迫颈静脉暂时中断血流，杂音可消失，属无害性杂音。此外，肝硬化门静脉高压引起腹壁静脉曲张时，可在脐周或上腹部闻及连续性静脉哼鸣。

(二)动脉杂音

多见于周围动脉、肺动脉和冠状动脉。如甲状腺功能亢进症在甲状腺侧叶的连续性杂音，临床上极为多见，提示局部血流丰富；多发性大动脉炎的狭窄病变部位可听到收缩期杂音；肾动脉狭窄时，在上腹部或腰背部闻及收缩期杂音；胸椎旁肩胛区收缩期杂音，常见于主动脉和降主动脉狭窄；颈总动脉分叉部杂音常见于颈内动脉狭窄；当有动静脉瘘时在病变部位可闻及连续性杂音。

四、周围血管征

周围血管征包括水冲脉、毛细血管搏动征、枪击音、杜柔双重杂音，是由脉压增大所致，常见于严重贫血、甲状腺功能亢进、主动脉瓣关闭不全等。

1.水冲脉　见前述。

2.毛细血管搏动征　用手指轻压患者指甲末端或以玻片轻压患者口唇黏膜，使局部发白，当心脏收缩和舒张时则发白的局部边缘发生有规律的红、白交替改变即为毛细血管搏动征。

3.枪击音　在外周较大动脉表面，常选择股动脉，轻放听诊器膜型体件时可闻及与心跳一致的短促如射枪的声音，称为枪击音。

4.杜柔双重杂音　以听诊器钟型体件稍加压力于股动脉表面，可闻及的收缩期与舒张期双期吹风样杂音。

复习思考题

一、选择题

1.检查发现某患者呼吸由浅慢逐渐变深快，然后由深快转为浅慢，随之出现短时暂停，周而复始，应诊断为(　　)。

A.间停呼吸　B.叹息样呼吸　C.潮式呼吸
D.库氏呼吸　E.呼吸过快

2.下列哪种呼吸提示呼吸中枢兴奋性显著严重降低？(　　)

A.潮式呼吸　B.库氏呼吸　C.叹气呼吸
D.间停呼吸　E.深大呼吸

3.肺泡呼吸音在胸廓何处最强？(　　)

A.前胸上部　B.乳房下部　C.腋窝下部
D.胸骨上窝　E.肩胛间区

4.支气管哮喘患者呼吸困难的特点为(　　)。

A.间断性吸气性呼吸困难　B.持续性吸气性呼吸困难
C.反复发作性呼气性呼吸困难　D.间歇性叹息性呼吸困难
E.反复发作的混合性呼吸困难

5.支气管呼吸音的特点为(　　)。

A.呼气时相较吸气时相长，音调高，音响强
B.吸气时相较呼气时相长，音调高，音响弱
C.呼气时相较吸气时相短，音调高，音响强
D.吸气与呼气时相性质相似
E.呼气时相较吸气时相音响弱

6.佝偻病胸常不包括(　　)。

A.鸡胸　B.漏斗胸　C.扁平胸
D.佝偻病串珠　E.肋膈沟

7.下列哪种病变常出现库氏呼吸？(　　)

A.肺气肿　B.大叶性肺炎　C.气胸
D.脑血管病变　E.糖尿病酮症酸中毒

8.正常肺部叩诊音为(　　)。

A.清音　B.浊音　C.鼓音
D.过清音　E.实音

9.左室增大时心尖搏动向何处移位？(　　)

A.右　B.左　C.右下
D.左下　E.左上

10.心前区隆起常见于(　　)。

A.左心房增大　B.右心房增大　C.左心室增大

D.右心室增大　E.心包积液

11.正常心尖搏动位置在(　　)。

A.胸骨左缘第5肋间锁骨中线内0.5~1.0 cm处

B.胸骨左缘第5肋间锁骨中线外0.5~1.5 cm处

C.胸骨左缘第5肋间锁骨中线内1.5~2.0 cm处

D.胸骨左缘第5肋间锁骨中线外1.5~2.0 cm处

E.胸骨左缘第5肋间锁骨中线内2.0~2.5 cm处

12.正常人心尖搏动范围直径为(　　)。

A.1.0~1.5 cm　B.2.0~2.5 cm　C.3.0~3.5 cm

D.4.0~4.5 cm　E.5.0~5.5 cm

13.下列哪项与震颤无关?(　　)

A.狭窄的瓣膜口　B.血流方向异常　C.心腔内有赘生物

D.心律失常　E.先天性心血管疾病

14.胸膜摩擦音与心包摩擦音最主要的区别是(　　)。

A.听诊部位不同　B.粗糙程度不同　C.音调高低不同

D.产生机制不同　E.屏气后是否消失

15.触觉语颤增强常见于(　　)。

A.肺气肿　B.气胸　C.阻塞性肺不张

D.大量胸腔积液　E.大叶性肺炎实变期

16.干啰音听诊的主要特点为(　　)。

A.易变性小　B.呼气时较多而明显　C.吸气时更容易听到

D.较恒定　E.咳嗽后增多或减少

17.左心房和肺动脉扩大表现为(　　)。

A.心底部浊音界扩大　B.梨形心　C.三角烧瓶形心

D.靴形心　E.球形心

18.脉搏短绌是指(　　)。

A.脉搏增快　B.心室率大于心房率　C.心室率大于脉率

D.心房率大于脉率　E.心房率大于心室率

19.连续性机器样杂音常见于(　　)。

A.二尖瓣关闭不全　B.二尖瓣狭窄　C.动脉导管未闭

D.主动脉瓣狭窄　E.主动脉瓣关闭不全

20.吸气时脉搏较呼气时显著减弱或消失称为(　　)。

A.水冲脉　B.奇脉　C.交替脉

D.迟脉　E.重搏脉

21.周围血管征常见于(　　)。

A.二尖瓣关闭不全　B.二尖瓣狭窄　C.主动脉瓣关闭不全

D.主动脉瓣狭窄　　E.肺动脉瓣关闭不全

22.患者,男,31 岁,活动时突感右胸部撕裂样痛,半小时后入院。查体:瘦长体型,大汗淋漓,气促,气管左移,叩诊右胸呈鼓音,右侧呼吸音消失。最可能是(　　)。

A.胸腔积液　　B.大叶性肺炎　　C.干性胸膜炎

D.右侧气胸　　E.肺气肿

23.患者,女,57 岁,长期咳嗽、咳痰伴喘息。查体:桶状胸,语颤减弱,双肺呈过清音,肺下界下移且移动度变小,双肺可闻及湿啰音及哮鸣音。该患者首先考虑为(　　)。

A.支气管哮喘　　B.慢性支气管炎并阻塞性肺气肿

C.支气管扩张　　D.支气管肺炎　　E.肺不张

24.男,34 岁,发热 10 d 收住入院,心脏听诊在胸骨左缘 3、4 肋间听到舒张期叹气样杂音,并向心尖部传导,初步考虑(　　)。

A.二尖瓣关闭不全　　B.二尖瓣狭窄　　C.主动脉瓣狭窄

D.主动脉瓣关闭不全　　E.动脉导管未闭

25.某中年女性,近日来乳头出现血性分泌物,检查右侧乳房外上象限局部皮肤呈"橘皮"外观,应考虑该女性可能为下列哪种情况?(　　)

A.右侧乳腺癌　　B.乳腺炎　　C.乳腺小叶增生

D.乳腺纤维瘤　　E.乳腺囊性增生

26.某患者在心尖部可闻及全收缩期粗糙的吹风样杂音,胸骨左缘 3、4 肋间舒张期叹息样杂音可诊断为(　　)。

A.二尖瓣狭窄并关闭不全　　B.二尖瓣狭窄并主动脉瓣关闭不全

C.二尖瓣狭窄并主动脉瓣狭窄　　D.二尖瓣关闭不全并主动脉瓣关闭不全

E.二尖瓣狭窄并关闭不全 ,主动脉瓣关闭不全

27.30 岁,男性,常感疲乏无力,劳累后感胸骨后疼痛,主动脉瓣区喷射样粗糙的收缩期杂音,脉搏细弱。X 线检查有左心室肥厚。最可能的诊断是(　　)。

A.冠心病心绞痛　　B.肥厚梗阻性心肌病　　C.主动脉瓣狭窄

D.主动脉瓣关闭不全　　E.二尖瓣狭窄

28.负性心尖搏动可见于(　　)。

A.肺气肿　　B.右心室肥大　　C.左心室肥大

D.大量心包积液　　E.粘连性心包炎

29.胸骨右缘第 2 肋间的听诊区为(　　)。

A.二尖瓣听诊区　　B.三尖瓣听诊区　　C.肺动脉瓣听诊区

D.主动脉瓣听诊区　　E.主动脉瓣第二听诊区

30.急性心肌梗死时可出现(　　)。

A.水冲脉　　B.交替脉　　C.重搏脉

D.脉搏短绌　　E.脉搏消失

二、简答题

1.简述正常呼吸音的听诊特点及听诊部位。

2.简述语颤改变的临床意义。

3.简述干啰音与湿啰音的听诊特点。

4.简述正常心脏相对浊音界。

5.简述心脏瓣膜听诊区的位置与听诊的顺序。

6.第一心音与第二心音如何区别?

7.简述心脏杂音的产生机制和听诊要点。

8.试述成人血压水平的定义和分类。

（岳新荣）

第八章　腹部检查

学习目标

- 掌握腹部体表标志及分区。
- 掌握腹部视诊的内容及临床意义。
- 掌握腹部触诊的内容、方法及临床意义。
- 熟悉腹部叩诊的内容、方法及临床意义。
- 掌握肠鸣音的听诊及临床意义。

知识点

- 腹部的体表标志；腹部分区；腹部视诊；腹部触诊；腹部叩诊；腹部听诊。

案例导入

患者，女，45岁，因进食油腻食物后出现右上腹持续性疼痛，阵发性加剧3 h入院。B超提示为急性胆囊炎。

请思考：对患者进行腹部检查，可能会出现哪些体征？

腹部的范围上起横隔，下至骨盆入口，前面及侧面为腹壁，后面为脊柱及腰肌，其内为腹膜腔及腹腔脏器等。检查腹部时，因叩诊与触诊均须向腹部施加一定压力，可刺激肠蠕动而影响听诊结果，所以腹部检查的顺序为视、听、触、叩，但记录时为了统一格式仍按视、触、叩、听的顺序。腹部检查以触诊最为重要，触诊中又以脏器触诊较难掌握，需要勤学苦练，多实践体会，才能不断提高触诊水平。为了正确诊断腹部疾病，除根据完整的病史与全面的体格检查外，还需借助实验室、影像学（B超、X线等）和内镜等检查。

第一节　腹部的体表标志与分区

一、体表标志

为便于准确记录腹部症状和体征出现的部位，首先必须熟知腹部的体表标志。常用腹部体表标志如图8.1所示。

1.肋弓下缘　由第 8~10 肋软骨连接形成的肋缘和第 11、12 浮肋构成。肋弓下缘是腹部体表的上界,常用于腹部分区、肝、脾的测量和胆囊的定位。

2.剑突　是胸骨下端的软骨。是腹部体表的上界,常作为肝脏测量的标志。

3.腹上角　是两侧肋弓至剑突根部的交角,常用于判断体型及肝的测量。

4.脐　位于腹部中心,向后投影相当于第 3~4 腰椎,是腹部四区分法的标志。此处易有脐疝。

5.髂前上棘　是髂嵴前方突出点,是腹部九区分法的标志和骨髓穿刺的部位。

6.腹直肌外缘　相当于锁骨中线的延续,常为手术切口和胆囊点的定位。

7.腹中线　是胸骨中线的延续,是腹部四区分法的垂直线,此处易有白线疝。

8.腹股沟韧带　是腹部体表的下界,是寻找股动、静脉的标志,常是腹股沟疝的通过部位和所在。

9.耻骨联合　是两耻骨间的纤维软骨连接,共同组成腹部体表下界。

10.肋脊角　是两侧背部第 12 肋骨与脊柱的交角,为检查肾叩痛的位置。

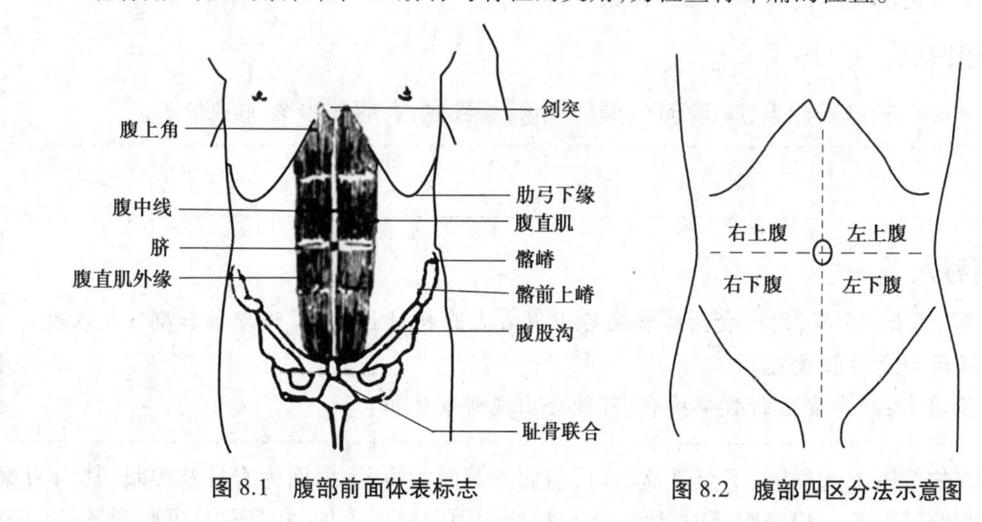

图 8.1　腹部前面体表标志　　图 8.2　腹部四区分法示意图

二、腹部分区

目前常用的腹部分区有以下两种方法:

(一)四区分法

通过脐划一水平线与一垂直线,两线相交将腹部分为四区,即左、右上腹部和左、右下腹部(图 8.2)。

各区所包含主要脏器具体介绍如下。

1.右上腹部　肝、胆囊、幽门、十二指肠、小肠、胰头、右肾上腺,右肾、结肠肝曲、部分横结肠、腹主动脉、大网膜。

2.右下腹部　盲肠、阑尾、部分升结肠、小肠、右输尿管、胀大的膀胱、淋巴结、女性右侧卵巢和输卵管、增大的子宫、男性右侧精索。

3.左上腹部　肝左叶、脾、胃、小肠、胰体、胰尾、左肾上腺、左肾、结肠脾曲、部分横结肠、腹主动脉、大网膜。

4.左下腹部　乙状结肠、部分降结肠、小肠、左输尿管、胀大的膀胱、淋巴结、女性左侧卵巢和输卵管、增大的子宫、男性左侧精索。

四区分法简单易行,但较粗略,难于准确定位为其不足之处。

(二)九区分法

由两侧肋弓下缘连线和两侧髂前上棘连线为两条水平线,左、右髂前上棘至腹中线连线的中点为两条垂直线,四线相交将腹部划分为“井”字形九区。即左、右上腹部(季肋部),左、右侧腹部(腰部),左、右下腹部(髂窝部),上腹部,中腹部(脐部)和下腹部(耻骨上部)(图8.3)。各区脏器分布情况如下。

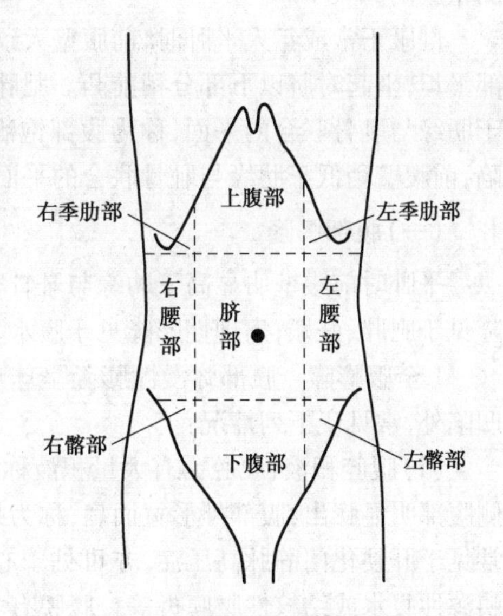

图 8.3　腹部九区分法示意图

1.右上腹部(右季肋部)　肝右叶、胆囊、结肠肝曲、右肾上腺、右肾。

2.右侧腹部(右腰部)　升结肠、空肠、右肾。

3.右下腹部(右髂部)　盲肠、阑尾、回肠下端、淋巴结、女性右侧卵巢和输卵管、男性右侧精索。

4.上腹部　胃、肝左叶、十二指肠、胰头、胰体、横结肠、腹主动脉、大网膜。

5.中腹部(脐部)　十二指肠、空肠、回肠、下垂的胃或横结肠、肠系膜及淋巴结、输尿管、腹主动脉、大网膜。

6.下腹部(耻骨上部)　回肠、乙状结肠、输尿管、胀大的膀胱、女性增大的子宫。

7.左上腹部(左季肋部)　脾、胃、结肠脾曲、胰尾、左肾上腺、左肾。

8.左侧腹部(左腰部)　降结肠、空肠、回肠、左肾。

9.左下腹部(左髂部)　乙状结肠、淋巴结、女性左侧卵巢和输卵管、男性左侧精索。

九区分法较细,定位准确,但因各区较小,包含脏器常超过一个分区,加之体型不同,脏器位置可略有差异,应予注意。

第二节　腹部视诊

进行腹部视诊前,嘱被检查者排空膀胱,取低枕仰卧位,两手自然置于身体两侧,充分暴露全腹,光线宜充足而柔和,从前侧方射入视野。医生应站立于被检查者右侧,按一定顺序自上而下地观察腹部,有时为了查出细小隆起或蠕动波,医生应将视线降低至腹平面,从侧面呈切线方向进行观察。

腹部视诊的主要内容有腹部外形、呼吸运动、腹壁皮肤、腹壁静脉、胃肠型和蠕动波以及疝等。

一、腹部外形

应注意腹部外形是否对称,有无全腹或局部的膨隆或凹陷,有腹水或腹部肿块时,还应测量腹围的大小。

健康正常成年人平卧时,前腹壁大致处于肋缘至耻骨联合同一平面或略为低凹,称为腹部平坦,坐起时脐以下部分稍前凸。肥胖者或小儿(尤其餐后)腹部外形较饱满,前腹壁稍高于肋缘与耻骨联合的平面,称为腹部饱满。消瘦者及老年人,因腹壁皮下脂肪较少,腹部下陷,前腹壁稍低于肋缘与耻骨联合的平面,称为腹部低平,这些都属于正常腹部外形。

(一)腹部膨隆

平卧时前腹壁明显高于肋缘与耻骨联合的平面,外观呈凸起状,称腹部膨隆。生理性膨隆见于肥胖、妊娠;病理性膨隆见于腹水、腹内积气、巨大肿瘤等。

1.全腹膨隆　腹部弥漫性膨隆呈球形或椭圆形,除因肥胖、腹壁皮下脂肪明显增多,脐凹陷外,常见于下列情况:

(1)腹腔积液:腹腔内有大量积液称腹水。平卧位时腹壁松弛,液体下沉于腹腔两侧,致侧腹部明显膨出,腹部外形宽而扁,称为蛙腹。侧卧或坐位时,因液体移动而使腹下部膨出。常见于肝硬化门静脉高压症,亦可见于心力衰竭、缩窄性心包炎、腹膜癌转移、肾病综合征、胰源性腹水或结核性腹膜炎等。腹膜有炎症或肿瘤浸润时,腹部常呈尖凸形,称为尖腹。

(2)腹内积气:腹内积气多在胃肠道内,大量积气可引起全腹膨隆,使腹部呈球形,两侧腰部膨出不明显,变动体位时其形状无明显改变,见于各种原因引起的肠梗阻或肠麻痹。积气在腹腔内,称为气腹,见于胃肠穿孔或治疗性人工气腹,前者常伴有不同程度的腹膜炎。

(3)腹内巨大肿块:如足月妊娠、巨大卵巢囊肿、畸胎瘤等,亦可引起全腹膨隆。

当全腹膨隆时,为观察其程度和变化,常需测量腹围。方法为让被检查者排尿后平卧,用软尺经脐绕腹一周,测得的周长即为腹围,通常以厘米为单位,还可以测其腹部最大周长(最大腹围),同时记录。定期在同样条件下测量比较,可以观察腹腔内容物(如腹水)的变化。

2.局部膨隆　腹部的局限性膨隆常见于脏器肿大、腹内肿瘤或炎性肿块、胃或肠胀气,以及腹壁上的肿物和疝等。视诊时应注意膨隆的部位、外形,是否随呼吸而移位或随体位而改变,有无搏动等。脏器肿大一般都在该脏器所在部位,并保持该脏器的外形特征。

有时局部膨隆是由于腹壁上的肿块(如皮下脂肪瘤、结核性脓肿等)而非腹腔内病变。其鉴别方法:嘱被检查者仰卧位作屈颈抬肩动作,使腹壁肌肉紧张,如肿块更加明显,说明肿块位于腹壁上。反之,如变得不明显或消失,说明肿块在腹腔内,被收缩变硬的腹肌所掩盖。

局部膨隆近圆形者,多为囊肿、肿瘤或炎性肿块(后者有压痛,亦可边缘不规则);呈长形者,多为肠管病变如肠梗阻、肠扭转、肠套叠或巨结肠征等。膨隆有搏动者可能是动脉瘤,亦可能是位于腹主动脉上面的脏器或肿块传导其搏动。膨隆随体位变更而明显移位者,可能为游走的脏器(肾、脾等)、带蒂肿物(卵巢囊肿等)或大网膜、肠系膜上的肿块。腹壁或腹膜后肿物(神经纤维瘤、纤维肉瘤等)一般不随体位变更而移位。随呼吸移动的局部膨隆多为膈下脏器或其肿块。在腹白线、脐、腹股沟或手术瘢痕部位于腹压增加时出现膨隆,而卧位或降低腹压后消失者,为各该部位的可复性疝。

(二)腹部凹陷

仰卧时前腹壁明显低于肋缘与耻骨联合的平面,称腹部凹陷。凹陷亦分全腹和局部,但以前者意义更为重要。

1.全腹凹陷　被检查者仰卧时前腹壁明显凹陷,见于消瘦和脱水者。严重时前腹壁凹陷几乎贴近脊柱,肋弓、髂嵴和耻骨联合显露,使腹外形如舟状,称舟状腹,见于恶病质,如结核病、恶性肿瘤等慢性消耗性疾病。吸气时出现腹凹陷见于膈肌麻痹和上呼吸道梗阻。早期急性弥漫性腹膜炎引起腹肌痉挛性收缩,膈疝时腹内脏器进入胸腔,都可导致全腹凹陷。

2.局部凹陷　较少见,多由于手术后腹壁瘢痕收缩所致,患者立位或加大腹压时,凹陷可更明显。白线疝(腹直肌分裂)、切口疝于卧位时可见凹陷,但立位或加大腹压时,局部反而膨出。

二、呼吸运动

正常人可以见到呼吸时腹壁上下起伏,吸气时上抬,呼气时下陷,即为腹式呼吸运动,男性及小儿以腹式呼吸为主,而成年女性则以胸式呼吸为主,腹壁起伏不明显。

腹式呼吸减弱常因腹膜炎症、腹水、急性腹痛、腹腔内巨大肿物或妊娠等。腹式呼吸消失常见于胃肠穿孔所致急性腹膜炎或膈肌麻痹等。腹式呼吸增强不多见,常为癔症性呼吸或胸腔疾病。

三、腹壁静脉

正常时腹壁静脉一般不显露。较瘦者或皮肤较薄而松弛的老年人,有时隐约可见,但不迂曲,多呈较直的条纹,仍属正常。若腹壁静脉明显可见或迂曲变粗者,称为腹壁静脉曲张,常见于门静脉高压或上、下腔静脉回流受阻而有侧支循环形成时。检查腹壁曲张静脉的血流方向,有利于鉴别静脉曲张的来源。其方法为选择一段没有分支的腹壁静脉,检查者将右手示指和中指并拢压在该段静脉上,然后用一手指紧压并向外移动,挤出静脉中的血液,至一定距离时放松该手指,另一手指仍紧压不动,观察挤空的静脉是否快速充盈;如迅速充盈,则血流方向是从放松手指端流向紧压的手指端。再用同法放松另一手指,观察血流的方向(图 8.4)。

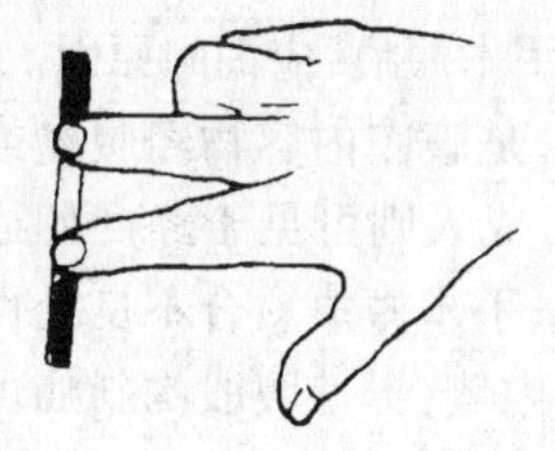
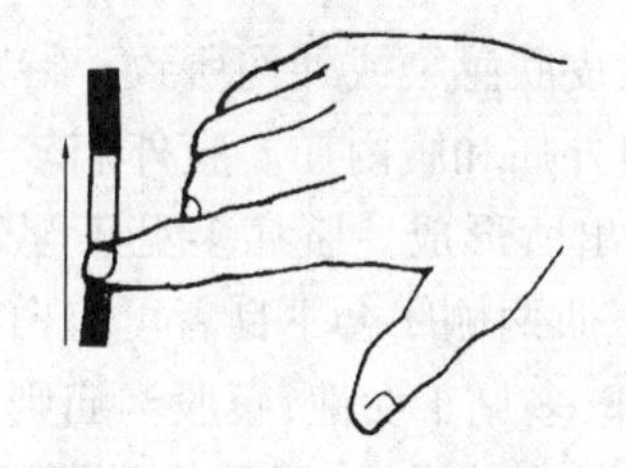
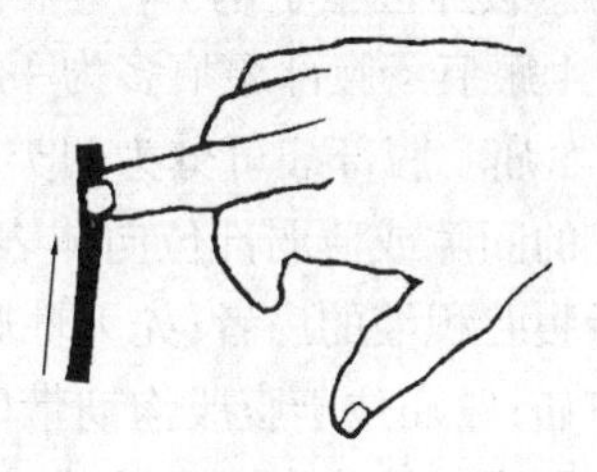

图 8.4　血流方向判断示意图

正常时脐水平线以上的腹壁静脉血流自下向上,经胸壁静脉和腋静脉进入上腔静脉;脐水平线以下的腹壁静脉血流自上向下,经大隐静脉进入下腔静脉。门静脉高压时,血流方向以脐为中心呈放射状(图 8.5A);上腔静脉梗阻时,血流方向自上而下(图 8.5B);下腔静脉梗阻时,血流方向自下而上(图 8.5C)。

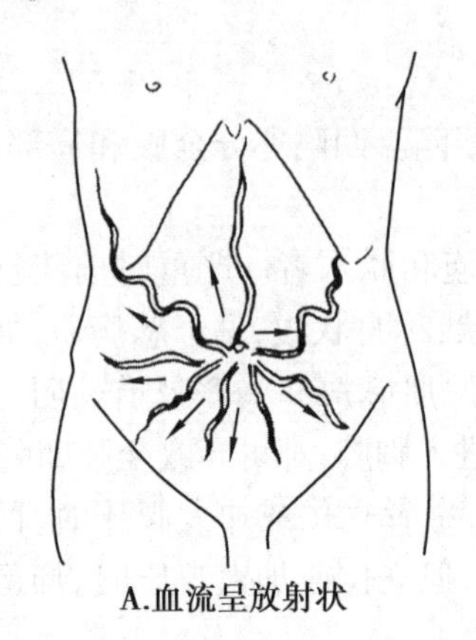
A.血流呈放射状

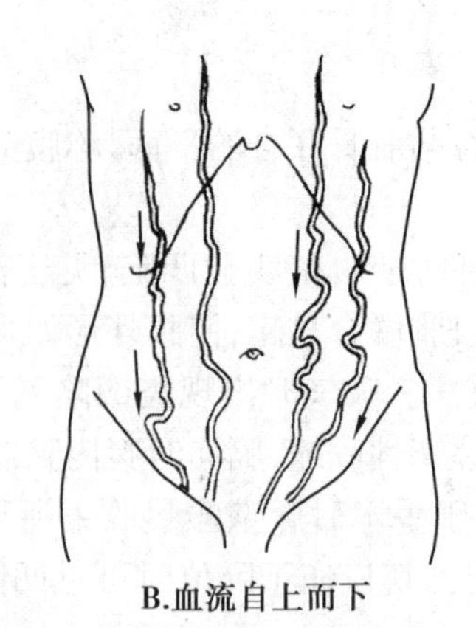
B.血流自上而下

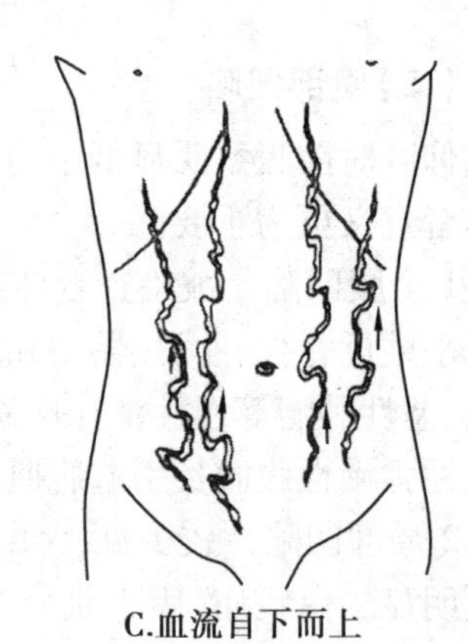
C.血流自下而上

图 8.5 腹壁静脉曲张血流方向

四、腹壁皮肤

检查腹壁皮肤时，除应注意有无发红、苍白、黄染、脱水和水肿外，尚应检查下列内容。

1.色素　皮肤皱褶处（如腹股沟及系腰带部位）有褐色素沉着，可见于肾上腺皮质功能减退（艾迪生病）。左侧腰部皮肤呈蓝色，系血液经腹膜后渗至皮下所致（格雷・特纳征，Grey Turner sign），可见于急性出血坏死型胰腺炎或绞窄性肠梗阻。脐周围或下腹壁呈蓝色为腹腔内或腹膜后大出血的征象（卡伦征，Cullen sign），见于急性出血坏死型胰腺炎或宫外孕破裂。腹部和腰部不规则的斑片状色素沉着，见于多发性神经纤维瘤。妇女妊娠时，在脐与耻骨之间的中线上有褐色素沉着，常持续至分娩后才逐渐消退。

2.腹纹　妊娠纹分布在下腹部和髂部，与身体长轴平行，在妊娠后期呈浅蓝色，产后渐转白而长期存在。腹部紫纹是皮质醇增多的一个征象，分布较广，除下腹部外，还见于大腿上部及臀外侧。白纹可见于肥胖症，这是由于过度肥胖、腹壁真皮裂开所致。

3.皮疹　不同种类的皮疹提示不同的疾病，充血性或出血性皮疹常出现于皮疹性高热疾病或某些传染病及药物过敏等。紫癜或荨麻疹可能系全身疾病的一部分，如过敏性紫癜、全身荨麻疹。一侧腹部或腰部的疱疹（沿脊神经走行分布）提示带状疱疹的诊断，不小心可误为急腹症甚至手术。

4.瘢痕　腹部瘢痕多为手术、皮肤感染或外伤所致。特别是手术瘢痕，应询问原因。

5.疝　腹部疝可分为两类，腹外疝和腹内疝。腹外疝较多见，是腹腔内容物经腹壁或骨盆壁的间隙或薄弱部位向体表突出所形成。脐疝多见于婴幼儿，成人则可见于经产妇或有大量腹腔积液的患者；先天性腹直肌两侧闭合不良者可有白线疝；手术瘢痕愈合不良处可有切口疝；股疝位于腹股沟韧带中部，多见于女性；腹股沟疝则偏于内侧，男性腹股沟斜疝可下降至阴囊。该疝在直立位或咳嗽用力时明显，至卧位时可缩小或消失，亦可以手法还纳，如有嵌顿则可引起急性腹痛。

6.腹部体毛　男性胸骨前的体毛可向下延伸达脐部。男性阴毛的分布呈三角形，尖端向上，可沿前正中线直达脐部；女性阴毛为倒三角形，上缘为一水平线，止于耻骨联合上缘处，界限清楚。腹部体毛增多或女性阴毛呈男性型分布，见于皮质醇增多症和肾上腺性变态综合征。腹部体毛稀少，见于腺垂体功能减退症、黏液性水肿和性腺功能减退症。

五、脐部

正常人脐与腹壁相平或稍凹陷。腹壁肥胖者,脐常深陷;少年和腹壁菲薄者,脐略突出;脐明显突出,见于腹腔大量积液者。当腹内压显著增加时,脐可膨出发生脐疝,呈质软半球形膨隆,直径约 2 cm。脐凹分泌物呈浆液性或脓性,有臭味,多为炎症所致。分泌物呈水样,有尿味,为脐尿管未闭的征象。脐部溃烂,可能为化脓性或结核性炎症;脐部溃疡如呈坚硬、固定而突出,多为癌肿所致。

六、胃肠型和蠕动波

正常情况下,除腹壁菲薄或松弛的老年人和极度消瘦者外,腹部一般看不到胃肠型及蠕动波。胃肠道梗阻时,梗阻近端的胃或肠段饱满而隆起,显出各自的轮廓,称胃型或肠型,同时伴有该部位蠕动增强,可见蠕动波。幽门梗阻因胃的蠕动增强(除腹壁过度肥厚者外),可见到较大的胃蠕动波自左肋缘下向右缓慢推,为正蠕动波。有时还可见到自右向左运行的逆蠕动波。脐部出现横行排列呈多层梯形的肠型或较大蠕动波见于小肠梗阻。结肠梗阻时,宽大的肠型多出现于腹壁的周边。蠕动波消失,多见于肠麻痹。观察蠕动波时,需选择适当角度,也可用手轻拍击腹壁诱发后察看。

七、上腹部搏动

大多由腹主动脉搏动传导而来,可见于消瘦者。有时见于腹主动脉或其分支的动脉瘤及右心室肥大等。在三尖瓣关闭不全时,上腹部搏动亦较明显,这是由于肝脏扩张性搏动所致。

第三节　腹部触诊

触诊是腹部检查的主要方法,对腹部体征的认知和疾病的诊断具有重要意义。为使腹部触诊达到满意的效果,被检查者应排尿后取低枕仰卧位,两手自然置于身体两侧,两腿屈起并稍分开,以使腹肌尽量松弛,作张口缓慢腹式呼吸。医生应站立于被检查者右侧,面向被检查者。检查时手要温暖,指甲剪短,动作轻柔。一般自左下腹开始逆时针方向,先浅触诊,后深触诊,依次检查全腹,边触诊边观察患者的反应与表情,可同时与被检查者交谈,转移其注意力而减少腹肌紧张,以保证顺利完成检查。若患者已诉有病痛部位,则应由健侧逐渐移向病痛部位。

一、腹壁紧张度

正常人腹壁有一定张力,但触之柔软,较易压陷,称腹壁柔软,有些人(尤其儿童)因不习惯触摸或怕痒而发笑致腹肌自主性痉挛,称肌卫增强,在适当诱导或转移注意力后可消失,不属异常。某些病理情况可使全腹或局部腹肌紧张度增加或减弱。

(一)腹壁紧张度增加

1.全腹壁紧张　由于腹腔内容物增加如肠胀气或气腹,腹腔内大量腹水者,触诊腹部张力可增加,但无肌痉挛,也无压痛。急性胃肠道穿孔或脏器破裂所致的急性弥漫性腹膜炎,其特点为腹壁明显紧张,触诊硬如木板,称板状腹;结核性腹膜炎或癌性腹膜炎,因炎症刺激缓慢,且有腹膜增厚,并与肠管、肠系膜粘连,故触诊时腹壁柔韧而具有抵抗力,不易压陷,称揉面感或柔韧感。

2.局部腹壁紧张　常见于脏器炎症波及腹膜而引起,如上腹或左上腹肌紧张常见于急性胰腺炎,右上腹肌紧张常见于急性胆囊炎,右下腹肌紧张常见于急性阑尾炎,但也可见于胃穿孔,此系胃穿孔时胃内容物顺肠系膜右侧流至右下腹,引起该部的肌紧张和压痛。在年老体弱、腹肌发育不良、大量腹水或过度肥胖的患者腹膜虽有炎症,但腹壁紧张可不明显,盆腔脏器炎症也不引起明显腹壁紧张。

(二)腹壁紧张度减低

多因腹肌张力降低或消失所致。检查时腹壁松软无力,失去弹性,全腹紧张度减低,见于慢性消耗性疾病或大量放腹水后,亦见于经产妇或年老体弱、脱水的患者。脊髓损伤所致腹肌瘫痪和重症肌无力可使腹壁张力消失。局部紧张度降低较少见,多由于局部的腹肌瘫痪或缺陷(如腹壁疝等)。

二、压痛及反跳痛

1.压痛　正常腹部触压时不引起疼痛,深压时仅有一种压迫感。若由浅入深触压腹部引起疼痛者,称腹部压痛。腹部炎症、肿瘤、脏器瘀血、破裂、扭转等病变均可引起压痛。压痛部位常为病变所在部位,腹部常见疾病的压痛部位如图 8.6 所示。某些位置较固定的压痛点常反映特定的疾病,如位于脐与右髂前上棘连线中、外 1/3 交界处的麦克伯尼点压痛为阑尾病变的标志。

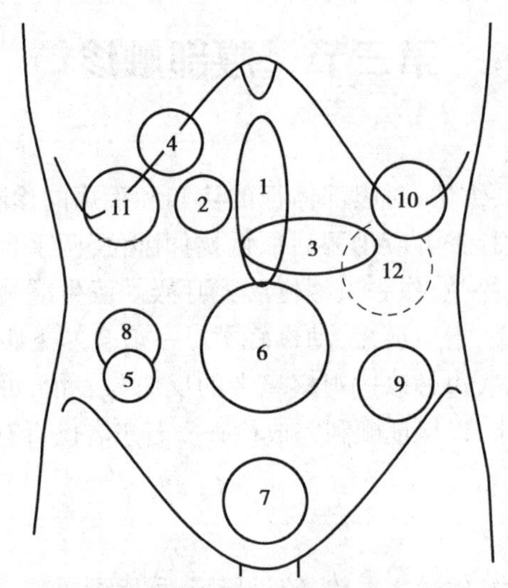

图 8.6　腹部常见疾病的压痛部位示意图

1—胃炎或溃疡;2—十二指肠溃疡;3—胰腺炎或肿瘤;4—胆囊炎;5—阑尾炎;6—小肠疾病;7—膀胱及子宫病变;8—回盲部炎症;9—乙状结肠病变;10—脾或结肠脾曲病变;11—肝、结肠肝曲病变;12—胰腺炎的腰部压痛点

2.反跳痛　触诊腹部出现压痛后，手指在触诊压痛处稍停片刻，使压痛感觉趋于稳定，然后将手指迅速抬起，若患者感觉疼痛骤然加剧，并伴有痛苦表情或呻吟，称为反跳痛。反跳痛为壁腹膜受炎症累及的征象，多见于腹内脏器病变累及邻近腹膜。压痛、反跳痛与腹肌紧张并存，是腹膜炎症病变的可靠体征，在临床上将其称为腹膜刺激征。

三、液波震颤

腹腔内有大量游离液体时，如用手指叩击腹部，可感到液波震颤或称波动感。检查时被检查者平卧，检查者以一手掌面贴于其一侧腹壁，另一手四指并拢屈曲，用指端叩击对侧腹壁(或以指端冲击式触诊)，如有大量液体存在，则贴于腹壁的手掌有被液体波动冲击的感觉，即波动感。为防止腹壁本身的震动传至对侧，可让另一人将手掌尺侧缘压于脐部腹中线上，即可阻止腹壁振动的传导(图8.7)。此法检查腹水，需有3 000~4 000 mL以上液量才能查出，不如移动性浊音敏感。

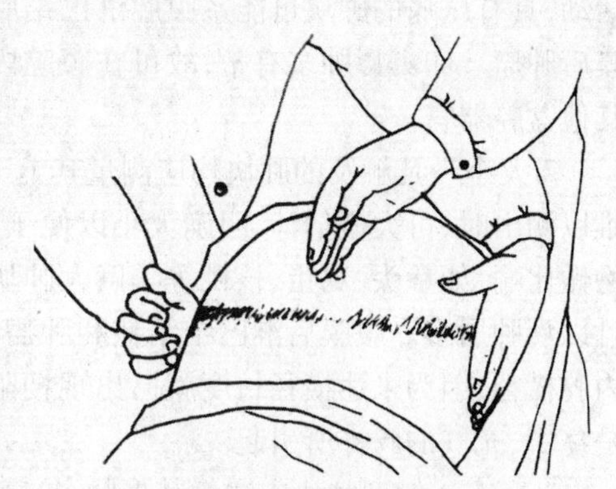

图8.7　液波震颤检查示意图

四、腹部肿块

腹部触及肿块时，应鉴别其属何种脏器或组织，是炎症性或非炎症性，实质性或囊性，良性或恶性，在腹壁上还是腹腔内等。正常脏器与病理性肿块应区别开来。

(一)正常腹部可触到的结构

1.腹直肌肌腹及腱划　在腹肌发达者或运动员的腹壁中上部，可触到腹直肌肌腹，隆起略呈圆形或方块，较硬，其间有横行凹沟，为腱划，易误为腹壁肿物或肝缘。但其在中线两侧对称出现，较浅表，于屈颈抬肩腹肌紧张时更明显，可与肝脏及腹腔内肿物区别。

2.腰椎椎体及骶骨岬　形体消瘦及腹壁薄软者，在脐附近中线位常可触到骨样硬度的肿块，自腹后壁向前突出，有时可触到其左前方有搏动，此即腰椎(L_4~L_5)椎体或骶骨岬(S_1向前突出处)。初学者易将其误为后腹壁肿瘤。在其左前方常可查到腹主动脉搏动，宽度不超过3.5 cm。

3.乙状结肠粪块　正常乙状结肠用滑行触诊法常可触到，内存粪便时明显，为光滑索条状，而无压痛，可被手指推动。当有干结粪块潴留于内时，可触到类圆形肿块或较粗索条，可有轻压痛，易误为肿瘤。为鉴别起见可于肿块部位皮肤上作标志，隔日复查，如于排便或洗肠后肿块移位或消失，即可明确。

4.横结肠　正常较瘦的人，于上腹部可触到一中间下垂的横行索条，腊肠样粗细，光滑柔软，滑行触诊时可推动，即为横结肠。有时横结肠可下垂达脐部或以下，呈"U"形，因其上、下缘均可触知，故仔细检查不难与肝缘区别。

5.盲肠　除腹壁过厚者外，大多数人在右下腹麦氏点稍上内部位可触到盲肠。正常时触之如圆柱状，其下部为梨状扩大的盲端，稍能移动，表面光滑，无压痛。

(二)异常肿块

如在腹部触到上述内容以外的肿块，则应视为异常，多有病理意义。触到这些肿块时需注意下列各点：

1.部位　某些部位的肿块常来源于该部的脏器，如上腹中部触到肿块常为胃或胰腺的肿瘤、囊肿或胃内结石。右肋下肿块常与肝和胆有关。两侧腹部的肿块常为结肠的肿瘤。脐周或右下腹不规则，有压痛的肿块常为结核性腹膜炎所致的肠粘连。下腹两侧类圆形，可活动，具有压痛的肿块可能系腹腔淋巴结肿大，如位于较深、坚硬不规则的肿块则可能系腹膜后肿瘤。卵巢囊肿多有蒂，故可在腹腔内游走。腹股沟韧带上方的肿块可能来自卵巢及其他盆腔器官。

2.大小　凡触及的肿块均应测量其上下（纵长）、左右（横宽）和前后径（深厚）。前后径难以测出时，可大概估计，明确大小以便于动态观察。为了形象化，也可以用公认大小的实物做比喻，如拳头、鸡蛋、核桃等。巨大肿块多发生于卵巢、肾、肝、胰和子宫等实质性脏器，且以囊肿居多。腹膜后淋巴结结核和肿瘤也可达到很大的程度。胃、肠道肿物很少超过其内腔横径，因为未达横径长度就已出现梗阻。如肿块大小变异不定，甚至自行消失，则可能是痉挛、充气的肠袢所引起。

3.形态　触到肿块应注意其形状、轮廓、边缘和表面情况。圆形且表面光滑的肿块多为良性，以囊肿或淋巴结居多。形态不规则，表面凸凹不平且坚硬者，应多考虑恶性肿瘤、炎性肿物或结核性肿块。索条状或管状肿物，短时间内形态多变者，多为蛔虫团或肠套叠。如在右上腹触到边缘光滑的卵圆形肿物，应疑为胆囊积液。左上腹肿块有明显切迹多为脾脏。

4.质地　肿块若为实质性的，其质地可能柔韧、中等硬或坚硬，见于肿瘤、炎性或结核浸润块，如胃癌、肝癌、回盲部结核等。肿块若为囊性，质地柔软，见于囊肿、脓肿，如卵巢囊肿、多囊肾等。

5.压痛　炎性肿块有明显压痛。如位于右下腹的肿块压痛明显，常为阑尾脓肿、肠结核或克罗恩病等。与脏器有关的肿瘤压痛可轻重不等。

6.搏动　消瘦者可以在腹部见到或触到动脉的搏动。如在腹中线附近触到明显的膨胀性搏动，则应考虑腹主动脉或其分支的动脉瘤。有时尚可触及震颤。

7.移动度　如果肿块随呼吸而上下移动，多为肝、脾、胃、肾或其肿物，胆囊因附在肝下，横结肠因借胃结肠韧带与胃相连，故其肿物亦随呼吸而上下移动。肝脏和胆囊的移动度大，不易用手固定。如果肿块能用手推动者，可能来自胃、肠或肠系膜。移动度大的多为带蒂的肿物或游走的脏器。局部炎性肿块或脓肿及腹腔后壁的肿瘤，一般不能移动。

此外，还应注意所触及的肿块与腹壁和皮肤的关系，以区别腹腔内外的病变。

五、腹腔脏器触诊

腹腔内重要脏器较多，如肝、脾、肾、胆囊、胰腺、膀胱及胃肠等，在其发生病变时，常可触到脏器增大或局限性肿块，对诊断有重要意义。

（一）肝脏触诊

触诊时，被检查者取仰卧位，两膝关节屈曲，使腹壁放松，并作较深腹式呼吸。检查者立于被检查者右侧用单手或双手触诊，钩指触诊法适用于儿童和腹壁薄软者。触及肝脏时，应详细描述下列内容：

1.大小　正常成人的肝脏，一般在肋缘下触不到，但腹壁松软的瘦长体型，于深吸气时可于肋弓下触及肝下缘,在 1 cm 以内。在剑突下可触及肝下缘,多在 3 cm 以内,在腹上角较锐的瘦高者剑突根部下可达 5 cm,但是不会超过剑突根部至脐距离的中、上 1/3 交界处。如超出上述标准,肝脏质地柔软,表面光滑,且无压痛,则首先应考虑肝下移,此时可用叩诊法叩出肝上界,如肝上界也相应降低,肝上下径正常,则为肝下移,如肝上界正常或升高,则提示肝大。

肝脏下移常见于内脏下垂,肺气肿、右侧胸腔大量积液导致膈肌下降。肝大可分为弥漫性及局限性。弥漫性肿大见于病毒性肝炎、肝瘀血、脂肪肝、早期肝硬化、白血病、血吸虫病、华支睾吸虫病等。局限性肝大见于肝脓肿、肝肿瘤及肝囊肿等。肝脏缩小见于急性和亚急性重型肝炎、门脉性肝硬化晚期,病情极为严重。

2.质地　一般将肝脏质地分为三级:质软、质韧(中等硬度)和质硬。正常肝脏质地柔软,如触口唇;急性肝炎及脂肪肝时肝质地稍韧,慢性肝炎及肝瘀血质韧如触鼻尖;肝硬化质硬,肝癌质地最坚硬,如触前额。肝脓肿或囊肿有液体时呈囊性感,大而表浅者可能触到波动。

3.边缘和表面状态　触及肝脏时应注意肝脏边缘的厚薄,是否整齐,表面是否光滑、有无结节。正常肝脏边缘整齐、厚薄一致、表面光滑。肝边缘圆钝常见于脂肪肝或肝瘀血。肝边缘锐利,表面扪及细小结节,多见于肝硬化。肝边缘不规则,表面不光滑,呈不均匀的结节状,见于肝癌、多囊肝和肝包虫病。肝表面呈大块状隆起者,见于巨块型肝癌或肝脓肿,肝呈明显分叶状者,见于肝梅毒。

4.压痛　正常肝脏无压痛。如果肝包膜有炎性反应或因肝大受到牵拉,则有压痛。轻度弥漫性压痛见于肝炎、肝瘀血等,局限性剧烈压痛见于较表浅的肝脓肿,叩击时可有叩击痛。当右心衰竭引起肝瘀血肿大时,用手压迫肝脏可使颈静脉怒张更明显,称为肝-颈静脉回流征阳性。

5.搏动　正常肝脏以及因炎症、肿瘤等原因引起的肝脏肿大并不伴有搏动。凡肝大未压迫腹主动脉,或右心室未增大到向下推压肝脏时,均不出现肝脏的搏动。如果触到肝脏搏动,应注意其为单向性抑或扩张性。单向性搏动常为传导性搏动,系肝脏传导了其下面的腹主动脉的搏动所致,故两手掌置于肝脏表面有被推向上的感觉。扩张性搏动为肝脏本身的搏动,见于三尖瓣关闭不全,由于右心室的收缩搏动通过右心房、下腔静脉而传导至肝脏,使其呈扩张性,如置两手掌于肝脏左右叶上面,即可感到两手被推向两侧的感觉,称为扩张性搏动。

6.肝区摩擦感　检查时将右手的掌面轻贴于肝区,让被检查者做腹式呼吸动作。正常时掌下无摩擦感。肝周围炎时,肝表面和邻近的腹膜可因有纤维素性渗出物而变得粗糙,两者的相互摩擦可用手触知,为肝区摩擦感,听诊时也可听到肝区摩擦音。

7.肝震颤　检查时需用浮沉触诊法。当手指掌面稍用力按压片刻肝囊肿表面时,如感到一种微细的震动感,称为肝震颤,见于肝包虫病。由于包囊中的多数子囊浮动,撞击囊壁而形成震颤。此征虽不常出现,但有其特殊意义。

(二)胆囊触诊

可用单手滑行触诊法或钩指触诊法进行。正常情况下,胆囊隐藏于肝脏下面的胆囊窝内,不能被触及。肿大的胆囊一般呈梨形或卵圆形,张力较高,随呼吸上下移动。

1.墨菲征阳性　某些胆囊炎,胆囊尚未肿大或虽已肿大而未达肋缘以下者,不能触及胆囊,但此时可探及胆囊触痛。检查方法为将左手掌平放在被检查者的右肋缘部位,拇指指腹以中等度压力勾压于右肋缘与腹直肌外缘交界处(胆囊点),然后嘱被检查者缓慢深吸气。在吸气过程中,有炎症的胆囊下移时碰到用力按压的拇指,即可引起疼痛或因剧烈疼痛而中止吸气,称为墨菲征(Murphy sign)阳性(图 8.8)。

2.胆囊增大的临床意义　肿大的胆囊可超出肝缘及肋缘而在右肋下腹直肌外缘处触及。若肿大的胆囊呈囊性感并有明显压痛,常见于急性胆囊炎;若呈囊性感而无压痛,见于壶腹周围癌;有实性感,伴轻度压痛者见于胆囊结石或胆囊癌。

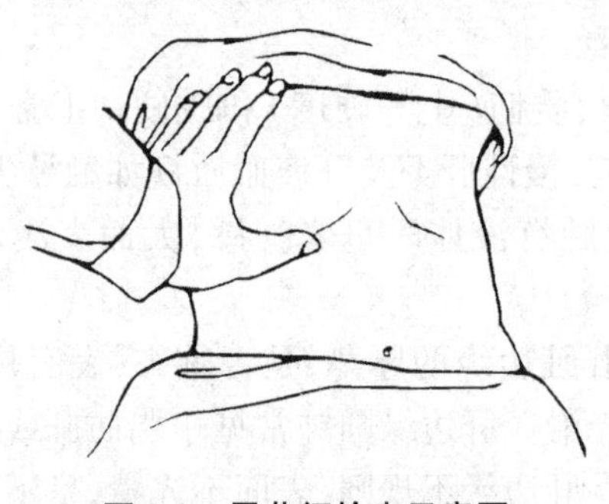

图 8.8　墨菲征检查示意图

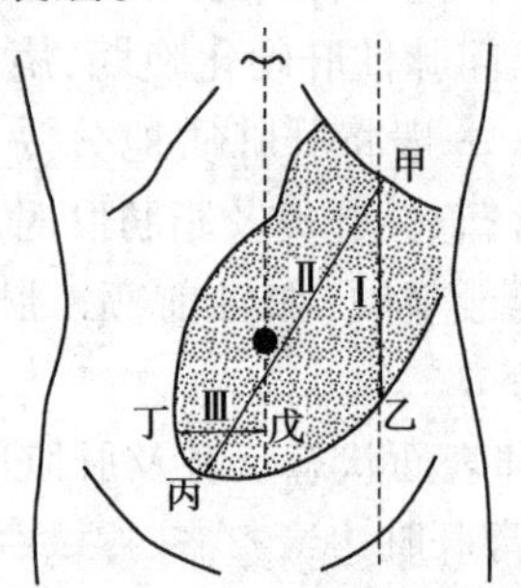

图 8.9　脾肿大测量示意图

(三)脾脏触诊

正常情况下脾脏不能触及。内脏下垂或左侧胸腔积液、积气时膈下降,可使脾脏向下移位。除此以外,能触到脾脏则提示脾脏肿大至正常 2 倍以上。

1.触诊方法　多用双手触诊法。被检查者仰卧,两腿稍屈曲,检查者左手绕过其腹前方,手掌置于其左胸下部第 9~11 肋处,试将脾脏从后向前托起,并限制胸廓运动,右手掌平放于脐部,与左肋弓大致成垂直方向,自脐平面开始配合呼吸,如同触诊肝脏一样迎触脾尖,直至触到脾缘或左肋缘为止。在脾脏轻度肿大而仰卧位不易触到时,可嘱被检查者取右侧卧位,双下肢屈曲,此时用双手触诊则容易触到。触及脾脏应注意大小、质地、边缘和表面、有无压痛及摩擦感等。

2.脾肿大分度　常将脾肿大分为轻、中、高三度。脾缘不超过肋下 2 cm 为轻度肿大;超过 2 cm 至脐水平线为中度肿大;超过脐水平线或前正中线则为高度肿大,即巨脾。

3.脾肿大的测量法　脾肿大一般用三条线测量,如图 8.9 所示。

第Ⅰ线,又称甲乙线,指左锁骨中线与左肋缘交点至脾下缘的距离,以厘米(cm)表示(下同)。脾脏轻度肿大时只作第Ⅰ线测量。第Ⅱ线,又称甲丙线,指左锁骨中线与左肋缘交点至脾脏最远点的距离。第Ⅲ线,又称丁戊线,指脾右缘与前正中线的距离。明显脾脏肿大时需作第Ⅱ线和第Ⅲ线的测量。如脾脏高度增大向右越过前正中线,则测量脾右缘至前正中线的最大距离,以“+”表示;未超过前正中线则测量脾右缘与前正中线的最短距离,以“-”表示。

4.临床意义　脾脏轻度肿大常见于急慢性肝炎、伤寒、急性疟疾、感染性心内膜炎及败血症等,一般质地柔软。脾脏中度肿大常见于肝硬化、慢性淋巴细胞性白血病、慢性溶血性黄疸、淋巴瘤等,质地一般较硬。脾脏高度肿大、表面光滑者,见于慢性粒细胞性白血病、黑热病、慢性疟疾和骨髓纤维化等,表面不平滑而有结节者,见于淋巴瘤和恶性组织细胞病。脾脏表面有囊性肿物者,见于脾囊肿。脾脏压痛见于脾脓肿、脾梗死等。

(四)肾脏触诊

1.触诊方法　一般用双手触诊法。医生位于被检查者的右侧,右手置于被检查者右季肋部,左手托住后腰,注意随被检查者呼吸将右手逐渐压向腹腔深部,同时左手将后腹壁推向前方,通过两手配合检查肾脏。在触诊左肾时,医生左手绕过患者身体前方,左手托住患者左侧后腰部,右手掌平放在左侧季肋部,手指微弯,指端置于肋弓下方,然后以同样方法检查。

正常肾脏位于双侧腹膜后,触诊很难扪及。由于右肾位置较左侧低,因此少数体型瘦长者可触及右侧肾脏的下极。如在深吸气时能触及超过 1/2 的肾脏即为肾下垂。肾脏触诊应注意其大小、形状、硬度、表面状态和移动度等。正常肾脏表面光滑钝圆,质地结实,富有弹性,有浮沉感。触及肾脏时,患者有类似恶心的不适感觉。

2.肾脏病理性增大的临床意义　当肾脏病理性增大 0.5~1 倍时,即使没有向下移位也能被触及。增大的原因可能由于肾盂积水、脓肾、多囊肾、肾肿瘤等。当肾盂积水或积脓时,肾脏的质地柔软而富有弹性,有时有波动感。多囊肾时,一侧或两侧肾脏为不规则形增大,有囊性感。肾肿瘤则表面不平,质地坚硬。

当肾脏和尿路有炎症或其他疾病时,可在相应部位出现压痛点(图 8.10)。①季肋点,第 10 肋骨前端,右侧位置稍低,相当于肾盂位置。②上输尿管点,在脐水平线与腹直肌外缘的交点。③中输尿管点,在两髂前上棘连线与腹直肌外缘的交点,相当于输尿管第二狭窄处。④肋脊点,背部第 12 肋骨与脊柱的交角(肋脊角)的顶点。⑤肋腰点,第 12 肋骨与腰肌外缘的交角(肋腰角)顶点。肋脊点和肋腰点是肾脏一些炎症性疾患,如肾盂肾炎、肾脓肿和肾结核等常出现的压痛部位。季肋点压痛也提示肾脏病变。上输尿管点或中输尿管点出现压痛,提示输尿管结石、结核或化脓性炎症。

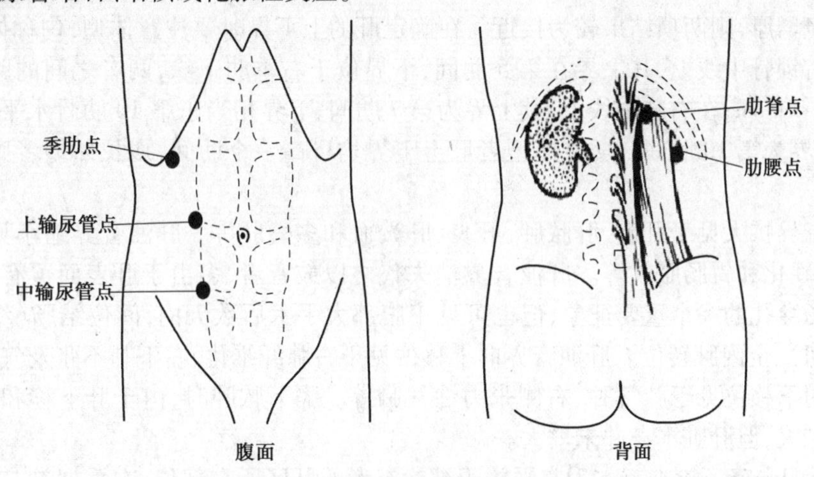

图 8.10　泌尿系统疾病压痛点示意图

(五)膀胱触诊

膀胱触诊多采用单手滑动触诊法。被检查者仰卧,双下肢屈曲,检查者以右手自脐开始向耻骨联合方向触摸。正常膀胱空虚时隐于盆腔内,不易触及。膀胱充盈胀大,呈扁圆形或圆形,触之囊性感,不能用手推动,按压时有尿意。膀胱极度充盈时,触之质硬,但光滑。膀胱增大多由尿液潴留所致,见于尿路梗阻、脊髓病、昏迷、腰椎或骶椎麻醉后、手术后局部疼痛者。

第四节 腹部叩诊

腹部叩诊的主要作用在于叩知某些脏器的大小和叩痛、胃肠道充气情况、腹腔内有无积气、积液和肿块等。一般多采用间接叩诊法。腹部叩诊内容如下:

一、腹部叩诊音

正常情况下,腹部叩诊大部分区域均为鼓音;只有肝、脾所在部位,增大的膀胱和子宫占据的部位,以及两侧腹部近腰肌处叩诊为浊音。当肝、脾或其他脏器极度肿大,腹腔内肿瘤或大量腹水时,鼓音范围缩小,病变部位可出现浊音或实音。当胃肠高度胀气和胃肠穿孔致气腹时,则鼓音范围明显增大或出现于不应有鼓音的部位(如肝浊音界内)。叩诊可从左下腹开始逆时针方向至右下腹部,再至脐部,借此可获得腹部叩诊音的总体印象。

二、肝脏叩诊

1.肝界叩诊　叩诊肝上界时,一般都是沿右锁骨中线、右腋中线和右肩胛线,由肺区向下叩向腹部。当由清音转为浊音时,即为肝上界。此处相当于被肺遮盖的肝顶部,故又称肝相对浊音界。再向下叩 1~2 肋间,则浊音变为实音,此处的肝脏不再被肺所遮盖而直接贴近胸壁,称肝绝对浊音界(亦为肺下界)。确定肝下界时,最好由腹部鼓音区沿右锁骨中线或正中线向上叩,由鼓音转为浊音处即是。一般叩得的肝下界比触得的肝下缘高 1~2 cm,但若肝缘明显增厚,则两项结果较为接近。在确定肝的上下界时要注意体型,匀称体型者的正常肝脏在右锁骨中线上,其上界在第 5 肋间,下界位于右季肋下缘,两者之间的距离为肝上下径,为 9~11 cm;在右腋中线上,其上界为第 7 肋间,下界相当于第 10 肋骨水平;在右肩胛线上,其上界为第 10 肋间。矮胖体型者肝上下界均可高一个肋间,瘦长体型者则可低一个肋间。

肝浊音界扩大见于肝癌、肝脓肿、肝炎、肝淤血和多囊肝等。肝浊音界缩小见于急性重型肝炎、肝硬化和胃肠胀气等。肝浊音界消失代之以鼓音者,多由于肝表面覆有气体所致,是急性胃肠穿孔的一个重要征象,但也可见于腹部大手术后数天内,间位结肠(结肠位于肝与横隔之间)、全内脏转位。肝浊音界向上移位见于右肺纤维化、右下肺不张及气腹鼓肠等。肝浊音界向下移位见于肺气肿、右侧张力性气胸等。膈下脓肿时,由于肝下移和膈升高,肝浊音区也扩大,但肝脏本身并未增大。

2.肝区叩击痛　检查者左手掌平放于被检查者的肝区所在部位,右手握拳,以轻至中等力量叩击左手手背。正常人肝区无叩击痛。肝区叩击痛阳性,见于肝炎、肝脓肿、肝淤血等。

三、脾叩诊

当脾脏触诊不满意或在左肋下触到很小的脾缘时,宜用脾脏叩诊进一步检查脾脏大小。

脾浊音区的叩诊宜采用轻叩法,在左腋中线上进行。正常时在左腋中线第9~11肋叩到脾浊音,其长度为4~7 cm,前方不超过腋前线。脾浊音区扩大见于各种原因所致的脾肿大。脾浊音区缩小见于左侧气胸、胃扩张、肠胀气等。

四、移动性浊音

腹腔内有较多的液体存留时,因重力作用,液体多积聚于腹腔的低处,故在此处叩诊呈浊音。检查时先让被检查者仰卧,腹中部由于含气的肠管在液面浮起叩诊呈鼓音,两侧腹部因腹水积聚叩诊呈浊音。检查者自腹中部脐水平面开始向患者左侧叩诊,发现浊音时,板指固定不动,嘱被检查者右侧卧,再度叩诊,如呈鼓音,表明浊音移动。采用同样方法向右侧叩诊,叩得浊音后嘱被检查者左侧卧,以核实浊音是否移动。这种因体位不同而出现浊音区变动的现象,称移动性浊音。移动性浊音阳性,提示腹腔内游离腹水达1 000 mL以上。巨大的卵巢囊肿亦可使腹部出现大面积浊音,但其浊音非移动性(图8.11),可资鉴别。

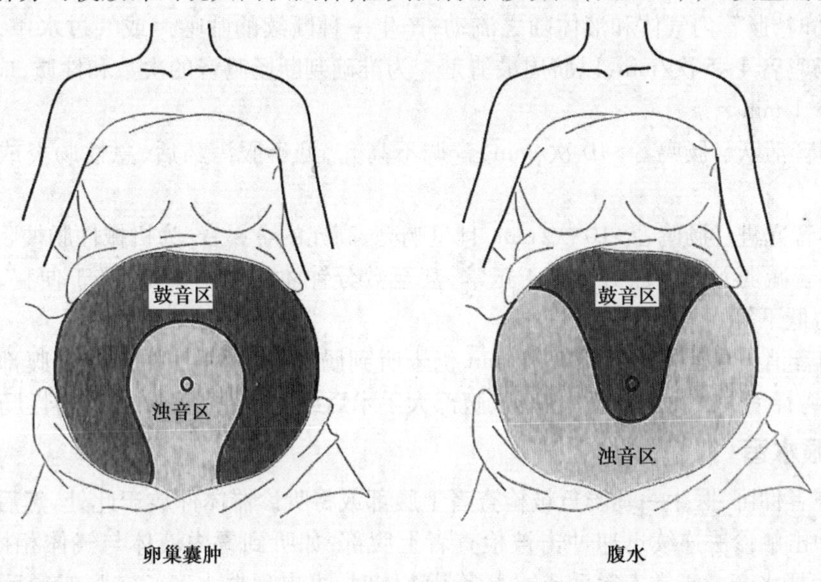

图8.11　腹水与卵巢囊肿的鉴别

五、胃泡鼓音区

胃泡鼓音区又称特劳伯(Traube)鼓音区,在左前胸下部,为胃内含气所致,上为肺下缘及膈,下为肋弓,右为肝左叶,左为脾,呈半月形区。正常情况下,鼓音区大小取决于胃内含气量多少,亦与邻近器官和组织有关。胃扩张时,此鼓音区增大;肝脾大、心包积液或左侧胸腔积液者,该鼓音区缩小。

六、肾区叩击痛

主要用于检查肾脏病变。检查时,被检查者采取坐位或侧卧位,检查者用左手掌平放在其肋脊角处(肾区),右手半握拳用由轻到中等的力量叩击左手背。正常时肋脊角处无叩击痛,当有肾炎、肾盂肾炎、肾结石、肾结核及肾周围炎时,肾区有不同程度的叩击痛。

七、膀胱叩诊

膀胱叩诊主要用于判断膀胱充盈的程度。叩诊于耻骨联合上方进行。膀胱空虚时,因小肠位于耻骨上方遮盖膀胱,故叩诊呈鼓音。当膀胱被尿液充盈时,耻骨上方叩诊呈圆形浊音区。排尿或导尿后复叩,浊音区转为鼓音,可与妊娠子宫、卵巢囊肿或子宫肌瘤等使该区出现的浊音相鉴别。

第五节　腹部听诊

腹部听诊时应全面听诊腹部各区,尤其注意上腹部和脐部。腹部听诊内容主要有肠鸣音、振水音和血管杂音。

一、肠鸣音

肠蠕动时,肠管内气体和液体随之流动,产生一种断续的咕噜声或气过水声,称为肠鸣音。正常肠鸣音 4~5 次/min,以脐周最清楚。为准确判断肠鸣音的次数和性质,应在固定部位至少听诊 1 min。

1.肠鸣音活跃　肠鸣音>10 次/min,音调不高亢,见于服泻药后、急性肠炎或胃肠道大出血。

2.肠鸣音亢进　肠鸣音>10 次/min,且呈响亮、高亢的金属音,为机械性肠梗阻的表现。

3.肠鸣音减弱　肠鸣音明显少于正常,甚至数分钟才能听到 1 次,见于便秘、低钾血症及胃肠动力低下等。

4.肠鸣音消失　若持续听诊 3~5 min 仍未听到肠鸣音,用手叩拍或搔弹腹部仍无肠鸣音者,称肠鸣音消失。见于急性腹膜炎、腹部大手术后或各种原因所致的麻痹性肠梗阻。

二、振水音

被检查者仰卧,医生一耳凑近被检查者上腹部或将听诊器体件放于此处,然后用稍弯曲的手指以冲击触诊法连续迅速冲击被检查者上腹部,如听到胃内液体与气体相撞击的"咣当"声,称为振水音。正常人餐后或饮入多量液体时,可出现振水音。空腹或餐后 6~8 h 以上仍能听到振水音者,提示胃内有较多液体潴留,见于幽门梗阻和胃扩张等。

三、血管杂音

正常人腹部无血管杂音。血管杂音有动脉性和静脉性杂音。动脉性杂音常在腹中部或腹部两侧。腹中部的收缩期血管杂音,常提示腹主动脉瘤或腹主动脉狭窄。左、右上腹部的收缩期血管杂音,常提示肾动脉的狭窄,可见于年轻的高血压患者。如收缩期血管杂音在下腹两侧,应考虑髂动脉狭窄。当左叶肝癌压迫肝动脉或腹主动脉时,也可在肿块部位听到吹风样杂音。静脉性杂音为连续性潺潺声,无收缩期与舒张期性质。常出现于脐周或上腹部,尤其是腹壁静脉曲张严重时,提示门静脉高压时的侧支循环形成。

复习思考题

一、选择题

1.板状腹见于(　　)。

A.胃肠穿孔　B.胃出血　C.胃癌

D.结核性腹膜炎　E.幽门梗阻

2.墨菲征阳性见于(　　)。

A.消化性溃疡　B.急性胆囊炎　C.胃出血

D.结核性腹膜炎　E.急性胰腺炎

3.移动性浊音阳性说明腹水量至少(　　)。

A.100 mL　B.500 mL　C.2 000 mL

D.5 000 mL　E.1 000 mL

4.腹部检查以哪种方法最重要?(　　)

A.视诊　B.触诊　C.叩诊

D.听诊　E.嗅诊

5.转移性右下腹痛常见于(　　)。

A.输尿管结石　B.急性胆囊炎　C.急性阑尾炎

D.盲肠肿瘤　E.肾结石

6.空腹或饭后 6 h 以上仍可闻及振水音,表示(　　)。

A.幽门梗阻　B.胃肠穿孔　C.胃出血

D.结核性腹膜炎　E.胃癌

7.一腹壁静脉曲张患者,脐以上血流方向由下至上,脐以下血流由上至下,见于(　　)。

A.上腔静脉阻塞　B.下腔静脉阻塞　C.脐静脉阻塞

D.门静脉阻塞　E.脾静脉阻塞

8.全腹膨隆,腹外形随体位而改变,见于(　　)。

A.肠梗阻　B.肥胖症　C.腹腔积液

D.人工气腹　E.巨大卵巢囊肿

9.胃肠穿孔患者,腹外形呈(　　)。

A.球形膨隆　B.蛙形膨隆　C.局部膨隆

D.扁圆形膨隆　E.尖凸形膨隆

10.正常脾浊音区宽度为(　　)。

A.3~5 cm　B.4~6 cm　C.4~7 cm

D.5~8 cm　E.6~8 cm

11.正常腹部不应触及的脏器是(　　)。

A.肝　B.脾　C.腰椎椎体

D.盲肠　　E.乙状结肠

12.肠鸣音正常是指(　　)。

A.4~5 次/min　　B.>10 次/min　　C.5~10 次/min

D.7~10 次/min　　E.10~15 次/min

13.男性,25 岁,有低热、乏力、盗汗 3 月,腹胀 1 月。查体:腹部触诊有揉面感,提示(　　)。

A.脾破裂　　B.肝炎　　C.结核性腹膜炎

D.胰腺炎　　E.幽门梗阻

14.男性,48 岁,胃溃疡病史 10 年,近 2 d 上腹胀满,未进饮食,呕吐物为隔夜宿食,腹查可闻及振水音,考虑为(　　)。

A.肝硬化　　B.溃疡穿孔　　C.溃疡癌变

D.胰腺炎　　E.幽门梗阻

15.男性,15 岁,突然出现脐周疼痛伴发热、腹泻、恶心,2 h 后疼痛转移至右下腹,麦氏点有压痛与反跳痛,考虑(　　)。

A.输尿管结石　　B.急性胆囊炎　　C.急性阑尾炎

D.盲肠肿瘤　　E.肾结石

16.女性,50 岁,腹胀 2 年。查体:全腹膨隆,叩诊中腹部呈浊音,两侧呈鼓音,浊音区不随体位改变,考虑(　　)。

A.肝硬化腹水　　B.结核性腹膜炎　　C.盆腔积液

D.巨大卵巢囊肿　　E.肝癌

二、简答题

1.腹部视诊包括哪些内容?

2.全腹膨隆见于哪些情况?

3.写出泌尿系炎症的压痛点名称与部位。

4.触及肝脏时应描述哪些内容?

5.试述脾肿大的分度及临床意义。

(赵海峰)

第九章　脊柱与四肢检查

📖 **学习目标**

- 掌握脊柱与四肢检查的内容和方法。
- 熟悉脊柱与四肢检查的临床意义。

📖 **知识点**

- 脊柱弯曲度;脊柱活动度;脊柱压痛与叩击痛;四肢关节形态异常;四肢运动功能障碍。

案例导入

患者,女性,44 岁,多关节肿胀疼痛 3 月,初起为右腕关节,迅速累及双侧腕关节、近侧指间关节、掌指关节。伴发热,37.4~38.9 ℃,无明显规律性,热高时关节痛较剧。查体:心、肺、腹无异常。上述多关节肿胀、压痛、活动受限。

请思考:该患者可能的诊断有哪些?

第一节　脊柱检查

脊柱是支撑体重、维持躯体各种姿势的重要支柱,并作为躯体活动的枢纽。由 7 个颈椎、12 个胸椎、5 个腰椎、5 个骶椎、4 个尾椎组成。脊柱有病变时表现为局部疼痛、姿势或形态异常,以及活动度受限等。脊柱检查时患者可处站立位和坐位,按视、触、叩的顺序进行。

一、脊柱弯曲度

(一)生理性弯曲

正常人直立时,从侧面观察脊柱有四个弯曲,即颈椎段稍向前凸、胸椎段稍向后凸、腰椎段明显向前凸、骶椎则明显向后凸,类似“S”形,称为生理性弯曲。检查脊柱方法是医生用手指沿脊椎的棘突尖以适当的压力从上往下划压致皮肤出现一条红色充血线,以此线为标准,来观察脊柱有无侧弯。正常人直立位时脊柱无侧弯。除以上方法检查外,还应侧面观察脊柱各部形态，了解有无前后突出畸形。

（二）病理性变形

1.脊柱后凸　脊柱过度后弯称脊柱后凸，也称驼背，多发生于胸段脊柱。小儿脊柱后凸见于佝偻病；青少年脊柱后凸多见于脊柱结核，表现为局部棘突逐渐变大隆起，形成特征性的成角畸形，常伴有全身其他脏器的结核病变；成年人胸段成弧形后凸，见于风湿性脊椎炎，常有脊柱强直固定，仰卧位时脊柱也不能伸直；老年人脊柱后凸见于脊柱退行性变。此外，如外伤导致脊椎骨折后亦可造成脊柱后凸，可发生于任何年龄组；青少年胸腰段均匀后凸畸形，见于发育期姿势不良或脊椎骨软骨炎。

2.脊柱前凸　脊柱过度向前凸出称脊柱前凸。多发生在腰椎部位，直立位时观察最清楚，表现为上腹部明显向前鼓出，臀部明显后凸，骨盆倾斜度增大。常见于晚期妊娠、大量腹水、腹腔巨大肿瘤、髋关节结核以及先天性髋关节脱位等。

3.脊柱侧凸　脊柱离开正中线向两侧偏曲称脊柱侧凸。根据侧凸的性质分为姿势性和器质性两种。姿势性侧凸，表现为脊柱结构无异常，改变体位可使侧凸得以纠正，如平卧位或向前弯腰时脊柱侧凸可消失，见于儿童发育期坐或立姿势经常不端正、椎间盘脱出症、脊髓灰质炎后遗症等。器质性侧凸表现为改变体位不能使侧弯得到纠正，见于佝偻病、慢性胸膜增厚、胸膜粘连以及肩部或胸廓的畸形等。

二、脊柱活动度

正常人脊柱有一定活动度，但各部位的活动范围明显不同。颈椎段与腰椎段的活动范围最大，胸椎段活动范围较小，骶椎、尾椎各节几乎无活动性。检查脊柱的活动度时，应让患者作前屈、后伸、侧弯、旋转等动作，观察脊柱的活动情况及有无变形。已有脊柱外伤可疑骨折或关节脱位时，应避免脊柱活动，以防止损伤脊髓。正常人直立条件下进行检查，检查颈椎时应注意固定双肩，检查胸腰椎时注意固定髋部。颈段及腰段的活动范围见表9.1。脊柱活动受限见于软组织损伤、骨质增生、椎间盘突出、骨质破坏及脊柱骨折或脱位等。

表9.1　颈段及腰段的活动范围

部　位	前　屈	后　伸	侧　屈	旋　转
颈椎	35°～45°	35°～45°	45°	60°～80°
腰椎	75°～90°	30°	20°～30°	30°

三、脊柱压痛与叩击痛

1.脊柱压痛　检查时嘱被检查者取端坐位，身体稍向前倾，医生以右手拇指自上而下逐个按压脊椎棘突及椎旁肌肉，若某一部位有压痛，则以第7颈椎棘突为骨性标志，计数病变椎体位置。正常情况下脊椎棘突及椎旁肌肉均无压痛，局部压痛多示其相应的脊椎或肌肉有病变，见于脊椎结核、椎间盘脱出、脊椎外伤或骨折等；若椎旁肌肉有压痛常见于腰背肌纤维炎或劳损。

2.叩击痛　检查方法：①直接叩击法：检查者用中指或叩诊锤直接叩击各椎体的棘突，多用于胸椎与腰椎的检查。②间接叩击法：嘱被检查者取坐位，检查者将左手掌面置于其头顶部,右手半握拳用小鱼际肌部位叩击左手背,观察有无疼痛。正常人脊椎无叩击痛。叩击痛阳性见于脊椎结核、脊椎骨折及椎间盘脱出等。叩击痛的部位多提示病变所在。

第二节 四肢及关节检查

四肢及其关节的检查常用视诊与触诊,两者相互配合。主要观察四肢及其关节的形态、肢体位置、活动度或运动情况等。正常人四肢与关节左右对称、形态正常、无肿胀和压痛、活动不受限。

一、形态异常

1.匙状甲　又称反甲(图 9.1),表现为指甲中央凹陷,周边隆起,指甲变薄,表面粗糙、干裂有条纹。见于缺铁性贫血、高原疾病,偶见于风湿热等。

2.杵状指(趾)　手指或足趾末端增生、肥厚,呈杵状膨大,称杵状指或槌状指(图 9.2)。临床常见于支气管扩张、支气管肺癌、肺脓肿、慢性脓胸、发绀型先天性心脏病、亚急性感染性心内膜炎等。

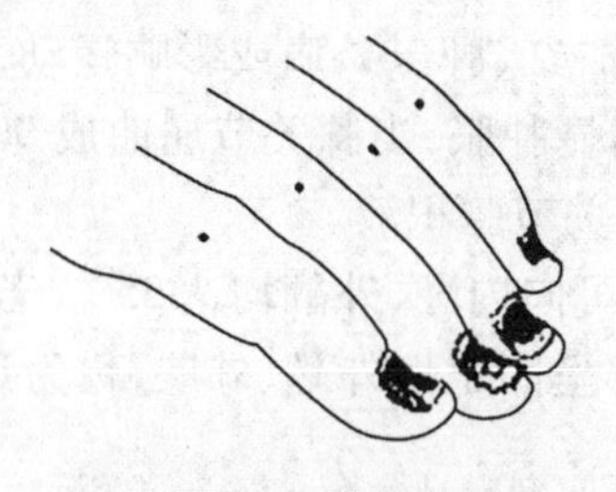

图 9.1　匙状指

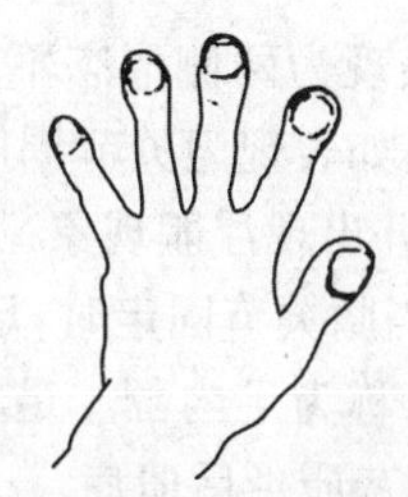

图 9.2　杵状指

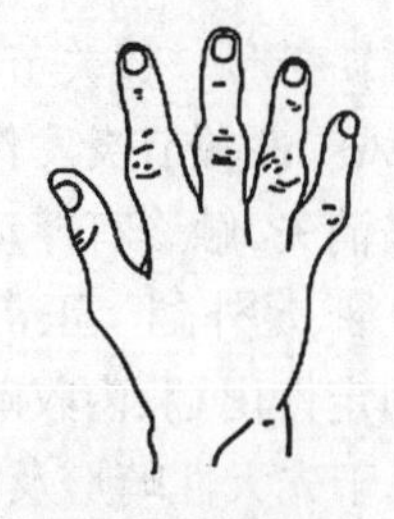

图 9.3　梭形关节

3.指关节变形　梭形关节(图 9.3)表现为指间关节增生、肿胀呈梭状畸形,早期局部有红肿及疼痛,晚期明显强直、活动受限,常见于风湿性关节炎。爪形手,表现为掌指关节过伸,指间关节屈曲不能伸直,掌间肌及小鱼际明显萎缩,呈爪状畸形,见于尺神经损伤、进行性肌萎缩、脊髓空洞症及麻风等(图 9.4)。

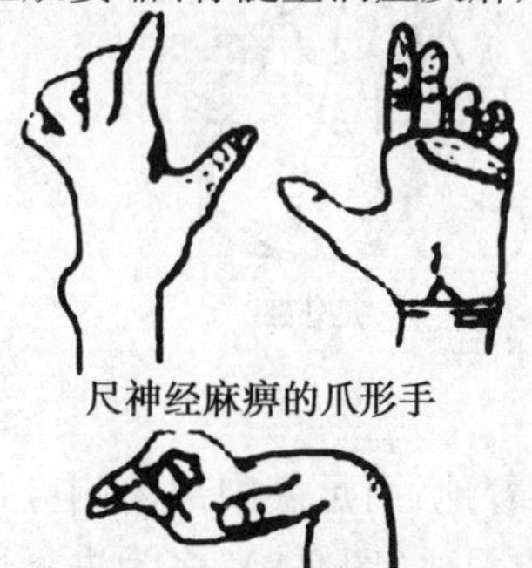

尺神经麻痹的爪形手

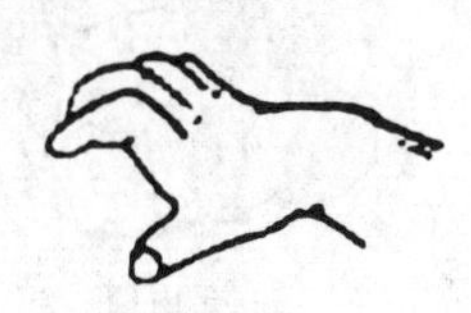

麻风病的爪形手

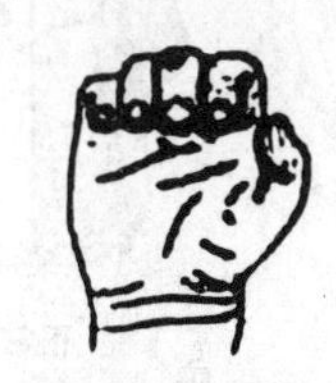

脊髓空洞症的爪形手

脊髓灰质炎的爪形手

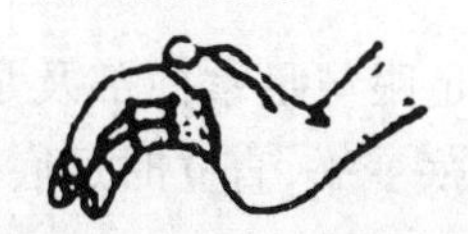

肥厚性颈脊髓炎的爪形手

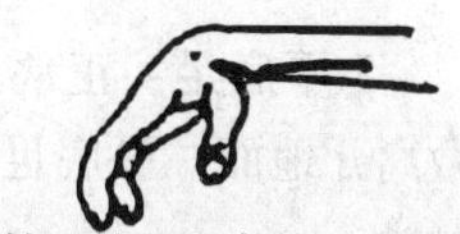

前臂缺血性肌痉挛的爪形手

图 9.4　不同疾病所致的爪形手

4.膝内翻、膝外翻　正常人双脚并拢直立时，两膝及双踝均能靠拢，如双脚的内踝部靠拢时两膝因双侧腿骨向外侧弯曲而呈“O”形，称膝内翻或“O”形腿畸形（图 9.5）。当两膝靠拢时，两小腿斜向外方呈“X”形弯曲，使两内踝分离，称为膝外翻或“X”形腿畸形（图 9.6）。见于佝偻病和大骨节病等。

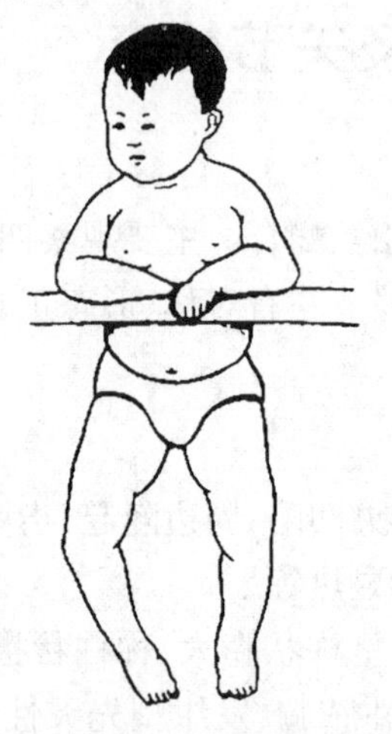

图 9.5　膝内翻

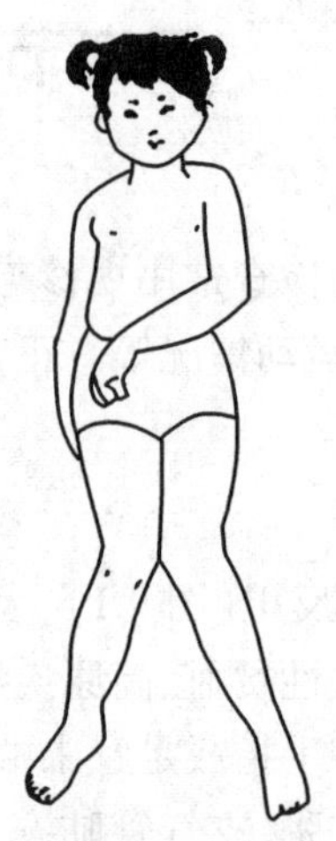

图 9.6　膝外翻

5.膝关节变形　膝关节如表现为两侧形态不对称，红、肿、热、痛或影响运动，多为炎症所致，见于风湿性关节炎发作期；如表现为关节周围明显肿胀，当膝关节屈曲成 90°时，髌骨两侧的凹陷消失，触诊有浮动感并出现浮髌现象，见于关节腔积液。

6.足内翻、足外翻　正常人当膝关节固定时，足掌可向内翻、外翻均达 35°。若足掌部活动受限呈固定性内翻、内收畸形，称为足内翻。足掌部呈固定性外翻、外展，称为足外翻（图 9.7）。多见于先天性畸形及脊髓灰质炎后遗症。

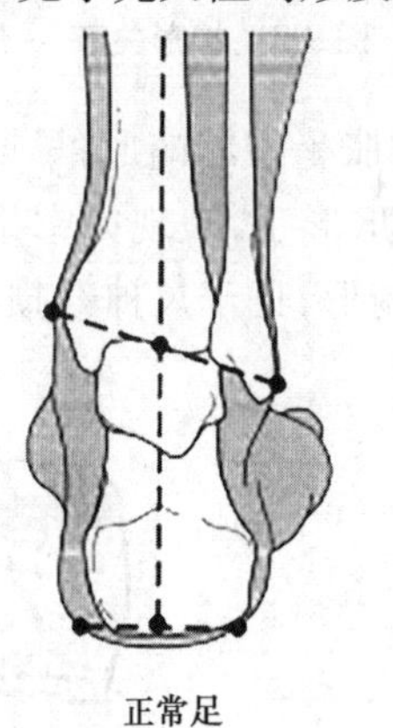

正常足

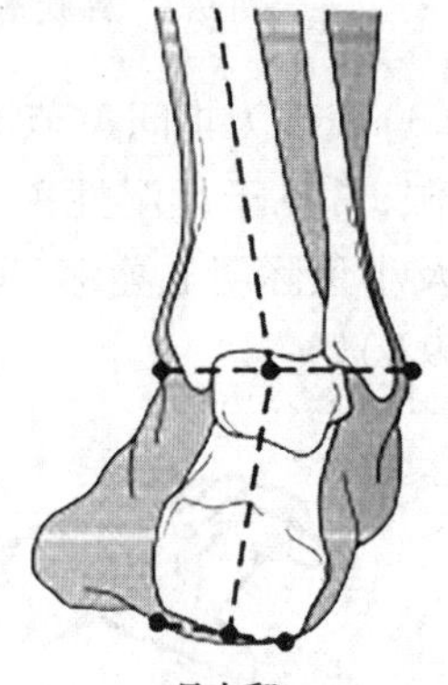

足内翻

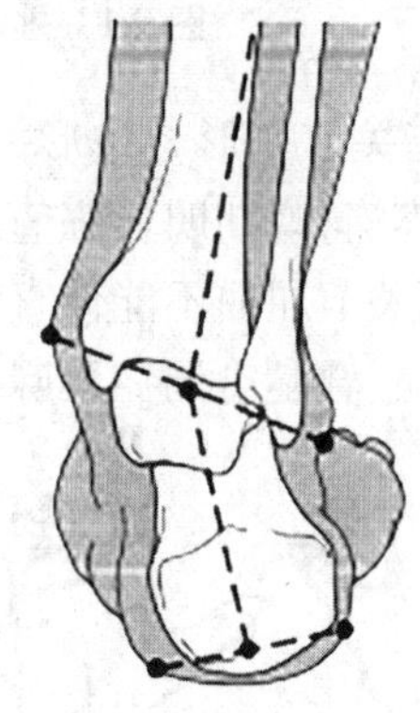

足外翻

图 9.7　正常足、足内翻和足外翻

7.平底足　正常人直立时足跟与足掌前部及足趾部位平稳着地，而足底中部内侧应稍微离开地面。平底足表现为足底变平，直立时足底中部内侧也能着地（图 9.8），多为先天性异常。

8.肌肉萎缩　表现为某一肢体的部分或全部肌肉体积缩小、松弛无力。见于脊髓灰质炎后遗症、周围神经损伤、多发性神经炎、横贯性脊髓炎、外伤性截瘫、进行性肌萎缩等。

9.骨折与关节脱位　骨折表现为肢体缩短或变形，局部可有红肿、压痛，有时可触到骨擦感或听到骨擦音。关节脱位后表现为肢体位置改变，关节活动受限，伸屈、内翻、外展或旋转等功能发生障碍。

10.下肢静脉曲张　多见于小腿，表现为小腿静脉如蚯蚓状怒张、弯曲，久立加重，卧位抬高下肢可减轻，严重者有小腿肿胀感，局部皮肤颜色暗紫或有色素沉着，甚或形成溃疡经久不愈或遗留棕褐色瘢痕。常见于从事站立性工作者或栓塞性静脉炎患者。

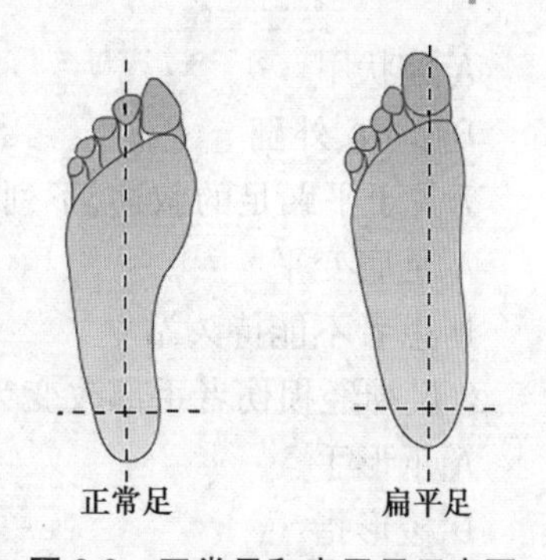

图 9.8　正常足和扁平足示意图

二、运动功能障碍

四肢的运动功能是在神经的协调下由肌肉、肌腱带动关节的活动来完成，神经肌肉组织或关节的损害均可引起运动功能障碍。通过观察日常的活动，如穿衣、解扣、脱袜、穿鞋、站立、坐下、下蹲、上床、走路、跑步、跳跃等综合性运动，以及步态分析肌肉、关节和相关的神经功能，并识别其障碍的类型。

复习思考题

一、选择题

1.脊柱后凸也称驼背，多发生于(　　)。

A.颈段脊柱　　B.胸段脊柱　　C.腰段脊柱
D.骶椎　　E.腰骶段

2.脊柱前凸多发生于(　　)。

A.颈段脊柱　　B.胸段脊柱　　C.颈胸段脊柱
D.腰段脊柱　　E.骶椎

3.青少年时期出现脊柱后凸，多为(　　)所致。

A.佝偻病　　B.胸椎结核　　C.风湿性脊柱炎
D.骨质退行性变　　E.椎间盘脱出

4.老年人骨质退行性变时，常出现(　　)。

A.脊柱前凸　　B.脊柱后凸　　C.脊柱侧凸
D.杵状指　　E.匙状指

5.匙状甲多见于(　　)。

A.支气管扩张　　B.支气管肺癌　　C.缺铁性贫血
D.风湿热　　E.甲癣

6.支气管肺癌患者常出现(　　)。

A.匙状甲　　B.杵状指　　C.肢端肥大症
D.膝内、外翻　　E.足内、外翻

7.关于平跖足的叙述,下列哪项是不正确的?(　　)
A.足底变平　　B.直立时足底中部内侧不能着地　　C.多为先天性异常
D.患者不能持久站立　　E.影响长途行走及行进速度

8.尺神经损伤者手部改变为(　　)。
A.爪形手　　B.匙状甲　　C.杵状指
D.梭形指　　E.垂腕

9.缺铁性贫血患者常有(　　)。
A.匙状甲　　B.杵状指(趾)　　C.肢端肥大
D.膝外翻　　E.爪形手

10.正常人脊柱生理性弯曲的数量是(　　)。
A.1个　　B.2个　　C.3个
D.4个　　E.5个

二、简答题

1.名词解释:匙状甲、杵状指、膝外翻、膝内翻。

2.脊柱后凸常见病因有哪些?

(王　丹)

第十章　肛门、直肠与生殖器检查

学习目标

- 熟悉肛门、直肠与生殖器的检查内容。
- 了解肛门、直肠与生殖器异常的临床意义。

知识点

- 肛门与直肠检查常用体位；肛门与直肠视诊；肛门与直肠触诊；男性外生殖器检查；男性内生殖器检查。

案例导入

患者，男，便秘 2 周、肛周剧痛 1 d。

请思考：针对该患者，问诊要点有哪些？重点做哪些部位的检查？

第一节　肛门、直肠检查

肛门与直肠检查通常采用视诊和触诊。检查肛门与直肠时可根据病情需要采取适当体位，常用体位有肘膝位、左侧卧位、仰卧位或截石位等。

1.肘膝位　患者两肘关节屈曲，置于检查台上，胸部尽量靠近检查台，两膝关节屈曲成直角跪于检查台上，臀部抬高。此体位最常用，适用于检查前列腺、精囊及进行内镜检查等(图 10.1)。

2.左侧卧位　右腿向腹部屈曲，左腿伸直，臀部靠近检查台右边。检查者位于患者背后进行检查，适用于病重、年老体弱或女患者(图 10.2)。

3.仰卧位或截石位　患者仰卧于检查台上，臀部垫高，两腿屈曲、抬高并外展。此体位适用于重症体弱患者或膀胱直肠窝的检查，亦可进行直肠双合诊，即右手示指在直肠内，左手在下腹部，双手配合，以检查盆腔脏器或病变情况。

4.蹲位　患者下蹲呈排大便的姿势，屏气向下用力。此体位适用于检查直肠脱出、内痔及直肠息肉等。

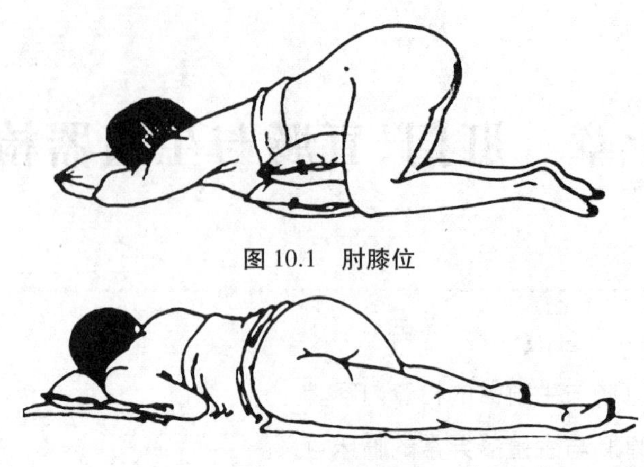

图 10.1 肘膝位

图 10.2 左侧卧位

肛门与直肠检查所发现的病变如肿块、溃疡等应按时针方向进行记录,并注明检查时患者所取体位。肘膝位时肛门后正中点为 12 点钟位,前正中点为 6 点钟位,而仰卧位的时钟位则与此相反。

一、视诊

患者多采用左侧卧位,医生站于患者的右侧,用双手分开患者臀部,观察肛门及其周围皮肤颜色及皱褶。正常肛门四周皮肤颜色较深,其周围的皱褶呈放射状,肛门收缩时皱褶加深,作排便动作时皱褶变浅,此时较容易看到肛门周围病变。另外还应观察肛门周围有无脓血、黏液、肛裂、外痔、瘘管口或脓肿等。

1.肛门闭锁与狭窄　多见于新生儿先天性畸形,表现为新生儿无排便或排便困难,也可因感染、外伤或手术瘢痕收缩所致。

2.肛门外伤与感染　肛门若有创伤或瘢痕,多见于外伤或手术后;肛门周围有红肿及压痛,常见于肛门周围脓肿。

3.肛裂　肛管下段(齿状线以下)深达皮肤全层的纵行及梭形裂口或感染性溃疡。表现为排便时自觉疼痛且出血,常因惧怕疼痛而抑制便意,致使大便干燥,加重症状。

4.痔　直肠下端黏膜下或肛管边缘皮下的内痔静脉丛或外痔静脉丛扩大和曲张所致的静脉团。多见于成年人,表现为常有大便带血、痔块脱出、疼痛或瘙痒感。

5.肛门直肠瘘　简称肛瘘,是直肠、肛管与肛门周围皮肤相通的瘘管,多见于肛管或直肠周围脓肿与结核,不易愈合。

6.直肠脱垂　又称脱肛,是指肛管、直肠甚至乙状结肠下端的肠壁,部分或全层向外翻而脱出于肛门外。检查时让患者取蹲位,观察肛门外有无突出物。让患者屏气作排便动作时,在肛门外更易看到紫红色球状突出物,此即直肠部分脱垂(黏膜脱垂);若突出物呈椭圆形块状物,表面有环形皱襞,即为直肠完全脱垂(直肠壁全层脱垂)。

二、触诊

对肛门、直肠的触诊检查通常称为肛诊,也称直肠指诊,在视诊之后进行。此方法简便易行,具有重要的诊断价值。

患者可采用左侧卧位、平卧位、膝胸卧位，医生右手示指戴指套或手套，外涂适量润滑液，如肥皂液、凡士林、液体石蜡等。用探查的示指先置于肛门外口轻轻按摩，等患者适应且肛门括约肌放松后，探查示指再徐徐插入肛门、直肠内，不可以指尖直接插入肛门，以免发生疼痛和肛门括约肌收紧（图10.3）。先检查肛门及括约肌的紧张度，再查肛管及直肠的内壁。在检查过程中应注意患者的表情，并询问有无不适或疼痛。注意黏膜是否光滑，有无肿块及搏动感。男性还可触诊前列腺与精囊，女性则检查子宫颈、子宫、输卵管等。有指征时，再行双合诊。

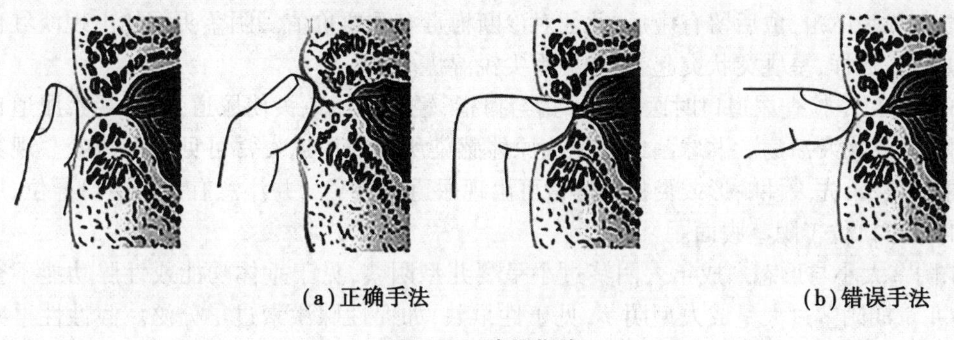

(a)正确手法　　(b)错误手法

图10.3　直肠指诊

正常人直肠指诊可感轻度不适，但无痛感。直肠指诊时应注意有无以下异常改变：①直肠剧烈触痛，常因肛裂及感染引起。②触痛伴有波动感见于肛门、直肠周围脓肿。③直肠内触及柔软、光滑而有弹性的包块常为直肠息肉。④触及坚硬凹凸不平的包块，应考虑直肠癌；⑤指诊后指套表面带有黏液、脓液或血液，应取其涂片镜检或作细菌学检查。如直肠病变病因不明，应做一步做内镜检查，以助鉴别。

第二节　生殖器检查

一般情况下女性患者的生殖器不做常规检查，对有检查指征的患者应对其说明检查的目的、方法和重要性，使之接受并配合检查。本节只介绍男性生殖器的检查。

男性生殖器包括阴茎、阴囊、前列腺和精囊等。阴囊内有睾丸、附睾及精索等。检查时，应让患者充分暴露下身，双下肢取外展位，视诊与触诊相结合。先检查外生殖器阴茎及阴囊，后检查内生殖器前列腺及精囊。

一、外生殖器

（一）阴茎

阴茎为前端膨大的圆柱体，分头、体、根三部分。正常成年人阴茎长7~10 cm，由3个海绵体构成。阴茎检查内容与顺序如下。

1.包皮　阴茎的皮肤在阴茎颈前向内翻转覆盖于阴茎表面称为包皮。成年人包皮不应掩盖尿道口。翻起包皮后应露出阴茎头，若翻起后仍不能露出尿道外口或阴茎头者称为包茎。见于先天性包皮口狭窄或炎症、外伤后粘连。若包皮长度超过阴茎头，但翻起后能露出尿道口或阴茎头，称包皮过长。包皮过长或包茎易引起尿道外口或阴茎头感染、嵌顿；污垢在阴茎颈部易于残留，常被视为阴茎癌的重要致病因素之一，故提倡早期手术处理。

2.阴茎头与阴茎颈　阴茎前端膨大部分称为阴茎头，俗称龟头。在阴茎头、颈交界部位有一环形浅沟，称为阴茎颈或阴茎头冠。检查时应将包皮上翻暴露全部阴茎头及阴茎颈，观察其表面的色泽、有无充血、水肿、分泌物及结节等。正常阴茎头红润、光滑，如有硬结并伴有暗红色溃疡、易出血或融合成菜花状，应考虑阴茎癌的可能性。阴茎颈部发现单个椭圆形质硬溃疡称为下疳，愈后留有瘢痕，此征对诊断梅毒有重要价值。阴茎头部如出现淡红色小丘疹融合成蕈样，呈乳突状突起，应考虑为尖锐湿疣。

3.尿道口　检查尿道口时医师用示指与拇指，轻轻挤压龟头使尿道张开，观察尿道口有无红肿、分泌物及溃疡。淋球菌或其他病原体感染所致的尿道炎常可见以上改变。观察尿道口是否狭窄，先天性畸形或炎症粘连常可出现尿道口狭窄。并注意有无尿道口异位，尿道下裂时尿道口位于阴茎腹面。

4.阴茎大小与形态　成年人阴茎过小呈婴儿型阴茎，见于垂体功能或性腺功能不全患者；在儿童期阴茎过大呈成人型阴茎，见于性早熟，如促性腺激素过早分泌。假性性早熟见于睾丸间质细胞瘤患者。

（二）阴囊

阴囊为腹壁的延续部分，囊壁由多层组织构成。阴囊内中间有一隔膜将其分为左右两个囊腔，每囊内含有精索、睾丸及附睾。检查时患者取站立位或仰卧位，两腿稍分开。先观察阴囊皮肤及外形，后进行阴囊触诊。阴囊检查内容与顺序如下。

1.阴囊外观　正常阴囊皮肤呈深暗色，多皱褶。视诊时注意观察阴囊皮肤有无皮疹、脱屑溃烂等损害，观察阴囊外形有无肿胀肿块。阴囊常见病变如下。

（1）阴囊湿疹：阴囊皮肤增厚呈苔藓样，并有小片鳞屑；或皮肤呈暗红色、糜烂，有大量浆液渗出，有时形成软痂，伴有顽固性奇痒，此种改变为阴囊湿疹的特征。

（2）阴囊水肿：阴囊皮肤常因水肿而紧绷，可为全身性水肿的一部分，如肾病综合征。也可为局部因素所致，如局部炎症或过敏反应、静脉血或淋巴液回流受阻等。

（3）阴囊象皮肿：阴囊皮肤水肿粗糙、增厚如象皮样，称为阴囊象皮肿或阴囊象皮病。多为血丝虫病引起的淋巴管炎或淋巴管阻塞所致。

（4）阴囊疝：阴囊疝是指肠管或肠系膜经腹股沟管下降至阴囊内所形成；表现为一侧或双侧阴囊肿大，触之有囊样感，有时可推回腹腔。但患者用力咳嗽使腹腔内压增高时可再降入阴囊。

（5）鞘膜积液：正常情况下鞘膜囊内有少量液体，当鞘膜本身或邻近器官出现病变时，鞘膜液体分泌增多而形成积液，此时阴囊肿大触之有水囊样感。

2.精索　正常精索为柔软的条索状圆形结构，无压痛，由腹股沟管外口延续至附睾上端，它由输精管、提睾肌、动脉、静脉、精索神经及淋巴管等组成。精索在左、右阴囊腔内各有一条，位于附睾上方，检查时用拇指和示指触诊精索，从附睾摸到腹股沟环。若精索呈串珠样肿胀，见于输精管结核；若有挤压痛且局部皮肤红肿，多为精索急性炎症；靠近附睾的精索触及硬结，常由丝虫病所致；精索有蚯蚓团样感，多为精索静脉曲张所致。

3.睾丸　左、右各一，椭圆形，表面光滑柔韧。检查时用拇指和示、中指触及睾丸，注意其大小、形状、硬度及有无触压痛等，并作两侧对比。睾丸急性肿痛，压痛明显者，见于急性睾丸炎，常继发于流行性腮腺炎、淋病等。睾丸慢性肿痛，多由结核引起；一侧睾丸肿大、质硬并有结节，应考虑睾丸肿瘤或白血病细胞浸润。睾丸萎缩，可因流行性腮腺炎或外伤后遗症及精索静脉曲张所引起；睾丸过小，常为先天性或内分泌异常引起，如肥胖性生殖无能症等。当阴囊触诊未触及睾丸时，检查发现睾丸隐藏在腹股沟或阴茎根部、会阴部甚至腹腔等部位时，称为隐睾症。无睾丸常见于性染色体数目异常所致的先天性无睾症。

4.附睾　附睾是储存精子和促进精子成熟的器官，位于睾丸后外侧，上端膨大为附睾头，下端细小如囊锥状为附睾尾。触诊时应注意附睾大小、有无结节和压痛。急性炎症时肿痛明显，且常伴有睾丸肿大，附睾与睾丸分界不清；慢性附睾炎则附睾肿大而压痛轻。若附睾肿胀而无压痛，质硬并有结节感，伴有输精管增粗且呈串珠状，可能为附睾结核。结核病灶可与阴囊皮肤粘连，破溃后易形成瘘管。

二、内生殖器

（一）前列腺

前列腺位于膀胱下方、耻骨联合后约 2 cm 处，形状像前后稍扁的栗子，其上端宽大，下端窄小，后面较平坦。正中有纵行浅沟，将其分为左、右两叶，尿道从前列腺中纵行穿过，排泄管开口于尿道前列腺部。检查时患者取肘膝卧位，跪卧于检查台上，也可采用右侧卧位或站立弯腰位。医生示指戴指套或手套，指端涂以润滑剂，徐徐插入肛门，向腹侧触诊。正常前列腺质韧而有弹性，左、右两叶之间可触及正中沟。良性前列腺肥大时正中沟消失，表面光滑有韧感，无压痛及粘连，多见于老年人。前列腺肿大且有明显压痛，多见于急性前列腺炎；前列腺肿大、质硬、无压痛，表面有硬结节者多为前列腺癌。前列腺触诊时可同时作前列腺按摩，留取前列腺液做化验检查。

（二）精囊

精囊位于前列腺外上方，为菱锥形囊状非成对的附属性腺，其排泄管与输精管末端汇合成射精管。正常时，肛诊一般不易触及精囊。如可触及，则视为病理状态。精囊呈索条状肿胀并有触压痛，多为炎症所致；精囊表面呈结节状，多因结核引起；质硬肿大，应考虑癌变。精囊病变常继发于前列腺，如炎症波及、结核扩散和前列腺癌的侵犯。

复习思考题

一、选择题

1.肘膝位适用于什么检查？（　　）

A.检查前列腺　　B.膀胱直肠窝　　C.内痔

D.直肠息肉　　E.妇科检查

2.直肠指诊左侧卧位适用于哪种患者？（　　）

A.女性患者及衰弱患者　B.需行膀胱直肠窝检查的患者　C.前列腺肥大的患者
D.合并精囊疾病的患者　E.需行盆腔疾病检查的患者

3.外痔是由于(　　)。
A.齿状线以下直肠下静脉扩张　B.齿状线以上直肠上静脉扩张所致
C.齿状线以上直肠下静脉扩张　D.齿状线以下直肠上静脉扩张所致
E.齿状线上、下直肠静脉扩张所致

4.直肠触诊有触痛,伴波动感,见于(　　)。
A.肛裂　B.直肠息肉　C.直肠癌
D.内痔　E.直肠周围脓肿

5.精索呈串珠样改变见于(　　)。
A.精索急性炎症　B.血丝虫病　C.输精管结核
D.精索静脉曲张　E.梅毒

6.精索有蚯蚓团样感常见于(　　)。
A.附睾结核　B.淋病　C.精索急性炎症
D.精索静脉曲张　E.流行性腮腺炎

7.一侧睾丸肿大,质硬并有结节,应考虑为(　　)。
A.淋病　B.附睾结核　C.睾丸肿瘤
D.流行性腮腺炎　E.睾丸炎

8.发生肛瘘最常见的原因是(　　)。
A.肛裂久治不愈　B.外痔继发感染　C.长期脱肛
D.肛门外伤　E.肛门周围脓肿

二、简答题

1.肛门直肠检查患者常用的体位有哪些?

2.简述直肠指诊的方法与临床意义。

3.简述男性生殖器检查的内容。

（王　丹）

第十一章　神经系统检查

📖 学习目标

- 掌握运动功能和神经反射检查的内容、方法及临床意义。
- 熟悉感觉功能检查的内容、方法及临床意义。
- 了解脑神经和自主神经功能检查的内容、方法及临床意义。

📖 知识点

- 十二对脑神经检查;肌力;肌张力;共济运动;浅感觉;深感觉;复合感觉;生理反射;病理反射;脑膜刺激征;自主神经功能检查。

案例导入

患者,男性,59 岁,因剧烈头痛、呕吐 2 h 入院。患者 2 h 前排大便时突发剧烈头痛,喷射状呕吐,随后呼之不应,即由家人送来急诊。有高血压病史多年。入院查体:昏睡状态,BP 180/110 mmHg,HR 68 次/min,律齐,颈强直,双侧瞳孔对光反射存在,左侧面瘫,左侧肢体肌力为 3 级,巴宾斯基征(+)。

请思考:该患者可能的诊断是什么?

第一节　脑神经检查

脑神经共 12 对,检查脑神经对颅脑病变的定位诊断极为重要。在学习之前先记牢其顺序,“一嗅二视三动眼,四滑五叉六外展,七面八听九舌咽,迷副舌下十二全”,在检查时应按序进行,以免遗漏,同时注意双侧对比。

一、嗅神经

检查前先确定被检查者是否鼻孔通畅、有无鼻黏膜病变。然后嘱被检查者闭目,依次检查双侧嗅觉。先压住一侧鼻孔,用被检查者熟悉的、无刺激性气味的物品(如牙膏、香烟或香皂等)置于另一鼻孔下,让被检查者辨别嗅到的各种气味。然后,换另一侧鼻孔进行测试,注意双侧比较。嗅觉功能障碍如能排除鼻黏膜病变,常见于同侧嗅神经损害。双侧嗅觉丧失常见于感冒或鼻黏膜病变。幻嗅可见于颞叶癫痫。

二、视神经

视神经检查包括视力、视野和眼底检查。

1.视力　分别检查两眼远视力和近视力。视力减退严重者,让被检查者在一定距离辨认眼前手指数目。不能看到眼前手动者,要检查光感。

2.视野　是双眼正视前方不动所能看到的最大范围。临床上常用粗查法:患者应背光坐于医生对面,距离约1 m,嘱患者一手遮住同侧一眼,注视医生鼻部。医生与患者对应的一眼闭合,手指置于两者中间位置,由周边向中心部移动,至患者能看见的部位,记录位置并与医生自己所见范围进行比较,确定有无视野缺损。一侧检查完后,同法检查另外一侧。如发现视野缺损,应进一步用视野计进行视野检查。如检查视野在各方向均缩小者,称为向心性视野狭小。在视野内的视力缺失地区称为暗点。视野的左或右一半缺失,称为偏盲,偏盲分为鼻侧及颞侧偏盲,单眼及双眼偏盲。双眼视野仅缺损1/4称象限偏盲,见于视交叉以后的中枢病变。单侧不规则的视野缺损见于视神经和视网膜病变。

3.眼底　需借助检眼镜才能检查。

三、动眼、滑车、展神经

动眼神经、滑车神经、展神经共同支配眼球运动,可同时检查。检查时需注意眼裂外观、眼球运动、瞳孔及对光反射、调节反射等,方法详见第五章头面部检查。检查中如发现眼球运动向内、向上及向下活动受限,以及上睑下垂、调节反射消失均提示有动眼神经麻痹。如眼球向下及向外运动减弱,提示滑车神经有损害。眼球向外转动障碍则为展神经受损。瞳孔对光反射异常可由动眼神经或视神经受损所致。另外,眼球运动神经麻痹可出现斜视,单侧眼球运动神经麻痹可导致复视。

四、三叉神经

三叉神经是混合性神经。感觉神经纤维分布于面部皮肤、眼、鼻、口腔黏膜;运动神经纤维支配咀嚼肌、颞肌和翼状内外肌。

1.面部感觉　嘱被检查者闭眼,以针刺检查痛觉、棉絮检查触觉和盛有冷或热水的试管检查温度觉。两侧及内外对比,观察被检查者的感觉反应,同时确定感觉障碍区域。

2.角膜反射　嘱被检查者睁眼向内侧注视,以捻成细束的棉絮从被检查者视野外接近并轻触外侧角膜,避免触及睫毛,正常反应为被刺激侧迅速闭眼和对侧也出现眼睑闭合反应,前者称为直接角膜反射,后者称为间接角膜反射。直接与间接角膜反射均消失,见于三叉神经病变(传入障碍);直接反射消失,间接反射存在,见于患侧面神经瘫痪(传出障碍)。

3.运动功能　医生双手触按被检查者颞肌、咀嚼肌,嘱被检查者做咀嚼动作,对比双侧肌力强弱;再嘱被检查者做张口运动或露齿,以上下门齿中缝为标准,观察张口时下颌有无偏斜。当一侧三叉神经运动纤维受损时,病侧咀嚼肌肌力减弱或出现萎缩,张口时由于翼状肌瘫痪,下颌偏向病侧。

五、面神经

面神经主要支配面部表情肌和舌前2/3味觉。

1.运动功能　检查面部表情肌时,首先观察双侧额纹、眼裂、鼻唇沟和口角是否对称。然后,嘱被检查者做皱额、闭眼、露齿、微笑、鼓腮或吹哨动作。面神经受损可分为周围性和中枢性损害两种。一侧面神经周围性损害时,病侧额纹减少、眼裂增大、鼻唇沟变浅,不能皱额、闭眼,微笑或露齿时口角歪向健侧,鼓腮及吹口哨时病变侧漏气。中枢性损害时,由于上半部面肌受双侧皮质运动区的支配,皱额、闭眼无明显影响,只出现病灶对侧下半部面部表情肌的瘫痪。

2.味觉检查　嘱被检查者伸舌,将少量不同味感的物质(食糖、食盐、醋或奎宁溶液)以棉签涂于一侧舌面测试味觉,被检查者不能讲话、缩舌和吞咽,用手指指出事先写在纸上的甜、咸、酸或苦四个字之一。先试可疑侧,再试另侧。每种味觉试验完成后,用水漱口,再测试下一种味觉。面神经损害者则舌前2/3味觉丧失。

六、位听神经

位听神经包括前庭及耳蜗两种感觉神经。

1.听力检查　为测定耳蜗神经的功能。

2.前庭功能检查　询问被检查者有无眩晕、平衡失调,检查有无自发性眼球震颤。

七、舌咽、迷走神经

舌咽神经、迷走神经两者在解剖与功能上关系密切,常同时受损。

1.运动　检查时注意被检查者有无发音嘶哑、带鼻音或完全失音,是否呛咳、有无吞咽困难。观察被检查者张口发“啊”音时悬雍垂是否居中,两侧软腭上抬是否一致。当一侧神经受损时,该侧软腭上抬减弱,悬雍垂偏向健侧;双侧神经麻痹时,悬雍垂虽居中,但双侧软腭上抬受限,甚至完全不能上抬。

2.咽反射　用压舌板轻触左侧或右侧咽后壁,正常者出现咽部肌肉收缩和舌后缩。

3.感觉　可用棉签轻触两侧软腭和咽后壁,观察感觉。另外,舌后1/3的味觉减退为舌咽神经损害,检查方法同面神经。

八、副神经

副神经支配胸锁乳突肌及斜方肌。检查时注意肌肉有无萎缩,嘱被检查者做耸肩及转头运动时,医生给予一定的阻力,比较两侧肌力。副神经受损时,向对侧转头及同侧耸肩无力或不能,同侧胸锁乳突肌及斜方肌萎缩。

九、舌下神经

检查时嘱被检查者伸舌,注意观察有无伸舌偏斜、舌肌萎缩及肌束颤动。单侧舌下神经麻痹时伸舌舌尖偏向病侧,双侧麻痹者则不能伸舌。

第二节　运动功能检查

运动包括随意运动和不随意运动,随意运动由锥体束司理,不随意运动(不自主运动)由锥体外系和小脑司理。

一、肌力

肌力是指肌肉运动时的最大收缩力。检查时令被检查者做肢体伸屈动作,医生从相反方向给予阻力,测试被检查者对阻力的克服力量,并注意两侧比较。

肌力的记录采用0~5级的六级分级法:

0级:完全瘫痪,测不到肌肉收缩。

1级:仅测到肌肉收缩,但不能产生动作。

2级:肢体在床面上能水平移动,但不能抵抗自身重力,即不能抬离床面。

3级:肢体能抬离床面,但不能对抗阻力。

4级:能做对抗阻力动作,但不完全。

5级:正常肌力。

肌力减弱或消失称瘫痪。瘫痪根据肌力减退的程度,可分为完全性瘫痪和不完全性瘫痪。根据类型,瘫痪可分为:①单瘫,单一肢体瘫痪,多见于脊髓灰质炎。②偏瘫,为一侧上、下肢瘫痪,常伴有同侧颅神经损害,多见于内囊病变。③交叉性偏瘫,为一侧肢体瘫痪及对侧颅神经损害,多见于脑干病变。④截瘫,为双侧下肢瘫痪,是脊髓横贯性损伤的结果,见于脊髓外伤、炎症等。根据损害部位,瘫痪可分为中枢性瘫痪和周围性瘫痪,其鉴别见表11.1。

表11.1 中枢性瘫痪和周围性瘫痪的鉴别

鉴别点	中枢性瘫痪	周围性瘫痪
损害部位	上运动神经元	下运动神经元
肌张力	增高	降低
反射	深反射增强,浅反射减弱或消失	两者均减弱或消失
病理反射	阳性	阴性
肌肉萎缩	少见	常见

二、肌张力

肌张力是指静息状态下的肌肉紧张度和被动运动时遇到的阻力。检查时嘱被检查者肌肉放松,医生根据触摸肌肉的硬度以及伸屈其肢体时感知肌肉对被动伸屈的阻力做判断。

1.肌张力增高　触摸肌肉有坚实感,伸屈肢体时阻力增加。

(1)痉挛状态:在被动伸屈肢体时,起始阻力大,终末突然阻力减弱,也称折刀现象,为锥体束损害所致。

(2)铅管样强直:伸肌和屈肌的肌张力均增高,作被动运动时各个方向的阻力增加是均匀一致的,为锥体外系损害所致。

2.肌张力降低　肌肉松软,伸屈其肢体时阻力低,关节运动范围扩大,见于下运动神经元病变(如周围神经炎、脊髓前角灰质炎等)、小脑病变和肌源性病变等。

三、不自主运动

不自主运动是指被检查者意识清楚的情况下,随意肌不自主收缩所产生的一些无目的的异常动作，多为锥体外系损害的表现。

1.震颤　为两组拮抗肌交替收缩引起的不自主动作，可有以下几种类型：

(1)静止性震颤：静止时震颤表现明显，而在运动时减轻，睡眠时消失，常伴肌张力增高，见于帕金森病。

(2)意向性震颤：又称动作性震颤。震颤在休息时消失，动作时发生，越近目的物越明显，见于小脑疾患。

2.舞蹈样运动　为面部肌肉及肢体的快速、不规则、无目的、不对称的不自主运动，表现为做鬼脸、转颈、耸肩、手指间断性伸屈、摆手和伸臂等舞蹈样动作，睡眠时可减轻或消失，多见于儿童期脑风湿性病变。

3.手足徐动　为手指或足趾的一种缓慢持续的伸展扭曲动作，见于脑性瘫痪、肝豆状核变性和脑基底节变性。

四、共济运动

机体任一动作的完成均依赖于某组肌群协调一致的运动，称共济运动。这种协调主要靠小脑的功能以协调肌肉活动、维持平衡和帮助控制姿势；也需要运动系统的正常肌力，前庭神经系统的平衡功能，眼睛、头、身体动作的协调，以及感觉系统对位置的感觉共同参与作用。这些部位的任何损伤均可出现共济失调。

1.指鼻试验　嘱被检查者先以示指接触距其前方 0.5 m 医生的示指，再以示指触自己的鼻尖，由慢到快，先睁眼、后闭眼，重复进行。小脑半球病变时同侧指鼻不准；如睁眼时指鼻准确，闭眼时出现障碍则为感觉性共济失调。

2.跟-膝-胫试验　嘱被检查者仰卧，上抬一侧下肢，将足跟置于另一下肢膝盖下端，再沿胫骨前缘向下移动(图 11.1)，先睁眼、后闭眼重复进行。小脑损害时，动作不稳；感觉性共济失调者闭眼时，足跟难以寻到膝盖。

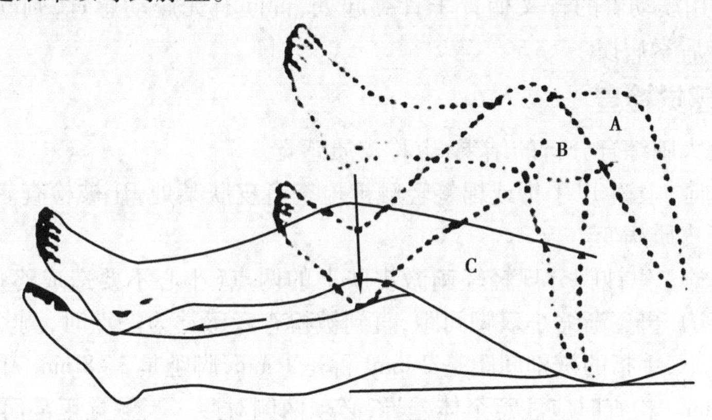

图 11.1　跟-膝-胫试验

3.快速轮替动作　嘱被检查者伸直手掌并以前臂作快速旋前旋后动作，或一手用手掌、手背连续交替拍打对侧手掌，共济失调者动作缓慢、不协调。

4.闭目难立征　嘱被检查者足跟并拢站立，闭目，双手向前平伸，若出现身体摇晃或倾斜为阳性，提示小脑病变。如睁眼时能站稳而闭眼时站立不稳，则为感觉性共济失调。

第三节　感觉功能检查

感觉功能检查主观性强，易产生误差，检查时被检查者必须意识清晰，闭目且在环境安静、情绪稳定的情况下进行。检查时从感觉缺失部位查向正常部位，自肢体远端查向近端，注意左右、远近对比，切忌暗示性提问，以获取准确的资料。

一、浅感觉检查

1.痛觉　用大头针的针尖和钝端交替地轻刺被检查皮肤，询问被检查者是否疼痛。注意两侧对称比较，同时记录痛感障碍类型（正常、过敏、减退或消失）与范围。痛觉障碍见于脊髓丘脑侧束损害。

2.触觉　用棉签轻触被检查者的皮肤或黏膜，询问有无感觉。触觉障碍见于脊髓丘脑前束和后索病损。

3.温度觉　用盛有热水（40～50 ℃）或冷水（5～10 ℃）的玻璃试管交替接触被检查者皮肤，嘱被检查者辨别冷、热感。温度觉障碍见于脊髓丘脑侧束损害。

二、深感觉检查

1.运动觉　医生轻轻夹住被检查者的手指或足趾两侧，上或下移动，令被检查者根据感觉说出“向上”或“向下”。运动觉障碍见于后索病损。

2.位置觉　医生将被检查者的肢体摆成某一姿势，请被检查者描述该姿势或用对侧肢体模仿，位置觉障碍见于后索病损。

3.震动觉　用震动着的音叉柄置于骨突起处，询问有无震动感觉，判断两侧有无差别，震动觉障碍见于后索病损。

三、复合感觉检查

复合感觉是大脑综合分析的结果，也称皮质感觉。

1.皮肤定位觉　医生以手指或棉签轻触被检查者皮肤某处，让被检查者指出被触部位。该功能障碍见于皮质病变。

2.两点辨别觉　以钝脚分规轻轻刺激皮肤上的两点（小心不要造成疼痛），检测被检查者辨别两点的能力，再逐渐缩小双脚间距，直到被检查者感觉为一点时，测其实际间距，两侧比较。正常情况下，手指的辨别间距是 2 mm，舌是 1 mm，脚趾是 3～8 mm，手掌是 8～12 mm，后背是 40～60 mm。检查时应注意个体差异，必须两侧对照。当触觉正常而两点辨别觉障碍时则为额叶病变。

3.实体觉　嘱被检查者用单手触摸熟悉的物体，如钢笔、钥匙、硬币等，并说出物体的名称。先测功能差的一侧，再测另一手。实体觉功能障碍见于皮质病变。

4.体表图形觉　在被检查者的皮肤上画图形（方形、圆形、三角形等）或写简单的字（一、二、十等），观察其能否识别，须双侧对照。如体表图形觉有障碍，常为丘脑水平以上病变。

第四节　神经反射

神经反射由反射弧完成,反射弧包括感受器、传入神经元、中枢、传出神经元和效应器等。反射弧中任一环节有病变都可影响反射,使其减弱或消失;反射又受高级神经中枢控制,如锥体束以上病变,可使反射活动失去抑制而出现反射亢进。反射包括生理反射和病理反射,根据刺激的部位,又可将生理反射分为浅反射和深反射两部分。

一、浅反射

浅反射系刺激皮肤、黏膜或角膜等引起的反应。

1.角膜反射　见本章第一节。

2.腹壁反射　检查时,被检查者仰卧,下肢稍屈曲,使腹壁松弛,然后用钝头竹签分别沿肋缘下(胸髓 7~8 节)、脐平(胸髓 9~10 节)及腹股沟上(胸髓 11~12 节)的方向,由外向内轻划两侧腹壁皮肤,分别称为上、中、下腹壁反射(图 11.2)。正常反应是上、中或下部局部腹肌收缩。反射消失分别见于上述不同平面的胸髓病损。双侧上、中、下部反射均消失也见于昏迷和急性腹膜炎患者。一侧上、中、下部腹壁反射均消失见于同侧锥体束病损。肥胖、老年及经产妇由于腹壁过于松弛也会出现腹壁反射减弱或消失,应予以注意。

3.提睾反射　竹签由下而上轻划股内侧上方皮肤,可引起同侧提睾肌收缩,睾丸上提。双侧反射消失为腰髓 1~2 节病损。一侧反射减弱或消失见于锥体束损害。局部病变如腹股沟疝、阴囊水肿等也可影响提睾反射(图 11.2)。

4.跖反射　被检查者仰卧,下肢伸直,医生手持被检查者踝部,用钝头竹签划足底外侧,由足跟向前至近小趾跖关节处转向足拇趾侧,正常反应为足跖屈曲(图 11.3)。反射消失为骶髓 1~2 节病损。

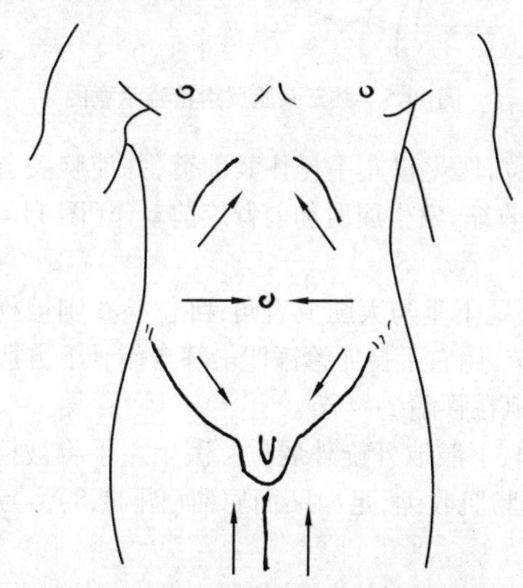

图 11.2　腹壁反射和提睾反射检查示意图

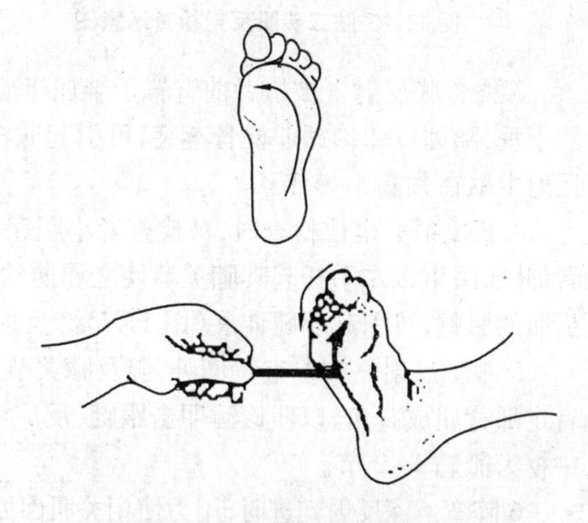

图 11.3　跖反射检查示意图

5.肛门反射　用大头针轻划肛门周围皮肤,可引起肛门外括约肌收缩。反射障碍为骶髓4~5节或肛尾神经病损。

二、深反射

刺激骨膜、肌腱经深部感受器完成的反射称深反射,又称腱反射。检查时被检查者肢体肌肉应放松,充分合作。医生叩击力量应均等,注意两侧对比。反射强度通常分为以下几级:

0 反射消失。

1+肌肉收缩存在,但无相应关节活动,为反射减弱。

2+肌肉收缩并导致关节活动,为正常反射。

3+反射增强,可为正常或病理情况。

4+反射亢进并伴有阵挛,为病理情况。

1.肱二头肌反射　被检查者前臂屈曲,医生以左拇指置于被检查者肘部肱二头肌腱上,然后右手持叩诊锤叩击左拇指,可使肱二头肌收缩,前臂快速屈曲(图 11.4)。反射中枢为颈髓5~6节。

2.肱三头肌反射　被检查者外展前臂,半屈肘关节,医生用左手托住其前臂,右手用叩诊锤直接叩击鹰嘴上方的肱三头肌腱,可使肱三头肌收缩,引起前臂伸展(图 11.5)。反射中枢为颈髓6~7节。

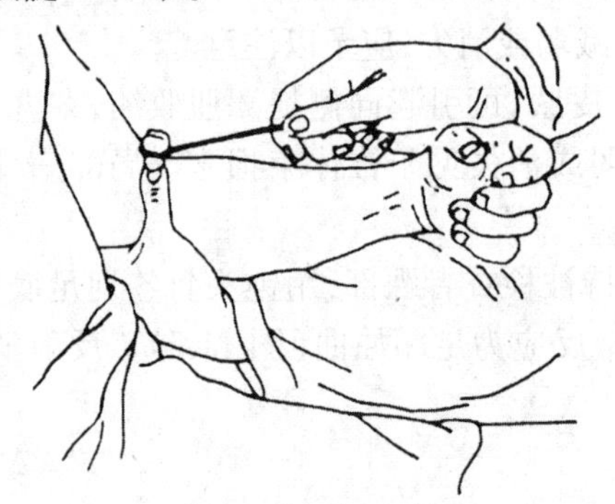

图 11.4　肱二头肌反射检查示意图

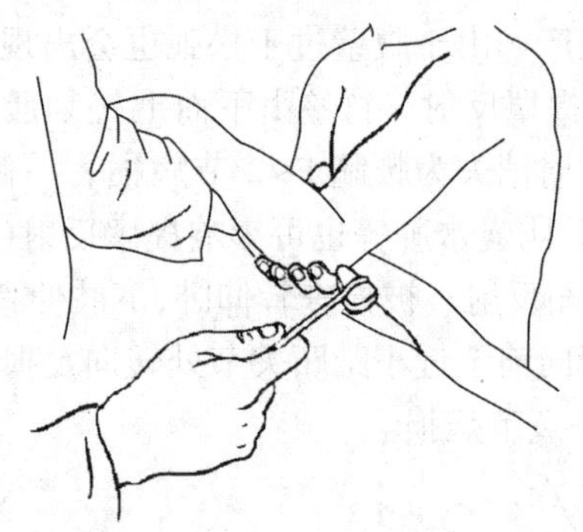

图 11.5　肱三头肌反射检查示意图

3.桡骨膜反射　被检者前臂置于半屈半旋前位,医生以左手托住其前臂,并使腕关节自然下垂,随即以叩诊锤叩桡骨茎突,可引起肱桡肌收缩,发生屈肘和前臂旋前动作(图 11.6)。反射中枢在颈髓5~6节。

4.膝反射　坐位检查时,被检查者小腿完全松弛下垂与大腿成直角;卧位检查则被检查者仰卧,医生以左手托起其膝关节使之屈曲约120°,用右手持叩诊锤叩击膝盖髌骨下方股四头肌的肌腱,可引起小腿伸展(图 11.7)。反射中枢在腰髓2~4节。

5.跟腱反射　被检查者仰卧,髋及膝关节屈曲,下肢取外旋外展位。医生左手将被检查者足部背屈成直角,以叩诊锤叩击跟腱,反应为腓肠肌收缩,足向跖面屈曲(图 11.8)。反射中枢为骶髓1~2节。

6.阵挛　深反射亢进时,用力使相关肌肉处于持续性紧张状态,该组肌肉发生节律性收缩,称为阵挛。当它与病理反射同时存在或仅出现于单侧时,才有病理意义,见于锥体束受损。

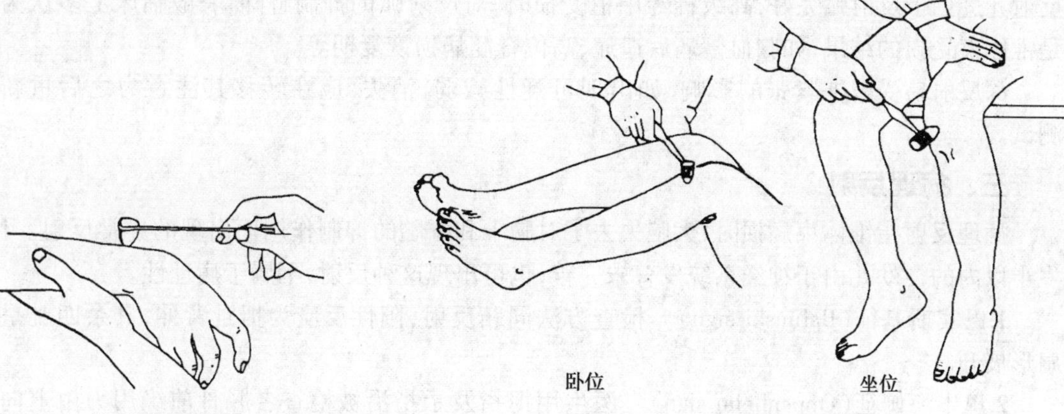

图 11.6 桡骨膜反射检查示意图

图 11.7 膝反射检查示意图

(1)髌阵挛：被检者下肢伸直，医生以拇指与示指捏住其髌骨上缘，用力向远端快速连续推动数次后维持推力。阳性反应为髌骨有节律地上下移动(图 11.9)。

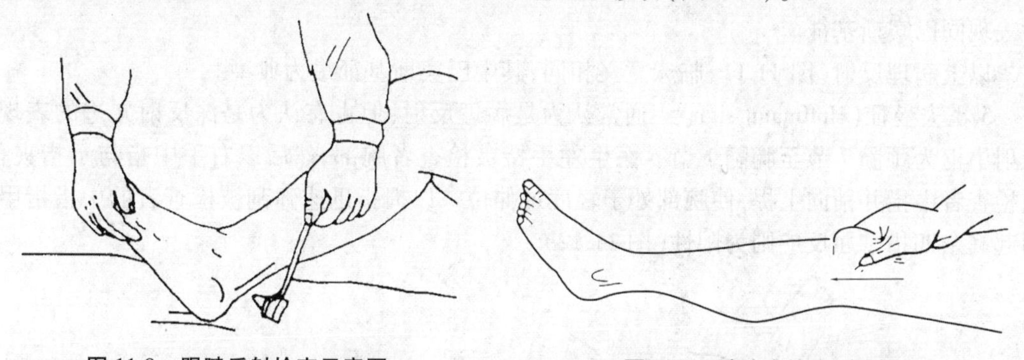

图 11.8 跟腱反射检查示意图

图 11.9 髌阵挛检查示意图

(2)踝阵挛：被检者仰卧，髋与膝关节稍屈，医生一手持被检者腘窝部，一手持被检者足底前端，用力使踝关节过伸，并用手持续压于足底。阳性表现为足部交替性屈伸动作(图11.10)。

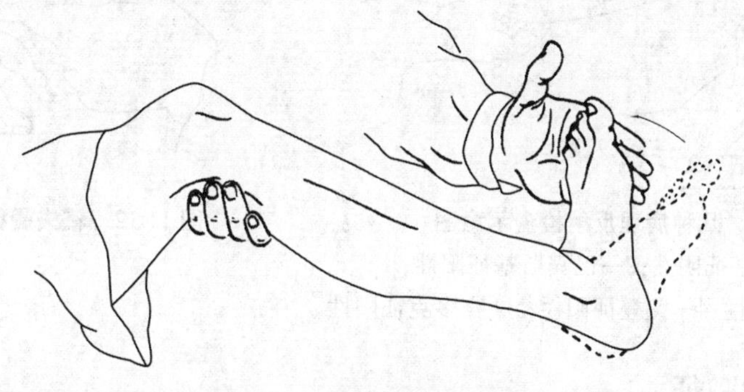

图 11.10 踝阵挛检查示意图

深反射减弱或消失多见于使反射弧遭受损害的病变，如末梢神经炎、神经根炎、脊髓前角灰质炎等，神经肌肉接头处或肌肉疾患也可使深反射减弱或消失。此外，当脑、脊髓急性病变时，处于休克状态，也可见到深反射减弱或消失，如脑血管病和脊髓炎的急性期等。深反射亢进见于反射弧完好，高级神经中枢受损时，对反射弧的抑制解除，一般临床上多认为是锥体束受损的结果，如脑血管病后遗症、高位脊髓病损恢复期等。

深反射易受精神紧张的影响，如出现可疑性减弱、消失，应在转移其注意力之后重新测试。

三、病理反射

病理反射指锥体束病损时，大脑失去了对脑干和脊髓的抑制作用而出现的异常反射。1岁半以内的婴幼儿由于神经系统发育未完善，也可出现这种反射，不属于病理性。

1.巴宾斯基征（Babinski sign） 检查方法同跖反射，阳性反应为拇趾背伸，其余四趾呈扇形展开。

2.奥本海姆征（Oppenheim sign） 医生用拇指及示指沿被检查者胫骨前缘用力由上向下滑压，阳性表现同巴宾斯基征。

3.戈登征（Gordon sign） 检查时用手以一定力量捏压腓肠肌，阳性表现同巴宾斯基征。

4.查多克征（Chaddock sign） 检查时用钝头竹签划被检查者外踝下方及足背外缘，阳性表现同巴宾斯基征。

以上病理反射（图 11.11）临床意义相同，其中巴宾斯基征最为典型。

5.霍夫曼征（Hoffmann sign） 通常认为是病理反射，但也有认为是深反射亢进的表现，反射中枢为颈髓 7 节至胸髓 1 节。医生左手持被检查者腕部，然后以右手中指与示指夹住被检查者中指并稍向上提，使腕部处于轻度过伸位。以拇指迅速弹刮被检查者的中指指甲，引起其余四指掌屈反应则为阳性（图 11.12）。

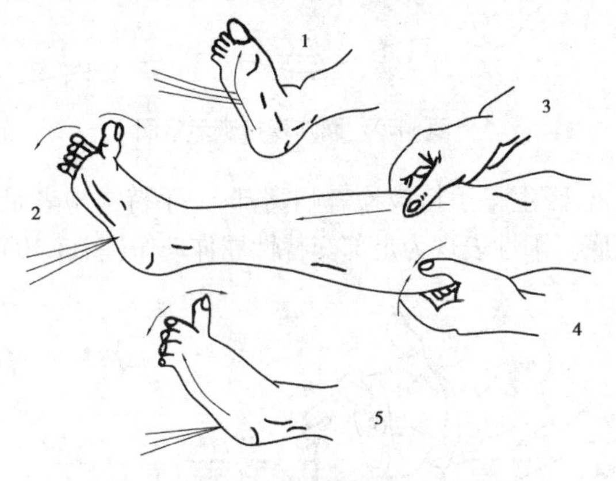

图 11.11 几种病理反射检查示意图

1—巴宾斯基征阴性；2—巴宾斯基征阳性；

3—奥本海姆征阳性；4—戈登征阳性；5—查多克征阳性

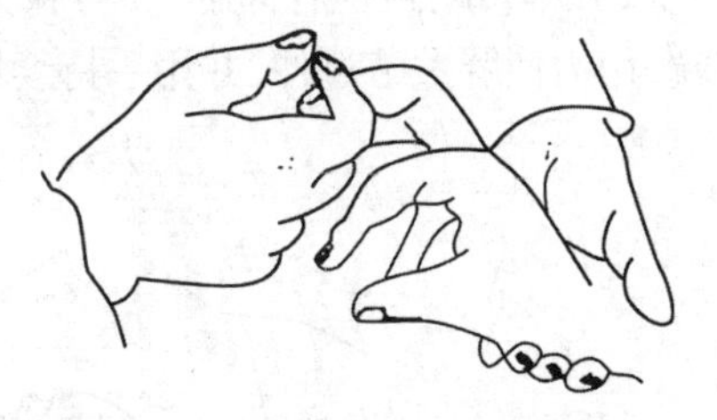

图 11.12 霍夫曼征检查示意图

四、脑膜刺激征

脑膜刺激征为脑膜受激惹的体征，见于脑膜炎、蛛网膜下腔出血和颅压增高等。

1.颈强直 被检查者仰卧，医生以一手托被检查者枕部，另一只手置于胸前作屈颈动作。如这一被动屈颈检查时感觉到抵抗力增强，即为颈部阻力增高或颈强直。在除外颈椎或颈部肌肉局部病变后，即可认为有脑膜刺激征。

2.克尼格征(Kernig sign) 被检查者仰卧,一侧下肢髋、膝关节屈曲成直角,医生将被检查者小腿抬高伸膝。正常人膝关节可伸达135°以上(图11.13)。如伸膝受阻且伴疼痛与屈肌痉挛,则为阳性。

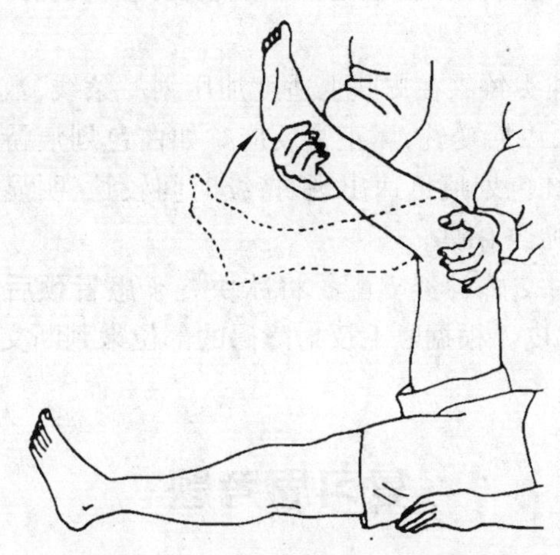

图11.13 克尼格征检查示意图

3.布鲁津斯基征(Brudzinski sign) 被检查者仰卧,下肢伸直,医生一手托起被检查者枕部,另一手按于其胸前(图11.14)。当头部前屈时,双髋与膝关节同时屈曲则为阳性。

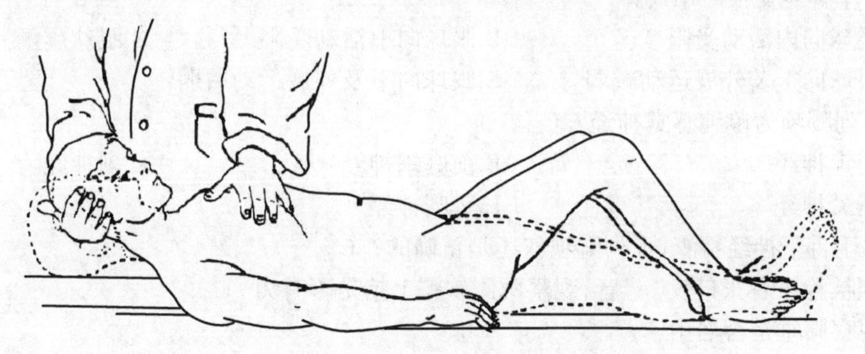

图11.14 布鲁津斯基征检查示意图

第五节 自主神经功能检查

自主神经可分为交感与副交感两个系统,主要功能是调节内脏、血管与腺体等活动。大部分内脏接受交感和副交感神经纤维的双重支配,在大脑皮质的调节下,协调整个机体内、外环境的平衡。临床常用检查方法有以下几种。

1.眼心反射 被检查者仰卧,双眼自然闭合,计数脉率。医生用左手中指、示指分别置于被检查者眼球两侧,逐渐加压,以被检查者不痛为限。加压20~30 s后计数脉率,正常可减少10~12次/min,超过12次/min提示副交感(迷走)神经功能增强,迷走神经麻痹则无反应。如压迫后脉率非但不减慢反而加速，则提示交感神经功能亢进。

2.卧立位试验　平卧位计数脉率，然后起立站直，再计数脉率。如由卧位到立位脉率增加超过 10～12 次/min 为交感神经兴奋性增强。由立位到卧位，脉率减慢超过 10～12 次/min 则为迷走神经兴奋性增强。

3.皮肤划痕试验　用钝头竹签在皮肤上适度加压划一条线，数秒钟后，皮肤先出现白色划痕（血管收缩）高出皮面，以后变红，属正常反应。如白色划痕持续较久，超过 5 min，提示交感神经兴奋性增高。如红色划痕迅速出现、持续时间较长、明显增宽甚至隆起，提示副交感神经兴奋性增高或交感神经麻痹。

4.竖毛反射　竖毛肌由交感神经支配。将冰块置于患者颈后或腋窝，数秒钟后可见竖毛肌收缩，毛囊处隆起如鸡皮。根据竖毛反射障碍的部位来判断交感神经功能障碍的范围。

复习思考题

一、选择题

1.滑车神经受损时出现（　　）。

A.眼球向内活动受限　　B.眼球向上活动受限　　C.眼球震颤

D.眼球向上及外展运动减弱　　E.眼球向下及外展运动减弱

2.下列哪项为单纯感觉神经？（　　）

A.迷走神经　　B.前庭蜗神经　　C.副神经

D.三叉神经　　E.舌咽神经

3.关于舌下神经检查，下列哪项叙述是正确的？（　　）

A.嘱被检查者张口发“a”音，观察两侧软腭上抬是否有力

B.观察腭垂是否居中

C.嘱被检查者伸舌，观察有无偏斜

D.观察鼻唇沟及口角两侧是否对称

E.观察被检查者是否有吞咽困难

4.一侧肢体随意运动丧失，伴同侧中枢性面瘫及舌瘫，称为（　　）。

A.偏瘫　　B.单瘫　　C.截瘫

D.交叉瘫　　E.轻瘫

5.下列哪个部位病变可能出现截瘫？（　　）

A.大脑皮质　　B.内囊　　C.脑干

D.小脑　　E.脊髓

6.关于肌张力的描述，下列哪项是正确的？（　　）

A.是指肢体作某种主动运动时肌肉最大的收缩力

B.除肌肉的收缩力外，还可以动作的幅度与速度来衡量

C.是指静息状态下的肌肉紧张度

D.肌张力增加时可表现为关节过伸
E.肌张力减弱见于锥体束损害
7.震颤在动作时出现,越近目的物越明显,称为(　　)。
A.静止性震颤　　B.老年性震颤　　C.动作性震颤
D.手足徐动　　E.手足搐搦
8.患者锥体外系损害时,肌张力改变为(　　)。
A.折刀现象　　B.痉挛性增高　　C.齿轮样强直
D.铅管样强直　　E.“搓丸”样动作
9.关于静止性震颤,下列描述哪项是不正确的?(　　)
A.静止时表现明显　　B.动作同“搓丸”样
C.作意向性动作时可减轻　　D.伴肌张力减弱　　E.见于帕金森病
10.患者浅感觉障碍,可能出现异常的是(　　)。
A.关节觉　　B.痛觉　　C.震动觉
D.位置觉　　E.两点辨别觉
11.被检查者闭目,医生在其皮肤上画简单图形,是测定被检查者的(　　)。
A.浅感觉　　B.深感觉　　C.位置觉
D.皮质觉　　E.触觉
12.浅反射不包括(　　)。
A.角膜反射　　B.腹壁反射　　C.提睾反射
D.跖反射　　E.桡骨骨膜反射
13.深反射不包括(　　)。
A.肱二头肌反射　　B.肱三头肌反射　　C.膝反射
D.跖反射　　E.桡骨骨膜反射
14.锥体束病变时不应出现(　　)。
A.巴宾斯基征　　B.奥本海姆征　　C.戈登征
D.查多克征　　E.克尼格征
15.下列哪项不属自主神经功能检查?(　　)
A.眼心反射　　B.角膜反射　　C.卧立试验
D.竖毛反射　　E.皮肤划纹征
16.巴宾斯基征阳性的典型表现为(　　)。
A.拇趾背屈,其他四趾扇形展开　　B.脚趾不动　　C.脚趾均跖屈
D.下肢迅速回收　　E.脚趾均背屈
17.直接与间接角膜反射均消失见于(　　)。
A.味觉神经病变　　B.患侧三叉神经病变　　C.迷走神经病变
D.患侧面神经病变　　E.副神经病变
18.检查膝反射,叩击部位正确的是(　　)。
A.髌骨内侧　　B.腘窝　　C.髌骨外侧
D.髌骨　　E.髌骨下股四头肌肌腱

19.眼心反射属于(　　)。

A.深反射　　B.浅反射　　C.病理反射

D.脑膜刺激征　　E.自主神经反射

20.男性,30 岁,剧烈头痛 1 d,无发热。查体:脑膜刺激征阳性。该患者最可能的诊断是(　　)。

A.青光眼　　B.脑膜炎　　C.小脑肿瘤

D.蛛网膜下腔出血　　E.神经性头痛

二、简答题

1.简述肌力的检查方法及肌力的分级。

2.何谓深反射？深反射异常的临床意义是什么？

3.何谓脑膜刺激征？有何临床意义？

（刘昌晟）

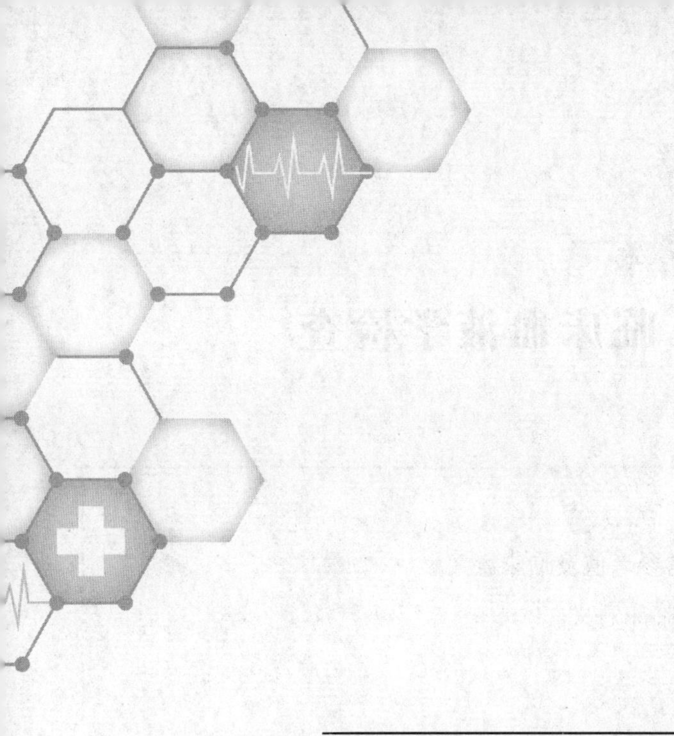

第三篇

实验室检查

第十二章　临床血液学检查

学习目标

- 掌握血液一般检查的项目、正常参考值及临床意义。
- 熟悉溶血性贫血的检查项目及临床意义。

知识点

- 红细胞检测；白细胞检测；血小板检测；红细胞沉降率检测；溶血性贫血的分类；溶血性贫血的筛查试验；溶血性贫血的确诊试验。

案例导入

患者，男性，56岁，心慌、乏力2月。2月前开始逐渐心慌、乏力，上楼吃力，家人发现面色不如以前红润，病后进食正常，但有时上腹不适。不挑食，大便不黑，小便正常，睡眠可，略见消瘦，既往无胃病史。查体：T 36.5 ℃，P 96次/min，R 18次/min，BP 130/70 mmHg，贫血貌，皮肤无出血点和皮疹，浅表淋巴结不大，巩膜无黄染，心界不大，心率96次/min，律齐，心尖部2/6级收缩期吹风样杂音，肺无异常，腹平软，无压痛，肝脾未及，下肢不肿。化验：Hb 75g/L，RBC 3.08×10^{12}个/L，MCV 76 fl，MCH 24 pg，MCHC 26%，网织红细胞1.2%，WBC 8.0×10^{9}个/L，N 69%，E 3%，L 25%，M 3%，PLT 136×10^{9}个/L。

请思考：分析病例资料，作出可能的诊断。

血液学检查包括红细胞、白细胞和血小板的数量、血流动力学、形态学和细胞化学等的检查；止血功能、血栓栓塞、抗凝和纤溶功能的检查；溶血的检查；血型鉴定和交叉配血试验等。本章重点介绍血液一般检查。

1.血液标本的种类　①全血用于对血细胞成分的检查。②血清用于大部分临床生化检查和免疫学检查。③血浆适用于部分临床生化检查、凝血因子测定和游离血红蛋白测定等必须采用血浆标本。

2.采血部位　①毛细血管采血，主要用于床边项目和急诊项目，其结果代表局部的状态，与全身性样品系列观察时应注意到这些因素。②静脉采血，需血量较多时采用。通常多在肘部静脉、腕部静脉或手背静脉，婴幼儿在颈部外静脉采血。③动脉采血，常用于血气分析时。多在股动脉穿刺采血，也有用肱动脉或桡动脉。

3.采血时间　①空腹采血：是指在禁食8 h后空腹采取的标本，一般是在晨起早餐前采血,常用于临床生化检查。②特定时间采血:因人体生物节律在昼夜间有周期性变化,故在一天中不同时间所采的血标本检验结果也会随着变化,如激素、葡萄糖等测定。检查微丝蚴需在半夜唤醒后采标本。此外,甘油三酯、维生素 D 等还可有季节性变化。③急诊采血:不受时间限制。检测单上应标明急诊和采血时间。

第一节　血液一般检查

血液一般检查包括血液细胞成分的常规检测(简称血液常规检测)、网织红细胞检测和红细胞沉降率检测。近年来由于血液学分析仪器的广泛应用,血液常规检测的项目增多,包括红细胞计数、血红蛋白测定、红细胞平均值测定和红细胞形态检测;白细胞计数与分类计数及白细胞形态检测;血小板计数、血小板平均值测定和血小板形态检测。

一、红细胞检测

(一)红细胞计数和血红蛋白测定

红细胞计数(red blood cells count,RBC)是指计数单位容积外周血中红细胞的数目。血红蛋白(hemoglobin,Hb)测定是测定单位容积外周血中血红蛋白的量。

【参考值】

分　类	红细胞计数/(个·L^{-1})	血红蛋白(g·L^{-1})
成年男性	$(4.0\sim5.5)\times10^{12}$	120~160
成年女性	$(3.5\sim5.0)\times10^{12}$	110~150
新生儿	$(6.0\sim7.0)\times10^{12}$	170~200

【临床意义】

1.红细胞和血红蛋白增多

(1)相对性增多:因血液浓缩造成红细胞容积和血红蛋白相对增多。见于严重呕吐、腹泻、大量出汗、大面积烧伤等。

(2)绝对性增多:可分继发性与原发性增多。

继发性增多:可由红细胞生成素代偿性增加和非代偿性增加所致。生理性红细胞生成素代偿性增加见于胎儿及新生儿、高原地区居民。病理性增加则见于严重的慢性心、肺疾患如阻塞性肺气肿、肺源性心脏病、发绀型先天性心脏病,以及携氧能力低的异常血红蛋白病等。红细胞生成素非代偿性增加与某些肿瘤或肾脏疾患有关,如肾癌、肝细胞癌、卵巢癌、肾胚胎瘤、肾上腺皮质腺瘤、子宫肌瘤,以及肾盂积水、多囊肾等。

原发性增多:称为真性红细胞增多症,是一种原因不明的以红细胞增多为主的慢性骨髓增殖性疾病,本病属慢性和良性增生,但具有潜在恶性趋向。

2.红细胞和血红蛋白减少

(1)生理性减少:见于婴幼儿及妊娠中晚期女性等。

(2)病理性减少:见于各种贫血,原因有红细胞生成不足,如缺铁性贫血、巨幼红细胞性贫血、再生障碍性贫血等;红细胞破坏过多,如各种溶血性贫血;红细胞丢失过多,如急、慢性失血性贫血。

临床上根据血红蛋白减低的程度将贫血分为 4 级。①轻度:血红蛋白低于参考值低限至90 g/L。②中度:血红蛋白 90~60 g/L。③重度:血红蛋白 60~30 g/L。④极重度:血红蛋白<30 g/L。

(二)血细胞比容

血细胞比容(hematocrit,HCT)又称血细胞压积(packed cell volum,PCV),是指血细胞在血液中所占容积的比值。用抗凝血在一定条件下离心沉淀即可测得。

【参考值】 微量法:男(0.467±0.039) L/L;女(0.421±0.054) L/L。温氏法:男 0.40~0. 50;女 0.37~0.48。

【临床意义】

血细胞比容测定可反映红细胞的增多或减少,但受血浆容量改变的影响,同时也受红细胞体积大小的影响。

1.血细胞比容增高 见于各种原因所致的血液浓缩。临床上测定脱水患者的血细胞比容,作为计算补液量的参考。各种原因所致的红细胞绝对性增多时,血细胞比容均增加,如真性红细胞增多症时,可高达 0.60 以上,甚至达 0.80。

2.血细胞比容减低 见于各种贫血。由于贫血类型不同,红细胞体积大小也有不同,血细胞比容的减少与红细胞数减少并不一定成正比。因此必须将红细胞数、血红蛋白量和血细胞比容三者结合起来,计算红细胞各项平均值才更有参考意义。

(三)红细胞的三个平均值

1.平均红细胞容积(mean corpuscular volume,MCV) 系指每个红细胞的平均体积,以飞升(fl)为单位,1 L=10^{15} fl。

2.平均红细胞血红蛋白量(mean corpuscular hemoglobin,MCH) 系指每个红细胞内所含血红蛋白的平均量,以皮克(pg)为单位,1 g=10^{12} pg。

3.平均红细胞血红蛋白浓度(mean corpuscular hemoglobin concentration,MCHC) 系指每升血液中平均所含血红蛋白浓度(克数),以 g/L 表示。

【参考值】

分 类	手工法	血细胞分析仪
平均红细胞体积(MCV)	80~92 fl	80~100 fl
平均血红蛋白量(MCH)	27~31 pg	27~34 pg
平均血红蛋白浓度(MCHC)	320~360 g/L	320~360 g/L

【临床意义】

根据红细胞的三个平均值可以进行贫血的细胞形态学分类。可分为正常细胞性贫血、大细胞性贫血、小细胞低色素性贫血、单纯小细胞性贫血，临床意义见表12.1。

表12.1　贫血的细胞形态学分类及临床意义

贫血类型	MCV	MCH	MCHC	常见疾病
正常细胞贫血	正常	正常	正常	急性失血、溶血、再障
大细胞性贫血	增高	增高	正常	叶酸、维生素 B_{12}缺乏
小细胞低色素性贫血	下降	下降	下降	缺铁性贫血
单纯小细胞性贫血	下降	下降	正常	慢性炎症、慢性肝肾疾病

(四)红细胞体积分布宽度测定

红细胞体积分布宽度(red blood cell volume distribution width，RDW)是反映外周血红细胞体积异质性的参数，由血细胞分析仪测量而获得。RDW对贫血的诊断有重要意义。多数仪器用所测红细胞体积大小的变异系数(coefficient of variability)，即RDW-CV来表示，也有的仪器用RDW-SD的报告方式。

【参考值】　RDW-CV　11.5%~14.5%。

【临床意义】

1.用于贫血的形态学分类　不同病因引起的贫血，红细胞形态学特点不同，Bassman提出了按MCV、RDW两项参数对贫血的新的形态学分类法(表12.2)，对贫血的鉴别诊断有一定的参考价值。

表12.2　根据MCV、RDW的贫血形态学分类

贫血类型	MCV	RDW	常见疾病
大细胞均一性贫血	增高	正常	骨髓增生异常综合征，部分再生障碍性贫血等
大细胞非均一性贫血	增高	增高	巨幼细胞贫血、某些肝病性贫血
正常细胞均一性贫血	正常	正常	再生障碍性贫血、白血病、急性失血性贫血等
正常细胞非均一性贫血	正常	增高	骨髓纤维化、血红蛋白病、铁粒幼细胞性贫血
小细胞均一性贫血	减低	正常	轻型珠蛋白生产障碍性贫血、球形细胞增多症
小细胞非均一性贫血	减低	增高	缺铁性贫血

2.用于缺铁性贫血的诊断和鉴别诊断　缺铁性贫血和轻型β-珠蛋白生成障碍性贫血均表现为小细胞低色素性贫血，缺铁性贫血患者RDW增高，而珠蛋白生成障碍性贫血患者88%为正常。缺铁性贫血患者在缺铁潜伏期时RDW即有增高，治疗后贫血已得到纠正，RDW仍未降至正常水平，可能反映体内储存铁尚未完全补足，故RDW对缺铁性贫血治疗中的动态监测可能有一定的价值。

(五)网织红细胞计数

网织红细胞(reticulocyte,Ret)是晚幼红细胞脱核后的细胞。由于胞质内还残存核糖体等嗜碱性物质,煌焦油蓝或新亚甲蓝染色,呈现浅蓝或深蓝色的网织状细胞而得名。

【参考值】 成人0.5%~1.5%,新生儿2%~6%。绝对值(24~84)×10^9个/L。

【临床意义】

1.反映骨髓的造血功能 网织红细胞增多表示骨髓红细胞系增生旺盛,在溶血性贫血时网织红细胞可明显升高;急性失血性贫血、缺铁性贫血及巨幼细胞性贫血时也有轻度升高。网织红细胞减少表示骨髓造血功能减低,常见于再生障碍性贫血。

2.作为贫血治疗效果判断和病情观察的指标 如贫血治疗有效,经1~2 d治疗后网织红细胞即开始增高,1周后达高峰。治疗无效时,网织红细胞无变化。

(六)红细胞形态改变

正常红细胞呈双面凹圆盘形,在血涂片中见到为圆形,大小较一致,直径6~9 μm,平均7.5 μm。染色后四周呈浅橘红色,中央呈淡染区(又称中央苍白区),大小相当于细胞直径的1/3~2/5。病理情况下外周血中常见的红细胞形态异常有以下几种。

1.大小异常

(1)小红细胞:红细胞直径小于6 μm。见于低色素性贫血,如缺铁性贫血。细胞体积可变小,中央淡染区扩大,红细胞呈小细胞低色素性。球形细胞的直径也小于6 μm,但其厚度增加,血红蛋白充盈好,细胞着色深,中央淡染区消失。

(2)大红细胞:直径大于10 μm。见于溶血性贫血、急性失血性贫血,也可见于巨幼细胞贫血。

(3)巨红细胞:直径大于15 μm。常见于叶酸或(和)维生素B_{12}缺乏所致的巨幼细胞贫血。巨红细胞常呈椭圆形,内含血红蛋白量高,中央淡染区常消失。

(4)红细胞大小不均:红细胞大小悬殊,直径可相差一倍以上。这种现象见于病理造血,反映骨髓中红细胞系增生明显旺盛。在增生性贫血如缺铁性贫血、溶血性贫血、失血性贫血等贫血达中度以上时,均可见某种程度的红细胞大小不均,而在巨幼细胞贫血时尤为明显。

2.形态异常

(1)球形细胞:直径小于6 μm,厚度增加大于2.9 μm。细胞体积小,圆球形,着色深,中央淡染区消失。主要见于遗传性球形细胞增多症,也可见于自身免疫性溶血性贫血。涂片中此种细胞占20%以上时才有诊断参考价值。

(2)椭圆形细胞:呈卵圆形,或两端钝圆的长柱状。正常人血涂片中约1%椭圆形细胞。遗传性椭圆形细胞增多症患者有严重贫血时可达15%以上,一般高于25%才有诊断价值。巨幼细胞贫血时可见到巨椭圆形红细胞。

(3)口形细胞:红细胞中央淡染区呈扁平裂缝状,宛如微张口的嘴形或鱼口状。正常人血涂片中偶见,如多达10%以上,常见于遗传性口形细胞增多症。少量可见于弥散性血管内凝血及酒精中毒时。

(4)靶形细胞:此种细胞的中央淡染区扩大,中心部位又有部分色素存留而深染,状似射击之靶标。有的中心深染区像从红细胞边缘延伸出的半岛状或柄状。珠蛋白生成障碍性贫血、异常血红蛋白病，靶形细胞常占20%以上。少量也可见于缺铁性贫血、其他溶血性贫血以及黄疸或脾切除后的病例。

(5)镰形细胞：形如镰刀状，见于镰形细胞性贫血。

(6)泪滴形细胞：细胞呈泪滴状或手镜状。见于骨髓纤维化，也可见于珠蛋白生成障碍性贫血、溶血性贫血等。

(7)棘细胞及刺细胞：棘细胞外周呈钝锯齿状突起，刺细胞外周呈不规则、不匀称的棘刺状突起。见于棘形细胞增多症(先天性无β脂蛋白血症)，也可见于脾切除后、酒精中毒性肝病、尿毒症等。

(8)裂细胞：又称红细胞形态不整、红细胞异形症，指红细胞发生各种明显的形态学异常改变而言。红细胞可呈梨形、泪滴形、新月形、长圆形、哑铃型、逗点型、三角形、盔形，以及球形、靶形等。见于红细胞因机械或物理因素所致的破坏，为微血管病性溶血的表现如弥散性血管内凝血、血栓性血小板减少性紫癜、溶血尿毒症综合征、恶性高血压，以及心血管创伤性溶血性贫血等。也可见于严重烧伤患者。

(9)红细胞缗钱状形成：涂片中红细胞呈串状叠连似缗钱状。常见于多发性骨髓瘤、原发性巨球蛋白血症等。

3.染色反应异常

(1)低色素性：红细胞染色过浅，中央苍白区扩大，提示血红蛋白含量明显减少。常见于缺铁性贫血、珠蛋白生成障碍性贫血、铁粒幼细胞性贫血，也可见于某些血红蛋白病。

(2)高色素性：红细胞着色深，中央淡染区消失，其平均血红蛋白含量增高。常见于巨幼细胞贫血，球形细胞也呈高色素性。

(3)嗜多色性：红细胞呈淡灰蓝或紫灰色，是一种刚脱核的红细胞，体积较正常红细胞稍大，称嗜多色性红细胞或多染色性红细胞。正常人外周血中约占1%。其增多反映骨髓造血功能活跃，红细胞系增生旺盛。见于增生性贫血，尤以溶血性贫血时为最多见。

4.结构异常

(1)嗜碱性点彩：红细胞内含有细小嗜碱性点状物质，是核糖体凝集而成的。有时与嗜多色性并存，也可发现于有核红细胞胞质内。大量增多并呈粗颗粒状点彩，多见于铅中毒，也可见于骨髓增生旺盛的其他贫血如巨幼细胞贫血等。

(2)染色质小体(Howell-Jolly body)：红细胞内含有圆形紫红色小体，直径0.5~1μm，1个或数个，是核的残余物质，也可出现于晚幼红细胞中，此小体多见于溶血性贫血、巨幼细胞贫血、红白血病及其他增生性贫血。

(3)卡-波环(Cabot ring)：成熟红细胞内出现一条很细的淡紫红色线状体，呈环形或“8”字形，曾认为是核膜的残余物。目前认为可能是纺锤体的残余物或胞质中脂蛋白变性所致。提示严重贫血、溶血性贫血、巨幼细胞贫血、铅中毒及白血病等。

(4)有核红细胞：正常成人有核红细胞均存在于骨髓之中，外周血涂片中除在新生儿可见到有核红细胞外，成人如出现有核红细胞，均属病理现象。主要见于：①各种溶血性贫血；②红白血病；③髓外造血，如骨髓纤维化；④其他，如骨髓转移癌、严重缺氧等。

二、白细胞检测

(一)白细胞计数

白细胞计数(white blood cells count,WBC)是指计数单位容积外周血中白细胞的总数。

【参考值】 成人$(4\sim10)\times10^9$个/L,新生儿$(15\sim20)\times10^9$个/L,婴儿$(11\sim12)\times10^9$个/L。

【临床意义】

白细胞计数高于10×10^9个/L,称白细胞增多;白细胞计数低于4×10^9个/L,称白细胞减少;当中性粒细胞绝对值低于1.5×10^9个/L,称为粒细胞减少症;低于0.5×10^9个/L时称为粒细胞缺乏症。因中性粒细胞的百分率占50%~70%,故白细胞增多或减少常与中性粒细胞的增多或减少相一致。

(二)白细胞分类计数

白细胞分类计数是测定各种类型白细胞的数量及百分比。外周血涂片经瑞特染色(Wright staining)后观察其形态,白细胞可分为下列5种类型:中性粒细胞(neutrophil,N),中性粒细胞可分为中性杆状核粒细胞(neutrophilic stab granulocyte,Nst)和中性分叶核粒细胞(neutrophilic segmented granulocyte,Nsg)两类;嗜酸性粒细胞(eosinophil,E);嗜碱性粒细胞(basophil,B);淋巴细胞(lymphocyte,L)和单核细胞(monocyte,M)。

【参考值】

白细胞分类	百分比/%	绝对值/(个·L^{-1})
中性粒细胞(N)	50~70	$(2\sim7)\times10^9$
中性杆状核(Nst)	0~5	$(0.04\sim0.05)\times10^9$
中性分叶核(Nsg)	50~70	$(2\sim7)\times10^9$
嗜酸性粒细胞(E)	0.5~5	$(0.02\sim0.5)\times10^9$
嗜碱性粒细胞(B)	0~1	$(0\sim0.1)\times10^9$
淋巴细胞(L)	20~40	$(0.8\sim4)\times10^9$
单核细胞(M)	3~8	$(0.12\sim0.8)\times10^9$

【临床意义】

1.中性粒细胞

(1)中性粒细胞增多。

生理性增多:见于新生儿、婴幼儿、妊娠、分娩、月经期、剧烈运动、兴奋、寒冷等。

病理性增多:见于急性化脓菌感染、急性出血、急性溶血、急性中毒(化学药品及药物中毒、尿毒症、糖尿病酮症酸中毒等)、严重组织损伤(大手术后、心肌梗死、脑梗死、肺栓塞、创伤等)、白血病尤其是慢性粒细胞白血病、肿瘤尤其是消化道恶性肿瘤晚期等。

(2)中性粒细胞减少:见于病毒感染(流感、风疹、麻疹、病毒性肝炎等)、某些革兰阴性杆菌(伤寒、副伤寒、布氏杆菌等)、原虫及螺旋体感染(黑热病、疟疾、回归热等)、再生障碍性贫血、脾功能亢进、粒细胞减少症、极度严重感染、某些药物中毒、X 线及镭照射、化疗后等。

(3)中性粒细胞核象变化:是指中性粒细胞核的分叶状况,标志着粒细胞的成熟程度。正常人周围血液中的中性粒细胞以 3 叶核占多数,可见少量杆状核,杆状核与分叶核的正常比值为 1∶13。

核左移:周围血中不分叶核粒细胞(包括杆状核粒细胞、晚幼粒、中幼粒或早幼粒细胞等)的百分率增高(超过 5%)时,称为核左移。常见于感染,特别是急性化脓性感染、急性失血、急性中毒及急性溶血反应等。白血病和类白血病反应,也可出现核极度左移现象。

核右移:周围血液中核分 5 叶以上的粒细胞百分数超过 3%时称核右移;主要见于造血功能减退、巨幼细胞贫血、应用抗代谢药物(如阿糖胞苷)等;在炎症恢复期出现一过性核右移属正常现象,但在疾病进展期突然出现核右移,则提示预后不良。

(4)中性粒细胞形态异常。

中性粒细胞的中毒性改变:在严重传染性疾病(如猩红热)、各种化脓性感染、败血症、恶性肿瘤、中毒及大面积烧伤等病理情况下,中性粒细胞可发生下列中毒性和退行性变化。下列改变可单独出现,亦可同时出现。a.细胞大小不均,表现为细胞胞体增大,细胞大小悬殊。见于病程较长的化脓性炎症或慢性感染时。可能是骨髓幼稚中性粒细胞受内毒素等影响发生不规则分裂增殖所致。b.中毒颗粒,中性粒细胞胞质中出现粗大、大小不等、分布不均、染色呈深紫红或紫黑色,谓之中毒颗粒。中性粒细胞碱性磷酸酶(NAP)活性显著增高。c.空泡形成,中性粒细胞胞质或胞核中可见单个或多个,大小不等的空泡,可能是细胞质发生脂肪变性所致。d.杜勒小体(Döhle bodies),是中性粒细胞胞质中毒性变化而保留的局部嗜碱性区域。圆形或梨形呈云雾状天蓝色或蓝黑色,直径 1~2 μm。杜勒小体亦可在单核细胞胞质中出现。e.核变性,是中性粒细胞胞核出现固缩、溶解及碎裂的现象。

巨多分叶核中性粒细胞:细胞胞体较大,直径达 16~25 μm,核分叶过多,常超过 5 叶以上,甚至在 10 叶以上,核染色质疏松。多见于巨幼细胞贫血或应用抗代谢药物治疗后。

棒状小体:为白细胞胞质中出现红色细杆状物质,一个或数个,长 1~6 μm,故称棒状小体。棒状小体一旦出现在细胞中,就可拟诊为急性白血病。棒状小体在鉴别急性白血病类型时有重要价值。急性淋巴细胞白血病无此种小体,而在急性粒细胞白血病和急性单核细胞白血病时,则可见到。

其他:系与遗传有关的异常形态变化。①Pelger-Huet 畸形,也称家族性粒细胞异常,表现为成熟中性粒细胞核先天性分叶异常,核畸形,如肾形、哑铃形、夹鼻眼镜形、花生形等,常为常染色体显性遗传性疾病,也可发生于某些感染、白血病和骨髓增生异常综合征等。②Chediak-Higashi 畸形,是常染色体隐性遗传性疾病,骨髓和血涂片的各期粒细胞中含有数个至数十个直径为 2~5 μm 的包涵体,呈淡紫红色或蓝紫色颗粒。患者易感染,常伴白化病。③Alder-Reilly 畸形,其特点是在中性粒细胞内含有巨大深染嗜天青颗粒,患者常伴有脂肪软骨营养不良或遗传性黏多糖代谢障碍。④May-Hegglin 畸形,患者粒细胞终身含有淡蓝色包涵体,形态与杜勒小体相似,但常较大而圆;除中性粒细胞外,其他粒细胞,甚至巨核细胞中也能见到。

2.嗜酸性粒细胞

(1)嗜酸性粒细胞增多:见于过敏性疾病(血管神经性水肿、血清病、荨麻疹、食物药物过敏、支气管哮喘等)、寄生虫病(钩虫、蛔虫、肺吸虫、血吸虫、丝虫病、包囊虫病等)、皮肤病(湿疹、剥脱性皮炎、天疱疮、银屑病等)、肿瘤性疾病(肺癌、慢性粒细胞白血病等)、内分泌疾病、嗜酸性粒细胞增多症、猩红热、脾切除等。

(2)嗜酸性粒细胞减少:见于伤寒、副伤寒、严重烧伤、大手术、肾上腺皮质功能亢进或大量应用肾上腺皮质激素后等。

3.嗜碱性粒细胞

(1)嗜碱性粒细胞增多:见于慢性粒细胞白血病、黏液性水肿、溃疡性结肠炎、甲状腺功能减低、骨髓纤维化、转移瘤、铅中毒、脾切除术后等。

(2)嗜碱性粒细胞减少:临床意义不大。

4.淋巴细胞

(1)淋巴细胞增多:见于再生障碍性贫血、粒细胞缺乏症等导致的相对性增高;病毒及杆菌感染(麻疹、风疹、流行性腮腺炎、传染性单核细胞增多症、传染性肝炎、伤寒、结核、百日咳等)、慢性淋巴细胞白血病;传染病及中毒症的恢复期、肾移植术的排斥反应等。

(2)淋巴细胞减少:见于传染病急性期、放射病、细胞免疫缺陷病、应用肾上腺皮质激素后等。

(3)异形淋巴细胞:外周血中有时可见到形态变异的不典型淋巴细胞,称为异形淋巴细胞。异形淋巴细胞在正常人外周血中偶可见到,但不超过2%。异形淋巴增多可见于:①感染性疾病。引起淋巴细胞增多的病毒性疾病均可出现异形淋巴细胞,尤其是传染性单核细胞增多症、流行性出血热等疾病,可高达10%以上。疾病恢复后异形淋巴细胞仍可在外周血中持续数周、数月才逐渐消失。也可见于某些细菌性感染、螺旋体病、立克次体病或原虫感染(如疟疾)等疾病。②药物过敏。③输血、血液透析或体外循环术后,可能与细胞肥大病毒(又称涎腺病毒)感染有关。④其他疾病,如免疫性疾病、粒细胞缺乏症、放射治疗等也可出现异形淋巴细胞。

5.单核细胞

(1)单核细胞增多:见于亚急性细菌性心内膜炎、伤寒、疟疾、黑热病、活动性结核、单核细胞白血病、骨髓增生异常综合征、粒细胞缺乏症恢复期、急性感染恢复期等。

(2)单核细胞减少:无临床意义。

三、血小板检测

(一)血小板计数

血小板计数(platelet count,PC 或 PLT)是指计数单位容积外周血中血小板的数目。

【参考值】 $(100\sim300)\times10^9$ 个/L。

【临床意义】

1.血小板增多　血小板计数大于 400×10^9 个/L 为增多。①一过性增多,见于急性大失血、脾切除后、急性化脓性感染、急性溶血。②持续性增多,见于原发性血小板增多症、真性红细胞增多症、慢性粒细胞白血病、多发性骨髓瘤及一些恶性肿瘤早期。

2.血小板减少 血小板计数小于 100×10^9 个/L 为减少。见于:①造血功能障碍,如再生障碍性贫血、急性白血病、放射病、多发性骨髓瘤、骨髓转移瘤、缺乏维生素 B_{12} 等。②血小板破坏增加,如原发性血小板减少性紫癜、脾亢、系统性红斑狼疮等。③血小板消耗过多,如弥漫性血管内凝血、血栓性血小板减少性紫癜、溶血性尿毒症等。④感染或中毒,如伤寒、败血症、化学药物中毒等。

(二)血小板平均容积和血小板分布宽度测定

血小板平均容积(mean platelet volume,MPV)是指单个血小板的平均容积。血小板分布宽度(platelet distribution width,PDW)反映血小板容积大小的离散度,用所测单个血小板容积大小的变异系数(CV%)表示。

【参考值】 MPV 为 7~11 fl;PDW 为 15%~17%。

【临床意义】

1.MPV 增加见于:①血小板破坏增加而骨髓代偿功能良好者。②造血功能抑制解除后,MPV 增加是造血功能恢复的首要表现。减低见于:①骨髓造血功能不良,血小板生成减少。②有半数白血病患者 MPV 减低。③MPV 随血小板数而持续下降,是骨髓造血功能衰竭的指标之一。

2.PDW PDW 减少表明血小板的均一性高。PDW 增高表明血小板大小悬殊,见于急性髓系白血病、巨幼细胞贫血、慢性粒细胞白血病、脾切除、巨大血小板综合征、血栓性疾病等。

(三)外周血血小板形态

正常血小板胞体为圆形、椭圆形或不规则形,直径 2~3 μm。胞质淡蓝色或淡红色,中央含细小的嗜天青颗粒。

1.大小的变化 血小板明显的大小不均,巨大的血小板直径可以达 20~50 μm,甚至 50 μm以上,主要见于原发性血小板减少性紫癜、粒细胞白血病及某些反应性骨髓增生旺盛的疾病。

2.形态的变化 正常人血小板为成熟型,也可看到少量形态不规则或畸形血小板,但所占比值一般少于 2%。异常血小板的比值超过 10%时才考虑有临床意义。正常幼稚型增多见于急性失血后,病理性幼稚型增多见于特发性和反应性血小板疾病。当骨髓巨核细胞增生旺盛时,尤其是原发性血小板减少性紫癜出现血小板减少危象和粒细胞白血病时,可以见到大量蓝色的、巨大的血小板。

3.血小板分布情况 功能正常的血小板在外周血涂片上常可聚集成团或成簇。原发性血小板增多症,血小板聚集成团可以大至占满整个油镜视野。再生障碍性贫血时,血小板明显减少。血小板无力症则不出现聚集成堆的血小板。

四、红细胞沉降率测定

红细胞沉降率 (erythrocyte sedimentation rete,ESR)简称血沉,是指红细胞在一定条件下沉降的速率。

【参考值】 男性 0~15 mm/1 h 末;女性 0~20 mm/1 h 末。

【临床意义】

1.生理性增快 12 岁以下的儿童、60 岁以上的高龄者、妇女月经期、妊娠 3 个月以上血沉可加快，其增快可能与生理性贫血或纤维蛋白原含量增加有关。

2.病理性增快　各种炎症性疾病、组织损伤及坏死、恶性肿瘤、血浆球蛋白增高的疾病、部分贫血患者、血中胆固醇增高者。

第二节　溶血性贫血常用的实验室检查

溶血性贫血(hemolytic anemia,HA)是指各种原因导致红细胞生存时间缩短、破坏增多或加速，而骨髓造血功能不能相应代偿而发生的一类贫血。

一、分类

(一)按病因和发病机制分类

1.红细胞内在缺陷所致的溶血性贫血　此类缺陷大多是遗传性的，包括红细胞膜结构与功能缺陷(如遗传性球形红细胞增多症)，血红蛋白中珠蛋白肽链的合成数量或结构异常(如海洋性贫血)，以及与红细胞代谢有关的酶缺陷(如葡萄糖-6-磷酸脱氢酶缺陷症，即G-6-PD缺陷症)等；也可有获得性的红细胞膜蛋白结构的缺陷(如阵发性睡眠性血红蛋白尿)。

2.红细胞外来因素所致的溶血性贫血　此类溶血性贫血都属于后天获得性的，包括因免疫因素、化学因素、物理和机械因素、感染性因素等作用于红细胞而发生的溶血性贫血。

(二)按溶血发生的部位分类

1.血管内溶血　上述大多数的后天获得性因素和红细胞内酶缺铁所致的溶血多表现为血管内溶血。此类溶血红细胞破坏迅速且数量较多，常表现为急性溶血，大量血红蛋白游离至血浆中，形成高血红蛋白症和血红蛋白尿；慢性血管内溶血还可出现含铁血黄素尿。

2.血管外溶血　血管外溶血是红细胞被单核-吞噬细胞系统吞噬而破坏，红细胞膜缺陷、珠蛋白合成异常、脾功能亢进等表现为血管外溶血。

有些溶血性贫血则兼有血管内和血管外两种溶血方式，如自身免疫性溶血性贫血。此外还有一些疾病可出现幼红细胞未成熟，未释放到外周血中之前就在骨髓中被破坏，这种现象称为原位溶血，或称红细胞无效性生成。

二、溶血性贫血的筛查试验

(一)显示红细胞破坏增加的依据

1.红细胞寿命缩短、破坏增加的有关检查　①红细胞计数，该指标下降，一般呈正常细胞性贫血。②红细胞寿命测定，正常红细胞寿命是120 d，用^{51}Cr标记红细胞测定红细胞的半衰期为25~32 d，溶血性贫血时常小于15 d，红细胞寿命缩短是确诊溶血性贫血最直接而确切的证据。③红细胞形态改变，某些溶血性贫血的血片中可见到红细胞破裂的征象，如出现球形细胞、裂细胞、红细胞碎片等。④血浆乳酸脱氢酶增高，是由于红细胞破坏后，细胞内的乳酸脱氢酶同工酶释放入血所致。

2.血浆游离血红蛋白增高的有关检验　①血浆游离血红蛋白检测,血管内溶血时明显增高,血管外溶血时正常。②血清结合珠蛋白检测,各种溶血时血清结合珠蛋白均有减低,以血管内溶血减低为显著。③血红蛋白尿阳性。④含铁血黄素试验(Rous 试验)阳性。

3.胆红素代谢异常的表现　①血清非结合胆红素增高。②尿中尿胆原排泄量增高,尿胆红素阴性。

(二)显示红细胞代偿增生的依据

1.外周血网织红细胞增多。

2.外周血涂片　可见到提示骨髓中红细胞系增生旺盛的红细胞形态改变,如红细胞大小不均,出现嗜多色性红细胞、点彩红细胞、Howell-Tollg 小体、Gabot 环,有核红细胞等。

3.骨髓象　呈典型增生性贫血的骨髓象。

三、溶血性贫血的确诊试验

(一)红细胞膜缺陷的检测

1.红细胞渗透脆性试验　红细胞在低渗氯化钠溶液中,水分透过细胞膜进入细胞内,使红细胞逐渐膨胀甚至破裂而溶血。脆性增高主要见于遗传性球形细胞增多症,也可见于温抗体型自身免疫性溶血性贫血、遗传性椭圆形细胞增多症。脆性减低常见于海洋性贫血,也可见于缺铁性贫血、某些肝硬化及阻塞性黄疸等。

2.自身溶血试验及纠正试验　可用作遗传性球形细胞增多症和先天性非球形细胞性溶血性贫血的鉴别诊断。遗传性球形细胞增多症时,经孵育后溶血明显增强。加入葡萄糖及加入 ATP 后孵育,溶血均得到明显纠正;Ⅰ型先天性非球形细胞性溶血性贫血(G-6-PD 缺陷症)时自身溶血加重,加葡萄糖和 ATP 均可使溶血部分纠正;Ⅱ型先天性非球形细胞性溶血性贫血(丙酮酸激酶缺陷症)自身溶血明显增强,加入葡萄糖孵育,溶血不能纠正,只有加入 ATP 才能纠正。

(二)红细胞酶缺陷的检测

1.高铁血红蛋白还原试验　减低见于蚕豆病和伯氨喹型药物溶血性贫血患者。

2.变性珠蛋白小体生成试验　G-6-PD 缺陷症、不稳定血红蛋白病、地中海贫血等常高于 45%。

3.丙酮酸激酶荧光筛选试验和活性测定　正常丙酮酸激酶严重缺乏(纯合子)荧光 60 min后不消失;杂合子者荧光 25~60 min 后消失。

(三)珠蛋白生成异常的检测

1.血红蛋白电泳　HbA_2 增高是诊断 β 轻型地中海贫血的重要依据。个别恶性贫血、叶酸缺乏所致巨幼细胞贫血、某些不稳定血红蛋白病也会增高。HbA_2 减低多见于缺铁性贫血及铁粒幼细胞贫血。

2.胎儿血红蛋白酸洗脱试验　脐带血、新生儿、婴儿阳性,成人小于 1%。地中海贫血患者轻型者(杂合子)仅少数红细胞呈阳性,重型者阳性红细胞明显增多。

3.胎儿血红蛋白(HbF)测定或 HbF 碱变性试验　β 地中海贫血 HbF 明显增高,重型者高达 80%~90%。急性白血病、再生障碍性贫血、红白血病、淋巴瘤等也可轻度增高。

(四)自身免疫溶血性贫血检测

自身免疫性溶血性贫血(autoimmune hemolytic anemia,AIHA)系体内免疫发生异常,产生自身抗体或(和)补体,结合在红细胞膜上,红细胞破坏加速而引起的一组溶血性贫血。

1.抗人球蛋白试验　又称 Coombs 试验,是检查温反应性抗体(不完全抗体)敏感的方法,是诊断自身免疫性溶血性贫血(AIHA)的重要试验。正常人抗人球蛋白试验直接、间接试验均呈阴性。温抗体型自身免疫性溶血性贫血、新生儿同种免疫溶血病常呈直接试验阳性反应。本试验阳性还可见于 SLE、风湿性关节炎、淋巴瘤、恶性肿瘤、甲基多巴等药物诱发的免疫性溶血性贫血等。本试验较易发生假阳性反应,因此阴性反应不能排除 AIHA。

2.冷凝集素试验　某些 AIHA 患者的冷凝集素效价很高。

3.冷热双相溶血试验　阳性见于阵发性寒冷性血红蛋白尿症(PCH)。某些病毒感染如麻疹、流行性腮腺炎、水痘、传染性单核细胞增多症也可有阳性反应。

(五)阵发性睡眠性血红蛋白尿症有关检测

阵发性睡眠性血红蛋白尿症(paroxysmal nocturnal hemoglobinuria,PNH)为获得性红细胞膜缺陷引起的慢性血管内溶血,常在睡眠时加重,可伴发作性血红蛋白尿和全血细胞减少症。

1.酸化溶血试验　又称 Ham 试验。正常人试验结果呈阴性;阵发性睡眠性血红蛋白患者试验结果为阳性,且特异性较高。

2.蔗糖溶血试验　PNH 常为阳性。轻度阳性也可见于部分巨幼细胞贫血、再生障碍性贫血、AIHA 和遗传性球形细胞增多症。此试验可作为 PNH 的筛选试验,阴性可排除 PNH,阳性应再做 Ham 试验。

复习思考题

一、选择题

1.下列哪种疾病不引起白细胞总数增多?(　　)

A.急性心肌梗死　　B.慢性肾炎尿毒症　　C.百日咳

D.伤寒　　E.急性溶血

2.重度贫血的血红蛋白含量为(　　)。

A.<90 g/L　　B.<70 g/L　　C.<60 g/L

D.<50 g/L　　E.<40 g/L

3.在疾病进行期突然出现核右移,提示(　　)。

A.机体反应性良好　　B.机体反应性差　　C.预后良好

D.预后不好　　E.正常现象

4.中性粒细胞增多,最常见的原因是(　　)。

A.急性感染和化脓性炎症　　B.中毒　　C.急性出血

D.恶性肿瘤　　E.急性溶血

5.下列哪种贫血属于典型小细胞低色素贫血？(　　)

A.缺铁性贫血　　B.再生障碍性贫血　　C.溶血性贫血

D.巨细胞性贫血　　E.海洋性贫血

6.淋巴细胞增多见于(　　)。

A.病毒性感染　　B.寄生虫感染　　C.化脓菌感染

D.血清病　　E.放射病

7.周围血液酸性粒细胞增多常见于(　　)。

A.结核病　　B.伤寒　　C.严重细菌感染

D.寄生虫病　　E.风湿热

8.溶血性贫血时不会见到的现象是(　　)。

A.较多的点彩红细胞　　B.有核红细胞　　C.网织红细胞

D.显著的缗钱状形成　　E.红细胞寿命缩短

9.成年男性 RBC、血红蛋白、WBC 的正常参考值正确的是(　　)。

A.$(3.5\sim5.0)\times10^{12}$个/L、(110～150)g/L、$(4\sim10)\times10^{9}$ 个/L

B.$(4.0\sim5.0)\times10^{12}$个/L、(110～150)g/L、$(4\sim10)\times10^{9}$ 个/L

C.$(4.0\sim5.0)\times10^{12}$个/L、(120～160)g/L、$(4\sim10)\times10^{9}$ 个/L

D.$(4.0\sim5.5)\times10^{12}$个/L、(120～160)g/L、$(4\sim10)\times10^{9}$ 个/L

E.$(4.0\sim5.5)\times10^{12}$个/L、(110～150)g/L、$(4\sim10)\times10^{9}$ 个/L

10.白细胞分类计数的正常值正确的是(　　)。

A.N 50%～70%、E 0.5%～5%、B 0%～1%、L 20%～40%、M 3%～8%

B.N 40%～60%、E 2%～8%、B 1%～3%、L 20%～50%、M 5%～10%

C.N 60%～80%、E 1%～4%、B 3%～5%、L 10%～20%、M 3%～8%

D.N 50%～70%、E 0.5%～5%、B 0%～1%、L 10%～30%、M 10%～20%

E.N 50%～75%、E 0.5%～5%、B 1%～9%、L 20%～40%、M 3%～8%

二、简答题

1.试述血液一般检查的项目与正常参考值。

2.什么是核左移和核右移？有何临床意义？

3.简述网织红细胞计数的临床意义。

（岳新荣）

第十三章　骨髓细胞学检查

📖 **学习目标**

- 掌握正常骨髓象的特征。
- 熟悉血细胞的发育过程。
- 了解骨髓细胞学检查的方法。

📖 **知识点**

- 血细胞发育过程中形态演变的一般规律；血细胞的正常形态学特征；骨髓涂片的低倍镜检查；骨髓涂片的油镜检查；骨髓象的分析与报告；正常骨髓象。

案例导入

患者，男性，36岁，咽痛3周，发热伴出血倾向1周。3周前无明显诱因咽痛，服磺胺药后稍好转，1周前又加重，发热39 ℃，伴鼻出血和皮肤出血点，咳嗽，痰中带血丝。在外院查血Hb 94 g/L，WBC 2.4×10^9 个/L，血小板 38×10^9 个/L，诊断未明转来诊。患病后无尿血和便血，进食少，睡眠差。既往体健。查血：Hb 90 g/L，WBC 2.8×10^9 个/L，原始粒细胞12%，早幼粒细胞28%，中幼细胞8%，分叶核粒细胞8%，淋巴细胞40%，单核细胞4%，血小板 30×10^9 个/L。骨髓检查：增生明显-极度活跃，早幼粒细胞91%，全片见1个巨核细胞。大便隐血(-)。尿蛋白微量，有较多红细胞。

请思考：诊断及诊断依据有哪些？

骨髓液的检查包括细胞形态学、造血干细胞培养、遗传学及病原学等检查。本章重点介绍骨髓细胞形态学检查的基本知识。

第一节　血细胞的发育过程

血细胞的发生是一连续发展过程，各种血细胞的发育大致分为3个阶段：原始阶段、幼稚阶段（又分早、中、晚三期）和成熟阶段。骨髓涂片检查，是血液病诊断的重要依据。

一、血细胞发育过程中形态演变的一般规律

血细胞从原始到成熟的发育过程中，有一定的规律性，这些规律对于辨认血细胞是十分必要的。

1.细胞体积　随着血细胞的发育成熟，胞体逐渐由大变小。但巨核系细胞体积通常由小变大，早幼粒细胞较原粒细胞稍大。胞体大小变化的同时常发生形态变化，如巨核细胞、单核细胞、浆细胞，从圆形或椭圆形变为不规则形。

2.细胞质　①细胞质由少逐渐增多，但淋巴细胞变化不大。②染色由深蓝变浅染，甚至淡红，红细胞系最终变为橘红色。③颗粒从无到有。无颗粒（原始细胞）→嗜天青颗粒（早幼粒细胞）→特异性颗粒（中性、嗜酸性和嗜碱性颗粒），但红细胞胞质内一般无颗粒。

3.细胞核　①细胞核由大变小，由规则变为不规则，甚至分叶，但巨核细胞核由小变大，红细胞系核变小，核形规则而最终消失。②染色质由细致疏松逐渐变为粗糙、致密或凝集成块，着色由浅变深。③核仁由有到无，经清晰、模糊不清至消失。④核膜由不明显变为明显。

4.细胞核/细胞质比例　由大变小，即由核大质少到核小质多。巨核细胞则相反。

5.细胞分裂能力　从有到无，但淋巴细胞仍有很强的潜在分裂能力。

二、血细胞的正常形态学特征

在光学显微镜下经瑞特染色或吉姆萨染色（Giemsa stain）的血细胞形态学特征如下。

（一）红细胞系统

1.原红细胞　细胞圆形或椭圆形，直径 15~22 μm，胞核圆形，居中或稍偏位，约占细胞直径的 4/5。核染色质呈细沙状或细粒状，较原粒细胞着色深而粗密。核仁 1~5 个，呈暗蓝色，界限不甚清晰，常很快消失。胞质量少，不透明，深蓝色，有时核周围着色浅形成淡染区，胞质内不含颗粒。

2.早幼红细胞　圆形或椭圆形，直径 11~20 μm。胞核圆形占细胞的 2/3 以上，居中或稍偏位。染色质开始凝集成小块状，核仁消失。胞质量稍多，呈不透明深蓝色，有时胞质着色较原红细胞更深，仍可见瘤状突起及核周淡染区，不含颗粒。

3.中幼红细胞　细胞呈圆形，直径 8~18 μm。胞核圆形，约占细胞的 1/2。染色质凝集成团块状或粗索状，似车轮状排列，其间有明显的淡染区域。胞质量较多，因内含血红蛋白逐渐增多，可呈着色不均匀的不同程度的嗜多色性。

4.晚幼红细胞　圆形，直径 7~12 μm。胞核圆形，居中，占细胞的 1/2 以下。核染色质凝聚成大块状或固缩成团，呈紫褐色或紫黑色。胞质量多，呈均匀的淡红色或极淡的灰紫色。

5.网织红细胞　为晚幼红细胞刚脱核的分化阶段，直径 8~9 μm，胞质内仍含嗜碱物质，属未成熟红细胞。

6.红细胞　正常红细胞平均直径 7.5 μm，形态呈双面微凹之圆盘状，中央较薄，边缘较厚，染色后呈淡红略带紫色，中央部分淡染，无核。

（二）粒细胞系统

1.原粒细胞　细胞呈圆形或椭圆形，直径 11~18 μm。胞核较大，占细胞的 2/3 以上，圆形或椭圆形，居中或略偏位。核染色质呈淡紫红色细粒状，排列均匀平坦如薄纱。核仁 2~5 个，

清楚易见,呈淡蓝色或无色。胞质量少,呈透明天蓝色,绕于核周,不含颗粒或有少量颗粒。

2.早幼粒细胞　圆形或椭圆形,胞体较原粒细胞大,直径 12~22 μm。胞核大,圆形或椭圆形,居中或偏位。染色质开始聚集呈粗网粒状分布不均。核仁可见或消失。胞质量较多,呈淡蓝色或蓝色,核周的一侧可出现淡染区。胞质内含有大小、形态和数目不一、分布不均的紫红色非特异性嗜天青颗粒。

3.中幼粒细胞

(1)中性中幼粒细胞:圆形,直径 10~18 μm。胞核内侧缘开始变扁平,或稍呈凹陷,占细胞的 1/2~2/3。染色质凝聚成粗索状或小块状,核仁消失。胞质量多,淡红色,内含细小、分布均匀、淡紫红色的特异性中性颗粒。

(2)嗜酸性中幼粒细胞:胞体直径 15~20 μm。胞核与中性中幼粒细胞相似。胞质内充满粗大、均匀、排列紧密、有折光感的橘红色特异性嗜酸性颗粒。

(3)嗜碱性中幼粒细胞:胞体直径 10~15 μm。胞核与上述细胞相似,但轮廓不清,染色质结构模糊。胞质内含数量不多、大小不一但较粗大、分布散乱的紫黑色特异性嗜碱性颗粒,颗粒也可覆盖在细胞核上。

4.晚幼粒细胞　细胞呈圆形或椭圆形,直径 10~16 μm(嗜碱性晚幼粒细胞胞体稍小)。胞核明显凹陷呈肾形,但其凹陷程度一般不超过核假设直径的一半。核染质粗糙呈粗块状,排列紧密。胞质量多,呈淡红色。内含不同的特异性颗粒,可分为中性、嗜酸性和嗜碱性晚幼粒细胞,特异性颗粒的形态、染色及分布等特点同中幼粒细胞。

5.杆状核粒细胞　细胞呈圆形,直径 10~15 μm。胞核狭长,弯曲呈带状,两端钝圆。核染色质粗糙呈块状,染深紫红色。胞质中含特异性颗粒,也可分为中性、嗜酸性、嗜碱性杆状核粒细胞 3 种,颗粒特点同中幼粒细胞。

6.分叶核粒细胞

(1)中性分叶核粒细胞:细胞呈圆形,直径 10~15 μm。胞核分叶状,常分为 2~5 叶,以分 3 叶者多见,叶与叶之间有细丝相连或完全断开,核染色质浓集或呈小块状,染深紫红色。胞质丰富,呈淡红色,布满细小紫红色的中性颗粒。

(2)嗜酸性分叶核粒细胞:胞体直径 11~16 μm。胞核多分为近似对称的 2 叶。胞质中充满密集粗大、大小均匀的橘红色嗜酸性颗粒。

(3)嗜碱性分叶核粒细胞:胞体直径 10~12 μm。胞核分叶不明显,或呈堆集状。胞质中有稀疏的大小不一、分布不均、呈紫黑色的嗜碱性颗粒,颗粒常掩盖在核上,致使核的轮廓和结构模糊不清。

(三)淋巴细胞系统

1.原淋巴细胞　细胞呈圆形或椭圆形,直径 10~18 μm。胞核大,圆形或椭圆形,稍偏位。核染色质细致,呈颗粒状,但较原粒细胞稍粗,着色较深,染色质在核膜内层及核仁周围有浓集现象,使核膜浓厚而清晰。核仁多为 1~2 个,小而清楚,呈淡蓝色或无色。胞质量少,呈透明天蓝色,不含颗粒。

2.幼淋巴细胞　圆形或椭圆形,直径 10~16 μm。胞核圆形或椭圆形,有时可有浅的切迹。核染色质较致密粗糙,核仁模糊或消失。胞质量较少,淡蓝色,一般无颗粒,或可有数颗深紫红色嗜天青颗粒。

3.淋巴细胞

(1)大淋巴细胞:呈圆形,直径 13~18 μm。胞核圆形或椭圆形,偏于一侧或着边。染色质常致密呈块状,排列均匀,深染呈深紫红色。胞质丰富,呈透明天蓝色,可有少量大而稀疏的嗜天青颗粒。

(2)小淋巴细胞:呈圆形或椭圆形,直径 6~10 μm。胞核圆形或椭圆形,或有切迹,核着边,染色质粗糙致密呈大块状,染深紫红色。胞质量极少,仅在核的一侧见到少量淡蓝色胞质,有时几乎不见而似裸核,一般无颗粒。

(四)浆细胞系统

1.原浆细胞　圆形或椭圆形,直径 15~20 μm。胞核圆形,占细胞的 2/3 以上,常偏位。核染色质呈粗颗粒网状,紫红色。核仁 2~5 个。胞质量多,呈灰蓝色,不透明,核的一侧可有半圆形淡染区,不含颗粒。

2.幼浆细胞　细胞多呈椭圆形,直径 12~16 μm。胞核圆形,占细胞的 1/2,偏位。核染色质开始聚集,染深紫红色,可呈车轮状排列,核仁基本消失。胞质量多,呈不透明灰蓝色,近核处有淡染区,有时可见空泡或少数嗜天青颗粒。

3.浆细胞　细胞呈圆形或卵圆形,直径 8~20 μm。胞核圆形,偏位。核染色质凝聚成块,深染,排列呈车轮状。胞质丰富,呈不透明深蓝色或蓝紫色,核的一侧常有明显的淡染区。常可见小空泡,偶见少数嗜天青颗粒。

(五)单核细胞系统

1.原单核细胞　圆形或椭圆形,直径 15~25 μm。胞核较大,圆形或椭圆形。核染色质纤细疏松呈网状,染淡紫红色。核仁 1~3 个,大而清楚。胞质丰富,呈浅灰蓝色,半透明如毛玻璃样,边缘常不整齐,有时可有伪足状突起,不含颗粒。

2.幼单核细胞　圆形或不规则形,直径 15~25 μm。胞核圆形或不规则形,可有凹陷、切迹、扭曲或折叠。染色质较原单核细胞稍粗,但仍呈疏松丝网状,染淡紫红色。核仁模糊或消失。胞质量多,呈灰蓝色,边缘可有伪足突出,浆内可见许多细小、分布均匀的淡紫红色嗜天青颗粒。

3.单核细胞　圆形或不规则形,直径 12~20 μm,边缘常见伪足突出。胞核形状不规则,常呈肾形、马蹄形、笔架形、“S”形等,并有明显扭曲折叠。染色质疏松细致,呈淡紫红色丝网状。胞质丰富,呈淡灰蓝色或淡粉红色,可见多数细小、分布均匀、细尘样淡紫红色颗粒。

4.吞噬细胞　单核细胞逸出血管壁进入组织后转变成吞噬细胞。胞体大小变异甚大,直径 15~50 μm,有时可至 80 μm。细胞外形呈圆形、椭圆形或不规则形。胞核呈圆形、椭圆形、肾形或不规则形,偏位。核染色质较粗、深染,或疏松、淡染,呈网状结构。可见核仁或无核仁。胞质丰富,呈不透明灰蓝色或蓝色,不含颗粒或有少量嗜天青颗粒,常见有小空泡。

(六)巨核细胞系统

1.原巨核细胞　细胞呈圆形或椭圆形,胞体较大,直径 15~30 μm。胞核大,占细胞的极大部分,呈圆形或椭圆形。染色质呈深紫红色,粗粒状,排列紧密。可见淡蓝色核仁 2~3 个,核仁大小不一,不清晰。胞质量较少,呈不透明深蓝色,边缘常有不规则突起。

2.幼巨核细胞　细胞呈圆形或不规则形,胞体明显增大,直径 30~50 μm。胞核开始有分叶，核形不规则并有重叠。染色质凝聚呈粗颗粒状或小块状，排列紧密。核仁模糊或消失。胞质量增多，呈蓝色或灰蓝色，近核处可出现淡蓝色或淡红色淡染区，可有少量嗜天青颗粒。

3.颗粒型巨核细胞　胞体明显增大，直径 50～70 μm，甚至达 100 μm，外形不规则。胞核明显增大，高度分叶，形态不规则，分叶常层叠呈堆集状。染色质粗糙，排列致密呈团块状，染深紫红色。胞质极丰富，呈淡紫红色，其内充满大量细小紫红色颗粒，有时可见边缘处颗粒聚集成簇，但周围无血小板形成。

4.产血小板型巨核细胞　胞质内颗粒明显聚集成簇，有血小板形成，胞质周缘部分已裂解为血小板脱落，使细胞边缘不完整，其内侧和外侧常有成簇的血小板出现。其余的细胞特征均与颗粒型巨核细胞相同。

5.巨核细胞裸核　产血小板型巨核细胞的胞质裂解成血小板完全脱落后，仅剩细胞核时，称为裸核。

（七）其他细胞

骨髓中还可以见到网状细胞、内皮细胞、纤维细胞、组织嗜碱性细胞、成骨细胞、破骨细胞及一些退化细胞，如退化的淋巴细胞、退化破坏的嗜酸性粒细胞等。

第二节　骨髓细胞学检查的内容及方法

一、骨髓涂片的低倍镜检查

1.观察涂片情况　了解骨髓涂片取材、涂片、染色是否满意。若涂片情况较差，应另选良好涂片，并将情况填写记录。

2.判断骨髓增生程度　除个别情况通过骨髓有核细胞直接计数判断增生程度外，一般均借助骨髓涂片中有核细胞与成熟红细胞的比例进行判断，据此可将增生程度分为五级，见表 13.1。

3.骨髓巨核细胞计数　取染色后的骨髓涂片，低倍镜寻找巨核细胞，要注意边缘与尾部，寻找以 1.5 cm×3 cm 为一单位面积，等于 450～500 低倍视野，计数其巨核细胞，参考值 7～35 个。必要时可用油镜进行巨核细胞分类。

表 13.1　骨髓增生程度的五级分法

增生程度	有核细胞/成熟红细胞	常见疾病
增生极度活跃	1∶1	急、慢性白血病
增生明显活跃	1∶10	某些白血病、增生性贫血、脾功能亢进
增生活跃	1∶20	正常人、部分贫血
增生减低	1∶50	慢性再障、粒细胞缺乏症、骨髓纤维化
增生极度减低	1∶200	急性再障、骨髓坏死

4.观察有无体积较大、异形或成堆的特殊细胞　如转移癌细胞、戈谢(Gaucher)细胞、尼曼-皮克(Niemann-Pick)细胞、多核巨细胞以及红细胞有无缗钱状等。

5.了解造血岛的多少及其中的细胞组成及形态。

二、骨髓涂片的油镜检查

1.骨髓有核细胞分类计数　一般从骨髓涂片中段开始向尾部上下来回移动分类,依次计数200~500个有核细胞,按细胞的种类、发育阶段分别记录,并计算其比值。

2.观察各系细胞形态变化　仔细观察各细胞系的数量、细胞发育成熟度和形态是否正常。如有无大小不均、形态异常、巨幼变或巨幼样变、分叶过多、颗粒异常、毒性变、退行性变、有丝分裂细胞增多或异常等现象。

(1)粒细胞系:除观察粒细胞系增生程度、各阶段细胞百分率和形态变化外,应同时注意嗜酸、嗜碱粒细胞的百分率和形态有无异常。

(2)红细胞系:观察成熟红细胞的大小、形态、染色及结构异常等,特别是贫血患者,对诊断和鉴别诊断有一定的意义。还应注意中、晚幼红细胞胞质变化,晚幼红细胞脱核情况,有无巨幼红细胞出现和其他异常现象。

(3)巨核细胞系:对出血性疾病的患者,应依次数完骨髓片的巨核细胞数,并作形态观察和分类计数,注意有无脱血小板现象,估计血小板数量及其形态、聚集性、颗粒变化等,要特别注意侏儒性巨核细胞。

(4)单核细胞、淋巴细胞、浆细胞等:有无数量改变和形态异常。

3.观察非造血细胞及异常细胞　如网状细胞、内皮细胞、组织嗜碱性细胞、吞噬细胞等,并注意观察有无异常细胞,如恶性组织细胞及转移癌细胞等。

4.注意观察有无寄生虫　如疟原虫、黑热病小体及弓形体等。

三、血涂片观察

送检骨髓涂片时必须同时送检血涂片,以供对照观察,协助诊断。

四、骨髓象的分析与报告

1.结果计算　①计算各系细胞总百分比及各阶段细胞百分比。②计算粒红比值,即粒细胞百分率总和与有核红细胞百分率总和之比,以红系为1,正常为(2~4):1。③巨核细胞总数及分类各阶段巨核细胞个数。

2.填写骨髓细胞学检查报告单

(1)骨髓象特征描述:如骨髓取材、涂片、染色情况,骨髓增生程度,粒红比值和各系统细胞数量变化及形态特征等。

(2)血象特征描述:如血片所见的细胞数量变化及形态特征等。

(3)特殊检查结果:必要时描述如血细胞组织化学染色特征。

(4)诊断意见及建议:综合骨髓象、血象及临床资料,客观地向临床提出细胞学检查的初步印象或参考意见。参考意见主要有以下几种:肯定性诊断、符合性诊断、疑似性诊断、排除性诊断、正常骨髓象和形态学描述等。

五、正常骨髓象

成人大致正常骨髓象应具有以下基本特征:

1.骨髓增生程度　有核细胞增生活跃,粒/红比例为3∶1~4∶1。

2.粒细胞系统　占有核细胞的50%~60%。其中原粒细胞<2%,早幼粒细胞<5%,中、晚幼粒细胞均<15%,成熟粒细胞中杆状核多于分叶核。嗜酸性粒细胞<5%,嗜碱性粒细胞<1%。

3.红细胞系统　幼红细胞约占有核细胞的20%,其中原红细胞<1%,早幼红细胞<5%,以中、晚幼红细胞为主,平均各约为10%。成熟红细胞的大小、形态、染色正常。

4.淋巴细胞系统　约占20%,小儿偏高,可达40%。原淋细胞和幼淋细胞极为罕见。

5.单核细胞和浆细胞系统　一般均<4%,均为成熟阶段细胞。

6.巨核细胞系统　通常在1.5 cm×3 cm的片膜上,可见巨核细胞7~35个,其中原巨核细胞为0,幼巨核细胞0~5%,颗粒巨核细胞10%~27%,产血小板巨核细胞44%~60%,裸核细胞8%~30%。

7.其他　可见到极少网细胞、内皮细胞、组织嗜碱性细胞等。不易见到核分裂象,无异常细胞和寄生虫。

复习思考题

一、选择题

1.骨髓增生程度分几级?(　　)

A.三级　B.四级　C.五级　D.六级　E.七级

2.正常骨髓的增生程度为(　　)。

A.增生极度活跃　B.增生明显活跃　C.增生活跃

D.增生减低　E.增生明显减低

3.正常骨髓的粒/红比例为(　　)。

A.1∶1　B.2∶1　C.(2~4)∶1　D.5∶1　E.(4~5)∶1

二、简答题

1.简述血细胞发育过程中形态演变的一般规律。

2.简述骨髓增生程度的判断与临床意义。

(岳新荣)

第十四章　血栓与止血检测

学习目标

- 熟悉血栓与止血检测的项目。
- 了解血栓与止血检测的参考值和临床意义。

知识点

- 血管壁检测；血小板检测；凝血因子检测；抗凝系统检测；纤溶活性检测。

案例导入

患者，男性，12岁。2 d前剧烈运动后，右膝关节肿痛、行走困难入院。3年前患者双膝关节不明原因的红肿伴疼痛，被认为是关节炎，治疗后痊愈。患者自幼常有鼻出血现象。查血：Hb 120 g/L，PLT 200×10^9个/L，CT 15 min（普通试管法，正常对照10 min），BT 3 min（正常对照为4 min），PT 14 s（正常对照为13 s），APTT 62 s（正常对照35 s），TT 16 s（正常对照为18 s）。

请思考：根据以上资料，该患者初步诊断是什么？

血栓与止血是机体出血、血液凝固和血液凝固调节的动态平衡过程。若止血、血液凝固活性增强或血液凝固调节机制活性减弱，将会导致血栓前状态或血栓形成；反之，则会导致低凝状态或出血倾向，通过血栓与止血检测，为临床相关疾病的诊断与治疗的监测提供必要的依据。

第一节　血管壁检测

血管壁尤其是血管内皮细胞能合成或分泌多种促凝物质（如血管性血友病因子、内皮素等）和抗凝物质（如组织纤溶酶原激活物、凝血酶调节蛋白等），它们参与初期止血过程。

一、筛选试验

(一)出血时间

将皮肤刺破后,让血液自然流出到血液自然停止所需的时间称为出血时间(bleeding time,BT)。BT 的长短反映血小板的数量、功能以及血管壁的通透性、脆性的变化;也反映血小板生成的血栓烷 A_2(TXA_2)与血管壁生成的前列环素(PGI_2)的平衡关系。某些血液因子(血管性血友病因子和纤维蛋白原等)缺乏也会导致出血时间延长。

【参考值】 出血时间测定器法:(6.9±2.1)min,超过 9 min 为异常。

【临床意义】

1.BT 延长 见于:①血小板明显减少,如原发性和继发性血小板减少性紫癜。②血小板功能异常,如血小板无力症和巨血小板综合征。③严重缺乏血浆某些凝血因子,如血管性血友病(von Willebrand disease,vWD)、弥散性血管内凝血。④血管异常,如遗传性出血性毛细血管扩张症。⑤药物影响,如服用抗血小板药物(阿司匹林等)、抗凝药(肝素等)和溶栓药(rt-PA 等)。

2.BT 缩短 临床意义不大。

本试验敏感度和特异性均差,又受诸多因素干扰,故临床价值有限。

(二)束臂试验

束臂试验又称毛细血管脆性试验。通过给手臂局部加压使静脉血流受阻,致毛细血管负荷,检查一定范围内皮肤出现出血点的数目来估计血管壁的通透性和脆性。

【参考值】 5 cm 直径的圆圈内新的出血点,成年男性少于 5 个,儿童和成年女性少于 10 个。

【临床意义】

新的出血点超过正常范围高限值为该试验阳性。见于:①血管壁的结构和(或)功能缺陷,如遗传性出血性毛细血管扩张症、过敏性紫癜、单纯性紫癜以及其他血管性紫癜。②血小板数量和功能异常,原发性和继发性血小板减少症、血小板增多症以及遗传性和获得性血小板功能缺陷症等。③血管性血友病。④其他,如高血压、糖尿病、败血症、维生素 C 缺乏症、尿毒症、肝硬化和某些药物等。由于本试验在某些正常儿童和成年人中也可阳性,且试验结果受多种因素干扰,故临床价值有限。

二、诊断试验

(一)血管性血友病因子抗原测定

血管性血友病因子抗原是血管内皮细胞的促凝指标之一。它由血管内皮细胞合成和分泌,参与血小板的黏附和聚集反应,起促凝血作用。

【参考值】 ELISA 法:70%~150%。

【临床意义】

1.减低 见于血管性血友病,是诊断血管性血友病及其分型的指标之一。

2.增高 见于血栓性疾病,如急性冠脉综合征、心肌梗死、心绞痛、脑血管病变、糖尿病、妊娠高血压综合征、肾小球疾病、大手术后、恶性肿瘤、免疫性疾病、感染性疾病、骨髓增生症等。

(二) 血浆凝血酶调节蛋白抗原测定

血浆凝血酶调节蛋白抗原是血管内皮细胞的抗凝指标之一。

【参考值】　放射免疫法:20~35 μg/L。

【临床意义】

血浆凝血酶调节蛋白抗原水平增高,显示血管内皮细胞的抗凝作用增强,见于血栓性疾病如糖尿病、心肌梗死、脑血栓、深静脉血栓形成、肺栓塞、弥散性血管内凝血、系统性红斑狼疮等。

第二节　血小板检测

血小板以其数量(血小板计数、血小板平均容积和血小板分布宽度)和功能(黏附、聚集、释放、促凝和血块收缩等)参与初期止血过程。

一、筛选试验

(一) 血小板计数

见第十二章。

(二) 血块收缩试验

血块收缩试验(clot retraction test,CRT)是在富含血小板的血浆中加入 Ca^{2+} 和凝血酶,使血浆凝固形成凝块。反映血小板功能降低的程度。

【参考值】　①凝块法:65.8%±11.0%。②血块收缩时间(h):2 h 开始收缩,18~24 h 完全收缩。

【临床意义】

1.减低(<40%)　见于特发性血小板减少性紫癜、血小板增多症、血小板无力症、红细胞增多症、低(无)纤维蛋白原血症、多发性骨髓瘤、原发性巨球蛋白血症等。

2.增高　见于先天性和获得性因子Ⅷ缺陷症等。

二、诊断试验

(一) 血小板相关免疫球蛋白测定

血小板相关免疫球蛋白(platelet associated immunoglobulin,PAIg)包括 PAIgG、PAIgM、PAIgA。

【参考值】　ELISA 法:PAIgG 为 0~78.8 ng/10^7 血小板;PAIgM 为 0~7.0 ng/10^7 血小板;PAIgA 为 0~2.0 ng/10^7 血小板。

【临床意义】

1.PAIg 增高　见于特发性血小板减少性紫癜、同种免疫性血小板减少性紫癜、药物免疫性血小板减少性紫癜、恶性淋巴瘤、慢性活动性肝炎、系统性红斑狼疮、慢性淋巴细胞性白血病、多发性骨髓瘤、埃文斯综合征(Evan's syndrome)、良性单株丙球蛋白血症等。90%以上特发性血小板减少性紫癜患者的 PAIgG 增高，若同时测定 PAIgM、PAIgA，则阳性率可高达 100%。

2.观察病情　经治疗后，特发性血小板减少性紫癜患者的 PAIg 水平下降；复发后，则有升高。

(二) 血小板促凝活性测定

血小板促凝活性(platelet procoagulant activity, PPA)是指血小板膜上的磷脂酰丝氨酸，它为 FXA、FVA、Ca^{2+}结合形成凝血酶原酶，提供催化表面，后者使凝血酶原转变为凝血酶，凝血酶使血浆发生凝固。

【参考值】　流式细胞术测定血小板表面上的磷酸酰丝氨酸，正常人的阳性率为 30%。

【临床意义】

1.减低　见于血小板第 3 因子缺陷症、血小板无力症、巨血小板综合征、肝硬化、尿毒症、骨髓增生异常综合征、异常蛋白血症、弥散性血管内凝血、服用抗血小板药物、系统性红斑狼疮、急性白血病等。

2.增高　见于血栓病和血栓前状态。

第三节　凝血因子检测

凝血因子是构成凝血机制的基础，它们参与二期止血过程，目前多数是测定凝血因子促凝活性(F∶C)和凝血因子抗原含量(F∶Ag)，临床上更多用的测定 F∶C 的水平。

一、筛选试验

(一) 活化部分凝血活酶时间测定

活化部分凝血活酶时间(activated partial thromboplastin time, APTT)测定是在受检血浆中加入试剂(接触因子激活剂和部分磷脂)和 Ca^{2+}后，观察血浆凝固所需要的时间。它是内源凝血系统较为灵敏和最为常用的筛选试验。

【参考值】　手工法：31～43 s。测定值与正常对照值比较，延长超过 10 s 以上为异常。

【临床意义】

1.APTT 延长　见于内源凝血途径所涉及的因子Ⅻ、Ⅺ、Ⅸ、Ⅷ、Ⅹ、Ⅴ、Ⅱ、PK(激肽释放酶原)、高分子量激肽原和纤维蛋白原缺乏，尤其用于 FⅧ、Ⅸ、Ⅺ缺乏以及循环血液的抗凝物质增多；此外，APTT 是监测普通肝素和诊断狼疮抗凝物质的常用试验。

2.APTT 缩短　见于血栓性疾病和血栓前状态，但灵敏度和特异度差。

(二) 凝血时间

测定自采血开始至血液凝固所需的时间，称为凝血时间(clotting time, CT)，是反映内源凝血系统的凝血过程。

【参考值】　试管法：4～12 min；硅管法：15～32 min；塑料管法：10～19 min。

【临床意义】

1.CT 延长　见于:①血友病 A、B 和因子Ⅺ缺乏症。②凝血酶原、因子 V、X 等重度减少,如严重的肝损伤等。③纤维蛋白原严重减少,如纤维蛋白减少症、DIC 等。④其他,应用肝素、口服抗凝药,循环抗凝物质增加,纤溶亢进,DIC 晚期等。

2.CT 缩短　见于高凝状态,但敏感度差。

(三)血浆凝血酶原时间测定

在被检血浆中加入 Ca^{2+} 和组织因子(TF 或组织凝血活酶),观测血浆的凝固时间,称为血浆凝血酶原时间(prothrombin time,PT)。它是外源凝血系统较为灵敏和最为常用的筛选试验。

【参考值】

1.手工法和血液凝固仪法　11~13 s 或(12±1) s,测定值超过正常对照值3 s以上为异常。

2.凝血酶原时间比值(prothrombin ratio,PTR)　受检血浆的凝血酶原时间(s)/正常人血浆的凝血酶原时间(s)的比值。参考值为(1.0±0.05) s。

3.国际正常化比值(international normalized ratio,INR)　$INR = PTR^{ISI}$,参考值依 ISI 不同而异,一般为 1.0±0.1。ISI(international sensitivity index)为国际灵敏度指数,ISI 越小,组织凝血活酶的灵敏度越高。因此作 PT 检测时必须用标有 ISI 值的组织凝血活酶。

【临床意义】

1.PT 延长　先天性凝血因子Ⅰ(纤维蛋白原)、Ⅱ(凝血酶原)、V、Ⅶ、X 缺乏;获得性凝血因子缺乏,如严重肝病、维生素 K 缺乏、纤溶亢进、DIC、使用抗凝药物和异常抗凝血物质等。

2.PT 缩短　血液高凝状态,如 DIC 早期、心肌梗死、脑血栓形成、深静脉血栓形成、多发性骨髓瘤等,但敏感性和特异性差。

3.PTR 及 INR　是监测口服抗凝剂的首选指标,WHO 推荐用 INR,中国人的 INR 以2.0~2.5 为宜,一般应为 1.5~3.0。

二、诊断试验

(一)血浆纤维蛋白原测定

在受检血浆中加入一定量凝血酶,后者使血浆中的纤维蛋白原转变为纤维蛋白,通过比浊原理计算纤维蛋白原(fibrinogen,Fg)的含量。

【参考值】　凝血酶比浊法:2~4 g/L。

【临床意义】

1.增高　见于糖尿病、急性心肌梗死、急性传染病、风湿病、急性肾小球肾炎、肾病综合征、灼伤、多发性骨髓瘤、休克、大手术后、妊娠高血压综合征、急性感染、恶性肿瘤等,以及血栓前状态、部分老年人等。

2.减低　见于 DIC、原发性纤溶症、重症肝炎和肝硬化和低(无)纤维蛋白原血症。

(二)血浆因子Ⅻ定性试验

受检血浆中加入 Ca^{2+} 溶液,使纤维蛋白原变成纤维蛋白凝块,将此凝块置入 5 mol/L 尿素溶液中。如果受检血浆缺乏因子Ⅻ,则形成的可溶性纤维蛋白凝块易溶于尿素溶液中。

【参考值】　凝块溶解法:24 h 内纤维蛋白凝块不溶解。

【临床意义】

若纤维蛋白凝块在 24 h 内完全溶解,则表示因子ⅩⅢ缺乏。见于先天性因子ⅩⅢ缺乏症和获得性因子ⅩⅢ明显减低,如肝病、系统性红斑狼疮、DIC、原发性纤溶症、恶性淋巴瘤、恶性贫血、溶血性贫血以及抗 FⅩⅢ抗体等。

第四节　抗凝系统检测

抗凝系统检测包括临床上常用的病理性抗凝物质检测和生理性抗凝因子检测两部分,后者也是凝血系统的调节因子。

一、病理性抗凝物质检测

(一)血浆凝血酶时间及其甲苯胺蓝纠正试验

凝血酶时间(thrombin time,TT)是凝血酶使纤维蛋白原转变为纤维蛋白所需的时间。

【参考值】　手工法:16~18 s,受检 TT 值超过正常对照值 3 s 以上为延长。

【临床意义】

1.TT 延长　见于低(无)纤维蛋白原血症和异常纤维蛋白原血症;血中纤维蛋白(原)降解产物增高;血中有肝素或类肝素物质存在。

2.TT 缩短　无临床意义。

(二)甲苯胺蓝纠正试验或血浆游离肝素时间

甲苯胺蓝呈碱性,有中和肝素的作用。在 TT 延长的受检血浆中加入少量甲苯胺蓝,再测定 TT。若延长的 TT 恢复至正常或明显缩短,则表示受检血浆中有类肝素物质存在或肝素增多;若不缩短,则表示受检血浆中存在其他抗凝血酶类物质或缺乏纤维蛋白原。

【参考值】　TT 延长的受检血浆中加入甲苯胺蓝后,TT 缩短 5 s 以上,提示受检血浆中有类肝素或肝素物质增多;如果 TT 不缩短,提示延长的 TT 不是由肝素类物质所致。

【临床意义】

血中类肝素物质增多见于严重肝病、DIC、过敏性休克、使用氮芥类药物、放疗后、肝叶切除后、肝移植后等。临床应用肝素时,延长的 TT 也被甲苯胺蓝纠正。

二、生理性抗凝因子检测

(一)血浆抗凝血酶活性测定

抗凝血酶(antithrombin,AT)活性测定是临床上评估高凝血状态是否良好的指标。

【参考值】　发色底物法:108.5%±5.3%。

【临床意义】

1.增高　见于血友病、白血病和再生障碍性贫血等的急性出血期;也见于口服抗凝药治疗过程中。

2.减低　见于先天性和获得性 AT 缺陷症,后者见于血栓前状态、血栓性疾病、DIC 和肝脏疾病等。

(二)血浆凝血酶-抗凝血酶复合物测定

本试验是反映凝血酶活性的试验。

【参考值】　酶标法:(1.45±0.4) μg/L。

【临床意义】

增高见于急性心肌梗死、不稳定型心绞痛、DIC、深静脉血栓形成、脑梗死、急性白血病等。

第五节　纤溶活性检测

纤维蛋白溶酶(纤溶酶)可将已形成的血凝块加以溶解,产生纤维蛋白(原)的降解产物,从而反映纤溶活性。纤溶活性增强可致出血,纤溶活性减低可致血栓。

一、筛选试验

(一)优球蛋白溶解时间

血浆优球蛋白组分中含有纤维蛋白原(Fg)、纤溶酶原(PLG)和组织型纤溶酶原激活剂(t-PA)等,但不含纤溶酶抑制物。受检血浆置于醋酸溶液中,使优球蛋白沉淀,经离心除去纤溶抑制物,将沉淀的优球蛋白溶于缓冲液中,再加入适量钙溶液(加钙法)或凝血酶(加酶法),使 Fg 转变为纤维蛋白凝块,测定凝块完全溶解所需时间即优球蛋白溶解时间(euglobulin lysis time,ELT)。

【参考值】　加钙法:(129.8±41.1) min;加酶法:(157.0±59.1) min。一般认为<70 min为异常。

【临床意义】

本试验敏感性低,特异性高。

1.纤维蛋白凝块在 70 min 内完全溶解　表明纤溶活性增强,见于原发性和继发性纤溶亢进,后者常见手术、应激状态、创伤、休克、变态反应、前置胎盘、胎盘早期剥离、羊水栓塞、恶性肿瘤广泛转移、急性白血病、晚期肝硬化、DIC 和应用溶血栓药。

2.纤维蛋白凝块在超过 120 min 还不溶解　表明纤溶活性减低,见于血栓前状态、栓性疾病和应用抗纤溶药等。

(二)D-二聚体定性试验

D-二聚体(D-dimer,D-D)是交联纤维蛋白降解产物之一,为继发性纤溶特有的代谢物。

【参考值】　胶乳颗粒比阴性对照明显粗大者为阳性,正常人为阴性。

【临床意义】

D-D 阴性是排除深静脉血栓(DVT)和肺血栓栓塞(PE)的重要试验,阳性也是诊断 DIC 和观察溶血栓治疗的有用试验。凡有血块形成的出血,本试验均可阳性,故其特异性低,敏感度高;但在陈旧性血块时,本试验又呈阴性。

(三)血浆纤维蛋白(原)降解产物定性试验

于受检血浆中加入血浆纤维蛋白(原)降解产物(fibrin degradation products,FDPs)抗体包被的胶乳颗粒悬液,若血液中 FDPs 浓度超过或等于 5 μg/mL,胶乳颗粒发生凝集。根据受检血浆的稀释度可以计算出血浆 FDPs 含量。

【参考值】 胶乳凝集法:阴性。

【临床意义】

FDPs 阳性或增高见于原发性纤溶和继发性纤溶,后者如 DIC、恶性肿瘤、急性早幼粒细胞白血病、肺血栓栓塞、深静脉血栓形成、肾脏疾病、肝脏疾病、器官移植的排斥反应、溶血栓治疗等。

二、诊断试验

(一)血浆组织型纤溶酶原激活剂测定

血浆优球蛋白含有吸附于纤维蛋白上的组织型纤溶酶原激活剂(t-PA),它使 PLG 转变为纤溶酶(PL),PL 可使发色底物释放出对硝基苯胺而显色,显色的深浅与受检血浆中 t-PA 含量呈正相关。

【参考值】 发色底物法:0.3~0.6 活化单位/mL。

【临床意义】

1.增高 表明纤溶活性亢进,见于原发性纤溶和继发性纤溶(如 DIC)等。

2.减低 表明纤溶活性减弱,见于血栓前状态和血栓性疾病,如动脉血栓形成、深静脉血栓形成、高脂血症、口服避孕药、缺血性脑卒中和糖尿病等。

(二)血浆纤溶酶原活性测定

受检血浆中加链激酶(SK)和发色底物(S-2251),受检血浆中的血浆纤溶酶原活性(plasminogen,PLG)在 SK 的作用下,转变成纤溶酶(PL),后者作用于发色底物,释放出对硝基苯胺(PNA)而显色。显色的深浅与纤溶酶的水平呈正相关,通过计算求得血浆中 PLG∶A 的含量。

【参考值】 发色底物法:75%~140%。

【临床意义】

1.PLG∶A 增高 表示纤溶活性减低,见于血栓前状态和血栓性疾病。

2.PLG∶A 减低 表示纤溶活性增高,见于原发性纤溶、继发性纤溶和先天性 PLG 缺乏症。

(三)血浆鱼精蛋白副凝固试验(plasma protamine paracoagulation test,3P 试验)

本试验特异性强,敏感性低。是鉴别原发性纤溶症和继发性纤溶症的试验之一。

【参考值】 正常人为阴性。

【临床意义】

1.阳性 见于 DIC 的早、中期。但在恶性肿瘤、上消化道出血、外科大手术后、败血症、肾小球疾病、人工流产、分娩等也可出现假阳性。

2.阴性 见于正常人、晚期 DIC 和原发性纤溶症等。

(四)血浆纤溶酶-抗纤溶酶复合物测定

用兔抗人纤溶酶抗体包被酶标板,加入受检血浆后再加入酶标记的第二抗体,最后加入底物显色,显色的深浅与受检血浆中所含的纤溶酶-抗纤溶酶复合物呈正相关。

【参考值】　ELISA 法:0~150 ng/mL。

【临床意义】

本试验是反映纤溶酶活性较好的试验。增高见于血栓前状态和血栓性疾病,如 DIC、急性心肌梗死、脑血栓形成、肺梗死、深静脉血栓形成、肾病综合征等。

复习思考题

选择题

1.毛细血管脆性试验阳性可见于下列疾病,但(　　)应除外。

A.过敏性紫癜　B.血友病　C.血小板减少性紫癜
D.遗传性出血性毛细血管扩张症　E.血小板无力症

2.BT 延长可见于下列疾病,但应除外(　　)。

A.血小板减少性紫癜　B.血友病　C.血小板无力症
D.血管性血友病　E.遗传性出血性毛细血管扩张症

3.出血时间缩短常见于(　　)。

A.血小板减少症　B.血小板贮存池病　C.血小板无力症
D.遗传性毛细血管扩张症　E.血栓性疾病

4.外源性凝血系统最常用的筛选试验是(　　)。

A.APTT　B.BT　C.CT
D.PT　E.TT

(岳新荣)

第十五章　排泄物、分泌物及体液检测

学习目标

- 掌握尿液和粪便一般检测的内容、参考值及临床意义。
- 熟悉脑脊液和浆膜腔积液的检测项目和临床意义。
- 了解尿液和粪便标本的采集。

知识点

- 尿液标本的采集；尿液一般性状检查；尿液化学检查；尿液显微镜检查；粪便标本的采集；粪便一般性状检查；粪便显微镜检查；粪便化学检查；粪便细菌学检查；脑脊液标本采集；脑脊液一般性状检查；脑脊液化学检查；脑脊液显微镜检查；脑脊液细菌学检查；浆膜腔积液分类和发生机制；浆膜腔积液的检测项目；漏出液与渗出液的鉴别。

案例导入

患者，女性，30 岁，因畏寒、发热伴有尿频、尿痛、尿急 2 d 来院。患者平素身体健康，无特殊疾病史。T 39.0 ℃，P 100 次/min，R 18 次/min，BP 120/72 mmHg，皮肤黏膜无皮疹、瘀点，浅表淋巴结未触及，颈软，气管居中。心肺无异常，腹平软，肋腰点有压痛，肾区叩击痛阳性。尿液检查：外观黄色、混浊，比重 1.018，蛋白(++)。显微镜检查：白细胞满视野/HP、红细胞 3 个/HP、上皮细胞成堆，低倍镜可见白细胞管型。中段尿培养为大肠杆菌生长。

请思考：分析病例资料，作出可能的诊断。

第一节　尿液检测

尿液是血液经过肾小球滤过、肾小管和集合管重吸收和排泌所产生的终末代谢产物，尿液的组成和性状可反映机体的代谢状况，并受机体各系统功能状态的影响。因此，尿液检测不仅有助于泌尿系统疾病的诊断、疗效观察，而且对其他系统疾病如糖尿病、急性胰腺炎等的诊断、预后判断及用药的监护也有重要参考价值。

尿液一般检查：①一般性状检查：尿量、气味、外观、比重、酸碱度等。②化学检查：尿蛋白、尿糖、尿酮体、尿胆原、尿胆红素等。③显微镜检查：细胞、管型、结晶体等。目前，尿液检查已经基本上被尿液干化学方法和尿沉渣分析仪法所取代，可快速准确打印出数据结果，但不能缺少尿沉渣显微镜检。

尿液标本的采集和处理：

1.容器装备　因各种非标本物质可干扰测定的结果，因此应使用清洁一次性专用的有盖尿标本容器，如使用其他容器，需洗净、晾干后才能使用。

2.避免污染　男性患者避免混入前列腺液和精液；女性患者避免混入经血或阴道分泌物，必要时冲洗外阴后留取中段尿检查；不可混有粪便。

3.取尿时间　住院患者尿常规检查最好留取清晨第一次尿，门诊或急诊患者可随时留取，但在标本容器上必须注明留取时间。

4.标本种类

(1)清晨空腹尿：为清晨起床后的第一次尿标本。因尿液在膀胱内存留 8 h 以上，各种成分浓缩，有利于尿液有形成分的检出。此种标本最适合于可疑及已知有泌尿系统疾病患者的一般检查以及早期妊娠实验。

(2)随机尿：留取任意时间尿液。患者任何时间内自然排泄的尿液标本，此类标本最适合门诊、急诊患者。但易受多种因素影响，尿中病理成分浓度较低，有时结果不够准确。

(3)餐后尿：通常在午餐后 2 h 收集标本。此标本对病理性蛋白尿、尿胆原和糖尿的检出更为敏感。

(4)定时尿：应从排空膀胱开始计算时间，将全时间各次尿液及定时后膀胱中的尿液全部送检。适用于一天之内尿液成分波动较大、用随意尿标本难以确定其参考值范围的多种化学物质的检查。如午餐后 2 h 尿，主要用于尿中尿胆原等的检查；12 h 尿要求前一天晚上 8 时排尽余尿后，开始收集直至第二天早晨 8 时之内的全部尿液，主要用于尿中有形成分计数。24 h 尿主要用于蛋白、糖等化学物质的检查。

(5)培养尿：女性采尿前用肥皂水或碘伏清洗外阴，再收集中段尿标本 10~20 mL 于灭菌容器内，男性清洗阴茎头后留取中段尿标本。主要用于尿细菌培养和药物敏感试验。

5.标本保存　尿标本如不能及时检查，因各种物质易遭受微生物等的滋生破坏，需作适当保存，常用方法有冷藏法和化学法。冷藏以 4 ℃为好，避免结冰；化学法可选用甲苯、甲醛、浓盐酸等防腐剂。

一、一般性状检查

(一)尿量

【参考值】　正常成人 1 000~2 000 mL/24 h。

【临床意义】

1.多尿　尿量>2 500 mL/24 h 时称为多尿。见于：①暂时性多尿，见于饮水过多、应用利尿剂、输液过多、精神紧张等。②病理性多尿，多见于尿崩症、糖尿病、慢性肾小球肾炎及急性肾盂肾炎后期等。

2.少尿　尿量<400 mL/24 h 或<17 mL/h 称为少尿。病理性少尿见于:①肾前性少尿,见于呕吐、腹泻、烧伤等原因引起的脱水,大出血、休克、心功能不全等引起的肾缺血。②肾性少尿,见于急性肾小球肾炎、慢性肾炎急性发作、急性肾衰少尿期、慢性肾衰竭、肾移植后急性排斥反应、急性过敏性间质性肾炎等。③肾后性少尿,见于输尿管结石等原因引起的尿路梗阻。

3.无尿　尿量<100 mL/24 h 称无尿,主要见于严重的急性肾功能不全及肾移植术后发生排异反应时。

(二)尿色

正常新鲜尿液清澈透明。尿液颜色受食物、尿色素、药物等影响,一般呈淡黄色至深黄色。病理性尿液外观主要有以下几种。

1.无色　见于尿量增多,如尿崩症、糖尿病或饮水、输液过多。

2.淡红色或红色　尿液内含有一定量的红细胞时称血尿。每升尿内含血量超过 1 mL 时即可呈现淡红色,称为肉眼血尿。见于急性肾小球肾炎、肾结核、肾和尿路结石、肾肿瘤、泌尿系统感染以及出血性疾病等。

3.浓茶色或酱油色　又称血红蛋白尿。见于血型不合的输血反应、阵发性睡眠性血红蛋白尿、进食卟啉类食物色素等。

4.深黄色　亦称胆红素尿。振荡后泡沫也呈黄色,胆红素定性试验阳性者为胆红素尿,见于阻塞性黄疸及肝细胞性黄疸。尿液浓缩、服用呋喃唑酮、维生素 B_2、大黄等药物后尿色也呈黄色,但尿泡沫不黄,胆红素定性试验阴性。

5.云雾状混浊　为菌尿或脓尿。菌尿尿液静置后不下沉,脓尿含有较多白细胞及炎性渗出物,静置后可下沉,形成白色云絮状沉淀。见于泌尿系统感染性疾病如肾盂肾炎、膀胱炎、尿道炎等。

6.乳白色混浊　为乳糜尿,见于丝虫病、肿瘤及各种原因引起的肾周围淋巴管阻塞。

(三)气味

正常尿液的气味来自尿中挥发性的酸性物质。尿液长时间放置后,尿素分解可出现氨臭味。若新鲜尿液即有氨味,见于慢性膀胱炎及尿潴留等。有机磷杀虫剂中毒者,尿带蒜臭味。糖尿病酮症酸中毒时尿呈烂苹果味,苯丙酮尿症者尿有鼠臭味。

(四)尿比重

尿比重(specific gravity,SG)是指在 4 ℃条件下尿液与同体积纯水的质量之比。尿比重受尿中可溶性物质的量及尿量的影响。

【参考值】 1.010~1.025,最大范围为 1.003~1.030。晨尿最高,婴幼儿尿比重偏低。

【临床意义】

1.尿比重增高　血容量不足导致的肾前性少尿、糖尿病、急性肾小球肾炎、肾病综合征等。

2.尿比重降低　大量饮水、尿崩症、慢性肾小球肾炎、慢性肾衰竭、肾小管间质疾病等。

二、化学检查

（一）酸碱反应（pH）

【参考值】　pH 约 6.5，波动为 4.5～8.0。

【临床意义】

由于膳食结构的影响，尿液酸碱度可有较大的生理性变化，肉食为主者尿液偏酸性，素食为主者尿液偏碱性。

1.尿 pH 降低　见于酸中毒、高热、痛风、糖尿病及口服氯化铵、维生素 C 等酸性药物。

2.尿 pH 增高　见于碱中毒、尿潴留、膀胱炎、应用利尿剂、肾小管性酸中毒等。

3.药物干预　尿 pH 可作为用药的一个指标，用氯化铵酸化尿液，可促使碱性药物中毒时从尿中排出；而用碳酸氢钠碱化尿液，可促使酸性药物中毒时从尿中排出。

（二）尿蛋白

【参考值】　尿蛋白定性试验阴性；定量试验<150 mg/24 h。

【临床意义】

尿蛋白定性试验阳性或定量试验超过 150 mg/24 h 尿时，称蛋白尿。

1.生理性蛋白尿　指泌尿系统无器质性病变，尿内暂时出现蛋白质，程度较轻，持续时间短，诱因解除后消失。如机体在剧烈运动、发热、寒冷、精神紧张、交感神经兴奋及血管活性剂等刺激下所致血流动力学改变，肾血管痉挛、充血，导致肾小球毛细血管壁通透性增加而出现的蛋白尿。

2.病理性蛋白尿

（1）肾小球性蛋白尿：这是最常见的一种蛋白尿。常见于肾小球肾炎、肾病综合征等原发性肾小球损害性疾病；糖尿病、高血压、系统性红斑狼疮、妊娠高血压综合征等继发性肾小球损害性疾病。

（2）肾小管性蛋白尿：炎症或中毒等因素引起近曲小管对低分子量蛋白质的重吸收减弱所致，常见于肾盂肾炎、间质性肾炎、肾小管性酸中毒、重金属（如汞、镉、铋）中毒及肾移植术后。

（3）混合性蛋白尿：肾小球和肾小管同时受损所致的蛋白尿，如肾小球肾炎或肾盂肾炎后期、糖尿病、系统性红斑狼疮等。

（4）溢出性蛋白尿：因血浆中出现异常增多的低分子量蛋白质，超过肾小管重吸收能力所致的蛋白尿。血红蛋白尿、肌红蛋白尿即属此类。另一类较常见的是凝溶蛋白，见于多发性骨髓瘤、浆细胞病、轻链病等。

（5）组织性蛋白尿：由于肾组织被破坏或肾小管分泌蛋白增多所致的蛋白尿，多为低分子量蛋白尿，以 T-H 糖蛋白为主要成分。

（6）假性蛋白尿：由于尿中混有大量血、脓、黏液等成分而导致蛋白定性试验阳性。一般不伴有肾本身的损害，经治疗后很快恢复正常。膀胱炎、尿道炎、尿道出血及尿内掺入阴道分泌物时，尿蛋白定性试验可阳性。

（三）尿糖

【参考值】　尿糖定性试验阴性，定量为 0.56～5.0 mmol/24 h 尿。

【临床意义】

尿糖定性试验阳性，称为糖尿，一般指葡萄糖尿。

1.血糖增高性糖尿　糖尿病最为常见。其他有血糖升高的内分泌疾病，如库欣综合征、甲状腺功能亢进、嗜铬细胞瘤、肢端肥大症等均可出现糖尿。另外，肝硬化、胰腺炎、胰腺癌等也可出现糖尿。

2.血糖正常性糖尿　血糖浓度正常，由于肾小管病变导致葡萄糖的重吸收能力降低所致，即肾阈值下降产生的糖尿，又称肾性糖尿，常见于慢性肾炎、肾病综合征、间质性肾炎和家族性糖尿等。

3.暂时性糖尿

（1）生理性糖尿：如大量进食碳水化合物或静脉注射大量葡萄糖后可一时性血糖升高，尿糖阳性。

（2）应激性糖尿：见于颅脑外伤、脑出血、急性心肌梗死时，肾上腺素或胰高血糖素分泌过多或延脑血糖中枢受到刺激，可出现暂时性高血糖和糖尿。

4.其他糖尿　乳糖、半乳糖、果糖、甘露糖及一些戊糖等，进食过多或体内代谢失调使血中浓度升高时，可出现相应的糖尿。

（四）酮体

酮体是体内脂肪代谢的中间产物，是 β-羟丁酸、乙酰乙酸和丙酮的总称。

【参考值】　阴性。

【临床意义】

1.糖尿病性酮尿　常伴有酮症酸中毒，酮尿是糖尿病性昏迷的前期指标，此时多伴有高糖血症和糖尿。

2.非糖尿病性酮尿　高热、严重呕吐、腹泻、长期饥饿、禁食、过分节食、妊娠剧吐、肝硬化等，因糖代谢障碍而出现酮尿。

（五）尿胆红素与尿胆原

【参考值】　正常人尿胆红素定性阴性，定量≤2 mg/L；尿胆原定性为阴性或弱阳性，定量≤10 mg/L。

【临床意义】

1.尿胆红素增高　见于肝细胞性黄疸和阻塞性黄疸。

2.尿胆原增高　见于肝细胞性黄疸和溶血性黄疸。尿胆原减少见于阻塞性黄疸。

（六）尿亚硝酸盐

【参考值】　定性试验：阴性。

【临床意义】

尿液中亚硝酸盐阳性检出率，取决于感染细菌是否含有硝酸盐还原酶、食物中是否含适量硝酸盐、尿液在膀胱中停留时间及尿量等因素。常见的肠杆菌科细菌如大肠埃希菌、变形杆菌等可将硝酸盐还原为亚硝酸盐。尿液亚硝酸盐试验阳性，提示存在尿路感染。但有些细菌不能将硝酸盐还原为亚硝酸盐，如葡萄球菌、淋病双球菌等，故阴性不能排除尿路感染。标本放置过久或污染可致假阳性，进食硝酸盐含量丰富的菠菜、卷心菜等食物亦可致假阳性。

三、显微镜检查

尿显微镜检查的标准方法：取新鲜混匀的尿液 10 mL 于离心管内，以 1 500 r/min 离心 5 min，弃去上清液，留取 0.2 mL 沉渣液，混匀后检查尿细胞、管型和结晶等。

（一）细胞检查

1.红细胞

【参考值】　玻片法平均 0~3 个/HP，定量检查 0~5 个/μl。

【临床意义】

尿沉渣镜检红细胞>3 个/HP，称为镜下血尿。多形性红细胞>80%时，称肾小球源性血尿，常见于急性肾小球肾炎、急进性肾炎、慢性肾炎、紫癜性肾炎、狼疮性肾炎等。多形性红细胞<50%时，称非肾小球源性血尿，见于肾结石、泌尿系统肿瘤、肾盂肾炎、多囊肾、急性膀胱炎、肾结核等。

2.白细胞和脓细胞

【参考值】　玻片法平均 0~5 个/HP，定量检查 0~10 个/μl。

【临床意义】

若有大量白细胞，多为泌尿系统感染如肾盂肾炎、肾结核、膀胱炎或尿道炎。成年女性生殖系统有炎症时，常有阴道分泌物混入尿内，除有成团脓细胞外，并伴有多量扁平上皮细胞。

3.上皮细胞

【参考值】　正常尿中可出现少量扁平上皮细胞，无或偶见移行上皮细胞，无肾小管上皮细胞。

【临床意义】

（1）复层扁平上皮细胞：亦称鳞状上皮细胞，尿中大量出现或片状脱落且伴有白细胞、脓细胞，见于尿道炎。

（2）移行上皮细胞：表层移行上皮细胞，主要来自膀胱，又称大圆上皮细胞。中层移行上皮细胞，主要来自肾盂，又称尾形上皮细胞。底层移行上皮细胞，来自输尿管、膀胱和尿道。正常尿中无或偶见移行上皮细胞，在输尿管、膀胱、尿道有炎症时可出现。大量出现应警惕移行上皮细胞癌。

（3）肾小管上皮细胞：来自远曲和近曲肾小管，如在尿中出现，常提示肾小管病变。观察尿中肾小管上皮细胞，对肾移植术后有无排斥反应亦有一定意义。

（二）管型

管型是蛋白质、细胞或碎片在肾小管、集合管中凝固而成的圆柱形蛋白聚体。

【参考值】　正常人尿中无管型或透明管型 0~1 个/LP。

【临床意义】

1.透明管型　偶见于正常人清晨尿中。当肾脏有轻度或暂时性功能改变，如剧烈运动、高热、全身麻醉及心功能不全等，尿中亦可见少量透明管型。在肾实质病变如肾小球肾炎时，透明管型明显增多。

2.细胞管型　①红细胞管型：常与肾小球性血尿同时存在，常见于急性肾小球肾炎、慢性肾小球肾炎发作期、急性肾小管坏死、肾移植后急性排斥反应。②白细胞管型:提示有化脓性炎症,常见于急性肾盂肾炎、间质性肾炎,亦可见于狼疮性肾炎等。③上皮细胞管型:提示肾小管有病变,为肾小管上皮细胞脱落的证据,常见于急性肾小管坏死、肾移植急性排斥反应等。

3.颗粒管型　含细颗粒管型和粗颗粒管型两种,前者见于慢性肾炎或急性肾炎后期,后者见于慢性肾炎、肾盂肾炎或某些原因(药物中毒等)引起的肾小管损伤。

4.脂肪管型　基质中含脂肪变性的肾小管上皮细胞,见于肾病综合征、慢性肾小球肾炎急性发作及类脂性肾病等。

5.蜡样管型　该类管型多提示有严重的肾小管变性坏死,预后不良,如慢性肾小球肾炎的晚期及肾淀粉样变等。

6.宽幅管型　由蛋白质及坏死脱落的上皮细胞碎片构成,外形宽大,不规则,易折断。常见于慢性肾衰竭少尿期,提示预后不良,故又称肾衰管型。

(三)结晶体

尿液经离心沉淀后,在显微镜下观察到形态各异的盐类结晶。结晶体经常出现于新鲜尿中并伴有较多红细胞应怀疑患有肾结石的可能。

1.易在碱性尿中出现的结晶体　磷酸钙、碳酸钙和尿酸钙晶体等。

2.易在酸性尿中出现的结晶体　尿酸晶体、草酸钙、胆红素、酪氨酸、亮氨酸、胆固醇、磺胺结晶等。

第二节　粪便检测

粪便是食物在体内经消化的最终产物。粪便检查的主要目的:一是了解消化道有无炎症、出血、寄生虫感染、恶性肿瘤等;二是根据粪便的性状与组成,间接地判断胃肠、胰腺肝胆系统的功能状况;三是了解肠道菌群分布是否合理,检查粪便中有无致病菌等,以协助诊断肠道传染病。

标本采集通常采用自然排出的粪便,应注意以下事项:

1.用干燥洁净盛器留取新鲜标本,不得混有尿液或其他物质,如作细菌学检查应将标本盛于加盖无菌容器内立即送检。

2.粪便标本有脓血时,应当挑取脓血及黏液部分涂片检查,外观无异常的粪便要多点取样检查。

3.对某些寄生虫及虫卵的初筛检测,应采取三送三检,因为许多肠道原虫和某些蠕虫卵都有周期性排出现象。

4.从粪便中检测阿米巴滋养体等寄生原虫,应在收集标本后 30 min 内送检,并注意保温。

5.粪便隐血检测,患者应素食 3 d,并禁服铁剂及维生素 C,否则易出现假阳性。

6.无粪便又必须检测时,可经肛门指诊采集粪便。

一、一般性状检查

粪便标本首先要肉眼观察，通常根据粪便性状即能作初步诊断。

（一）量

正常人每天排便1次，为100~300 g，随食物种类、进食量及消化器官功能状态而异。素食者比食肉者量多。胃肠、胰腺炎症和功能紊乱可致粪便量增多。

（二）颜色与性状

正常成人的粪便为黄褐色圆柱形软便，婴儿粪便呈黄色或金黄色糊状便。病理情况可见如下改变：

1.鲜血便　见于直肠息肉、直肠癌、肛裂及痔疮等。痔疮时常在排便之后有鲜血滴落，而其他疾患则鲜血附着于粪便表面。

2.柏油样便　稀薄、黏稠、漆黑、发亮的黑色粪便，形似柏油称柏油样便，见于消化道出血。服用活性炭、铋剂等之后也可排出黑便，但无光泽且隐血试验阴性，若食用较多动物血、肝或口服铁剂等也可使粪便呈黑色，隐血试验亦可阳性，应注意鉴别。

3.白陶土样便　见于各种原因引起的阻塞性黄疸。

4.脓性及黏液脓血便　当肠道下段有病变，如痢疾、溃疡性结肠炎、局限性肠炎、结肠或直肠癌常表现为脓性及脓血便，脓或血的多少取决于炎症类型及其程度，阿米巴痢疾以血为主，血中带脓，呈暗红色稀果酱样，细菌性痢疾则以黏液及脓为主，脓中带血。

5.米泔水样便　粪便呈白色淘米水样，内含黏液片块，量大、稀水样，见于重症霍乱、副霍乱患者。

6.黏液便　正常粪便中的少量黏液与粪便均匀混合不易察觉。小肠炎症时增多的黏液均匀地混于粪便中；大肠病变时因粪便已逐渐形成，黏液不易与粪便混合；来自直肠的黏液则附着于粪便的表面。单纯黏液便的黏液无色透明，稍黏稠，脓性黏液便则呈黄白色不透明，见于各类肠炎、细菌性痢疾、阿米巴痢疾等。

7.稀糊状或水样便　见于各种感染性和非感染性腹泻。小儿肠炎时粪便呈绿色稀糊状。大量黄绿色稀汁样便，并含有膜状物时见于假膜性肠炎。副溶血性弧菌食物中毒，排出洗肉水样便。出血坏死性肠炎排出红豆汤样便。

8.细条样便　排出细条样或扁片状粪便，提示直肠狭窄，多见于直肠癌。

9.乳凝块　乳儿粪便中见有黄白色乳凝块，亦可见蛋花汤样便，常见于婴儿消化不良、婴儿腹泻。

（三）气味

正常粪便有臭味，因含蛋白质分解产物如吲哚、粪臭素、硫醇、硫化氢等所致，肉食者臭味重，素食者臭味轻。患慢性肠炎、胰腺疾病、结肠或直肠癌溃烂时有恶臭。阿米巴肠炎粪便呈血腥臭味。脂肪及糖类消化或吸收不良时粪便呈酸臭味。

（四）寄生虫体

蛔虫、蛲虫及绦虫等较大虫体或其片段肉眼即可分辨，钩虫虫体需将粪便冲洗过筛方可见到。服用驱虫剂者应检查粪便中有无排出的虫体以判断驱虫效果。

（五）结石

粪便中可见到胆石、胰石、胃石、肠石等，最重要且最常见的是胆石，常见于应用排石药物或碎石术后。

二、显微镜检查

在显微镜下观察粪便中的有形成分，有助于消化系统各种疾病的诊断，因此粪便的显微镜检测是常规检测的重要手段。

（一）细胞

1.白细胞　正常粪便中不见或偶见。肠道炎症时增多，其数量多少与炎症轻重及部位有关。小肠炎症时白细胞数量一般<15 个/HP，细菌性痢疾可见大量白细胞、脓细胞或小吞噬细胞。过敏性肠炎、肠道寄生虫病时可见较多嗜酸性粒细胞。

2.红细胞　正常粪便中无红细胞，当下消化道出血、痢疾、溃疡性结肠炎、结肠和直肠癌时，粪便中可见到红细胞。细菌性痢疾时红细胞少于白细胞，散在分布，形态正常。阿米巴痢疾时红细胞多于白细胞，多成堆出现并有残碎现象。

3.巨噬细胞　为一种吞噬较大异物的单核细胞，含有吞噬颗粒及细胞碎屑。见于细菌性痢疾和溃疡性结肠炎。

4.肠黏膜上皮细胞　正常粪便中见不到，结肠炎、假膜性肠炎时可见增多。

5.肿瘤细胞　取乙状结肠癌、直肠癌患者的血性粪便及时涂片染色，可能发现成堆的癌细胞。

（二）食物残渣

正常粪便中的食物残渣系已消化的无定形细小颗粒，仅可偶见淀粉颗粒和脂肪小滴等。腹泻者的粪便中易见到淀粉颗粒，慢性胰腺炎、胰腺功能不全时增多。在急慢性胰腺炎及胰头癌或因肠蠕动亢进、腹泻、消化不良综合征等，脂肪小滴增多。在胃蛋白酶缺乏时粪便中较多出现结缔组织。肠蠕动亢进腹泻时，肌肉纤维、植物细胞及植物纤维增多。

（三）寄生虫卵

从粪便中检查寄生虫卵是诊断肠道寄生虫感染最常用的化验指标。粪便中常见的寄生虫卵有蛔虫卵、钩虫卵、鞭虫卵、蛲虫卵、血吸虫卵、姜片虫卵和绦虫卵等。

三、化学检查

临床上最常用的粪便化学检查是粪便隐血试验，此法灵敏度高，对消化道少量出血的诊断有重要意义。隐血是指消化道少量出血，红细胞被消化破坏，粪便外观无异常改变，肉眼和显微镜检查均不能证实的出血。

【正常值】　正常人呈阴性反应。

【临床意义】

当消化道有出血时粪便隐血试验常呈阳性，见于消化性溃疡、消化道肿瘤、肠结核、钩虫病、溃疡性结肠炎等；消化性溃疡多呈间断性阳性，消化道恶性肿瘤则多为持续阳性。

四、细菌学检查

粪便中细菌极多，占干重的1/3，多属正常菌群。大肠杆菌、厌氧菌和肠球菌是成人粪便中主要菌群，产气杆菌、变形杆菌、绿脓杆菌多为过路菌，此外还有少量芽孢菌和酵母菌。上述细菌出现均无临床意义。肠道致病菌主要通过粪便直接涂片镜检和细菌培养确诊。

第三节　脑脊液检测

脑脊液（cerebrospinal fluid，CSF）是循环流动于脑和脊髓表面的一种无色透明液体，其主要功能是保护大脑和脊髓免受外界震荡损伤；调节颅内压力变化；供给大脑、脊髓营养物质并运走代谢产物；调节神经系统碱储量，维持正常 pH 值等。

生理状态下，血液和脑脊液之间的血脑屏障对某些物质的通透性具有选择性，并维持中枢神经系统内环境的相对稳定。中枢神经系统任何部位发生感染、炎症、肿瘤、外伤、水肿、出血、缺血和阻塞等都可以引起脑脊液性状和成分的改变，如脑脊液的颜色、浊度、细胞数量和化学成分发生变化及颅内压的增减。因此，通过脑脊液的检查对神经系统疾病的诊断、疗效观察和预后判断均有重要意义。

一、标本采集

脑脊液标本一般通过腰椎穿刺术获得，具体操作方法见附录七腰椎穿刺术，以下正常参考值均以腰池脑脊液为标本。收集 3 管标本后立即送检，以免放置过久细胞破坏、葡萄糖分解或形成凝块等影响检查结果。

二、检验项目

（一）一般性状检查

1.颜色　正常脑脊液为无色透明液体。病理状态下脑脊液颜色可能发生变化，不同颜色常反映一定的疾病。但是脑脊液颜色正常不能排除神经系统疾病。脑脊液可有如下颜色改变。

（1）红色：常因出血引起，主要见于穿刺损伤、蛛网膜下腔或脑室出血。前者第 1 管标本为血性，以后 2 管标本颜色逐渐变浅；如为蛛网膜下腔或脑室出血，3 管标本均呈血性。

（2）黄色：常因脑脊液中含有变性血红蛋白、胆红素或蛋白量异常增高引起。见于陈旧性蛛网膜下腔出血、重症黄疸、椎管阻塞（如髓外肿瘤）、多神经炎和脑膜炎。

（3）乳白色：多因白细胞增多所致，常见于各种化脓菌引起的化脓性脑膜炎。

（4）微绿色：见于绿脓杆菌、肺炎链球菌、甲型链球菌引起的脑膜炎等。

（5）褐色或黑色：见于脑膜黑色素瘤等。

2.透明度　正常脑脊液清晰透明。病毒性脑膜炎、流行性乙型脑膜炎、中枢神经系统梅毒等脑脊液仍清晰透明或微浊；结核性脑膜炎时呈毛玻璃样混浊；化脓性脑膜炎时呈乳白色混浊。

3.凝固物　正常脑脊液不含纤维蛋白原，放置 24 h 后不会形成薄膜及凝块。急性化脓性脑膜炎时,脑脊液静置 1~2 h 即可出现凝块或沉淀物;结核性脑膜炎的脑脊液静置 12~24 h后,可见液面有纤细的薄膜形成,取此膜涂片检查结核杆菌阳性率极高;蛛网膜下腔阻塞时,由于阻塞远端脑脊液蛋白质含量常高达 15 g/L,使脑脊液呈黄色胶冻状。

4.压力　成人脑脊液压力正常参考范围为 0.78~1.76 kPa(80~180 mmH_2O),儿童为 0.4~1.0 kPa(40~100 mmH_2O)。脑脊液压力增高见于化脓性脑膜炎、结核性脑膜炎等颅内各种炎症性病变;脑肿瘤、脑出血、脑积水等颅内非炎症性病变;高血压、动脉硬化等颅外因素;其他如咳嗽、低渗溶液静脉注射等。脑脊液压力减低主要见于脑脊液循环受阻、脑脊液流失过多或脑脊液分泌减少等因素。

(二)化学检查

1.蛋白质定性与定量试验

【参考值】 蛋白定性试验(Pandy 试验):阴性或弱阳性。蛋白定量试验:成人 0.20~0.45 g/L。

【临床意义】

蛋白含量增加见于:①中枢神经系统炎症,化脓性脑膜炎时蛋白含量显著增加,结核性脑膜炎时中度增加,病毒性脑膜炎时轻度增加。②蛛网膜下腔出血和脑出血等。③内分泌或代谢性疾病,如糖尿病性神经病变,甲状腺及甲状旁腺功能减退,尿毒症及脱水等。④药物中毒,如乙醇、吩噻嗪、苯妥英钠中毒等。⑤脑脊液循环障碍,如脑部肿瘤或脊髓肿瘤、蛛网膜下腔粘连等。⑥鞘内免疫球蛋白合成增加伴血脑屏障通透性增加:如吉兰·巴雷综合征(Guillain-Barre syndrome)、胶原血管疾病、慢性炎症性脱髓鞘性多发性神经根病等。

2.葡萄糖测定　脑脊液中葡萄糖含量约为血糖的 60%,它受血糖浓度、血脑屏障通透性及脑脊液中糖酵解速度的影响。

【参考值】 2.5~4.5 mmol/L。

【临床意义】

(1)脑脊液中葡萄糖降低:主要见于化脓性脑膜炎(脑脊液中糖含量可显著减少或缺如,但糖含量正常亦不能排除细菌性脑膜炎),结核性脑膜炎(糖减少不如化脓性脑膜炎显著)及其他[累及脑膜的肿瘤(如脑膜白血病)、结节病、梅毒性脑膜炎、风湿性脑膜炎、症状性低血糖等都可有不同程度的糖减少]。

(2)脑脊液中葡萄糖增高:主要见于病毒性神经系统感染、脑出血、下丘脑损害、糖尿病等。

3.氯化物测定　由于正常脑脊液中的蛋白质含量较少,为了维持脑脊液和血液渗透的平衡,脑脊液中氯化物的含量较血浆约高 20%。

【参考值】 120~130 mmol/L。

【临床意义】

(1)脑脊液中氯化物减少:结核性脑膜炎时氯化物明显减少,化脓性脑膜炎时减少不如结核性脑膜炎明显;非中枢系统疾病如大量呕吐、腹泻、脱水等造成血氯降低时,脑脊液中氯化物亦可减少。其他中枢系统疾病则多属正常。

(2)脑脊液中氯化物增高:主要见于慢性肾功能不全、肾炎、尿毒症、呼吸性碱中毒等。

4.酶学测定　正常脑脊液中含有多种酶,其含量低于血清,绝大多数酶不能通过血脑屏障。

(1)乳酸脱氢酶(LDH)及其同工酶测定:LDH有5种同工酶形成,即$LDH_1 \sim LDH_5$。

【参考值】　成人3~40 U/L。

【临床意义】乳酸脱氢酶活性增高见于:①细菌性脑膜炎脑脊液中的LDH活性多增高,同工酶以$LDH_4 \sim LDH_5$为主,有利于与病毒性脑膜炎的鉴别。②颅脑外伤因新鲜外伤的红细胞完整,脑脊液中LDH活性正常;脑血管疾病LDH活性多明显增高。③脑肿瘤、脱髓鞘病的进展期脑脊液中LDH活性增高,缓解期下降。

(2)天门冬氨酸氨基转移酶(AST)测定。

【参考值】　5~20 U/L。

【临床意义】脑脊液中AST活性增高见于脑血管病变、中枢神经系统感染、脑肿瘤、脱髓鞘病、颅脑外伤等。

(3)肌酸激酶(CK)测定:CK有3种同工酶,在脑脊液中同工酶全部是CK-BB。

【参考值】　(0.94±0.26) U/L(比色法)。

【临床意义】CK-BB增高主要见于化脓性脑膜炎,其次为结核性脑膜炎、脑血管疾病及肿瘤。病毒性脑膜炎CK-BB正常或轻度增高。

(4)其他:溶菌酶(LZM)在结核性脑膜炎时,脑脊液中LZM活性多显著增高,可达正常30倍。腺苷脱氨酶(ADA)脑脊液中参考值范围为0~8 U/L,结核性脑膜炎则明显增高,常用于该病的诊断和鉴别诊断。

(三)显微镜检查

细胞计数　正常脑脊液中无红细胞,仅有少量白细胞。

【参考值】　成人$(0 \sim 8) \times 10^6$个/L,儿童$(0 \sim 15) \times 10^6$个/L。多为淋巴细胞和单核细胞,无分叶核细胞。

【临床意义】

脑脊液中细胞增多见于:

(1)中枢神经系统感染性疾病:①化脓性脑膜炎细胞数显著增加,白细胞总数常$>1\,000 \times 10^6$个/L,分类以中性粒细胞为主。②结核性脑膜炎细胞中度增加,但多不超过500×10^6个/L,中性粒细胞、淋巴细胞及浆细胞同时存在是本病的特征。③病毒性脑炎、脑膜炎,细胞数仅轻度增加,一般不超过100×10^6个/L,以淋巴细胞为主。④新型隐球菌性脑膜炎,细胞数中度增加,以淋巴细胞为主。

(2)中枢神经系统肿瘤性疾病:细胞数可正常或稍高,以淋巴细胞为主,脑脊液中找到白血病细胞,可诊断为脑膜白血病。

(3)脑寄生虫病:脑脊液中细胞数可升高,以嗜酸性粒细胞为主,脑脊液离心沉淀镜检可发现血吸虫卵、阿米巴原虫、弓形虫、旋毛虫的幼虫等。

(4)脑室和蛛网膜下腔出血:为均匀血性脑脊液,除红细胞明显增加外,还可见各种白细胞,但仍以中性粒细胞为主,出血时间超过2~3 d可发现含有红细胞或含铁血黄素的吞噬细胞。

(四)病原体检查

可用直接涂片法或离心沉淀后取沉淀物制成薄涂片。疑为化脓性脑膜炎,作革兰染色后镜检;如疑为结核性脑膜炎,将脑脊液静置 24 h 取所形成的薄膜,涂片作抗酸染色镜检;疑为隐球菌脑膜炎,则在涂片上加印度墨汁染色,可见未染色的荚膜;疑为寄生虫感染作显微镜下虫卵检查。

常见中枢神经系统疾病的脑脊液特点见表 15.1。

表 15.1 常见中枢神经系统疾病的脑脊液特点

类别	正常成人脑脊液	化脓性脑膜炎	结核性脑膜炎	病毒性脑膜炎	蛛网膜下腔出血
压力	80~180 mmH_2O	↑↑↑	↑↑	→或↑	↑
外观	透明	混浊	毛玻璃样	清晰或微浊	血性
凝固	—	凝块	表膜形成	—	—
Pandy 试验	—	++~++++	+~+++	+~++	+~++
蛋白定量	0.20~0.45 g/L	↑↑↑	↑↑	↑	↑
糖	2.5~4.5 mmol/L	↓↓↓	↓↓	多正常	↑
氯化物	120~130 mmol/L	↓↓	↓↓↓	多正常	正常
细胞计数及分类	0~8/μl,L 和 M	>1 000/μl 以 N 为主	多<500/μl 早期 N,以后 L 为主	多<100/μl 以 L 为主	大量红细胞
细菌	无	可找到	可找到	无	无

第四节 浆膜腔积液检测

正常成人胸膜腔液<20 mL,腹膜腔液<50 mL,心包腔液 10~50 mL,在腔内主要起润滑作用,一般不易采集到。当胸膜腔、腹膜腔和心包腔内液体病理性增多时称为浆膜腔积液。根据浆膜腔积液的产生原因及性质不同,将其分为漏出液和渗出液两大类。

一、浆膜腔积液分类和发生机制

1.漏出液　为非炎性积液。其形成的主要原因:①血浆胶体渗透压降低,当血浆清蛋白低于 25 g/L 时,导致血管与组织间渗透压平衡失调,水分进入组织或潴留在浆膜腔而形成积液。常见于晚期肝硬化、肾病综合征、重度营养不良等。②毛细血管内流体静脉压升高,使过多的液体滤出,组织间液增多并超过代偿限度时,液体进入浆膜腔形成积液。常见于慢性充血性心力衰竭、静脉栓塞。③淋巴管阻塞,常见于丝虫病或肿瘤压迫等,此时积液可以是乳糜样的。

2.渗出液　渗出液形成主要原因:①感染性,如化脓性细菌、分枝杆菌、病毒或支原体等。②非感染性，如外伤、化学性刺激（血液、尿素、胰液、胆汁和胃液），此外恶性肿瘤、风湿性疾病也可引起类似渗出液的积液。

二、检测项目

（一）一般性状检查

1.颜色　漏出液多为淡黄色，渗出液的颜色随病因而变化，如血性积液可为淡红色、红色或暗红色，见于恶性肿瘤、急性结核性胸、腹膜炎、风湿性及出血性疾病、外伤或内脏损伤等；淡黄色脓性见于化脓菌感染；绿色可能系铜绿假单胞菌感染；乳白色系胸导管或淋巴管阻塞引起的真性乳糜液，如积液中乳糜微粒增加，或含有大量脂肪变性细胞，也呈乳糜样，称假性乳糜液。真、假乳糜液可用脂蛋白电泳、乙醚试验及镜检加以区别。

2.透明度　漏出液多为清晰透明，渗出液因含有大量细胞、细菌而呈不同程度混浊。

3.比重　漏出液比重多在 1.018 以下，渗出液因含有多量蛋白及细胞，比重多高于 1.018。

4.凝固性　漏出液中纤维蛋白原含量少，一般不易凝固；渗出液因含有纤维蛋白原等凝血因子、细菌和组织裂解产物，往往自行凝固或有凝块出现。

（二）化学检查

1.黏蛋白定性试验（Rivalta 试验）　浆膜上皮细胞受炎症刺激分泌黏蛋白量增加，黏蛋白是一种酸性糖蛋白，其等电点为 pH 值为 3～5，因此可在稀醋酸溶液中析出，产生白色沉淀。漏出液黏蛋白含量很少，多为阴性反应；渗出液中因含有大量黏蛋白，多呈阳性反应。

2.蛋白定量试验　总蛋白是鉴别渗出液和漏出液最有用的试验。漏出液蛋白总量常小于 25 g/L，而渗出液的蛋白总量常在 30 g/L 以上。蛋白质如为 25～30 g/L，则难以判明其性质。

3.葡萄糖测定　漏出液中葡萄糖含量与血糖相似，渗出液中葡萄糖常因细菌或细胞酶的分解而减少，如化脓性胸（腹）膜炎、化脓性心包炎，积液中葡萄糖含量明显减少，甚至无糖。30%～50%的结核性渗出液，10%～50%的癌性积液中葡萄糖含量可减少。风湿性浆膜腔积液糖含量常<3.33 mmol/L，红斑狼疮积液糖基本正常。

4.乳酸测定　浆膜腔积液中乳酸含量测定有助于渗出液与漏出液的鉴别诊断，当乳酸含量>10 mmol/L 以上时，高度提示为细菌感染，尤其在应用抗生素治疗后的胸腔积液，一般细菌检查又为阴性时更有价值。风湿性、心功能不全及恶性肿瘤引起的积液中乳酸含量可见轻度增高。

5.乳酸脱氢酶（LDH）　LDH 测定有助于漏出液与渗出液的鉴别诊断，化脓性胸膜炎 LDH 活性显著升高，可达正常血清的 30 倍。癌性积液中度增高，结核性积液略高于正常。

（三）显微镜检查

1.细胞计数　漏出液白细胞数常 $<100\times10^6$ 个/L，渗出液白细胞数常 $>500\times10^6$ 个/L。

2.细胞分类　在抽取积液后立即离心沉淀，用沉淀物涂片作瑞氏染色，如需查找肿瘤细胞应同时作巴氏或 HE 染色检查。漏出液中细胞主要为淋巴细胞和间皮细胞，渗出液中各种细胞增多的临床意义不同：①中性粒细胞为主，常见于化脓性积液及结核性积液的早期。②淋巴细胞为主，多见于慢性炎症如结核性、梅毒性、肿瘤性以及结缔组织病引起的积液。

③嗜酸性粒细胞增多，常见于气胸、血胸、过敏性疾病或寄生虫病所致的积液。④其他细胞，在炎性积液时，出现大量中性粒细胞同时，常伴有组织细胞出现；浆膜刺激或受损时，间皮细胞增多；在狼疮性浆膜炎中，偶可查见狼疮细胞。陈旧性出血的积液中可见含铁血黄素细胞。

3.脱落细胞检测　在浆膜腔积液中检出恶性肿瘤细胞是诊断原发性或继发性癌肿的重要依据。

4.寄生虫检测　乳糜液离心沉淀后检查有无微丝蚴，在阿米巴病的积液中可以找到阿米巴滋养体。

（四）细菌学检查

若肯定或疑为渗出液，则应经无菌操作离心沉淀，取沉淀物涂片作革兰染色或抗酸染色镜检，查找病原菌，必要时可进行细菌培养。培养出细菌后作药物敏感试验以供临床用药参考。

三、漏出液与渗出液的鉴别

区别积液性质对某些疾病的诊断和治疗均有重要意义，两者鉴别要点见表 15.2。

表 15.2　渗出液与漏出液的鉴别要点

类　别	渗出液	漏出液
原因	炎症、恶性肿瘤、外伤、化学刺激等	非炎性积液
颜色	不定，可为血性、脓性、乳糜样等	常为淡黄或草绿色
透明度	浑浊	透明或微混
凝固	能自凝	不易凝固
比重	>1.018	<1.018
蛋白定量	>30 g/L	<25 g/L
Rivalta 检测	一般为阳性	一般为阴性
葡萄糖定量	一般低于血糖	接近血糖
细胞计数	$>500\times10^6$ 个/L	$<100\times10^6$ 个/L
细胞分类	不一定，病因不同分别以中性粒细胞或淋巴细胞为主	以淋巴细胞为主，偶见间皮细胞
细菌	可找到致病菌	无
LDH	>200 U	<200 U
血液 LDH/血清 LDH	>0.6	<0.6

四、临床应用

1.鉴别积液性质，寻找病因　根据漏出液和渗出液的实验室检测进行鉴别，推断出可能的病因。根据有无细菌、寄生虫和肿瘤细胞，或通过酶活性测定及肿瘤标志物检查，进行渗出液的病因学判定。

2.用于治疗　通过穿刺抽液可以减轻因浆膜腔大量积液引起的临床症状。结核性心包积液或胸腔积液，穿刺抽液配合化疗可加速积液吸收，减少心包和胸膜增厚。此外，通过浆膜腔内药物注射可对某些浆膜疾病进行治疗。

复习思考题

一、选择题

1.常用作尿有形成分检验的防腐剂是(　　)。

A.盐酸　B.甲醛　C.甲苯
D.冰乙酸　E.二甲苯

2.每升尿液中血液超过多少毫升时可出现肉眼血尿？(　　)

A.1 mL　B.2 mL　C.3 mL
D.4 mL　E.5 mL

3.镜下血尿指每高倍视野多少个红细胞？(　　)

A.>5　B.>4　C.>10
D.>3　E.满视野

4.尿糖定性强阳性最常见于(　　)。

A.糖尿病　B.精神过度紧张　C.甲状腺功能亢进
D.慢性肝炎　E.慢性肾炎

5.尿中出现蜡样管型常见于(　　)。

A.急性肾盂肾炎　B.急性肾小球肾炎　C.急性肾衰竭
D.慢性肾炎　E.慢性肾衰竭

6.下列哪种粪便见于霍乱？(　　)

A.水样便　B.柏油样便　C.米泔水样便
D.黏液脓血便　E.鲜血样便

7.下列哪种粪便见于阻塞性黄疸？(　　)

A.黄褐色便　B.柏油样便　C.绿色便
D.白陶土样便　E.鲜血样便

8.正常粪便中不应有(　　)。

A.白细胞　B.红细胞　C.淀粉颗粒
D.植物纤维　E.脂肪小滴

9.不属于正常粪便成分的是(　　)。

A.食物残渣　B.消化道分泌物　C.寄生虫及其虫卵
D.大肠杆菌　E.肠球菌

10.鲜血便一般不见于下列哪种疾病？（　　）

A.胃癌早期　　B.肛裂　　C.痔疮

D.直肠癌　　E.以上均不正确

二、简答题

1.简述管型尿的临床意义。

2.简述粪便常见的病理外观及临床意义。

3.试述常见中枢神经系统疾病的脑脊液特点。

4.如何鉴别漏出液和渗出液？

（程　娥）

第十六章　常用肾脏功能检测

📖 学习目标

- 掌握肾脏功能检测项目的选择。
- 熟悉常用肾脏功能检测项目及临床意义。

📖 知识点

- 血清肌酐测定；内生肌酐清除率测定；血尿素氮测定；近端肾小管功能检测；远端肾小管功能检测；血尿酸检测；肾脏功能检测项目的选择和应用。

案例导入 

患者，男性，64岁，因胸闷、心悸、恶心、呕吐伴全身水肿1月余而入院。患者1月来食欲不振，晨起有恶心呕吐，日渐加重。且时觉胸口发闷、心慌不适、头晕、失眠、精神亦逐渐萎靡不振，嗜睡。水肿由面部发展到全身，小便量少。曾在地段医院就诊服药，未见好转且渐加重而来院。过去有过“肾炎”史，多年来有尿蛋白史及右输尿管结石病史。体检：T 36.5 ℃，P 90次/min，R 18次/min，BP 190/105 mmHg，神清，皮肤黏膜无皮疹，无瘀点、瘀斑，浅表淋巴结未触及，睑结膜略苍白，唇色淡。两肺呼吸音清，心率90次/min，律齐，心尖部可闻及2级吹风样收缩期杂音，心界略向左下扩大。腹平软，无压痛，肝脾未触及，肾区无叩击痛，无移动性浊音，双下肢中度水肿，神经系统检查(-)。血液检查：RBC 3.0×10^{12}个/L，Hb 90 g/L，WBC 5.0×10^{9}个/L。BUN 10.3 mmol/L，Cr 353 μmol/L。尿常规：蛋白(++)、红细胞(+)、颗粒管型少许。

请思考：该患者可能的诊断有哪些？

肾脏的主要功能是生成尿液，以维持体内水、电解质、蛋白质和酸碱等代谢平衡。同时也兼有内分泌功能，如产生肾素、红细胞生成素、活性维生素D等，调节血压、钙磷代谢和红细胞生成。肾病常用的实验室检测：

1.尿液检测　这是最古老、最常见的检验技术，用于早期筛选、长期随访，方法简便、价格低廉，也是判断肾病严重程度、预后的重要内容。

2.肾功能检测　代表肾脏最重要的功能，包括：①肾小球滤过功能。②肾小管重吸收、酸化等功能。肾血流量及内分泌功能目前临床应用较少。肾功能检测是判断肾脏疾病严重程度和预测预后、确定疗效、调整某些药物剂量的重要依据，但尚无早期诊断价值。

第一节 肾小球功能检测

肾小球的功能主要是滤过,评估滤过功能最重要的参数是肾小球滤过率(glomerular filtration rate,GFR)。正常成人每分钟流经肾脏的血液量为1 200~1 400 mL,其中血浆量为600~800 mL/min,有20%的血浆经肾小球滤过后,产生的滤过液(原尿)为120~160 mL/min,此即单位时间内(min)经肾小球滤出的血浆液体量,称为肾小球滤过率。为测定GFR,临床上设计了各种物质的肾血浆清除率试验。

肾清除率系指双肾于单位时间(min)内,能将若干毫升血浆中所含的某物质全部加以清除而言,结果以毫升/分(mL/min)或升/24 h(L/24 h)表示,计算式为

清除率 = 某物质每分钟在尿中排出的量 / 某物质在血浆中的浓度

即

$$C = U \times V/P$$

式中,C为清除率(mL/min);U为尿中某物质的浓度(g/L);V为每分钟尿量(mL/min);P为血浆中某物质的浓度(g/L)。

利用清除率可分别测定GFR、肾血流量、肾小管对各种物质的重吸收和分泌作用。各种物质经肾排出的方式大致分4种:①全部由肾小球滤出,肾小管既不吸收也不分泌,如菊粉,可作为GFR测定的理想试剂,能完全反映GFR。②全部由肾小球滤过,不被肾小管重吸收,很少被肾小管排泌,如肌酐等,可基本代表GFR。③全部由肾小球滤过后又被肾小管全部吸收,如葡萄糖,可作为肾小管最大吸收率测定。④除肾小球滤出外,大部分通过肾小管周围毛细血管向肾小管分泌后排出,如对氨马尿酸、碘锐特可作为肾血流量测定试剂。

一、血清肌酐测定

血中的肌酐(creatinine,Cr),由外源性和内生性两类组成。机体每20 g肌肉每天代谢产生1 mg肌酐,产生速率为1 mg/min,每天Cr的生成量相对恒定。血中Cr主要由肾小球滤过排出体外,肾小管基本不重吸收且排泌量也较少,在外源性肌酐摄入量稳定的情况下,血中的浓度取决于肾小球滤过能力,故测定血肌酐浓度可作为GFR受损的指标。其敏感性较血尿素氮(blood urea nitrogen,BUN)好,但并非早期诊断指标。

【参考值】 全血Cr为88.4~176.8 μmol/L;血清或血浆Cr,男性53~106 μmol/L,女性44~97 μmol/L。

【临床意义】

1.血Cr增高能反映有无肾小球功能损害及程度　①急性肾衰竭:血肌酐明显的进行性升高为器质性损害的指标。②慢性肾衰竭:血Cr升高程度与病变严重性一致。肾衰竭代偿期,血Cr<178 μmol/L;肾衰竭失代偿期,血Cr>178 μmol/L;肾衰竭期,血Cr明显升高,血Cr>445 μmol/L。

2.鉴别肾前性和肾实质性少尿　①器质性肾衰竭,血Cr>200 μmol/L。②肾前性少尿,如心衰、脱水、肝肾综合征、肾病综合征等所致的有效血容量下降,肾血流量减少,血肌酐浓

度上升，多不超过 200 μmol/L。

3.BUN/Cr（单位为 mg/dl）的意义　①器质性肾衰竭，BUN/Cr≤10：1。②肾前性少尿，BUN/Cr>10：1。

二、内生肌酐清除率测定

人体血液中肌酐的生成可有内源性和外源性两种，如在严格控制饮食条件和肌肉活动相对稳定的情况，血 Cr 的生成量和尿的排出量较恒定，其含量的变化主要受内源性肌酐的影响，而且肌酐大部分从肾小球滤过，不被肾小管重吸收，排泌量很少，故肾单位时间内把若干毫升血液中的内在肌酐全部清除出去，称为内生肌酐清除率（endogenous creatinine clearance rate，Ccr）。

【参考值】　成人 80～120 mL/min，老年人随年龄增长，有自然下降趋势。

【临床意义】

1.判断肾小球损害的敏感指标　当 GFR 降低到正常值的 50%，Ccr 测定值可低至 50 mL/min，但血肌酐、尿素氮测定仍可在正常范围，因肾有强大的储备能力，故 Ccr 是较早反映 GFR 的敏感指标。

2.评估肾功能损害程度　临床常用 Ccr 代替 GFR，根据 Ccr 一般可将肾功能分为 4 期：第 1 期（肾衰竭代偿期），Ccr 为 51～80 mL/min；第 2 期（肾衰竭失代偿期），Ccr 为 50～20 mL/min；第 3 期（肾衰竭期），Ccr 为 19～10 mL/min；第 4 期（尿毒症期或终末期肾衰竭），Ccr≤10 mL/min。还可分为：轻度损害，Ccr 为 70～51 mL/min；中度损害，Ccr 为 50～31 mL/min；重度损害，Ccr≤30 mL/min。

3.指导治疗　慢性肾衰竭，Ccr<50 mL/min，应开始限制蛋白质摄入；Ccr≤30 mL/min，用氢氯噻嗪等利尿治疗常无效，不宜应用；Ccr≤10 mL/min 应结合临床进行肾替代治疗，对袢利尿剂（如呋塞米、依他尼酸钠）的反应也极差。

三、血尿素氮测定

血尿素氮（BUN）是蛋白质代谢的终末产物，因此尿素的生成量取决于饮食中蛋白质摄入量、组织蛋白质分解代谢及肝功能状况。尿素主要经肾小球滤过随尿排出，正常情况下 30%～40%被肾小管重吸收，肾小管有少量排泌，当肾实质受损害时，GFR 降低，致使血浓度增加，因此目前临床上多测定尿素氮，粗略观察肾小球的滤过功能。

【参考值】　成人 3.2～7.1 mmol/L；婴儿、儿童 1.8～6.5 mmol/L。

【临床意义】

血中 BUN 增高见于：①各种原发性肾小球肾炎、肾盂肾炎、间质性肾炎、肾肿瘤、多囊肾等所致的慢性肾衰竭。②急性肾衰竭肾功能轻度受损时，BUN 可无变化，但 GFR 下降至 50%以下，BUN 才能升高。因此血 BUN 测定不能作为早期肾功能指标。但对慢性肾衰竭，尤其是尿毒症 BUN 增高的程度一般与病情严重性一致。③肾前性少尿，如严重脱水、大量腹水、心脏循环功能衰竭、肝肾综合征等，此时 BUN 升高，但肌酐升高不明显，经扩容尿量多能增加，BUN 可自行下降。④蛋白质分解或摄入过多，如急性传染病、高热、上消化道大出血、大面积烧伤、严重创伤、大手术后和甲状腺功能亢进、高蛋白饮食等，但血肌酐一般不升高。

第二节　肾小管功能检测

一、近端肾小管功能检测

(一)尿 β_2 微球蛋白测定

尿 β_2 微球蛋白(β_2-MG)是体内除成熟红细胞和胎盘滋养层细胞外的所有细胞,特别是淋巴细胞和肿瘤细胞膜上组织相容性抗原(HLA)的轻链蛋白组分,分子量仅 11 800,可自由经肾小球滤入原尿,但原尿中 99.9%的 β_2-MG 在近端肾小管被重吸收,并在肾小管上皮细胞中分解破坏,仅微量自尿中排出。

【参考值】　成人尿低于 0.3 mg/L,或以尿肌酐校正为 0.2 mg/g 肌酐以下。

【临床意义】　根据 β_2-MG 的肾排泄过程,尿 β_2-MG 增多较敏感地反映近端肾小管重吸收功能受损,如肾小管间质性疾病、药物或毒物所致早期肾小管损伤,以及肾移植后急性排斥反应早期。肾移植后均使用可抑制 β_2-MG 生成的免疫抑制剂,若仍出现尿 β_2-MG 增多,表明排斥反应未能有效控制。

由于肾小管重吸收 β_2-MG 的阈值为 5 mg/L,超过阈值时,出现非重吸收功能受损的大量尿 β_2-MG 排泄。因此应同时检测血 β_2-MG,只有血 β_2-MG<5 mg/L 时,尿 β_2-MG 升高才反映肾小管损伤。

(二)α_1 微球蛋白测定

α_1 微球蛋白(α_1-MG)为肝细胞和淋巴细胞产生的一种糖蛋白,分子量仅 26 000。血浆中游离 α_1-MG 可自由透过肾小球,但原尿中 α_1-MG 约 99%被近曲小管上皮细胞以胞饮方式重吸收并分解,故仅微量从尿中排泄。

【参考值】　成人尿 α_1-MG<15 mg/24 h 尿;血清游离 α_1-MG 为 10~30 mg/L。

【临床意义】

1.近端肾小管功能损害　尿 α_1-MG 升高,是反映各种原因包括肾移植后排斥反应所致早期近端肾小管功能损伤的特异、敏感指标。与 α_1-MG 比较,β_2-MG 不受恶性肿瘤影响,酸性尿中不会出现假阴性,故更可靠。

2.评估肾小球滤过功能　血清 α_1-MG 升高提示 GFR 降低所致的血潴留,比血 Cr 和 β_2-MG检测更灵敏,在 Ccr<100 mL/min 时,血清 α_1-MG 即出现升高。血清和尿中 α_1-MG 均升高,表明肾小球滤过功能和肾小管重吸收功能均受损。

3.血清 α_1-MG 降低　见于严重肝实质性病变所致生成减少,如重型肝炎等。

二、远端肾小管功能检测

(一)昼夜尿比密试验

正常尿生成过程中,远端肾小管对原尿有稀释功能,而集合管则具有浓缩功能。检测尿比密可间接了解肾脏的稀释-浓缩功能。生理情况下,夜间水摄入及生成减少,肾小球滤过量较白昼低,而稀释-浓缩功能仍同样进行,故夜尿较昼尿量少且比密高。

方法:受试日正常进食,但每餐含水量控制在 500~600 mL,并且除三餐外不再饮任何液体。晨 8 时完全排空膀胱后至晚 8 时止,每 2 h 收集尿 1 次共 6 次昼尿,分别测定每次尿量及比密。晚 8 时至次晨 8 时的夜尿收集在一个容器内为夜尿,同样测定尿量、比密。

【参考值】 成人尿量 1 000~2 000 mL/24 h,其中夜尿量<750 mL,昼尿量(晨 8 时至晚 8 时的 6 次尿量之和)和夜尿量比值一般为 3~4∶1;夜尿或昼尿中至少 1 次尿比密>1.018,昼尿中最高与最低尿比密差值>0.009。

【临床意义】

用于诊断各种疾病对远端肾小管稀释-浓缩功能的影响。①夜尿>750 mL 或昼夜尿量比值降低,而尿比密值及变化率仍正常,为浓缩功能受损的早期改变,可见于间质性肾炎、慢性肾小球肾炎、高血压肾病和痛风性肾病早期主要损害肾小管时。若同时伴有夜尿增多及尿比密无 1 次>1.018 或昼尿比密差值<0.009,提示上述疾病致稀释-浓缩功能严重受损;若每次尿比密均固定在 1.010~1.012,称为等渗尿,表明肾只有滤过功能,而稀释-浓缩功能完全丧失。②尿量少而比密增高、固定在 1.018 左右(差值<0.009),多见于急性肾小球肾炎及其他影响减少 GFR 的情况,因此时原尿生成减少而稀释-浓缩功能相对正常所致。③尿量明显增多(>4 L/24 h)而尿比密均低于 1.006,为尿崩症的典型表现。

(二)尿渗量(尿渗透压)测定

渗量代表溶液中一种或多种溶质的总数量,而与微粒的种类及性质无关。因此,只要溶液的渗量相同,不论其成分如何,都具有相同的渗透压。尿渗量系指尿内全部溶质的微粒总数量而言,尿比重和尿渗量都能反映尿中溶质的含量,但尿比重易受溶质微粒大小和分子量大小的影响,而尿渗量受溶质的离子数量影响,故测定尿渗量更能真正反映肾浓缩和稀释功能。

【参考值】 禁饮后尿渗量为 600~1 000 mOsm/(kg·H_2O);血浆 275~305 mOsm/(kg·H_2O)。尿/血浆渗量比值为(3~4.5)∶1。

【临床意义】

1.判断肾浓缩功能 禁饮尿渗量在 300 mOsm/(kg·H_2O)左右时,即与正常血浆渗量相等,称为等渗尿;若尿渗量<300 mOsm/(kg·H_2O),称低渗尿。正常人禁水 8 h 后尿渗量<600 mOsm/(kg·H_2O),再加尿/血浆渗量比值等于或小于 1,均表明肾浓缩功能障碍,见于慢性肾盂肾炎、多囊肾、尿酸性肾病等慢性间质性病变,也可见于慢性肾炎后期,以及急慢性肾衰竭累及肾小管和间质。

2.一次性尿渗量检测用于鉴别肾前性、肾性少尿 肾前性少尿时,肾小管浓缩功能完好,故尿渗量较高,常大于 450 mOsm/(kg·H_2O)。肾小管坏死致肾性少尿时,尿渗量降低,常小于 350 mOsm/(kg·H_2O)。

第三节 血尿酸检测

尿酸(uric acid,UA)为核蛋白和核酸中嘌呤的代谢产物,既可来自体内,又可来自食物中嘌呤的分解代谢。肝是尿酸的主要生成场所,除小部分尿酸可在肝脏进一步分解或随胆汁排泄外，剩余的均从肾排泄。尿酸可自由透过肾小球，亦可经肾小管排泌，但进入原尿的尿酸90%左右在肾小管重吸收回到血液中。因此，血尿酸浓度受肾小球滤过功能和肾小管重吸收功能的影响。

【参考值】 成人酶法血清（浆）尿酸浓度：男性150~416 μmol/L，女性89~357 μmol/L。

【临床意义】

若能严格禁食含嘌呤丰富食物3 d，排除外源性尿酸干扰再采血，血尿酸水平改变较有意义。

1.血尿酸浓度升高 ①肾小球滤过功能损伤：血尿酸比血肌酐和血尿素检测在反映早期肾小球滤过功能损伤上更敏感。②体内尿酸生成异常增多：常见为遗传性酶缺陷所致的原发性痛风，以及多种血液病、恶性肿瘤等因细胞大量破坏所致的继发性痛风。此外亦见于长期使用利尿剂和抗结核药吡嗪酰胺、慢性铅中毒和长期禁食者。

2.血尿酸浓度降低 各种原因致肾小管重吸收尿酸功能损害，尿中大量丢失，以及肝功能严重损害尿酸生成减少，如急性重型肝炎、肝豆状核变性等。此外，慢性镉中毒、使用磺胺及大剂量糖皮质激素、参与尿酸生成的黄嘌呤氧化酶、嘌呤核苷酸化酶先天性缺陷等，亦可致血尿酸降低。

第四节 肾功能检测项目的选择和应用

肾有强大的储备能力，早期肾病变往往没有或极少有症状和体征，故早期诊断很大程度上依赖于实验室检测。但是，肾功能检测除极少数项目外，多数缺乏特异性。因此，选择和应用肾功能检测应根据临床需要选择必需的项目或作项目组合，为临床诊断、病情监测和疗效观察等提供依据。同时结合临床资料和其他检测，综合分析，作出客观结论。

1.常规检查或健康体检 可选用尿自动分析仪所包括项目的尿一般检查。对于怀疑或已确诊的泌尿系统疾病者，若未将尿沉渣镜检列入常规时，应进行尿沉渣检查，以避免漏诊和准确了解病变程度。

2.已确诊患有糖尿病、高血压、系统性红斑狼疮等可导致肾病变的全身性疾病者 为尽早发现肾损害，宜选择和应用较敏感的尿微量清蛋白、α_1-MG及β_2-MG等。

3.了解肾脏病变的严重程度及肾功能状况 应分别选择和应用肾小球功能试验、肾小管功能试验或球-管功能组合试验。

（1）主要累及肾小球，亦可能累及近端肾小管的肾小球肾炎、肾病综合征等，可在Ccr、血肌酐、尿素和尿α_1-MG、β_2-MG等肾小球滤过功能和近端肾小管功能检测项目中选择。必须注意，在反映肾小球滤过功能上，血肌酐、尿酸、尿素只在晚期肾脏疾病或肾有较严重损害时才有意义。

（2）为了解肾盂肾炎、间质性肾炎、全身性疾病和药物（毒物）所致肾小管病变时，可考虑选用α_1-MG、β_2-MG及肾小管的稀释-浓缩功能试验。监测肾移植后排斥反应，应动态观察上述指标的变化。

(3)急性肾功能衰竭时,应动态检测尿渗量和有关肾小球滤过功能试验;慢性肾功能衰竭时,除尿常规检查外,可考虑选用肾小球和肾小管功能的组合试验。

复习思考题

一、选择题

1.反映肾小球滤过功能最可靠的指标是(　　)。

A.血尿素氮　B.血肌酐　C.血尿酸

D.尿肌酐　E.内生肌酐清除率

2.下列哪项可使 BUN 值增高?(　　)

A.脱水　B.心力衰竭　C.高蛋白饮食

D.消化道出血　E.以上都会

3.血清尿素氮增高而血清肌酐正常,除外(　　)。

A.尿毒症　B.急性传染病　C.上消化道出血

D.大面积灼伤　E.甲状腺功能亢进

4.肾小管性蛋白尿时尿中出现的蛋白主要为(　　)。

A.清蛋白　B.γ-球蛋白　C.β_2-MG

D.脂蛋白　E.α_1-球蛋白

5.几乎不被肾小管重吸收的物质是(　　)。

A.尿素　B.氨基酸　C.肌酐

D.谷胱甘肽　E.Na^+

二、简答题

1.常用肾小球滤过功能检查项目有哪些?

2.简述血肌酐增高的临床意义。

(程　娥)

第十七章　肝病常用实验室检测

学习目标

- 能正确选择常见肝病实验室检查的项目。
- 熟悉肝病常用的实验室检测项目及临床意义。

知识点

- 蛋白质代谢功能检测;脂类代谢功能检测;胆红素代谢检测;胆汁酸代谢检测;血清酶检测;常见肝病检查项目的选择与应用。

案例导入

某患者肝功能检查提示血 ALT 200 U/L,TP 56 U/L,A 24 g/L,G 32 U/L,MAO 活性增高。

请思考:分析以上结果,最可能的诊断是什么?

肝脏是人体内的最大腺体,其基本功能有物质代谢功能、分泌和排泄功能、生物转化功能等。肝功能试验所用的血清标本采血前至少 8 h 未进食,标本置于阴凉干燥处,避免阳光直射。

第一节　肝病常用的实验室检测项目

一、蛋白质代谢功能检测

(一)血清总蛋白和清蛋白、球蛋白比值测定

90%以上的血清总蛋白(serum total protein,STP)和全部清蛋白(albumin,A)是由肝脏合成,因此血清总蛋白和清蛋白含量是反映肝脏合成功能的重要指标。总蛋白含量减去清蛋白含量,即为球蛋白(globulin,G)含量。球蛋白是多种蛋白质的混合物,其中包括含量较多的免疫球蛋白和补体、多种糖蛋白、金属结合蛋白、多种脂蛋白及酶类。根据清蛋白与球蛋白的量,可计算出清蛋白与球蛋白的比值(A/G)。

【参考值】　正常成人 STP 为 60~80 g/L，A 为 40~55 g/L，G 为 20~30 g/L，A/G 为(1.5~2.5)：1。

【临床意义】

血清总蛋白降低一般与清蛋白减少相平行，总蛋白升高同时有球蛋白升高。由于肝脏具有很强的代偿能力，且清蛋白半衰期较长，因此只有当肝脏病变达到一定程度和在一定病程后才能出现血清总蛋白的改变，急性或局灶性肝损伤时 STP、A、G 及 A/G 多为正常。因此它常用于检测慢性肝损伤，并可反映肝实质细胞储备功能。

1.血清总蛋白及清蛋白增高　见于各种原因导致的血液浓缩（严重脱水、休克、饮水量不足）、肾上腺皮质功能减退等。

2.血清总蛋白及清蛋白降低

(1)肝细胞损害：常见有亚急性重型肝炎、慢性中度以上持续性肝炎、肝硬化、肝癌等，以及缺血性肝损伤、毒素诱导性肝损伤。清蛋白含量与有功能的肝细胞数量成正比。清蛋白持续下降，提示肝细胞坏死进行性加重，预后不良；治疗后清蛋白上升，提示肝细胞再生，治疗有效。血清总蛋白<60 g/L 或清蛋白<25g/L 称为低蛋白血症，临床上常出现严重水肿及胸、腹水。

(2)营养不良：如蛋白质摄入不足或消化吸收不良。

(3)蛋白丢失过多：如肾病综合征、蛋白丢失性肠病、严重烧伤、急性大失血等。

(4)消耗增加：见于慢性消耗性疾病，如重症结核、甲状腺功能亢进及恶性肿瘤等。

(5)血清水分增加：如水钠潴留或静脉补充过多的晶体溶液。

3.血清总蛋白及球蛋白增高　当血清总蛋白>80 g/L 或球蛋白>35 g/L，分别称为高蛋白血症或高球蛋白血症。总蛋白增高主要是因球蛋白增高，其中又以 γ 球蛋白增高为主。

(1)慢性肝脏疾病：包括自身免疫性慢性肝炎、慢性活动性肝炎、肝硬化、慢性酒精性肝病、原发性胆汁性肝硬化等；球蛋白增高程度与肝脏病严重性相关。

(2)M 球蛋白血症：如多发性骨髓瘤、淋巴瘤、原发性巨球蛋白血症等。

(3)自身免疫性疾病：如系统性红斑狼疮、风湿热、类风湿关节炎等。

(4)慢性炎症与慢性感染：如结核病、疟疾、黑热病、麻风病及慢性血吸虫病等。

4.血清球蛋白浓度降低　主要是因合成减少。

(1)生理性减少：小于 3 岁的婴幼儿。

(2)免疫功能抑制：如长期应用肾上腺皮质激素或免疫抑制剂。

(3)先天性低 γ 球蛋白血症。

5.A/G 倒置　清蛋白降低和（或）球蛋白增高均可引起 A/G 倒置，见于严重肝功能损伤及 M 蛋白血症，如慢性中度以上持续性肝炎、肝硬化、原发性肝癌、多发性骨髓瘤、原发性巨球蛋白血症等。

(二)血清蛋白电泳

在碱性环境中血清蛋白质均带负电，在电场中均会向阳极泳动，因血清中各种蛋白质的颗粒大小、等电点及所带的负电荷多少不同，它们在电场中的泳动速度也不同。

【参考值】　醋酸纤维素膜法：清蛋白 0.62~0.71(62%~71%)，α_1 球蛋白 0.03~0.04(3%~4%)，α_2 球蛋白 0.06~0.10(6%~10%)，β 球蛋白 0.07~0.11(7%~11%)，γ 球蛋白

0.09～0.18(9%～18%)。

【临床意义】

1.肝脏疾病　急性轻型肝炎时电泳结果多无异常。慢性肝炎、肝硬化、肝细胞肝癌时，清蛋白降低，α_1、α_2、β球蛋白也有减少倾向；γ球蛋白增加，在慢性活动性肝炎和失代偿的肝硬化增加尤为显著。

2.M蛋白血症　如骨髓瘤、原发性巨球蛋白血症等，清蛋白浓度降低，单克隆γ球蛋白明显升高，亦有β球蛋白升高，偶有α球蛋白升高。

3.肾病综合征、糖尿病、肾病　由于血脂增高，可致α_2及β球蛋白(脂蛋白的主要成分)增高，清蛋白及γ球蛋白降低。

4.其他　结缔组织病伴有多克隆γ球蛋白增高，先天性低丙种球蛋白血症γ球蛋白降低，蛋白丢失性肠病表现为清蛋白及γ球蛋白降低，α_2球蛋白则增高。

(三)血氨测定

肠道中未被吸收的氨基酸及未被消化的蛋白质在大肠杆菌作用下脱去氨基生成的氨，及血液中的尿素渗入肠道，经大肠杆菌分解作用生成的氨经肠道吸收入血，经门静脉进入肝脏。氨对中枢神经系统有高度毒性。肝脏是唯一能解除氨毒性的器官。肝脏利用氨合成尿素，是保证血氨正常的关键。在肝硬化及暴发性肝衰竭等严重肝损害时，如果80%以上肝组织破坏，氨就不能被解毒，氨在中枢神经系统积聚，引起肝性脑病。

用于血氨测定的标本必须在15 min内分离出血浆，以避免细胞代谢造成血氨的假性升高。

【参考值】　18～72 μmol/L。

【临床意义】

1.升高　①生理性增高见于进食高蛋白饮食或运动后。②病理性增高见于严重肝损害(如肝硬化、肝癌、重型肝炎等)、上消化道出血、尿毒症及肝外门脉系统分流形成。

2.降低　低蛋白饮食、贫血。

二、脂类代谢功能检测

血清脂类包括胆固醇、胆固醇酯、磷脂、甘油三酯及游离脂肪酸。肝脏除合成胆固醇、脂肪酸等脂类外，还能利用食物中脂类及游离脂肪酸合成甘油三酯及磷脂等，并能合成极低密度脂蛋白、初生态高密度脂蛋白以及酰基转移酶等；血液中的胆固醇及磷脂也主要来源于肝脏。当肝细胞损伤时，脂肪代谢发生异常，因此测定血浆脂蛋白及脂类成分，尤其是胆固醇及胆固醇酯的改变，是评价肝脏对脂类代谢功能的重要手段。

三、胆红素代谢检测

胆红素是血液循环中衰老红细胞在肝、脾及骨髓的单核-吞噬细胞系统中分解和破坏的产物。血清总胆红素(serum total bilirubin，STB)包括非结合胆红素(unconjugated bilirubin，UCB)和结合胆红素(conjugated bilirubin，CB)。

(一)血清胆红素测定

【参考值】　新生儿STB：0～1 d为34～103 μmol/L，1～2 d为103～171 μmol/L，3～5 d为68～137 μmol/L。成人STB为3.4～17.1 μmol/L，CB为0～6.8 μmol/L，UCB为1.7～10.2 μmol/L。

【临床意义】

1.判断有无黄疸、黄疸程度　当 17.1 μmol/L<STB<34.2 μmol/L 时为隐性黄疸或亚临床黄疸；STB 在 34.2～171 μmol/L 为轻度黄疸，STB 在 171～342 μmol/L 为中度黄疸，STB>342 μmol/L为重度黄疸。在病程中检测可以判断疗效和指导治疗。

2.根据黄疸程度推断黄疸病因　通常，溶血性黄疸<85.5 μmol/L，肝细胞黄疸为 17.1～171 μmol/L，不完全性梗阻性黄疸为 171～265 μmol/L，完全性梗阻性黄疸>342 μmol/L。

3.判断黄疸类型　若 STB 增高伴 UCB 明显增高，提示为溶血性黄疸；STB 增高伴 CB 明显升高，为胆汁淤积性黄疸；三者均增高为肝细胞性黄疸。

(二)尿内尿胆原、胆红素测定

详见第十五章第一节。

四、胆汁酸代谢检测

胆汁酸(bile acid，BA)在肝脏中由胆固醇合成，随胆汁分泌入肠道，经肠道细菌分解后由小肠重吸收，经门静脉入肝，被肝细胞摄取，少量进入血液循环，因此胆汁酸测定能反映肝细胞合成、摄取及分泌功能，并与胆道排泄功能有关。它对肝胆系统疾病诊断的灵敏度和特异性高于其他指标。可作空腹或餐后 2 h 胆汁酸测定，后者更灵敏。

【参考值】　总胆汁酸(酶法)：0～10 μmol/L。

【临床意义】

胆汁酸增高见于：①肝细胞损害，如急性肝炎、慢性活动性肝炎、肝硬化、肝癌、乙醇肝及中毒性肝病。②胆道梗阻，如肝内、肝外的胆管梗阻。③门脉分流。④进食后血清胆汁酸可一过性增高，此为生理现象。

五、血清酶检测

肝脏是人体含酶最丰富的器官，酶蛋白含量约占肝总蛋白含量的 2/3。肝细胞中所含酶种类已知数百种，但常用于临床诊断的不过 10 余种。有些酶具有一定组织特异性，测定血清中某些酶的活性或含量可用于诊断肝胆疾病。

(一)血清氨基转移酶测定

用于肝功能检查的主要是丙氨酸氨基转移酶(alanine aminotransferase，ALT)和天门冬氨酸氨基转移酶(aspartate aminotransferase，AST)。ALT 主要分布在肝脏，其次是骨骼肌、肾脏、心肌等组织中；AST 主要分布在心肌，其次在肝脏、骨骼肌和肾脏组织中。ALT 和 AST 均是存在于细胞内的酶，当细胞损伤时酶释放入血流，使血清中的这些酶活性升高。

【参考值】　Kamen 法：ALT，5～25 卡门单位，AST，8～28 卡门单位。速率法(37 ℃)：ALT，10～40 U/L，AST，10～40 U/L，ALT/AST≤1。

【临床意义】

(1)急性病毒性肝炎：ALT 与 AST 均显著升高，可达正常上限的 20～50 倍，甚至 100 倍，但 ALT 升高更明显。通常 ALT>300 U/L、AST>200 U/L，ALT/AST>1，是诊断急性病毒性肝炎重要的检测手段。在肝炎病毒感染后 1～2 周，转氨酶达高峰，在第 3 周到第 5 周逐渐下降，ALT/AST 逐渐恢复正常。但转氨酶的升高程度与肝脏损伤的严重程度无关。在急性肝炎恢复期，如转氨酶活性不能降至正常或再上升，提示急性病毒性肝炎转为慢性。急性重症肝炎时，病程初期转氨酶升高，以 AST 升高显著，如在症状恶化时，黄疸进行性加深，酶活性反而降低，即出现“胆酶分离”现象，提示肝细胞严重坏死，预后不佳。

(2)慢性病毒性肝炎：转氨酶轻度上升或正常，ALT/AST>1。若 AST 升高较 ALT 显著，即 ALT/AST<1，提示慢性肝炎可能进入活动期。

(3)酒精性肝病、药物性肝炎、脂肪肝、肝癌等非病毒性肝病转氨酶轻度升高或正常，且 ALT/AST<1。酒精性肝病 AST 显著升高，ALT 接近正常，可能因为酒精具有线粒体毒性及酒精抑制吡哆醛活性有关。

(4)肝硬化：转氨酶活性取决于肝细胞进行性坏死程度，终末期肝硬化转氨酶活性正常或降低。

(5)肝内、外胆汁淤积：转氨酶活性通常正常或轻度上升。

(6)急性心肌梗死：起病 6~8 h 后 AST 增高，18~24 h 达高峰，其值可达参考值上限的 4~10 倍，与心肌坏死范围和程度有关，4~5 d 后恢复，若再次增高，提示梗死范围扩大或新的梗死发生。

(7)其他疾病：如骨骼肌疾病（皮肌炎、进行性肌萎缩）、肺梗死、肾梗死、胰梗死、休克及传染性单核细胞增多症，转氨酶轻度升高（50~200 U/L）。

(二)碱性磷酸酶测定

碱性磷酸酶（alkaline phosphatase，ALP）在碱性环境中能水解磷酸酯产生磷酸。ALP 主要分布在肝脏、骨骼、肾、小肠及胎盘中，血清中 ALP 以游离形式存在，极少量与脂蛋白、免疫球蛋白形成复合物。由于血清中大部分 ALP 来源于肝脏与骨骼，因此常作为肝脏疾病的检查指标之一。胆道疾病时由于 ALP 生成增加、排泄减少而致血清中 ALP 升高。

【参考值】 速率法（37 ℃）：女性：1~12 岁，<500 U/L，15 岁以上，40~150 U/L。男性：1~12 岁，<500 U/L，12~15 岁，<700 U/L，25 岁以上，40~150 U/L。

【临床意义】

(1)肝胆系统疾病：各种肝内、外胆管阻塞性疾病，如胰头癌、胆道结石、原发性胆汁性肝硬化、肝内胆汁淤积等，ALP 明显升高，且与血清胆红素升高相平行；累及肝实质细胞的肝胆疾病（如肝炎、肝硬化），ALP 轻度升高。

(2)黄疸的鉴别诊断：①胆汁淤积性黄疸，ALP 和血清胆红素明显升高，转氨酶仅轻度增高。②肝细胞性黄疸，血清胆红素中等度增加，转氨酶活性很高，ALP 正常或稍高。③肝内局限性胆道阻塞（如原发性肝癌、转移性肝癌、肝脓肿等），ALP 明显增高，ALT 无明显增高，血清胆红素大多正常。

(3)骨骼疾病：如纤维性骨炎、佝偻病、骨软化症、成骨细胞瘤及骨折愈合期，血清 ALP 升高。

(4)生长中儿童、妊娠中晚期：血清 ALP 生理性增高。

(三)γ 谷氨酰转移酶测定

γ 谷氨酰转移酶（γ-glutamyl transferase，GGT）旧称 γ 谷氨酰转肽酶（γ-glutamyl transpeptidase，γ-GT），主要存在于细胞膜和微粒体上，参与谷胱甘肽的代谢。肾脏、肝脏和胰腺含量丰富，但血清中 GGT 主要来自肝胆系统。GGT 在肝脏中广泛分布于肝细胞的毛细胆管一侧和整个胆管系统,因此当肝内合成亢进或胆汁排出受阻时,血清中 GGT 增高。

【参考值】　γ谷氨酰-3-羧基-对硝基苯胺法(37 ℃):男性,11~50 U/L,女性,7~32 U/L。

【临床意义】

(1)胆道阻塞性疾病:原发性胆汁性肝硬化、硬化性胆管炎等所致的慢性胆汁淤积,肝癌时由于肝内阻塞,诱使肝细胞产生多量 GGT,同时癌细胞也合成 GGT,均可使 GGT 明显升高,可达参考值上限的 10 倍以上。

(2)急性和慢性病毒性肝炎、肝硬化:急性肝炎时,GGT 呈中等程度升高;慢性肝炎、肝硬化的非活动期,酶活性正常,若 GGT 持续升高,提示病变活动或病情恶化。

(3)急性和慢性酒精性肝炎、药物性肝炎:GGT 可呈明显或中度以上升高,ALT 和 AST 仅轻度增高,甚至正常。酗酒者当其戒酒后 GGT 可随之下降。

(4)其他:脂肪肝、胰腺炎、胰腺肿瘤、前列腺肿瘤等 GGT 亦可轻度增高。

(四)单胺氧化酶测定

单胺氧化酶(monoamine oxidase,MAO)为一种含铜的酶,分布在肝、肾、胰、心等器官。MAO 可加速胶原纤维的交联,血清 MAO 活性与体内结缔组织增生呈正相关,因此临床上常用 MAO 活性测定来观察肝脏纤维化程度。

【参考值】　速率法(37 ℃):0~3 U/L。

【临床意义】

(1)肝脏病变:80%以上的重型肝硬化及伴有肝硬化的肝癌患者 MAO 活性增高,但对早期肝硬化反应不敏感。急性肝炎时 MAO 大多正常,但若伴有急性重型肝炎时,MAO 从坏死的肝细胞逸出使血清中 MAO 增高。轻度慢性肝炎 MAO 大多正常,中、重度慢性肝炎有 50%的患者血清 MAO 增高,表明有肝细胞坏死和纤维化形成。

(2)肝外疾病:慢性充血性心力衰竭、糖尿病、甲状腺功能亢进症、系统硬化症等,或因这些器官中含有 MAO,或因心功能不全引起心源性肝硬化或肝窦长期高压,MAO 也可升高。

第二节　常见肝病检查项目的选择与应用

肝脏参与多种物质的代谢功能,同时其再生和代偿能力很强,因此根据某一代谢功能所设计的检查方法,只能反映肝功能的一个侧面,而且往往需到肝脏损害至相当严重的程度时才能反映出来,因而肝功能检查正常也不能排除肝脏病变。另外,当肝功能试验异常时,也要注意有无肝外影响因素。目前尚无一种理想的肝功能检查方法能够完整和特异地反映肝脏功能全貌。在临床工作中,临床医生必须具有科学的临床思维,合理选择肝脏功能检查项目,并从检验结果中正确判断肝脏功能状况,必要时可选择肝脏影像学、血清肝炎病毒标志物及肝癌标志物等检测技术,并结合患者临床的症状和体征,从而对肝脏功能作出正确而全面的评价。肝病检查项目的选择原则如下。

1.健康体格检查时　可选择 ALT、AST、GGT、A/G 及肝炎病毒标志物。必要时可增加 ALP、STP 及血清蛋白电泳。

2.怀疑为无黄疸性肝病时 对急性患者可查 ALT、胆汁酸、尿内尿胆原及肝炎病毒标志物。对慢性患者加查 AST、ALP、GGT、STP、A/G 及血清蛋白电泳。

3.对黄疸患者的诊断与鉴别诊断时 应查 STB、CB、尿内尿胆原与胆红素、ALP、GGT、胆汁酸。

4.怀疑为原发性肝癌时 除查一般肝功能(如 ALT、AST、STB、CB)外,应加查 AFP、GGT 及其同工酶,ALP 及其同工酶。

5.怀疑为肝脏纤维化或肝硬化时 ALT、AST、STB、A/G、蛋白电泳为筛检检查,此外还应查 MAO 及Ⅲ型前胶原氨基末端肽等。

6.疗效判断及病情随访 急性肝炎可查 ALT、AST、前清蛋白、STB、CB、尿内尿胆原及胆红素。慢性肝病可观察 ALT、AST、STB、CB、PT、血清总蛋白、A/G 及蛋白电泳等,必要时查 MAO、Ⅲ型前胶原氨基末端肽。原发性肝癌应随访 AFP、GGT、ALP 及其同工酶等。

复习思考题

一、选择题

1.关于阻塞性黄疸的叙述,正确的是( )。

A.血清结合胆红素增加 B.血清总胆红素增加 C.尿内尿胆原增加

D.尿胆红素阳性 E.灰白色粪便

2.反映肝细胞损害最敏感的指标为( )。

A.ALP B.ALT C.AST

D.GGT E.ALT+AST

3.ALP 明显增高最常见于( )。

A.溶血性黄疸 B.肝细胞性黄疸 C.阻塞性黄疸

D.骨转移瘤 E.肝癌

4.GGT 增高最常见于( )。

A.胆道阻塞性疾病 B.病毒性肝炎 C.肝硬化

D.脂肪肝 E.药物性肝损害

5.清蛋白/球蛋白比值减低最常见于( )。

A.严重肝功能损害 B.多发性骨髓瘤 C.慢性炎症

D.免疫功能抑制 E.长期营养不良

6.肝细胞性黄疸患者的胆红素代谢检查,下列哪项是错误的?( )

A.总胆红素增加 B.结合胆红素中度增加 C.尿胆红素阴性

D.非结合胆红素中度增加 E.尿胆原多为中度增高

7.关于血清转氨酶的描述,不正确的是( )。

A.ALT 主要存在于线粒体中

B.AST 主要存在于线粒体中

C.ALT 反映肝细胞损伤的灵敏度高于 AST

D.重型肝炎时,AST>ALT

E.肝受损时 ALT 和 AST 活性迅速增加

8.下列哪种酶与肝病无关?(　　)

A.丙氨酸氨基转移酶　　B.门冬氨酸氨基转移酶　　C.碱性磷酸酶

D.脂肪酶　　E.单氨氧化酶

二、简答题

1.简述血清总蛋白及清蛋白降低的临床意义。

2.如何选择肝功能检查?

(程　娥)

第十八章　临床常用生物化学检测

学习目标

- 了解临床常用生物化学检查的项目及临床意义。

知识点

- 血糖及其代谢产物的检测；血清脂质和脂蛋白检测；血清电解质检测；心肌酶和心肌蛋白检测。

案例导入

患者，男性，55 岁，呕吐、腹泻 3 d，未进食，双下肢无力，不能行走。

请思考：目前患者可能的诊断是什么？应急查哪个项目以助诊断？

第一节　血糖及其代谢产物的检测

一、空腹血糖检测

空腹血糖（fasting blood glucose，FBG）是诊断糖代谢紊乱的最常用和最重要的指标。以空腹血浆葡萄糖（fasting plasma glucose，FPG）检测较为方便，且结果也最可靠。FBG 易受肝脏功能、内分泌激素、神经因素和抗凝剂等多种因素的影响，且不同的检测方法，其结果也不尽相同。

【参考值】　葡萄糖氧化酶法：3.9~6.1 mmol/L。邻甲苯胺法：3.9~6.4 mmol/L。

【临床意义】

1.FBG 增高　FBG 增高而又未达到诊断糖尿病标准时，称为空腹血糖过高（impaired fasting glucose，IFG）；FBG>7.0 mmol/L 时称为高糖血症。FBG7.0~8.4 mmol/L 为轻度增高，FBG8.4~10.1 mmol/L 为中度增高，FBG>10.1 mmol/L 为重度增高。当 FBG>9 mmol/L 时尿糖即可呈阳性。常见原因有以下几种。

（1）生理性增高：餐后 1~2 h、高糖饮食、剧烈运动、情绪激动、胃倾倒综合征等。

（2）病理性增高：①各型糖尿病。②内分泌疾病，如甲状腺功能亢进症、巨人症、肢端肥大症、皮质醇增多症、嗜铬细胞瘤和胰高血糖素瘤等。③应激性因素，如颅内压增高、颅脑损伤、中枢神经系统感染、心肌梗死、大面积烧伤、急性脑血管病等。④药物影响，如噻嗪类利尿剂、口服避孕药、泼尼松等。⑤肝脏和胰腺疾病，如严重的肝病、坏死性胰腺炎、胰腺癌等。⑥其他，如高热、呕吐、腹泻、脱水、麻醉和缺氧等。

2.FBG 减低　FBG<3.9 mmoL/L 为血糖降低。FBG3.4～3.9 mmol/L 为轻度降低，FBG 2.2～2.8 mmol/L 中度降低，FBG<1.7 mmol/L 为重度降低。常见原因有以下几种。

（1）生理性减低：饥饿、长期剧烈运动、妊娠期等。

（2）病理性减低：①胰岛素过多，如胰岛素用量过大、口服降糖药、胰岛 B 细胞增生或肿瘤等。②对抗胰岛素的激素分泌不足，如肾上腺皮质激素、生长激素缺乏。③肝糖原储存缺乏，如急性重型肝炎、急性肝炎、肝癌、肝淤血等。④急性乙醇中毒。⑤先天性糖原代谢酶缺乏，如Ⅰ、Ⅲ型糖原累积病等。⑥消耗性疾病，如严重营养不良、恶病质等。⑦非降糖药物影响，如磺胺药、水杨酸、吲哚美辛等。⑧特发性低血糖。

二、口服葡萄糖耐量试验

口服葡萄糖耐量试验（oral glucose tolerance test，OGTT），主要用于诊断糖尿病、判断糖耐量异常（impaired glucose tolerance，IGT）、鉴别尿糖和低糖血症，OGTT 还可用于胰岛素和 C 肽释放试验。现多采用 WHO 推荐的 75 g 葡萄糖标准 OGTT，分别检测 FPG 和口服葡萄糖后 30 min、1 h、2 h、3 h 的血糖和尿糖。

【参考值】　FPG 3.9～6.1 mmol/L；口服葡萄糖后 0.5～1 h 血糖达高峰，一般为 7.8～9.0 mmol/L，峰值<11.1 mmol/L；2h 血糖≤7.8 mmol/L；3 h 时应恢复至空腹血糖水平。各检测时间点的尿糖均为阴性。

【临床意义】

1.诊断糖尿病　2 次 FPG≥7.0 mmol/L；或服糖后 2 h 血糖≥11.1 mmol/L；随机血糖≥11.1 mmol/L，伴有糖尿病临床症状者，均可诊断为糖尿病。临床症状不典型者，需要另 1 d 重复检测确诊，但一般不主张做第 3 次 OGTT。

2.判断 IGT　指 FPG<7.0 mmol/L，服糖后 2 h 血糖为 7.8～11.1 mmol/L，血糖达高峰时间可延至 1 h 后，血糖恢复正常时间延至 2～3 h 后，伴随尿糖阳性为 IGT。IGT 长期随诊观察，约 1/3 能恢复正常，1/3 仍为 IGT，1/3 最终转为糖尿病。常见于 2 型糖尿病、肥胖症、甲状腺功能亢进、肾上腺皮质功能亢进、腺垂体功能亢进、嗜铬细胞瘤等。

3.葡萄糖耐量曲线低平　指空腹血糖正常或降低，服糖后血糖上升不明显，服糖后 2 h 血糖仍处于低水平。见于胰岛 B 细胞瘤、肾上腺皮质功能亢进症或腺垂体功能减退等。也可见于胃排空延迟、小肠吸收不良等。

4.储存延迟型糖耐量曲线　口服葡萄糖后血糖急剧升高，提早出现峰值，且大于 11.1 mmol/L，而 2 h 血糖又低于空腹水平。常见于胃切除或严重肝损伤。

5.鉴别低血糖　①功能性低血糖：FPG 正常，口服葡萄糖后出现高峰时间及峰值均正常，但 2～3 h 后出现低血糖，见于特发性低糖血症。②肝源性低血糖：FPG 低于正常，口服葡萄糖后血糖高峰提前并高于正常，但 2 h 血糖仍处于高水平，且尿糖阳性。常见于广泛性肝损伤、病毒性肝炎等。

三、血清胰岛素检测和胰岛素释放试验

糖尿病时,由于胰岛 B 细胞功能障碍和胰岛素抵抗,而出现血糖增高和胰岛素降低的分离现象。在进行 OGTT 的同时,分别于空腹和口服葡萄糖后 30 min、1 h、2 h、3 h 检测血清胰岛素浓度的变化,称为胰岛素释放试验,借以了解胰岛 B 细胞基础功能状态和储备功能状态,间接了解血糖控制情况。

【参考值】 空腹胰岛素:10~20 mU/L。释放试验:口服葡萄糖后胰岛素高峰在 30 min~1 h,峰值为空腹胰岛素的 5~10 倍。2 h 胰岛素<30 mU/L,3 h 后达到空腹水平。

【临床意义】

血清胰岛素检测和胰岛素释放试验主要用于糖尿病的分型诊断及低血糖的诊断与鉴别诊断。

1.糖尿病 ①1 型糖尿病空腹胰岛素明显降低,口服葡萄糖后释放曲线低平。②2 型糖尿病空腹胰岛素可正常、稍高或减低,口服葡萄糖后胰岛素呈延迟释放反应。

2.胰岛 B 细胞瘤 胰岛 B 细胞瘤常出现高胰岛素血症,胰岛素呈高水平曲线,但血糖降低。

3.其他 肥胖、肝功能损伤、肾功能不全、肢端肥大症、巨人症等血清胰岛素水平增高;腺垂体功能低下,肾上腺皮质功能不全或饥饿,血清胰岛素减低。

四、糖化血红蛋白检测

糖化血红蛋白(glycosylated hemog1obin,GHb)是在红细胞生存期间 HbA 与己糖(主要是葡萄糖)缓慢、连续的非酶促反应的产物。由于 HbA 所结合的成分不同,又分为 HbA_1a(与磷酰葡萄糖结合)、HbA_1b(与果糖结合)、HbA_1c(与葡萄糖结合),其中 HbA_1c 含量最高,占 60%~80%,是目前临床最常检测的部分。由于糖化过程非常缓慢,一旦生成不再解离,且不受血糖暂时性升高的影响。因此,GHb 对高血糖,特别是血糖和尿糖波动较大时有特殊诊断价值。

【参考值】 HbA_1c 为 4%~6%,HbA_1 5%~8%。

【临床意义】

GHb 水平取决于血糖水平、高血糖持续时间,其生成量与血糖浓度成正比。GHb 的代谢周期与红细胞的寿命基本一致,故 GHb 水平反映近 2~3 个月的平均血糖水平。

1.评价糖尿病控制程度 GHb 增高提示近 2~3 个月的糖尿病控制不良,GHb 越高,血糖水平越高,病情越重。故 GHb 可作为糖尿病长期控制的良好观察指标。糖尿病控制良好者,2~3 个月检测 1 次;控制欠佳者,1~2 个月检测 1 次。妊娠期糖尿病、1 型糖尿病应每月检测 1 次,以便调整用药剂量。

2.筛检糖尿病 HbA_1<8%,可排除糖尿病;HbA_1>9%,预测糖尿病的准确性为 78%,特异性为 94%;HbA_1>10%,预测糖尿病的准确性为 89%,特异性为 99%。

3.预测血管并发症 由于 GHb 与氧的亲和力强,可导致组织缺氧,故长期 GHb 增高,可引起组织缺氧而发生血管并发症。HbA_1>10%,提示并发症严重,预后较差。

4.鉴别高血糖 糖尿病高血糖的 GHb 水平增高,而应激性高血糖的 GHb 则正常。

第二节　血清脂质和脂蛋白检测

一、血清脂质测定

血清脂质包括胆固醇、三酰甘油、磷脂和游离脂肪酸。血清脂质检查除了可作为脂质代谢紊乱及有关疾病的诊断指标外，还可协助诊断原发性胆汁性肝硬化、肾病综合征、肝硬化及吸收不良综合征等。

（一）血清总胆固醇测定

胆固醇（cholesterol，CHO）是脂质的组成成分之一。胆固醇中 70% 为胆固醇酯、30% 为游离胆固醇，总称为总胆固醇（total cholesterol，TC）

【参考值】　合适水平：2.8~5.2 mmol/L。边缘水平：5.23~5.69 mmol/L。升高：>5.72 mmol/L。

【临床意义】

血清 TC 水平受年龄、家族、性别、遗传、饮食、精神等因素影响，且男性高于女性，体力劳动者低于脑力劳动者。因此，很难制定统一的参考值。测定 TC 常作为动脉粥样硬化的预防、发病估计、疗效观察的参考指标。

1.总胆固醇增高　见于长期大量进食胆固醇食物；长期吸烟、饮酒、过度肥胖，胆结石、胆总管阻塞，冠状动脉粥样硬化，甲状腺功能减退，糖尿病，肾病综合征，某些药物如激素等。

2.总胆固醇降低　见于严重贫血、长期素食、严重营养不良、急性重型肝炎、肝硬化、甲状腺功能亢进等。

（二）血清三酰甘油测定

三酰甘油（triglyceride，TG）是甘油和 3 个脂肪酸所形成的酯，又称为中性脂肪。TG 是机体恒定的供能来源，主要存在于 β 脂蛋白和乳糜颗粒中，直接参与胆固醇和胆固醇酯的合成。TG 也是动脉粥样硬化的危险因素之一。

【参考值】　0.56~1.70 mmol/L。

【临床意义】

血清 TG 受生活习惯、饮食和年龄等的影响，在个体内及个体间的波动较大。由于 TG 的半衰期短，进食高脂、高糖和高热量饮食后，外源性 TG 可明显增高。因此，必须在空腹 12~16 h 后静脉采集血标本，以排除和减少饮食的影响。

1.TG 增高　见于高脂饮食、肥胖、原发性高脂血症、冠状动脉粥样硬化、阻塞性黄疸、肾病综合征、糖尿病、甲状腺功能减退、痛风等。

2.TG 减低　见于吸收不良、肾上腺皮质功能不全、严重肝病等。

二、血清脂蛋白测定

脂蛋白（lipoprotein，LP）是血脂在血液中存在、转运及代谢的形式，一般根据密度不同大致分为乳糜微粒（chylomicron，CM）、极低密度脂蛋白（very low density 1ipoprotein，VLDL）、低密度脂蛋白（low density 1ipoprotein，LDL）、高密度脂蛋白（high density lipoprotein，HDL）

四种。

【参考值】 CM 阴性;LDL≤3.12 mmol/L 为合适水平,3.15~3.16 mmol/L 为边缘水平,LDL>3.64 mmol/L 为升高。HDL 为 1.03~2.07 mmol/L,HDL>1.04 mmol/L 为合适水平,HDL≤0.91 mmol/L 为减低。

【临床意义】

1.CM 增高常见于引起总胆固醇或三酰甘油升高的各种疾病。

2.HDL 增高对防止动脉粥样硬化、预防冠心病的发生有重要作用,也见于慢性肝炎、肝硬化等;HDL 减低见于动脉粥样硬化、急性感染、糖尿病、慢性肾功能衰竭、肾病综合征以及应用雄激素等。

3.LDL 为致动脉粥样硬化的因子,LDL 水平增高与冠心病发病呈正相关,LDL 增高也见于甲状腺功能减退症、肥胖、肾病综合征、阻塞性黄疸等。LDL 减低常见于无 β 脂蛋白血症、甲状腺功能亢进症、吸收不良、肝硬化以及低脂饮食和运动等。

三、血清载脂蛋白检测

脂蛋白中的蛋白部分称为载脂蛋白(apolipoprotein, apo), apo 一般分为 apoA、apoB、apoC、apoE 和 apo(a),每类中又分有若干亚型。

(一) apoAⅠ测定

apoA 是 HDL 的主要结构蛋白,具有清除组织脂质和抗动脉粥样硬化的作用。虽然 apoA 有 AⅠ、AⅡ、AⅢ,但 apoAⅠ的意义最明确,且其在组织中的浓度最高。因此,apoAⅠ为临床常用的检测指标。

【参考值】 男性:(1.42±0.17) g/L。女性:(1.45±0.14) g/L。

【临床意义】

1.apoAⅠ增高 apoAⅠ可以直接反映 HDL 水平,其预测和评价冠心病的危险性较 HDL 更精确,更能反映脂蛋白状态,apoAⅠ水平与冠心病发病率呈负相关。

2.apoAⅠ减低 见于:①家族性 apoAⅠ缺乏症、家族性 α 脂蛋白缺乏症和家族性低 HDL 血症等。②急性心肌梗死、糖尿病、慢性肝病、肾病综合征和脑血管病等。

(二) apoB 测定

apoB 是 LDL 中含量最多的蛋白质,90%以上 apoB 存在于 LDL 中。apoB 具有调节肝脏内外细胞表面 LDL 受体与血浆 LDL 之间平衡的作用,对肝脏合成 VLDL 有调节作用。apoB 的作用成分是 apoB-100,正常人空腹所检测的 apoB 为 apoB-100。

【参考值】 男性:(1.01±0.21) g/L。女性:(1.07±0.23) g/L。

【临床意义】

1.apoB 增高 ①apoB 可直接反映 LDL 水平,因此,其增高与动脉粥样硬化、冠心病的发生率呈正相关,也是冠心病的危险因素可用于评价冠心病的危险性和降脂治疗效果等,且其在预测冠心病的危险性方面优于 LDL 和 CHO。②高 β 载脂蛋白血症、糖尿病、甲状腺功能减退症、肾病综合征和肾衰竭等 apoB 也增高。

2.apoB 减低 见于低 β 脂蛋白血症、无 β 脂蛋白血症、apoB 缺乏症、恶性肿瘤、甲状腺功能亢进症、营养不良等。

第三节　血清电解质检测

血清电解质钾、钠、氯、钙、磷等对维持细胞的正常代谢和功能、酸碱平衡以及细胞内外的渗透压等方面起着重要作用。标本采集空腹静脉血 3 mL,注入干燥试管中送检,不抗凝,避免溶血。

(一)血清钾

98%的钾离子分布于细胞内液,是细胞内的主要阳离子,少量存在于细胞外液,血钾实际反映了细胞外液钾离子的浓度变化。

【参考值】　3.5~5.5 mmol/L。

【临床意义】

1.血清钾增高　血清钾>5.5 mmol/L 为高血钾症。见于:①体内钾排出减少,如肾衰竭少尿期、肾上腺皮质功能减退症、长期应用潴钾利尿剂等。②摄入量过多,如高钾饮食、输入大量库存血、补钾过多过快等。③细胞内钾外移,如血细胞破坏(溶血、严重烧伤、组织挤压伤)、胰岛素缺乏、代谢性酸中毒等均可致细胞内钾外流、外逸或重新分布引起血清钾增高。④血浆晶体渗透压增高,使细胞内脱水,导致细胞内钾外移。

2.血清钾减低　血清钾<3.5 mmol/L 为低血钾症。其中,血钾在 3.0~3.5 mmol/L 者为轻度低血钾症;2.5~3.0 mmol/L 者为中度低血钾症;血钾<2.5 mmol/L 者为严重低血钾症。低血钾症见于:①体内钾排出过多,如频繁呕吐、长期腹泻、服用排钾利尿剂、肾衰竭多尿期等。②摄入不足,如长期低钾饮食或禁食后补钾不足、胃肠功能紊乱、营养不良等。③钾向细胞内转移,如胰岛素注射过量、代谢性碱中毒、心功能不全等。

(二)血清钠

钠是细胞外液的主要阳离子,44%存在于细胞外液,9%存在于细胞内液,47%存在于骨骼中。血清钠多以氯化钠的形式存在,其主要功能在于保持细胞外液容量、维持渗透压及酸碱平衡,并具有维持肌肉、神经正常应激性的作用。

【参考值】　135~145 mmol/L。

【临床意义】

1.血清钠增高　血清钠>145 mmol/L 为高血钠症。见于:①摄入过多,如进食过量钠盐或注射高渗盐水,伴有肾功能障碍。②体内水分丢失过多或摄入不足,如进食困难、大量出汗、长期腹泻、呕吐、渗透性利尿、甲状腺功能亢进等。

2.血清钠降低　血清钠<135 mmol/L 为低钠血症。见于:①摄取不足,如长期低盐饮食、营养不良等。②钠丢失过多,如严重呕吐、腹泻、胃肠引流,大量出汗、大面积烧伤,糖尿病酮症酸中毒、服用大剂量利尿剂、肾上腺皮质功能减退,穿刺抽液过多等。

(三)血清氯

氯是细胞外液的主要阴离子,但在细胞内外均有分布。

【参考值】 96~106 mmol/L。

【临床意义】

1.血清氯增高　血清氯>106 mmol/L 为高血氯症。见于:①摄入过多,如长期高盐饮食、静脉输注过多生理盐水、氯化钙等。②氯排出减少,如急、慢性肾小球肾炎导致的肾功能不全的少尿期、心力衰竭等。③换气过度,使二氧化碳排除增多,导致血清氯增高。④脱水,如频繁呕吐、长期腹泻等导致水分丢失,血液浓缩,使血氯增高。

2.血清氯降低　血清氯<96 mmol/L 为低血氯症。见于:①氯排出过多,如严重呕吐、腹泻、胃肠引流,肾上腺皮质功能减退、长期应用利尿剂、严重糖尿病等使氯由尿液排出增多。②氯摄入不足,如饥饿、营养不良、出汗过多、低盐治疗等。

(四)血清钙

钙是人体含量最多的金属宏量元素。人体内 99%以上的钙以磷酸钙或碳酸钙的形式存在于骨骼中,血液中钙含量甚少,仅占人体钙含量的 1%。血液中的钙以蛋白结合钙、复合钙和游离钙的形式存在。

【参考值】 2.25~2.75 mmol/L。

【临床意义】

1.血清钙增高　血清钙>2.75 mmol/L 为高血钙症。见于:①溶骨作用增强,如原发性或继发性甲状旁腺功能亢进、多发性骨髓瘤、转移性骨癌、急性白血病、肺癌等。②钙吸收作用增强,如维生素 A 或 D 摄入过多。③急性肾衰竭、艾迪生病等。

2.血清钙降低　血清钙<2.25 mmol/L 称低血钙症。见于:①摄入不足,如长期低钙饮食、阻塞性黄疸等。②成骨作用增强,如甲状旁腺功能减退、甲状腺切除术后等。③肾脏疾病,如肾病综合征、慢性肾小球肾炎等。④其他,如维生素 D 缺乏、妊娠、尿毒症、急性坏死性胰腺炎等。

(五)血清磷

人体中 70%~80%的磷以磷酸钙的形式沉积于骨骼中,只有少部分存在于体液中。血液中的磷有无机磷和有机磷两种形式。血磷水平受年龄和季节影响,新生儿与儿童的生长激素水平较高,故血清磷水平较高。另外,夏季紫外线的影响,血清磷的含量也较冬季为高。血磷与血钙有一定的浓度关系,即正常人的钙、磷浓度(mg/dl)乘积为 36~40。

【参考值】 0.97~1.61 mmol/L(3~5 mg/dl)。

【临床意义】

1.血清磷增高　血清磷>1.61 mmol/L 为升高。见于:原发或继发性甲状旁腺功能减退症、多发生骨髓瘤、骨折愈合期、肢端肥大症、尿毒症、艾迪生病、急性重型肝炎、白血病、维生素 D 过多等。

2.血清磷降低　血清磷<0.97 mmol/L 为降低。见于:饥饿、维生素 D 缺乏、甲状旁腺功能亢进、骨软化症、乙醇中毒、妊娠、佝偻病活动期、糖尿病、肾小管性酸中毒、大量呕吐和腹泻、血液透析等。

第四节　心肌酶和心肌蛋白检测

心肌缺血损伤时的生物化学指标变化较多，如心肌酶和心肌蛋白等。其中反映心肌缺血损伤的具有高度特异性的是肌酸磷酸激酶同工酶 MB 和肌钙蛋白。

一、心肌酶检测

(一)肌酸激酶及其同工酶测定

肌酸激酶(creatine kinase，CK)主要存在于胞质和线粒体中，以骨骼肌、心肌含量最多，其次是脑组织和平滑肌。肝脏、胰腺和红细胞中的 CK 含量极少。CK 是由 2 个亚单位组成的二聚体，形成 3 个不同的亚型：①CK-MM，主要存在于骨骼肌和心肌中。②CK-MB，主要存在于心肌中。③CK-BB，主要存在于脑、前列腺、肺、肠等组织中。正常人血清中以 CK-MM 为主，CK-MB 较少，CK-BB 含量极微。检测 CK 的不同亚型对鉴别 CK 增高的原因有重要价值。

【参考值】　CK 总活性：①酶偶联法(37 ℃)：男性 38～174 U/L，女性 26～140 U/L。②酶偶联法(30 ℃)：男性 15～105 U/L，女性 10～80 U/L。③肌酸显色法：男性 15～163 U/L，3～135 U/L。④连续监测法：男性 37～174 U/L，女性 26～140 U/L。CK 同工酶：CK-MB<5%；CK-MM94%～96%；CK-BB 无或极少。

【临床意义】

1.急性心肌梗死　急性心肌梗死(acute myocardial infarction，AMI)发病 3～8 h，CK 即明显增高，3～4 d 恢复正常，其同工酶中 CK-MB 在急性心肌梗死的早期灵敏度明显高于 CK，其阳性率达 100%。心内膜下心肌梗死、病毒性心肌炎等也可引起 CK 增高。

2.肌肉疾病　见于多发性肌炎、进行性肌营养不良、骨骼肌损伤、手术、导管检查等。同工酶中多以 CK-MM 增高为主。

3.脑组织受损　见于脑血管病变、长期昏迷等，同工酶中多以 CK-BB 增高为主。

4.其他　正常人有时可出现 CK 波动，如男性略高于女性，晚间略高于清晨，运动、分娩、新生儿等 CK 也略高。

(二)乳酸脱氢酶及其同工酶测定

乳酸脱氢酶(1actate dehydrogenase，LD)是一种糖酵解酶，广泛存在于机体的各种组织中。LD 是由 H 亚基(心型)和 M 亚基(肌型)组成的四聚体，根据亚基组合不同形成 5 种同工酶，即 LD_1、LD_2、LD_3、LD_4 和 LD_5。其中 LD_1、LD_2 主要来自心肌，LD_3 主要来自肺、脾组织，LD_4 和 LD_5 主要来自肝脏，其次为骨骼肌。由于 LD 同工酶的组织分布特点，其检测具有病变组织定位作用，且其意义较 LD 更大。

【参考值】　LD 连续检测法：104～245 U/L；速率法：95～200 U/L。LD_1：(32.7±4.60)%；LD_2：(45.10±3.53)%；LD_3：(18.50±2.96)%；LD_4：(2.90±0.89)%；LD_5：(0.85±0.55)%；⑥LD_1/LD_2<0.7。

【临床意义】

1.急性心肌梗死　发病后 12～24 h 有 50%的急性心肌梗死患者,48 h 有 80%的患者 LD_1、LD_2 明显增高,且 LD_1 增高更明显,$LD_1/LD_2>1.0$。当急性心肌梗死患者 LD_1/LD_2 增高,且伴有 LD_5 增高,其预后较仅有 LD_1/LD_2 增高为差,且 LD_5 增高提示心力衰竭伴有肝脏淤血或肝衰竭。

2.肝脏疾病　肝脏实质性损伤,如病毒性肝炎、肝硬化、原发性肝癌时,LD_5 升高,且 $LD_5>LD_4$,而胆管梗阻但未累及肝细胞时,$LD_4>LD_5$。恶性肿瘤肝转移时 LD_4、LD_5 均增高。

3.肿瘤　由于恶性肿瘤细胞坏死引起 LD 增高,且肿瘤生长速度与 LD 增高程度有一定关系。大多数恶性肿瘤患者以 LD_5、LD_4、LD_3 增高为主,且其阳性率 $LD_5>LD_4>LD_3$。生殖细胞恶性肿瘤和肾脏肿瘤则以 LD_1、LD_2 增高为主。白血病患者以 LD_3、LD_4 增高为主。

4.其他　骨骼肌疾病血清 $LD_5>LD_4$;肌萎缩早期 LD_5 升高,晚期 LD_1、LD_2 也可增高;肺部疾病 LD_3 可增高;恶性贫血 LD 极度增高,且 $LD_1>LD_2$。

二、心肌蛋白检测

(一)心肌肌钙蛋白 T 测定

心肌肌钙蛋白(cardiac troponin,cTn)是肌肉收缩的调节蛋白。心肌肌钙蛋白 T(cTnT)有快骨骼肌型、慢骨骼肌型和心肌型。绝大多数 cTnT 以复合物的形式存在于细丝上,而 6%～8%的 cTnT 以游离形式存在于心肌细胞胞质中。当心肌细胞损伤时,cTnT 便释放到血清中。因此,cTnT 浓度变化对诊断心肌缺血损伤的严重程度有重要价值。

【参考值】　0.02～0.13 μg/L。0.2 μg/L 为临界值。

【临床意义】

1.诊断急性心肌梗死　cTnT>0.5 μg/L 可确诊急性心肌梗死。急性心肌梗死发病后 3～6 h的 cTnT 即升高,10～24 h 达峰值,其峰值可为参考值的 30～40 倍,恢复正常需要 10～15 d。

2.判断微小心肌损伤　不稳定型心绞痛患者常发生微小心肌损伤,这种心肌损伤只有检测 cTnT 才能确诊。因此,cTnT 水平变化对诊断微小心肌损伤和判断不稳定型心绞痛预后有重要价值。

3.预测血液透析患者心血管事件　肾衰竭患者反复血液透析可引起血流动力学和血脂异常,因此所致的心肌缺血性损伤是导致患者死亡的主要原因之一,及时检测血清 cTnT 浓度变化,可预测其心血管事件发生。cTnT 增高提示预后不良或发生猝死的可能性增大。

4.其他　cTnT 也可作为判断 AMI 后溶栓治疗是否出现冠状动脉再灌注,以及评价围手术期和经皮腔内冠状动脉成形术心肌受损程度的较好指标。钝性心肌外伤、心肌挫伤、甲状腺功能减退症患者的心肌损伤、药物或严重脓毒血症所致的左心衰时 cTnT 也可升高。

(二)心肌肌钙蛋白 I 测定

心肌肌钙蛋白 I(cardiac troponin I,cTnI)可抑制肌动蛋白中的 ATP 酶活性,使肌肉松弛,防止肌纤维收缩。cTnI 以复合物和游离的形式存在于心肌细胞胞质中,当心肌损伤时,cTnI 即可释放入血液中,血清 cTnI 浓度变化可以反映心肌细胞损伤的程度。

【参考值】 <0.2 μg/L。1.5 μg/L 为临界值。

【临床意义】

1.诊断急性心肌梗死　cTnI 对诊断 AMI 与 cTnT 无显著性差异。与 cTnT 比较,cTnI 具有较低的初始灵敏度和较高的特异性。AMI 发病后 3~6 h,cTnI 即升高,14~20 h 达到峰值,5~7 d 恢复正常。

2.判断微小心肌损伤　不稳定型心绞痛患者血清 cTnI 也可升高,提示心肌有小范围梗死。

3.其他　急性心肌炎患者 cTnI 水平增高,其阳性率达 88%,但多为低水平增高。

(三)肌红蛋白测定

肌红蛋白(myoglobin,Mb)是一种存在于骨骼肌和心肌中的含氧结合蛋白,正常人血清 Mb 含量极少,当心肌或骨骼肌损伤时,血液中的 Mb 水平升高,对诊断急性心肌梗死和骨骼肌损害有一定价值。

【参考值】 定性:阴性。定量:ELISA 法 50~85 μg/L,RIA 法 6~85 μg/L,75 μg/L 为临界值。

【临床意义】

1.诊断急性心肌梗死　急性心肌梗死发病后 30 min 至 2 h 即可升高,5~12 h 达到高峰,18~30 h 恢复正常,所以 Mb 可作为早期诊断急性心肌梗死的指标,明显优于 CK-MB 和 LD。Mb 诊断 AMI 的灵敏度为 50%~59%,特异性为 77%~95%。

2.判断急性心肌梗死病情　Mb 主要由肾脏排泄,急性心肌梗死患者血清中增高的 Mb 很快从肾脏清除,发病后一般 18~30 h 时血清 Mb 即可恢复正常。如果此时 Mb 持续增高或反复波动,提示心肌梗死持续存在,或再次发生梗死以及梗死范围扩展等。

3.其他　骨骼肌损伤、休克、急性或慢性肾衰竭也可升高。

复习思考题

一、选择题

1.具有抗动脉粥样硬化作用的脂蛋白是(　　)。

A.CM　　B.VLDL　　C.LDL　　D.IDL　　E.HDL

2.细胞内液的主要阳离子为(　　)。

A.Na^+　　B.Mg^{2+}　　C.K^+　　D.Ca^{2+}　　E.Mn^{2+}

3.正常成人血钾浓度(mmol/L)为(　　)。

A.3.5~5.5　　B.5.5~7.5　　C.6.5~8.5

D.7.5~9.5　　E.8.5~10.5

4.患者,男性,20 岁,剧烈呕吐腹泻 2 d,未进食,进行性双下肢软瘫,不能行走,应急查的检查项目是(　　)。

A.血钠 B.血钙 C.血镁 D.血钾 E.血清氯

5.患者平素体健,两次空腹血糖 6.9 mmol/L,为进一步明确诊断,应首先查( )。

A.糖化血红蛋白 B.尿糖 C.OGTT

D.血清酮体 E.血清胰岛素

6.确诊糖尿病最有价值的检查是( )。

A.尿糖定性及定量 B.空腹血糖 C.糖化血红蛋白

D.胰岛素水平 E.餐后 2 h 血糖

7.下列哪项不会出现高钾血症?( )

A.急性肾功能衰竭 B.肾上腺皮质功能减退 C.胃肠减压

D.严重溶血 E.组织损伤

二、简答题

1.空腹血糖增高可见于哪些情况?

2.怀疑心肌损伤或坏死应做哪些实验室检测?

(程 娥)

第十九章　临床常用免疫学检测

学习目标

- 了解临床常用免疫学检查的项目及临床意义。

知识点

- 血清补体检测;肿瘤标志物检测;自身抗体检测;肝炎病毒标志物检测。

案例导入

49岁的李先生,有乙肝病史10余年,近期偶有肝区不适,怀疑自己得了肝癌,来医院要求做检查。

请思考:针对李先生目前的情况,应做哪些实验室检查?为什么?

免疫学是基础医学中发展非常快的学科之一,近年来涌现出许多新的技术和方法,衍生出许多新的临床免疫检查项目,这些检查项目为临床诊断、鉴别诊断、疗效观察和预后判断提供客观的依据。本章仅介绍临床常用免疫学检查项目。

第一节　血清补体检测

补体(complement,C)是一组具有酶原活性的糖蛋白,它由传统途径的九种成分 C_1~C_9,旁路途径的三种成分及其衍生物 B、D、P、H、I 等因子组成。补体参与机体的抗感染及免疫调节,也可介导病理性反应。补体系统功能下降及补体成分的减少对某些疾病的诊断与疗效观察有极其重要的意义。

一、总补体溶血活性检测

总补体溶血活性(total hemolytic complement activity,CH_{50})检测的是补体经典途径的溶血活性,主要反映经典途径补体的综合水平。

【参考值】　试管法:50~100 kU/L。

【临床意义】

1.CH_{50}增高　见于急性炎症、组织损伤和某些恶性肿瘤。

2.CH_{50}减低　见于各种免疫复合物性疾病（如肾小球肾炎）、自身免疫性疾病活动期（如系统性红斑狼疮、风湿性关节炎、强直性脊柱炎）、感染性心内膜炎、病毒性肝炎、慢性肝病、肝硬化、重症营养不良和遗传性补体成分缺乏症等。

二、补体 C_3 检测

补体 C_3 是一种由肝脏合成的 β_2 球蛋白，由 a 和 β 两条多肽链组成。C_3 在补体系统各成分中含量最多，是经典途径和旁路途径的关键物质。它也是一种急性时相反应蛋白。

【参考值】　成人血清 C_3：0.8～1.5 g/L。

【临床意义】

1.生理性变化　胎儿出生后随着年龄的增长，其血清 C_3 水平逐渐增加，到 12 岁左右达成人水平。

2.病理性变化

（1）增高：常见于一些急性时相反应，如急性炎症、传染病早期、肿瘤、排异反应、急性组织损伤。

（2）减低：见于系统性红斑狼疮和风湿性关节炎活动期、大多数肾小球肾炎、慢性活动性肝炎、慢性肝病、肝硬化、肝坏死、先天性补体缺乏（如遗传性 C_3 缺乏症）等。它们或是由于消耗或丢失过多或是由于合成能力降低造成。

第二节　肿瘤标志物检测

肿瘤标志物是由肿瘤细胞本身合成、释放，或是机体对肿瘤细胞反应而产生或升高的一类物质。肿瘤标志物存在于血液、细胞、组织或体液中，反映肿瘤的存在和生长，通过化学、免疫学以及基因组学等方法测定肿瘤标志物，对肿瘤的诊断、疗效和复发的监测、预后的判断具有一定的价值。

一、甲胎蛋白测定

甲胎蛋白（alpha-fetoprotein，AFP）是在胎儿早期由肝脏和卵黄囊合成的一种血清糖蛋白，出生后，AFP 的合成很快受到抑制。当肝细胞或生殖腺胚胎组织发生恶性病变时，有关基因重新被激活，使原来已丧失合成 AFP 能力的细胞又重新开始合成，以致血中 AFP 含量明显升高。因此血中 AFP 浓度检测对诊断肝细胞癌及滋养细胞恶性肿瘤有重要的临床价值。

【参考值】　定性：阴性；定量：血清<25 μg/L。

【临床意义】

1.原发性肝细胞癌　血清 AFP>300 μg/L 有诊断意义。

2.生殖腺胚胎肿瘤（睾丸癌、卵巢癌、畸胎瘤等）、胃癌或胰腺癌　血中 AFP 含量也可升高。

3.病毒性肝炎、肝硬化　AFP 有不同程度的升高，通常小于 300 μg/L。

4.妊娠　妊娠 3～4 个月，孕妇 AFP 开始升高，7～8 个月达到高峰，但多低于 400 μg/L，分娩后 3 周恢复正常。

二、癌胚抗原测定

癌胚抗原（carcinoembryonic antigen，CEA）是一种富含多糖的蛋白复合物。早期胎儿的胃肠道及某些组织均有合成 CEA 的能力，但妊娠 6 个月以后含量逐渐降低，出生后含量极低。CEA 是一种广谱性肿瘤标志物，主要用于辅助恶性肿瘤的诊断、判断预后、监测疗效和肿瘤复发等。

【参考值】　血清<5 μg/L。

【临床意义】

1.CEA 升高　主要见于胰腺癌、结肠癌、直肠癌、乳腺癌、胃癌、肺癌等患者。

2.动态观察　一般病情好转时，CEA 浓度下降，病情加重时可升高。

3.结肠炎、胰腺炎、肝脏疾病、肺气肿及支气管哮喘　CEA 轻度升高。

4.吸烟　96%～97%非吸烟健康人血清 CEA<2.5 μg/L，大量吸烟者中有 20%～40%的人 CEA>2.5 μg/L，少数人 CEA>5.0 μg/L。

第三节　自身抗体检测

一、类风湿因子的检测

类风湿因子（rheumatoid factor，RF）是变性 IgG 刺激机体产生的一种自身抗体，主要存在于类风湿关节炎患者的血清和关节液内。主要为 IgM 型，也有 IgG、IgA、IgD 和 IgE 型。用乳胶凝集法测出的主要是 IgM 型，速率法敏感但不能分型。

【参考值】　乳胶凝集法：正常人 1∶20 稀释血清为阴性。

【临床意义】

1.类风湿关节炎　RF 阳性率为 70%。IgG 型与患者的滑膜炎、血管炎和关节外症状有关，IgM 型与 IgA 型的效价与病情有关，与骨质破坏有关。

2.其他自身免疫性疾病　如多发性肌炎、硬皮病、干燥综合征、系统性红斑狼疮、自身免疫性溶血、慢性活动性肝炎等也见 RF 阳性。

3.某些感染性疾病　如传染性单核细胞增多症、结核病、感染性心内膜炎等也多呈现阳性反应。

故本试验的特异性不高，应予鉴别诊断。

二、抗乙酰胆碱受体抗体测定

抗乙酰胆碱受体抗体（anti-acetylcholine receptor antibody，AchRA）测定是针对运动肌细胞上乙酰胆碱受体的一种自身抗体。它可结合到运动肌细胞的乙酰胆碱受体上，破坏运动板，使神经-肌肉间的信号传递发生障碍，致运动无力。

【临床意义】

1.诊断重症肌无力　AchRA 对诊断重症肌无力有意义,敏感性和特异性高,大约 90%的患者阳性,其他眼肌障碍患者全部阴性。

2.可作为重症肌无力疗效观察的指标。

3.肌萎缩侧索硬化症患者用蛇毒治疗后可出现假阳性。

第四节　肝炎病毒标志物检测

病毒性肝炎的病原体为肝炎病毒,目前已经明确的肝炎病毒有甲型肝炎病毒(HAV)、乙型肝炎病毒(HBV)、丙型肝炎病毒(HCV)、丁型肝炎病毒(HDV)、戊型肝炎病毒(HEV)和庚型肝炎病毒(HGV)。肝炎病毒标志物主要包括各型肝炎病毒相关抗原、抗体及核酸。

一、甲型肝炎病毒标志物检测

HAV 属微小 RNA 病毒科,是一种无囊膜正 20 面体颗粒,直径 27~32 nm,内含一条线状单股 RNA 基因组,外由衣壳包封而成核壳体。现用于临床的病毒标志物有甲型肝炎病毒抗原(HAVAg)、甲型肝炎病毒抗体(抗 HAV-IgM、IgA 和 IgG)及 HAV-RNA。

【临床意义】

1.HAVAg 阳性　见于甲肝患者。HAVAg 于发病前 2 周可从粪中排出,2 周后消失,粪便中 HAV 或 HAV 抗原颗粒的检测可作为急性感染的证据。

2.抗 HAV 阳性　①抗 HAV-IgM 为阳性:甲肝患者在发病后 2 周 100%抗 HAV-IgM 为阳性,所以抗 HAV-IgM 阳性说明机体正在感染 HAV,它是早期诊断甲肝的特异性指标。②抗 HAV-IgA 阳性:甲肝早期和急性期,由粪便中测得抗 HAV-IgA 呈阳性反应,是早期诊断甲肝的指标之一。③抗 HAV-IgG 阳性:出现于恢复期且持久存在,是获得免疫力的标志,提示既往感染,可作为流行病学调查的指标。

3.HAV-RNA 阳性　对诊断甲型肝炎,特别对早期诊断具有特异性。

二、乙型肝炎病毒标志物检测

HBV 是一种嗜肝 DNA 病毒,属于包膜病毒。现用于临床的乙型肝炎病毒标志物有乙型肝炎病毒表面抗原(HBsAg)、乙型肝炎病毒表面抗体(抗-HBs)、乙型肝炎病毒 e 抗原(HBeAg)、乙型肝炎病毒 e 抗体(抗-HBe)、乙型肝炎病毒核心抗原(HBcAg)、乙型肝炎病毒核心抗体(抗-HBc)、乙型肝炎病毒 DNA。

【临床意义】

1.HBsAg　HBsAg 阳性见于急性乙肝的潜伏期,发病时达高峰;如果发病后 3 个月不转阴,则易发展成慢性乙型肝炎或肝硬化。携带者 HBsAg 也呈阳性。HBsAg 是 HBV 的外壳,不含 DNA,故 HBsAg 本身不具传染性;但因其常与 HBV 同时存在,常被用来作为传染性标志之一。

2.抗-HBs　是一种保护性抗体,可阻止 HBV 穿过细胞膜进入新的肝细胞。抗-HBs 阳性提示机体对乙肝病毒有一定程度的免疫力。抗-HBs 一般在发病后 3~6 个月才出现,可持续多年。注射过乙型肝炎疫苗或抗-HBs 免疫球蛋白者,抗-HBs 可呈现阳性反应。

3.HBeAg　阳性表明乙型肝炎处于活动期,并有较强的传染性。孕妇阳性可引起垂直传播,致 90%以上的新生儿呈 HBeAg 阳性。HBeAg 持续阳性,表明肝细胞损害较重,且可转为慢性乙型肝炎或肝硬化。

4.抗-HBe　乙肝急性期即出现抗-HBe 阳性者,易进展为慢性乙型肝炎;慢性活动性肝炎出现抗-HBe 阳性者可进展为肝硬化;HBeAg 与抗-HBe 均阳性,且 ALT 升高时可进展为原发性肝癌。抗-HBe 阳性表示大部分乙肝病毒被消除,复制减少,传染性减低,但并非无传染性。

5.抗-HBc　抗-HBc 检出率比 HBsAg 更敏感,可作为 HBsAg 阴性的 HBV 感染的敏感指标。抗-HBc 在乙型肝炎中检出率平均为 78.8%,在慢性肝炎和肝癌中的检出率分别为 97.8%和 81.8%,在 HBsAg 携带者中多为阳性,在 HBsAg 阴性者中仍有 6%的阳性率。此外,抗-HBc检测也可用作乙型肝炎疫苗和血液制品的安全性鉴定和献血员的筛选。抗-HBcIgG 对机体无保护作用,其阳性可持续数十年甚至终生。

6.HBcAg　存在于 Dane 颗粒的核心部位,是一种核心蛋白,抗原所包裹,所以一般情况下血清中不易检测到游离 HBcAg。HBcAg 阳性,提示患者血清中有感染性的 HBV 存在,其含量较多,表示复制活跃,传染性强,预后较差。

7.HBV-DNA　阳性是诊断乙型肝炎的佐证,表明 HBV 复制及有传染性。

三、丙型肝炎病毒标志物检测

HCV 为黄病毒属、单股正链 RNA 病毒。临床上诊断 HCV 感染的主要标志物为正股 HCV-RNA、抗 HCV-IgM 和抗 HCV-IgG 测定。

【临床意义】

1.HCV-RNA　HCV-RNA 阳性提示 HCV 复制活跃,传染性强;HCV-RNA 转阴提示 HCV 复制受抑,预后较好。连续观察 HCV-RNA,结合抗-HCV 的动态变化,可作为丙肝的预后判断和干扰素等药物疗效的评价指标。

2.抗 HCV-IgM　主要用于早期诊断。抗 HCV-IgM 抗体一般在发病的 2~4 d 出现,最早于发病的第 1 天即可检测到,7~15 d 达高峰,其持续时间一般为 1~3 个月。持续阳性常可作为转为慢性肝炎的指标,或提示病毒持续存在并有复制。

3.抗 HCV-IgG　阳性表明已有 HCV 感染但不能作为感染的早期指标。输血后肝炎有 80%~90%的患者抗 HCV-IgG 阳性。经常接受血制品治疗的患者可以合并 HCV 感染,易使病变转为慢性、肝硬化或肝癌。

复习思考题

一、选择题

1.男,45岁。体检时发现肝右叶1.5 cm×2.0 cm占位性病变,下一步检测应首选(　　)。

A.肝功能检查　B.肝炎病毒标志物检测　C.AFP

D.CEA　E.凝血酶原时间

2.男,55岁。半年前因原发性肝癌作左半肝切除术,术后B超随访,常用来预测癌肿复发的检查是(　　)。

A.ALT、AST　B.B超检查　C.动态观察AFP

D.GGT　E.选择性肝动脉造影

3.急性乙型肝炎最早出现的血清学指标是(　　)。

A.HBsAg　B.抗-HBsAg　C.HBeAg

D.抗-HBe　E.抗-HBc

4.测定HBV感染最直接、特异和敏感的指标是(　　)。

A.HBsAg　B.HBeAg　C.HBcAg

D.抗-HBe　E.HBV-DNA

5.关于甲型肝炎的特异性诊断,下列哪项是错误的?(　　)

A.大便分离出HAV,表示现症感染

B.大便检出HAV抗原,表示现症感染

C.抗-HAV阳性,即可诊断为现症感染

D.抗HAV-IgM阳性,即可诊断为现症感染

E.抗HAV-IgM阴性,基本上可排除甲型肝炎

二、简答题

1.何为甲胎蛋白?有何临床意义?

2.简述肝炎病毒标志物检测的临床意义。

(程　娥)

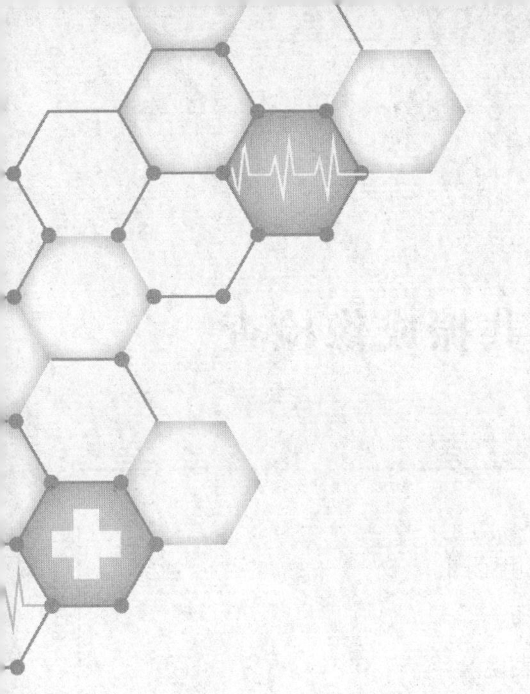

第四篇

医学影像诊断

第二十章　X 线与磁共振成像检查

学习目标

- 掌握 X 线的特性与 X 线检查方法的临床应用范围。
- 掌握人体不同部位影像检查方法的正确选择。
- 熟悉人体各系统正常与基本病变的影像学表现。
- 熟悉人体各系统常见疾病的影像学表现。
- 了解 X 线检查、CT 检查和 MRI 检查的成像原理与图像特点。

知识点

- 成像技术与临床应用;呼吸系统的影像学表现;循环系统的影像学表现;消化系统的影像学表现;泌尿系统的影像学表现;女性生殖系统的影像学表现;骨骼肌肉和关节系统的影像学表现;中枢神经系统的影像学表现。

案例导入

患者,男性,65 岁,有慢支、肺气肿病史 10 余年,1 h 前因用力咳嗽后出现右侧胸部剧痛,呼吸困难、口唇发绀,右侧胸部叩诊呈鼓音,呼吸音消失。

请思考:该患者最可能的诊断是什么? 为明确诊断,应首选哪项检查?

医学影像学(medical imaging)是以影像的方式显示人体内部的结构和功能信息,并以影像为导向实施介入性治疗的科学。现代医学影像学起源于 X 线的发现。1895 年,德国物理学家伦琴发现了 X 线,不久后,X 线被用于对人体进行检查和诊断疾病,由此形成了放射诊断学,奠定了医学影像学的基础。20 世纪 70—80 年代相继出现了超声成像、X 线计算机体层成像(X-ray computed tomography,CT)、磁共振成像(magnetic resonance imaging,MRI)和发射体层成像(emission computed tomography,ECT)等新的成像技术。70 年代迅速兴起的介入放射学拓展了影像学的另一项重要功能,即在影像设备的导向下采集标本或对某些疾病进行治疗。医学影像学的迅速发展,不仅极大地扩展了人体检查范围,提高了诊断水平,而且可以对某些疾病进行治疗,促进了整个临床医学的发展。

第一节　成像技术与临床应用

一、X 线成像

(一)X 线的产生和特性

1.X 线的产生　X 线是在一高度真空的二极管内产生的,二极管的阴极内装着灯丝,阳极端为钨靶或钼靶。当向 X 线球管的灯丝提供 6~12 V 的低压电流时,灯丝加热,阴极灯丝周围产生自由电子,当再向 X 线球管两极提供 40~150 kV 的高压电流时,阴极与阳极间的电势差陡增,电子以高速度由阴极轰击阳极靶面,产生的能量 1%转换为 X 线,由 X 线球管窗口射出,99%转换为热能由散热装置散发。

2.X 线的特性　X 线是一种肉眼不可见的电磁波,具有穿透性、荧光效应、感光效应和电离生物效应。

(1)穿透性:X 线波长短,因此穿透力强,在贯穿物体的过程中会有一定的吸收和衰减。波长的长短与管电压的高低有关,管电压越高,产生的 X 线波长越短,穿透力越强;反之,穿透力越弱。当 X 线穿过越厚、密度越高的物体,被吸收得越多,通过得越少。X 线穿透性是 X 线成像的基础。

(2)荧光效应:X 线是肉眼不可见的射线,它可激发铂氢化钡、钨酸钙等荧光物质,将波长短的 X 线转换为波长较长的可见荧光,称为荧光效应。荧光效应是透视的基础。

(3)感光效应:当 X 线照射涂有溴化银的胶片时,感光的银离子还原成金属银,为黑色颗粒,沉积在胶片中,使胶片显示为黑色;未感光的溴化银在显影和定影的过程中被冲洗掉,露出胶片的透明本色。从而使胶片显示出从黑至白不同灰度的影像。感光效应是 X 线摄影的基础。

(4)电离生物效应:X 线照射人体,在机体内产生电离,引起生物学方面的改变。利用 X 线对空气的电离效应,可以测定 X 线的量。电离生物效应既是放疗的基础也是防护的基础。

(二)X 线成像的基本原理

X 线成像一方面是基于 X 线的特性,包括穿透性、荧光效应和感光效应;另一方面是基于组织器官密度与厚度的差别。

人体组织的密度由高到低分为三类:高密度的骨组织;中等密度的软组织,包括皮肤、肌肉、实质器官、体液及软骨等;低密度的气体,主要存在于呼吸道、胃肠、鼻窦、乳突等。当 X 线穿过密度高的组织(如骨骼)时,被吸收得越多,剩余的 X 线越少,胶片的感光弱,呈白影;荧光效应弱,荧光屏呈暗影。这就可以解释同一组织在 X 线摄影时呈白色而在透视时呈黑色的原因了。当 X 线穿过密度低的组织(如肺)时,被吸收的 X 线越少,剩余的 X 线越多,胶片的感光强,呈黑影;荧光效应弱,荧光屏呈亮影。当 X 线穿过中等密度的组织(如肝脏)时,图像则呈灰影。人体组织器官的厚度也对 X 线图像产生影响。相同密度的组织,厚的部分吸收 X 线多,剩余的 X 线少;薄的部分则相反。于是在胶片和荧光屏上显示出黑白对比和明暗差别的影像。

(三)X 线图像特点

1.灰阶成像　X 线图像是由黑到白不同灰度的影像,反映人体组织结构的解剖和病理改变。图像上的黑白影像,主要反映物质密度的高低,以及人体被检查部位的厚度。在临床工作中通常用密度的高与低表达影像的白与黑。高密度组织产生的白影称为高密度影,低密度组织产生的黑影称为低密度影,中等密度组织产生的灰影称为中等密度影。

2.重叠影像　X 线图像是 X 线穿透路径上前后组织结构影像的叠加。

3.放大和失真　X 线束是呈锥形投射向人体的,因此,X 线影像有一定的放大和使被照体原来的形状失真。

(四)X 线检查技术

如前所述,人体组织结构的密度不同,这种组织结构密度上的差别,是产生 X 线影像对比的基础,称为自然对比。对于缺乏自然对比的组织或器官,可人为地引入一定量的在密度上高于或低于它的物质,使之产生密度上的对比,称为人工对比。自然对比和人工对比是 X 线检查的基础。

1.荧光透视　X 线照射人体受检部位后,在荧光屏或监视器上形成黑白不同的影像。主要用于具有良好自然对比的部位如胸部、四肢骨骼等。其优点:透视下可转动患者体位,从不同角度进行观察;可观察器官的动态变化,如心脏、大血管的搏动,膈运动及胃肠蠕动等;操作方便;费用低;可立即得出结论;透视还可用于导管插入、经皮穿刺的导向等。然而透视的影像对比度及清晰度较差,且图像不能记录和保存,因此应用价值有限。

2.X 线摄影　X 线照射人体受检部位后,在胶片或摄影板上形成潜影,经显影、定影或干式打印机处理,在照片上形成黑白不同的影像。其图像可保存,清晰度及对比度均优于透视,广泛应用于人体各部位,是最常用的 X 线检查方法之一。

3.造影检查　对于缺乏自然对比的结构或器官,可将高于或低于该结构或器官的物质引入器官内或其周围间隙,使之产生对比以显影,又称为人工对比。引入的物质称为造影剂或对比剂。

(五)X 线图像的诊断原则与步骤

X 线图像是 X 线诊断的依据,正确的诊断来自正确的思维、系统而客观的观察与分析,取决于对解剖和病理基础知识的掌握。诊断一般应遵循全面观察、具体分析、结合临床、综合诊断的原则。诊断步骤如下:

1.了解病史和相关检查资料　使诊断既全面又有重点。

2.了解检查方法及技术条件　应注意核对患者姓名、年龄、性别、检查时间等信息,以免张冠李戴。注意摄影条件是否合适,投照位置是否正确,图像质量是否达到诊断要求。

3.分析图像是正常还是异常　区分图像是正常或异常是诊断的基础,需要我们掌握正常影像解剖及其变异。

4.病变的定位　在熟悉影像解剖的基础上对病灶进行定位诊断,如肺的病变位于哪个肺叶、哪一肺段。

5.病变的定性　分析某个病变的性质,需要结合以下几个要点:

(1)病变的位置和分布:例如肺部的病变,位于肺尖的多为结核灶,位于肺底的多为炎性病灶。

(2)病变的数目:例如肺部多发球形影多为转移瘤,而单发球形影可能为结核球或肿瘤。

(3)病变的形状:例如肺部条索影多为纤维灶,点状高密度影多为钙化灶。

(4)病变的边缘:一般良性肿瘤、慢性炎性病变和病变愈合期,边缘锐利;恶性肿瘤、急性炎症、病变进展阶段则边缘多模糊。

(5)病变的密度:病变的密度可高于或低于周围组织,在骨骼系统,骨质增生表现为高密度影,骨质破坏和骨质疏松则表现为低密度影。

(6)邻近器官和组织的改变:肺部肿瘤的患者,除了观察肿瘤的特点之外,还需要观察肋骨有无骨质破坏、纵隔淋巴结有无肿大、胸膜有无增厚、胸腔有无积液等。

(7)器官功能的改变:胃肠造影的患者,需要观察胃肠的蠕动、张力等功能性的改变,对诊断有很大帮助。

二、计算机体层成像

计算机体层成像(CT)是计算机技术与X线检查相结合的产物,于1969年研制成功,1972年应用于临床。CT的问世开创了医学影像学数字化的先河,有力推进了医学影像学的发展。

(一)CT成像基本原理

CT是用X线束从多个方向对人体检查部位进行扫描,用探测器接受透过该层面的X线,转变为可见光后,由光电转换器转变为电信号,再经模拟/数字转换器转为数字,输入计算机处理。CT图像是由一定数目像素组成的灰阶图像,是重建的断层图像。

(二)CT图像特点

1.CT图像是模拟数字化灰阶图像　CT图像是由一定数目从黑到白不同灰度的像素按照矩阵排列而成的黑白图像。黑色表示X线低吸收区,即低密度影;白色表示X线高吸收区,即高密度影。

2.CT图像是横断面图像　CT检查多数是沿人体长轴进行扫描,通常获得的是横断面的图像。所得的横断面图像可通过计算机后处理技术重建为冠状面、矢状面及三维图像。

3.CT的图像分辨率　CT图像分辨率极高,能分辨人体组织器官之间细小的密度差别,而空间分辨率相对较低。

4.CT值　CT值是组织对X线的吸收系数。密度高的组织吸收X线多,CT值高;密度低的组织吸收X线少,CT值低。人体组织CT值从高到低排序:骨皮质为+1 000HU;肌肉、实质脏器为20~60HU;水为0HU;脂肪为-70~-90HU,气体为-1 000HU。

(三)CT检查方法

1.常规扫描

(1)平扫:指不用对比剂进行的扫描,是CT最基本的检查方法。

(2)增强扫描:指经静脉团注水溶性有机碘对比剂后在不同时间点再进行扫描的方法。增强以后组织器官的密度增高称为强化。不同性质的病灶强化的程度和方式不同,常用于疾病的鉴别诊断。

2.特殊扫描

(1)薄层放大扫描:选用层厚2~5 mm,小视野,主要用于肺孤立小结节、肾上腺、垂体及胰头等部位的扫描。能明显提高空间分辨率,减少容积效应对图像的影响。

(2)CT血管成像:是经静脉团注对比剂,在靶血管内对比剂充盈达高峰时行快速扫描,连续采集容积数据,经计算机后处理重建出靶血管的三维立体图像。常用于头颈部血管、冠状动脉、四肢血管等的检查。

(3)螺旋CT图像重建:三维CT是将扫描获取的原始容积信息经计算机软件处理合成三维图像,可向任意方向旋转。利用剪影功能可选择性消除部分重叠的组织结构,使病灶显示更清晰。多用于头颅、颌面部、骨盆等部位。

(4)CT仿真内镜:是将CT扫描的容积数据进行计算机后处理,重建出空腔脏器内表面的立体结构,并赋予伪色彩,具有真实感的腔内表面影像,类似纤维内镜所见。常用于气管、支气管、鼻窦等。

(四)CT诊断的临床应用

CT广泛用于头、颈、胸、腹部检查,但四肢疾病较少应用CT诊断。

三、磁共振成像

磁共振成像(MRI)是以外加磁场为能量源,把人体置于强磁场中,施加某种特定的射频脉冲,使组织中的氢质子受到刺激而产生磁共振现象的一种影像学检查方法。

(一)MRI成像基本原理

人体中广泛存在的氢原子核只有一个质子,有自旋运动,带正电,犹如一个小磁体。将人体放入均匀的外强磁场后,小磁体的自旋轴按照磁场磁力线的方向呈平行和反平行的方向排列,这时人体本身成为一个磁体,即发生了磁化,这种磁化沿着外磁场的方向为纵向磁化。此时,向人体发射短促的无线电波,称为射频脉冲。脉冲与质子进动频率相同,就能将其能量传给质子,出现共振,即磁共振现象。质子吸收射频脉冲的能量,由低能级向高能级跃进,使纵向磁化减小。同时导致质子同步同速运动,即同相位,其磁力叠加起来而出现横向的磁矢量,即横向磁化。

停止发射射频脉冲,则被激发的氢原子核将吸收的能量释放出来,其相位和能级恢复到激发前的状态,这一恢复过程称为弛豫,而恢复到原来平衡状态所需要的时间称为弛豫时间。纵向磁化恢复,其过程为纵向弛豫;横向磁化消失,其过程为横向弛豫。纵向弛豫时间称T_1,横向弛豫时间称T_2。人体不同器官组织的T_1和T_2是不同的,这种组织间弛豫时间上的差别是MRI成像的基础。获得选定层面中各组织的T_1、T_2和质子密度的差别,就可获得该层面中各组织的影像。

(二)MRI成像设备

磁共振成像设备主要由以下三大部分组成。

1.主磁体　是成像的关键部件,直接关系到磁场的强度、均匀性和稳定性,影响MRI图像质量。

2.射频系统　由射频发生器和接收器组成。

3.计算机图像重建系统　射频接收器接收来的信号,经模拟/数字转换器转变为数字信号,经计算机处理得出层面图像数据,再经数字/模拟转换显示图像。

(三)MRI 图像特点

MRI 图像是模拟灰度的黑白影像,反映的是 MR 信号强度的不同或弛豫时间 T_1 与 T_2 的长短。MRI 图像具有以下特点:

1.多参数成像　主要反映组织间 T_1 的差别,为 T_1 加权像(T_1WI);主要反映组织间 T_2 的差别,则为 T_2 加权像(T_2WI);如主要反映组织间质子密度的差别,则为质子密度加权像(PdWI)。一个层面可有 T_1WI、T_2WI、PdWI 三种图像,可显示正常组织与病变组织。

2.多方位成像　MRI 可获得人体矢状面、横断面、冠状面及任何方向的断面图像,有利于病变的三维定位。

在描述 MRI 图像的黑影与白影时,都用信号的高低来表达。高信号表达白影,中等信号表达灰影,低信号表达黑影。不同病理组织的信号强度不同,在 MRI 图像上以高信号影、低信号影表达。

(四)MRI 诊断的临床应用价值和检查注意事项

MRI 在脑和脊髓的应用价值高,尤其是对小脑和脑干病变的显示明显优于其他成像技术。MRI 对软组织的分辨率高,显示关节及子宫、直肠、膀胱等软组织的病变有其优势。MRI 还可显示心脏大血管的内腔与心壁和血管壁的结构,有利于心和大血管疾病的诊断。

下列人群不宜行 MRI 检查:①高热或极度衰弱的患者。②体内安装心脏起搏器、早孕 3 个月以内的患者。③体内留有金属置入物的患者。

(李　莲)

第二节　呼吸系统

一、检查方法

(一)X 线检查

1.透视　胸部透视具有经济、简便的优点,且能随患者体位变动从不同方向观察病变的位置和形态;可观察呼吸运动及心脏大血管的搏动以及肺血的充盈变化。缺点是影像对比度较差,不能记录和保存影像。

2.摄影　胸部具有良好的自然对比,因此 X 线摄影是常用的检查方法。X 线摄影具有较好的空间分辨率,可对胸部各结构和病变的全貌进行观察,但由于密度分辨率较低及前后结构的重叠,对于微小病变的显示欠佳,病变的早期征象发现不理想。

(二)CT 检查

CT 可以显示常规胸片不能发现的隐匿病灶或难以确定的征象,尤其对肺癌的检查有较高的敏感性和特异性。

二、呼吸系统正常影像学表现

(一)X 线表现

1.胸廓　由软组织和骨骼组成。

(1)软组织。

胸锁乳突肌和锁骨上皮肤褶皱:胸锁乳突肌在锁骨内 1/3 上方,位于肺尖内侧形成纵行带状致密影,勿误认为是肺尖病变。锁骨上皮肤褶皱与锁骨上缘平行厚度为 3~5 mm 的窄条形软组织密度影,内侧与胸锁乳突肌影相连。

胸大肌:在两肺中野外带区,为扇形致密影,外下缘清楚,呈一斜线与腋前皮肤相连续。

女性乳房与乳头:女性乳房可在两肺下野形成半圆形致密影,下缘清楚,密度较高,逐渐向上密度变淡,边界不清。两侧对称,下缘向外与腋部皮肤相连。乳头在两肺下野相当于第五前肋间处,有时可形成小圆形致密影。观察乳房与乳头影时要注意两侧对比,勿误认为是肺内的肿块或结节,必要时可在透视下转动患者进行观察。

(2)骨骼。

锁骨:双侧锁骨呈直线状或“S”形横贯于胸廓上部,内端与胸骨柄构成胸锁关节,外端与肩峰构成肩锁关节。锁骨内端下缘有一半月形凹陷,为菱形韧带附着处,勿误认为骨质破坏。

肋骨:后肋起自胸椎两侧,水平向外走形,前肋自外上向内下走形。第 1~10 肋前端以肋软骨连于胸骨体,因肋软骨不显影,故前肋呈游离状。25 岁以后第一对肋软骨出现钙化,随年龄增长,其他肋软骨也自下而上逐条钙化,表现为不规则斑片状致密影,勿误认为肺内病变。肋骨的先天变异包括颈肋、叉状肋、肋骨联合、肋骨缺如和肋骨发育不全等。

肩胛骨:肩胛骨呈倒三角形,位于胸廓的外上方,其内缘可与肺野重叠,勿误认为胸膜肥厚。

胸骨:在后前位片上,胸骨与纵隔影重叠。

胸椎:胸椎的横突可突出于纵隔影之外,勿误认为是增大的淋巴结。

2.肺

(1)肺野:含气的肺在胸片上显示的透明区域称为肺野。肺的含气量越多,肺野的透亮度越高。为了指明病变的部位,人为地将肺野进行分区:从第 2、4 前肋的下缘画两条水平线,将肺分为上、中、下三野;将双侧肺纵行等分为内、中、外三带(图 20.1)。

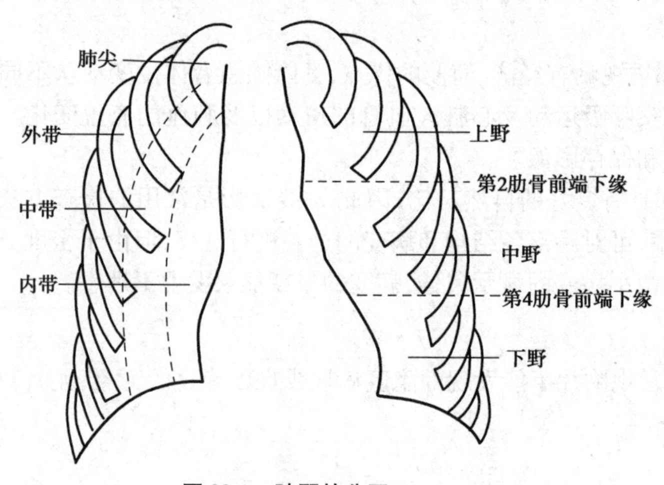

图 20.1　肺野的分区

(2)肺门:主要由肺动脉、伴行支气管及肺静脉构成。正位胸片上肺门位于两肺中野内带,左侧比右侧略高1~2 cm。双侧肺门可分为上下两部,上下两部相交形成的一个钝角称肺门角。右下肺门主要由右下肺动脉干构成,正常成人其横径不超过15 mm。其内侧为右肺中间段支气管的投影。侧位上两肺门大部分重叠,右肺门略偏前。

(3)肺纹理:自肺门向肺野外带呈放射状分布的树枝状影,由肺动脉、肺静脉、支气管和淋巴管构成。主要为肺动脉分支的投影。正位胸片上,下肺纹理较上肺多,自肺门至肺野外带逐渐变细,外带的纹理显示不清。

肺叶:肺叶由叶间胸膜分隔而成,右肺被斜裂和水平裂分为上中下三叶,左肺被斜裂分上下两叶。结合正侧位胸片可以了解肺叶的大致位置。在正位上,右肺中叶和下叶大部分重叠,左肺上下叶大部分重叠,因此,需结合侧位定位。

肺段:右肺分10段,其中右上叶分为尖段、前段、后段;右中叶分为内侧段、外侧段;右下叶分为背段、内基底段、前基底段、外基底段、后基底段(图20.2A)。左肺分8段,左上叶分为尖后段、前段、舌段;左下叶分为背段、内基底段、前基底段、外基底段、后基底段(图20.2B)。在胸片上不能显示肺段的界限,病理情况下,单个肺段受累,可见肺段的轮廓。

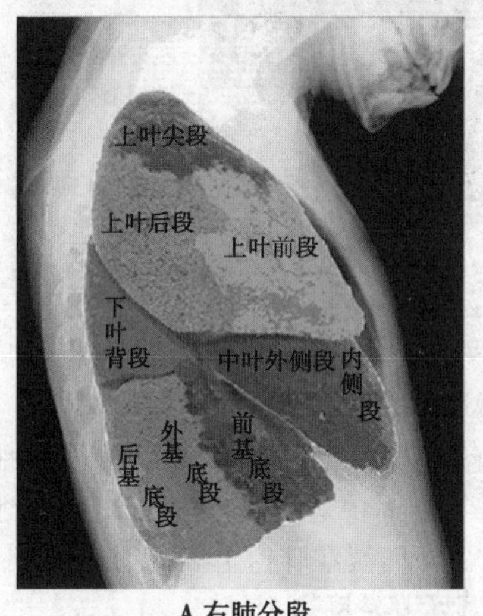

A.右肺分段

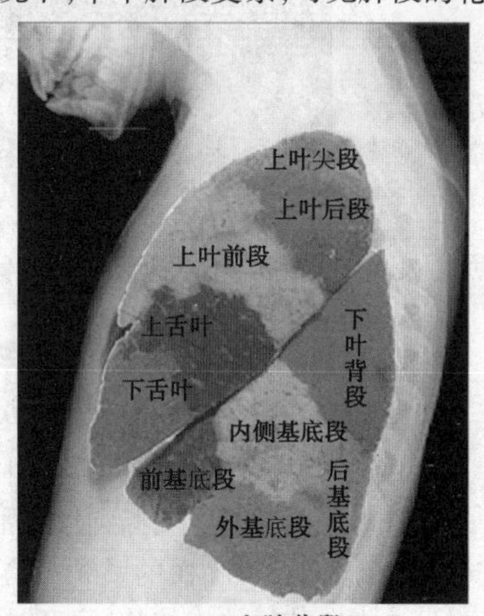

B.左肺分段

图20.2 肺分段

肺小叶:由小叶核心、小叶实质和小叶间隔组成。小叶核心主要是小叶肺动脉和细支气管,其管径约1 mm。小叶直径为10~25 mm。胸片上不能显示其轮廓。单个肺小叶病变可表现为直径1~2 cm的片状影。

3.气管、支气管　气管起于环状软骨下缘,长11~13 cm,宽1.5~2 cm,在第5~6胸椎平面分为左右主支气管,分叉角度为60°~85°。两侧主支气管与气管长轴的夹角不同,左侧为30°~45°,右侧为20°~30°。主支气管继续分支为叶支气管、段支气管,经多级分支最后与肺泡相连。

4.纵隔　纵隔位于两肺之间,胸骨之后,胸椎之前。可分为前、中、后纵隔。前纵隔位于胸骨之后、心脏大血管之前,内主要有胸腺、淋巴组织等;中纵隔为气管、心脏、大血管的分布范围;后纵隔指食管前壁之后,胸椎之前的区域,包括两侧椎体旁沟区,内主要有食管、降主动脉。

5.胸膜　胸膜分两层,包裹肺和叶间的部分为脏层胸膜,与胸壁、纵隔及横隔相贴的为壁层胸膜,两层胸膜间潜在的腔隙为胸膜腔。正常胸膜不显影,只有胸膜返折处并与 X 线平行时方可表现为宽 1~2 mm 线状致密影。肺叶间的脏层胸膜为叶间裂,右肺斜裂起自第 4~5 后肋水平,向前下斜行,在前肋膈角后 2~3 cm 处与膈肌相交;左斜裂后端起点较右侧略高,向前下斜行,止于前肋膈角。水平裂约在第 4 肋前端水平,自肺门角止于肺外缘。

6.横隔　呈穹隆状,分左右两叶。膈在外侧及前、后方与胸壁相交形成肋膈角,外、后肋膈角尖深而锐利,膈内侧与心缘形成心膈角。右膈顶较左膈顶高 1~2 cm,一般位于第 5~6 前肋或第 9~10 后肋水平。呼吸时膈肌上下对称运动,运动幅度为 1~3 cm。

(二)CT 表现

CT 观察胸部结构,需采用不同的窗宽和窗位,分别观察肺野和纵隔,称为肺窗与纵隔窗。

1.胸壁　在纵隔窗上由外向内分别可见皮肤、脂肪、乳腺、肌肉与骨骼。

2.纵隔　采用纵隔窗观察。纵隔的分区及其内主要组织结构同 X 线表现所述。纵隔淋巴结接受纵隔、横隔、两肺及胸壁的淋巴引流,中纵隔内淋巴组织集中,多沿气管、支气管分布。

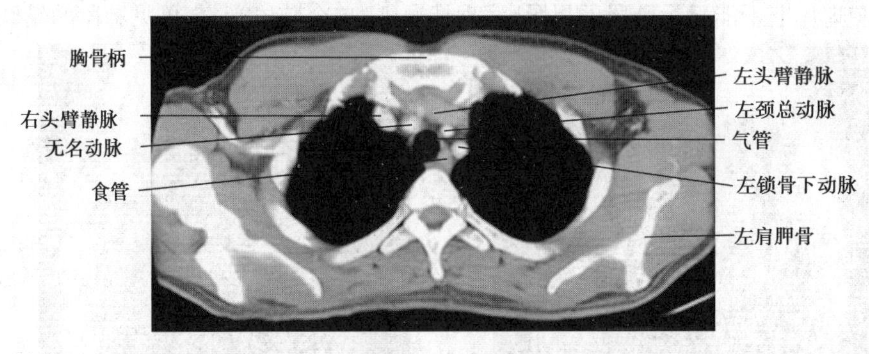

图 20.3　纵隔窗

3.肺　采用肺窗观察。两肺野可见由中心向外围走行的肺血管分支,由粗渐细,上下走行或斜行的血管则表现为圆形或椭圆形高密度影。有时中老年人两肺下叶后部近胸膜处血管纹理较粗,是由于仰卧位肺血的坠积效应所致。叶间裂在肺窗上表现为透明带。肺段的基本形态为尖端指向肺门的锥体状,病变时才能显示其轮廓。

4.横隔　横隔为圆顶状的肌性结构,密度与相邻器官(心、肝、脾)相似。CT 表现为线状或条带状软组织密度影,前部为膈的胸骨部及肋骨部,呈轻度波浪状或不规则。后部为腰椎部。两侧为膈脚为粗弧线状软组织密度影,右膈角起自第 1~3 腰椎前侧,左侧起自第 1~2 腰椎。

三、呼吸系统基本病变的 X 线表现

呼吸系统的基本病变包括支气管阻塞、肺部病变、胸膜病变。

(一)支气管阻塞

引起支气管狭窄、阻塞的病因有支气管炎症、肿瘤、异物及先天性支气管狭窄等。此外,纵隔淋巴结肿大也可压迫支气管引起狭窄与阻塞。由于支气管不同程度的阻塞,可引起阻塞性肺气肿、阻塞性肺炎及阻塞性肺不张。

1.阻塞性肺气肿　是由于支气管部分阻塞引起的。肺气肿是指终末细支气管远端的含气腔隙过度充气扩大,可伴有不可逆的肺泡壁破坏。分为局限性阻塞性肺气肿和弥漫性阻

塞性肺气肿。

(1)局限性阻塞性肺气肿:表现为局部肺野透亮度增加,肺纹理稀疏。其范围的大小取决于支气管阻塞的部位。

(2)弥漫性阻塞性肺气肿:表现为两肺透亮度增高,肺纹理稀疏,肋间隙增宽,膈肌下降,心影狭长,胸廓呈桶状。

2.阻塞性肺不张　由于支气管完全阻塞,肺泡内气体在 18~24 h 内被吸收,导致所属肺组织萎缩。根据阻塞部位不同,可分为:①一侧肺不张,由于一侧主支气管完全阻塞所致。表现为患侧肺野密度均匀增高,肋间隙变窄,膈肌升高,纵隔向患侧移位,对侧代偿性肺气肿(图 20.4)。②肺叶不张,由于叶支气管阻塞所致。表现为整个肺叶均匀致密影,边界清楚锐利,叶间裂向心性移位。③肺段不张,由于段支气管阻塞所致。表现为基底向外,尖端指向肺门的三角形致密影。

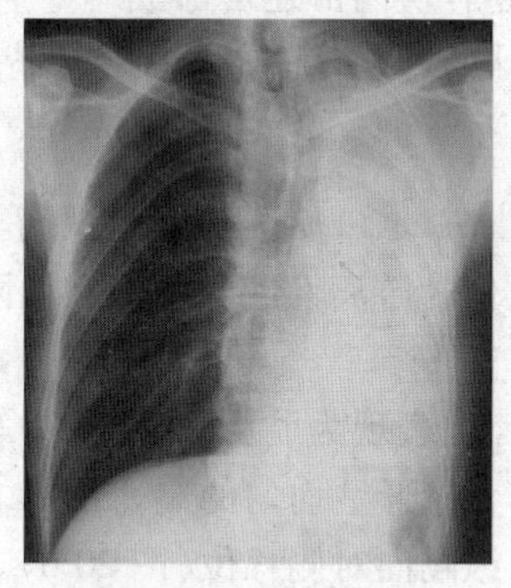

图 20.4　左侧肺不张

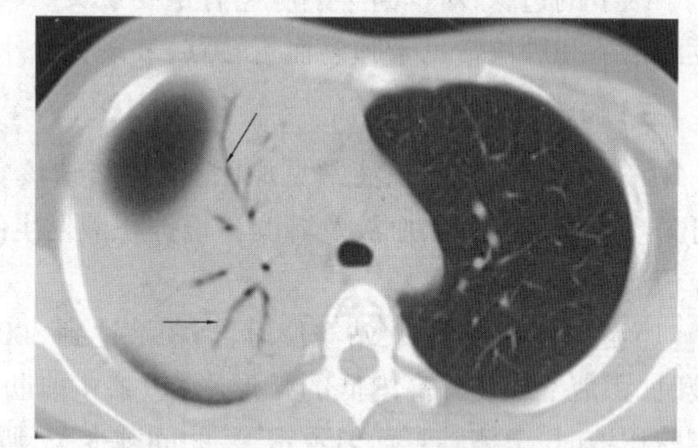

图 20.5　空气支气管征

(二)肺部病变

1.渗出和实变　渗出和实变见于肺的急性炎症,是指具有气体交换功能的含气腔隙被病理性物质所充填,X 线表现为斑片状密度增高影,边缘模糊,近叶间裂处边界清晰。CT 上在较大片的实变影中常可见到含气的支气管形成的树枝状透亮影,称为支气管气相或空气支气管征(图 20.5),常见于大叶性肺炎。

2.增殖性病变　增殖性病变是肺的慢性炎症在肺内形成的肉芽肿。X 线表现为结节状密度增高影,边界较清楚。动态变化较慢。

3.纤维化　是肺内病变愈合过程中形成的瘢痕组织。X 线表现为走行僵直的条索状影,密度高,边界清楚。较大的纤维化病灶可牵拉周围结构如肺门、气管、纵隔向患侧移位。弥漫性肺间质纤维化表现为小结节、网状、线状及蜂窝状影像,呈弥漫分布。

4.钙化　X 线表现为形状各异的高密度影,边界清楚。错构瘤的钙化呈爆米花样,肺结核的钙化多呈斑点状,周围型肺癌的钙化呈颗粒状或斑片状,淋巴结钙化呈蛋壳样,硅沉着病呈多发结节样钙化。CT 纵隔窗上钙化的密度与骨骼相似,CT 值达 100 HU 以上。

5.空洞　空洞是肺内病变组织坏死、液化后经支气管排出而形成的缺损,常见于肺结核、肺脓肿及肺癌。根据空洞壁的厚度,分为厚壁空洞与薄壁空洞。①厚壁空洞:洞壁厚度超过 3 mm,空洞呈圆形或椭圆形透光区,呈单发或多发,内有或无液平,洞壁厚薄均匀,边缘清楚或模糊,内缘光滑或不规则,多见于肺结核及肺脓肿。癌性空洞常呈偏心性,内壁凹凸不平,外缘毛糙有分叶。②薄壁空洞:洞壁厚度在 3 mm 以下,X 线表现为圆形、椭圆形或不规则形的透明区,洞壁内外多较光滑,洞内多无液平。常见于肺结核。

6.空腔　是肺内含气腔隙的病理性扩大,常见于肺大泡、肺气囊和囊性支气管扩张。X 线表现为壁光滑,菲薄的透光区,周围肺组织无实变。合并感染时其内可见液平。

7.结节与肿块　结节与肿块可由多种病因引起。直径≤2 cm 的为结节,直径>2 cm 的为肿块。可单发亦可多发。单发者常见于肺癌、结核球、含液囊肿、炎性假瘤等。多发者常见于肺转移瘤,也可见于血源性金黄色葡萄球菌肺炎、坏死性肉芽肿及寄生虫囊肿等。全面观察分析病变的密度、大小、边缘、形状、位置及周围征象,对判断病变的性质具有重要意义。

X 线表现:单发的恶性肿块和结节形状不规则呈分叶征,边缘可见长短不一的毛刺,局部胸膜可被牵拉向内凹陷称为胸膜凹陷征。小气泡征是指结节的内部可见小囊状透光区,多偏于结节的边缘,对诊断早期腺癌有重要意义。较大的鳞癌肿块内部还可形成厚壁空洞。多发的结节和肿块常见于肺癌血行转移,表现为大小不等的球形影,密度均匀,边界清楚。

(三)胸膜病变

1.胸腔积液　胸腔积液常见原因有炎症、结核、肿瘤及外伤,也可见于结缔组织病。液体可为渗出液、漏出液、血液及乳糜。根据积液发生的部位可分为游离性胸腔积液和局限性胸腔积液。

(1)游离性胸腔积液:站立位时,当积液达到 300 mL,平片上表现为肋膈角变钝;中等量积液时,积液上缘呈外高内低的弧形影,达第 4 前肋以上,其下肺野呈均匀的高密度影。大量胸腔积液时,患侧肺野均匀致密影,肋间隙变宽,膈肌下降,纵隔向对侧移位(图 20.6)。

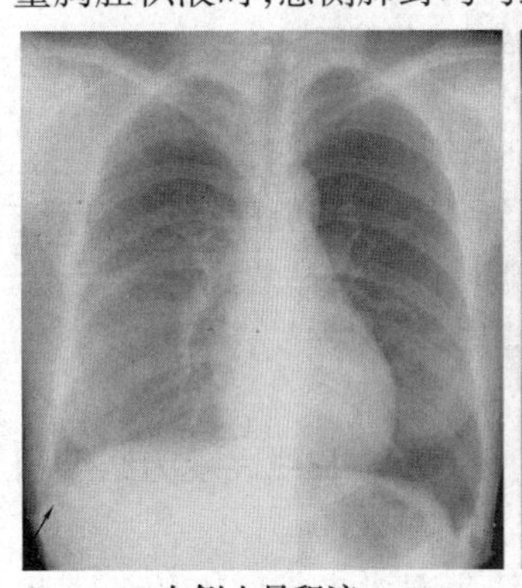
A.右侧少量积液

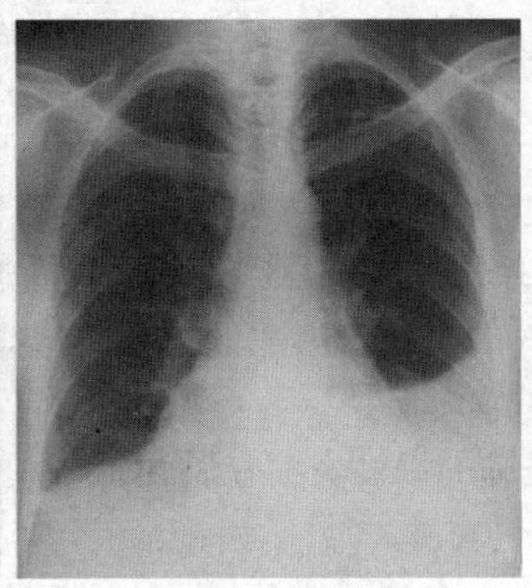
B.左侧中量积液

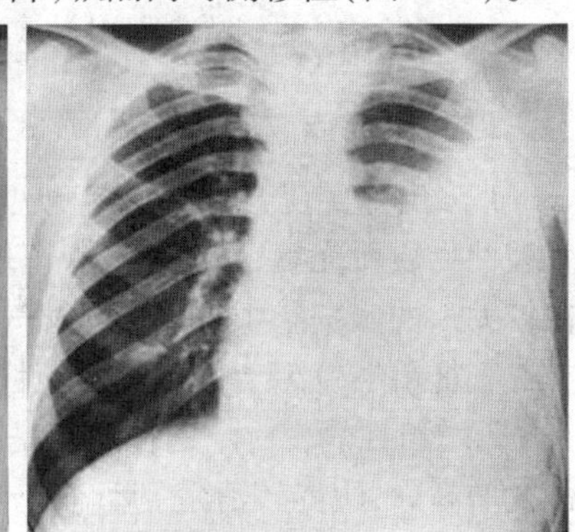
C.左侧大量积液

图 20.6　胸腔积液

(2)局限性胸腔积液:分为包裹性积液、叶间积液和肺底积液。①包裹性积液:由于脏层和壁层胸膜粘连,使积液被局限于胸膜腔的某一部位。X 线切线位上表现为自胸壁向肺野突出的半圆形或梭形致密影,边界清楚,密度均匀。②叶间积液:积液聚集在叶间裂处称为叶间积液。X 线表现为位于斜裂或水平裂处的梭形致密影,边界清楚,梭形影与叶间裂的长轴方向一致(图 20.7)。③肺底积液:积液位于肺底与横隔之间。X 线表现为肺底半圆形高密度影,易误认为膈升高(图 20.8)。仰卧位时液体流向肺尖,使肺野密度均匀增高,膈肌显露。

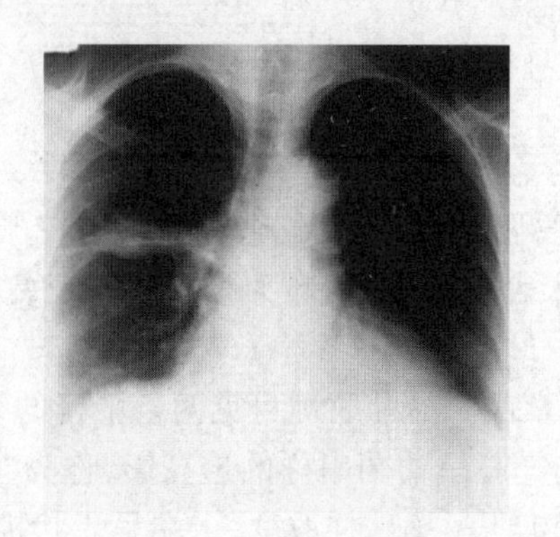

图 20.7　右肺叶间积液

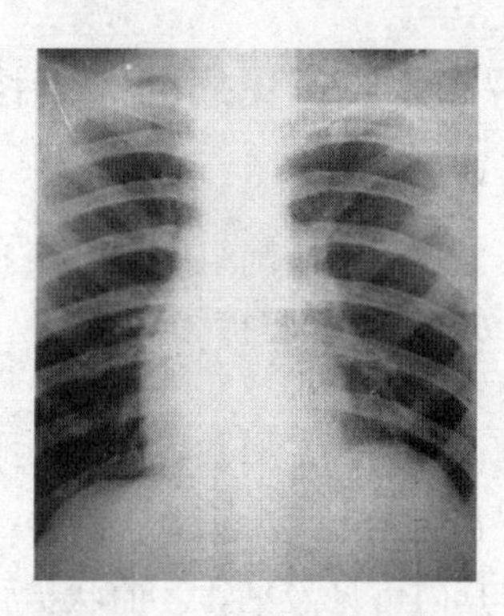

图 20.8　左肺肺底积液

CT 表现:少量、中等量游离积液表现为后胸壁下新月形水样密度影。大量游离积液则可见患侧胸腔被水样密度影占据,肺组织被压缩于肺门呈软组织密度影,纵隔向对侧移位。

2.气胸与液气胸　气胸是指空气进入胸膜腔,可由外伤引起,也可为自发性气胸。X 线表现为无肺纹理的透亮区,和被压缩的肺组织之间形成清楚的分界线,称为气胸带(图 20.9)。液气胸指胸膜腔内气体和液体同时存在,由于胸膜腔的负压状态被改变,此时的积液表现为横贯患侧胸腔的液平,上方为气体和被压缩的肺,下方为液体(图 20.10)。

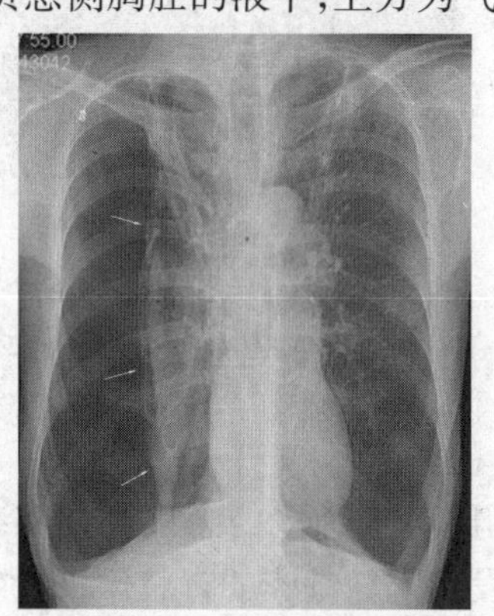

图 20.9　右侧气胸

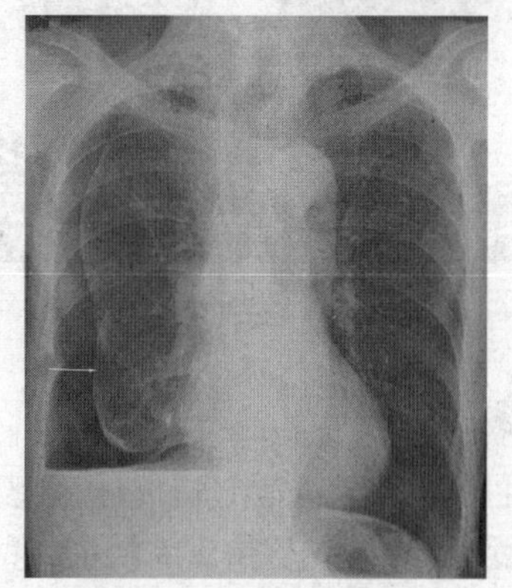

图 20.10　右侧液气胸

3.胸膜肥厚、粘连　常见病因为结核性胸膜炎、脓胸、胸膜腔出血机化和尘肺等。①轻度胸膜肥厚:表现为肋膈角变钝,膈肌运动轻度受限。②广泛胸膜肥厚:在肺野外带可见带状高密度影或整个肺野透亮度降低,胸廓塌陷,肋间隙变窄,膈顶变平,膈肌上升,纵隔向患侧移位。③其他部位胸膜肥厚、粘连:肺尖返折处胸膜肥厚表现为局部密度增高,粘连可引起肺门上移、气管向患侧移位。叶间胸膜增厚呈线状致密影。纵隔胸膜粘连表现为纵隔边缘呈刺状向肺野突出的阴影。膈胸膜粘连表现为幕状突起。④胸膜钙化:表现为片状、条状、斑点状或不规则致密影,包绕在肺的表面呈壳状。

4.胸膜肿块　胸膜肿瘤有良、恶性。可表现为单发或多发的肿块,呈半球形、扁丘状及不规则形,边缘清楚。恶性肿瘤常伴有胸腔积液、胸壁肿块及肋骨破坏。

四、呼吸系统常见病的 X 线诊断

（一）支气管扩张

由于支气管及其周围组织慢性炎症及支气管阻塞，引起支气管组织结构较严重的病理性破坏，以致支气管管腔扩张和变形。主要临床表现为咳嗽、咳大量脓痰和反复咯血。CT 检查可确诊支气管扩张。

X 线及 CT 表现：①柱状扩张：肺纹理增粗、紊乱。沿肺纹理可见两条平行的线状影，称为“轨道征”（图 20.11）。②囊状扩张：扩张的支气管呈葡萄串样的透亮影，称为“蜂窝征”。合并感染时其内可见液平。③曲状扩张：支气管扩张呈串珠样改变，末端呈囊状扩大。④当扩张的支气管管腔内充满黏液栓时，表现为结节状高密度影。

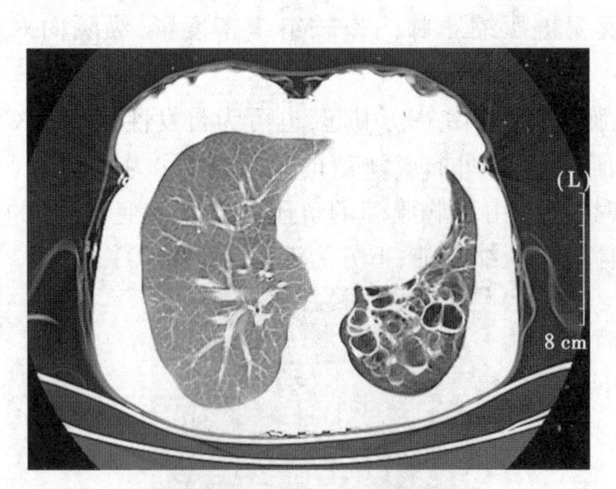

图 20.11 支气管扩张

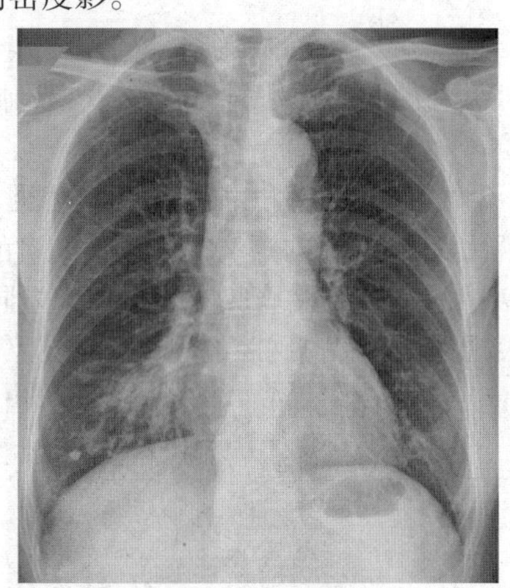

图 20.12 支气管肺炎

（二）肺炎

1.大叶性肺炎 本病是由肺炎球菌感染引起的肺叶或肺段的急性炎性实变，临床以高热、寒战、咳嗽、铁锈色痰及胸痛为特征，起病急，好发于既往健康的青壮年，男性多见。

X 线与 CT 表现：①充血期：可无阳性发现，仅表现为肺野透亮度降低。②实变期：肺叶实变，表现为以叶间裂为边界的大片致密阴影，其内可见含气的支气管形成的树枝状透亮影，称为“空气支气管征”。肺段实变表现为尖端指向肺门，基底朝肺外缘的三角形致密影。③消散期：表现为实变密度减低，吸收为散在的斑片状高密度影，边界模糊。

2.小叶性肺炎 又称支气管肺炎，是指发生在细支气管及肺小叶内的急性化脓性炎症，常见的致病菌有链球菌、葡萄球菌和肺炎双球菌。临床表现为发热、咳嗽、呼吸困难及胸痛，多见于婴幼儿、老年人和免疫力低下的患者。

X 线表现：病变多位于两肺中下野的内中带，肺纹理增粗、增多、模糊，沿肺纹理分布着斑点、斑片状高密度影（图 20.12）。

CT 表现：两肺中下部支气管血管束增粗，见结节状及小片状高密度影，边缘模糊，多个小片影可融合成大片状。肺野后部病灶较前部集中，常伴小叶性肺气肿或肺不张。

3.间质性肺炎 是以肺间质炎症为主的肺炎。主要由病毒、肺炎支原体和卡氏囊虫等感染引起。急性间质性肺炎多见于幼儿,常继发于百日咳、麻疹、流感等急性传染病。慢性间质性肺炎多继发于慢支、尘肺等肺与支气管的慢性炎症。

X 线与 CT 表现:肺野透亮度降低,呈磨玻璃样改变,血管支气管束增粗交织成网点状影及弥漫分布的斑片状或小结节状影,边缘清楚或模糊,小叶间隔增厚表现为与胸膜相连的1~2 cm的线状或多角形的网线状影。

(三)肺脓肿

肺脓肿是由化脓性细菌引起的肺实质化脓性炎症。早期为肺组织的感染性炎症,继而坏死、液化,由肉芽组织包绕形成脓肿。临床特征为高热、咳嗽、咳大量脓痰、咯血。

X 线及 CT 表现:早期病灶呈大片实变影,边缘模糊。随着病变发展,组织坏死液化形成脓肿,表现为团块状影。脓肿破溃与支气管相通,脓液排出则呈空洞,洞内可见液平。洞壁内缘光滑或不规则,外缘模糊,周围可见炎性浸润形成的模糊高密度影(图 20.13)。

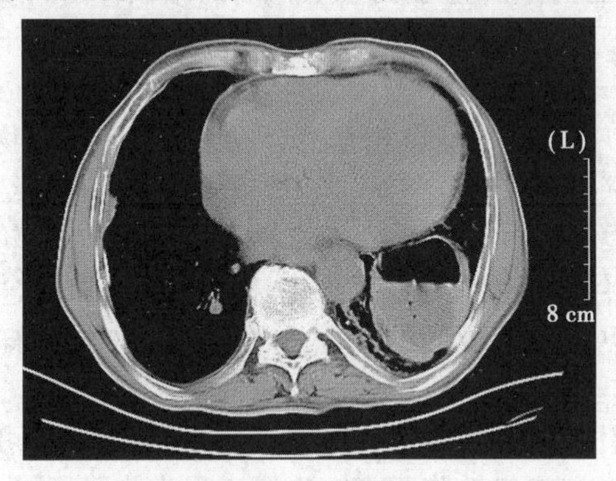

图 20.13　肺脓肿

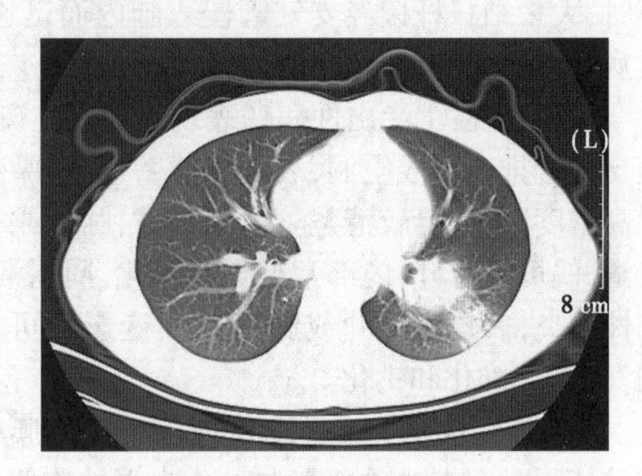

图 20.14　原发综合征

(四)肺结核

肺结核是结核分枝杆菌感染肺部引起的呼吸系统慢性传染病。本病的基本病理改变是渗出、干酪样坏死和增殖性病变,还可形成空洞。临床表现主要是低热、消瘦、乏力等全身症状和咳嗽、咯血等呼吸系统症状。

1.原发型肺结核(Ⅰ型)　为初次感染结核,分为原发综合征和胸内淋巴结结核。

(1)原发综合征:结核杆菌进入肺泡,在肺实质内产生急性渗出性炎性改变,表现为0.5~2 cm 大小斑片状影,称为原发病灶。原发病灶内的结核杆菌经淋巴管蔓延,累及所属的肺门淋巴结,引起结核性淋巴管炎和淋巴结炎,表现为从原发病灶向肺门走行的条索状影和肺门的淋巴结肿大。原发病灶、淋巴管炎、淋巴结炎三者形成的一个哑铃状阴影,称为原发综合征(图 20.14)。

(2)胸内淋巴结结核:肺门或纵隔淋巴结肿大表现为突出肺门、纵隔轮廓之外的结节状影,若伴有淋巴结周围炎时,则边缘模糊。

2.血行播散型肺结核(Ⅱ型)　一般由原发性肺结核发展而来,也可由肺外结核播散侵入血液循环而引起。根据结核杆菌侵入血液循环的间隔时间、次数和数量,分为急性血行播散型肺结核、亚急性或慢性血行播散型肺结核。

(1)急性血行播散型肺结核:又称急性粟粒型肺结核。由于结核杆菌一次大量或短时间内多次侵入血液循环所致。结核杆菌在肺间质内形成大量粟粒大小的结核结节,均匀分布在支气管血管束、小叶中心、小叶间隔、胸膜下间质区域。X 线表现为双肺均匀分布的、密度均匀、大小均匀的粟粒状阴影,直径为 1~2 mm。肺纹理显示不清,肺野透亮度降低。病变进展,结节融合呈小片或大片状实变影,并可形成空洞。

(2)亚急性或慢性血行播散型肺结核:由少量结核杆菌长期反复进入血液循环所致。以增殖性病灶为主,由于病程长且具有反复性,因此肺内新旧病灶并存。X 线表现为“三不均”,即病灶分布不均,两肺中上野密集,下野较少;密度不均,新老病灶并存,既有渗出灶、增殖灶,又有纤维化和钙化,少数还可形成空洞;陈旧病灶多位于肺尖和锁骨上下区,而渗出和增殖灶多分布在下部;病灶大小不等,从粟粒状阴影至 10 mm 病灶皆可。

3.继发型肺结核(Ⅲ型) 是成人肺结核最常见的类型。此型肺结核病理改变多样,好发于肺尖、锁骨上下区、上叶尖后段和下叶背段。渗出和增殖性病变可经纤维化、钙化而愈合,也可发展成干酪样坏死并液化形成空洞。当机体抵抗力极差,且患者对结核杆菌高度敏感时,大量结核杆菌经支气管侵入肺内而迅速引起干酪样坏死性肺炎。纤维组织包裹干酪性病变则形成结核球。

X 线表现:①渗出性病变表现为局限性斑片状影,病灶可相互融合成大片状。坏死物可经支气管排出形成空洞,表现为薄壁空洞、厚壁空洞或纤维空洞。②增殖性病变表现为结节状高密度影,边界较清楚。③结核球,圆形或类圆形高密度影,直径 2~3 cm,边缘清楚,轮廓光滑,偶可见分叶,内部常见点状钙化,周围常伴增殖性病灶或纤维化,称为“卫星灶”。④干酪性肺炎,表现为肺叶或肺段的实变影中可见多个不规则的无壁透光区,称为“虫蚀样空洞”。⑤纤维化和钙化。

4.结核性胸膜炎 是结核杆菌感染胸膜引起的炎性改变。好发于儿童与青少年,可与肺结核同时存在或单独存在。分为干性胸膜炎和渗出性胸膜炎。X 线表现为胸膜肥厚、粘连、钙化和胸腔积液。

(五)肺肿瘤

肺肿瘤分原发性肿瘤和转移瘤。肺的良性肿瘤少见,最常见的恶性肿瘤是支气管肺癌。

1.原发性支气管肺癌 根据肿瘤的发生位置不同,分为以下三种类型。

(1)中央型肺癌:是指发生在三级支气管(主、叶、段支气管)内的肺癌。按照肿瘤的生长方式可分为 3 种类型:①管内型:肿瘤呈结节状向支气管腔内生长。②管壁型:肿瘤向管壁浸润生长,引起管壁增厚。③管外型:肿瘤突破支气管壁向外生长,形成肿块。3 种类型的肿瘤均可引起支气管狭窄或阻塞,从而引起阻塞性肺炎、阻塞性肺气肿和阻塞性肺不张,称为“三阻征”。

X 线表现:①早期中央型肺癌:是指肿瘤局限于支气管腔内,且无转移者。在胸片上可无异常改变,或仅见“三阻征”之间接征象。②进展期中央型肺癌:可见肺门肿块,是中央型肺癌的直接征象,亦可见支气管阻塞引起的间接征象“三阻征”。右上叶中央型肺癌可引起右上叶肺不张,将肺不张的下缘与肺门肿块的边缘连接起来,可形成一个反“S”形弧线影,称为反“S”征,是右上叶中央型肺癌的特征性表现(图 20.15)。

CT 表现:当肿瘤局限于支气管腔内时,表现为支气管腔不规则狭窄、管壁增厚、中断或突然截断。当肿瘤突破管壁向外生长形成肺门肿块,可见病变肺叶支气管根部或其周围的软组织肿块影,边缘光整或呈分叶状。同时可见“三阻征”。

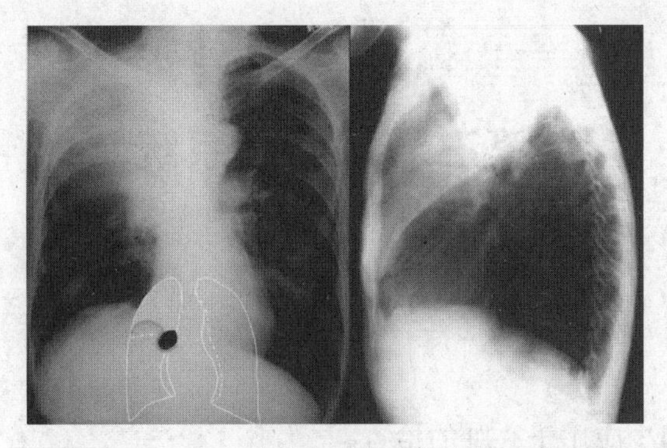

图 20.15　右上肺中央型肺癌并上中叶肺不张

(2)周围型肺癌:是指发生在肺段以下支气管内的肺癌。表现为肺内结节和肿块,较大的肿块内部可坏死形成厚壁空洞,多见于鳞癌。发生于肺尖的周围型肺癌称为肺尖癌。

X 线表现:①早期周围型肺癌:肺内孤立结节影,直径<2 cm,其内可见小泡征,结节边缘有分叶征和毛刺征,毛刺可牵拉局部胸膜向内凹陷,称为胸膜凹陷征(图 20.16)。②进展期周围型肺癌:除上述表现外,较大的肿块内可见癌性空洞,壁厚,偏心性,内壁凹凸不平,洞内多无液平。

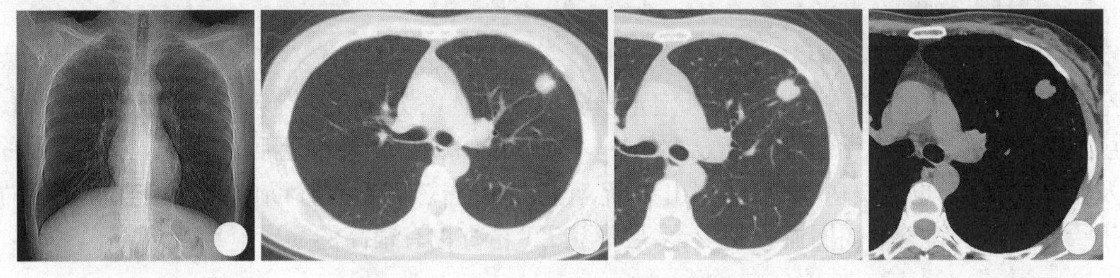

图 20.16　左上叶周围型肺癌

(3)弥漫型肺癌:是指发生在细支气管和肺泡上皮的肺癌。双肺弥漫分布,可表现为肺段、肺叶的实变影,也可表现为粟粒状至 1 cm 大小的结节影,密度相似,以两肺中下野较为密集。

2.肺转移瘤　肺的血供和淋巴组织丰富,是转移瘤的好发部位。

(1)血行转移瘤:X 线表现为双肺多发的结节状或球形高密度影,多分布于中下肺野,密度较均匀,大小不一,边缘清楚(图 20.17),CT 增强可明显强化。

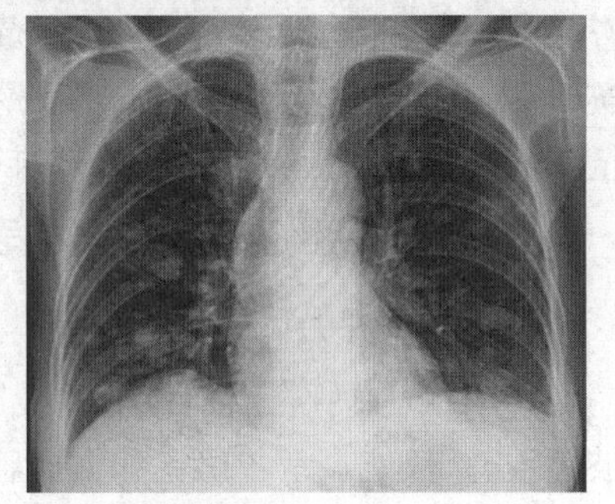

图 20.17　肺转移瘤

(2)淋巴转移瘤:X 线表现为肺野弥漫分布的细网状影,其间可见粟粒状小点影,以中下肺野多见,可伴有纵隔和肺门淋巴结增大。CT 可见支气管血管束增粗,小叶间隔增厚,可见串珠状小点影,肺门和纵隔淋巴结增大。淋巴转移常见于乳腺癌及消化系统恶性肿瘤。

(六)纵隔肿瘤

纵隔肿瘤均表现为纵隔肿块,常见的纵隔肿瘤各有其好发部位。前纵隔常见的有胸腺瘤、甲状腺瘤、畸胎瘤;中纵隔好发的有支气管囊肿、淋巴瘤;后纵隔好发神经源性肿瘤。

(李　莲)

第三节 循环系统

一、检查方法

(一)X 线检查

1.胸部透视 已很少应用于心脏的检查。

2.常规心脏摄片 可以初步观察心脏形态,估计各房室大小,评价肺血多少,并间接评价心功能情况。常用的摄影位置包括后前位、右前斜位、左前斜位和左侧位。

3.心血管造影 心血管造影是将对比剂经导管快速注入心腔大血管腔内,观察其内部解剖结构、运动及血流状态的影像学检查方法,是血管性疾病诊断的“金标准”。目前主要用于复杂先天性心脏病、冠状动脉检查及介入治疗,不足之处是有创伤性。

(二)CT 检查

普通 CT 平扫由于扫描时间长,诊断价值有限。多层螺旋 CT 在评价冠状动脉起源、狭窄、支架开放、桥血管通畅性、定性和定量检测冠状动脉斑块方面都有较高的临床应用价值,已成为冠心病主要的无创性检查方法之一。对于主动脉夹层、急性冠脉综合征、肺栓塞等危及生命的疾病,也能快速、准确地作出诊断,是急性胸痛患者鉴别诊断的首选检查方法。对于诊断其他大血管及周围血管病变,多层螺旋 CT 检查也有很高的临床应用价值。

(三)MRI 检查

MRI 可反映心脏和血管解剖及形态学的改变并可用于评估心功能、心肌灌注、心肌活性等情况。心血管 MRI 检查的优点:①具有良好的组织对比,能够清楚显示心脏解剖形态,检查心脏肿瘤、脂肪浸润、组织变性、囊肿和积液。②可迅速获得三维图像,实现心脏大血管的实时动态成像。③无射线损伤,无须含碘对比剂。④对血流具有特殊敏感性,能够评价流量、流速,甚至血流方向。⑤能够准确显示心脏功能、血流灌注及心肌活性。

二、循环系统正常影像学表现

(一)X 线平片

1.心脏大血管在后前位上的投影 平片上,心脏的四个心腔和大血管在 X 线上的投影彼此重叠,仅能显示各房室和大血管的部分轮廓,不能显示心内结构和分界。正常情况下心包缺乏对比,不显影。后前位见心脏有左、右两个缘,各部分组成如图 20.18 所示。心左缘分为上、中、下三段:上段呈向左凸出的弧形影,为主动脉结或主动脉球,由主动脉弓构成;中段走行较平直,为肺动脉段,由肺动脉主干与左肺动脉构成,又称心腰部;下段呈向左下方凸出的最大弧形影,由左心室构成,其下方最凸出点称心尖。左心室与肺动脉段之间有一小段,约 1.0 cm 长,由左心耳构成,正常时难以与左心室区分。左心室与肺动脉段的搏动方向相反,两者相交的点称为相反搏动点。心缘与膈顶相交的角称为心膈角。

2.心脏形态 在后前位上,正常心脏形态可分为横位心、斜位心和垂位心。横位心见于

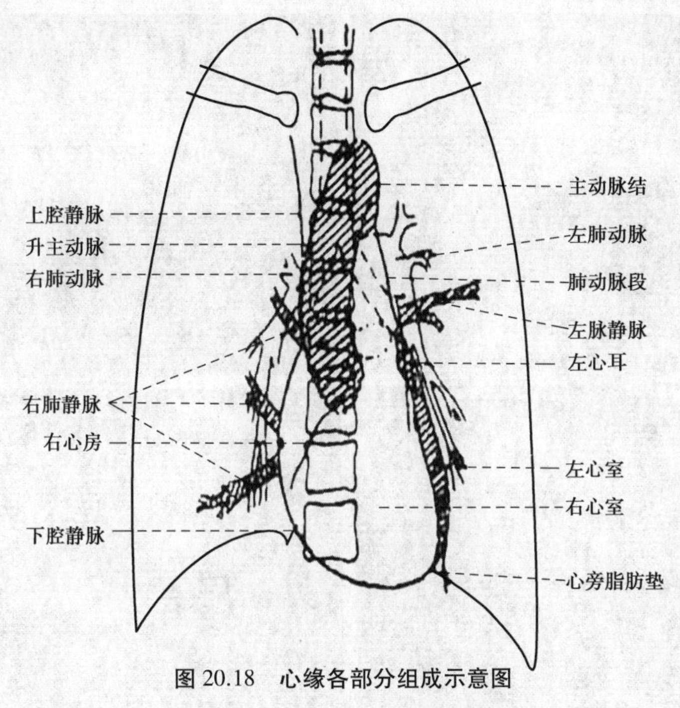

图 20.18　心缘各部分组成示意图

矮胖体型的人，斜位心见于中等体型人，垂位心见于瘦长体型人（图 20.19）。

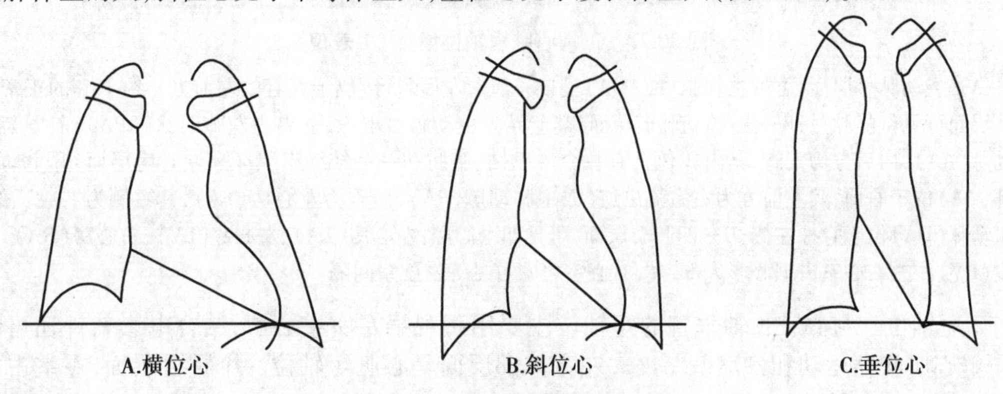

图 20.19　正常心脏形态示意图

3.心脏大小　测量心胸比率是确定心脏有无增大最简单的方法。心胸比率是心脏最大横径（分别从心左缘和心右缘最突出的一点到前正中线的垂直距离之和）与胸廓最大横径（经右膈顶水平胸廓内径）之比（图 20.20）。正常成人心胸比率≤0.50。

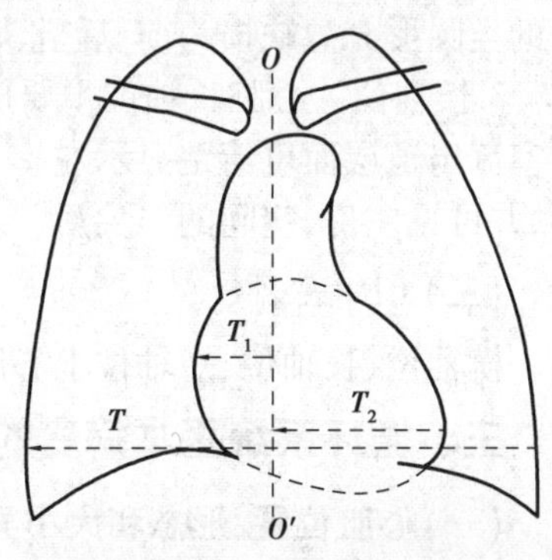

图 20.20　心胸比率测量示意图

心胸比率 = $(T_1+T_2)/T$

（二）CT 表现

1.横轴位　与人体长轴垂直的横轴位是常用的标准体位。它可以清楚地显示心脏的结构，各房室间的解剖关系以及心脏各房室的大小。各主要层面的图像如图 20.21 所示。心包呈 1~2 mm 厚的弧线状软组织密度影，其内侧见低密度脂肪影。

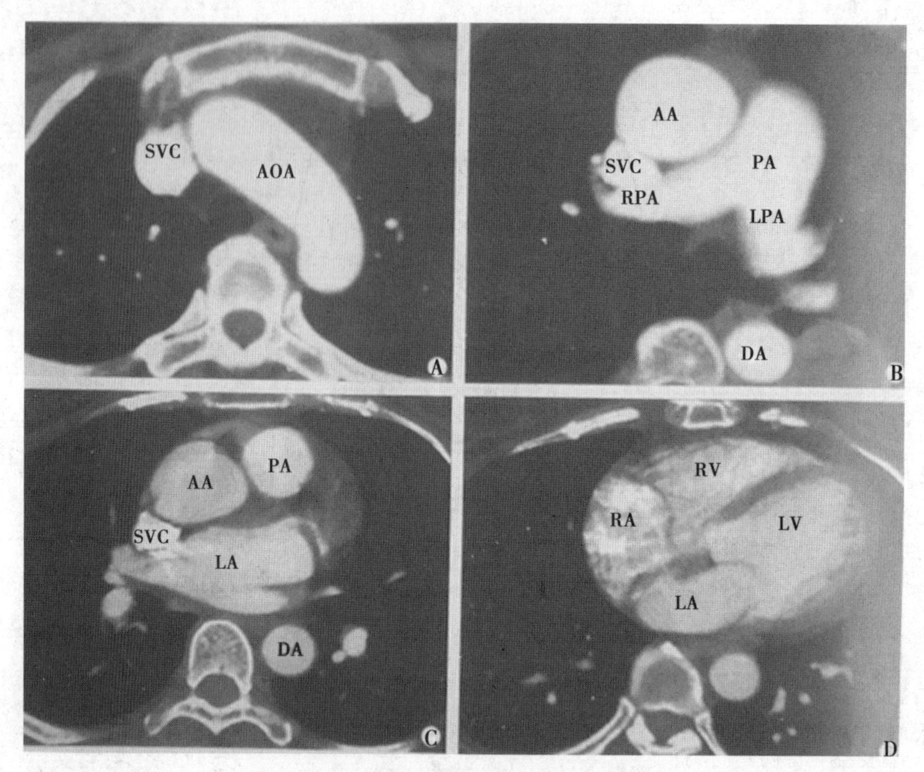

图 20.21 正常心脏横轴位增强 CT 表现

A—主动脉弓层面,可见主动脉弓(AOA)呈自右前向左后斜行,位于气管的左前方。约 10%的正常人在此层面可见奇静脉弓;B—主-肺动脉窗层面,其上界为主动脉弓下缘,下界为左肺动脉(LPA),前方为升主动脉(AA),内后方为气管,其内亦包含有数个淋巴结、脂肪和一些结缔组织;C—左心房层面,升主动脉根部(AA)位于右前,其左前方为右室流出道(或主肺动脉,PA),后方为左心房(LA),其右侧为右心耳部,降主动脉(DA)位于脊柱左侧;D—四腔心层面,可见四个心腔:左心房(LA)、左心室(LV)、右心房(RA)、右心室(RV),左、右心室占据心影大部,左、右心室之间可见等密度室间隔。

2.短轴位 与心脏长轴垂直的短轴位主要用于观察左室壁心肌,结合电影软件还可动态了解心肌收缩运动和各室壁厚度。左室体部层面是心脏短轴位一个重要层面,左室占据纵隔左缘大部,呈椭圆形,可显示左室前间隔壁、侧壁、侧后壁、后壁及室间隔;左室腔内一些小的类圆形充盈缺损为前、后乳头肌影。

3.长轴位 心脏长轴位主要用于观察瓣膜(主动脉瓣及二尖瓣),左室流出道及心尖部,左室流出道层面可清楚显示左室流出道、主动脉瓣及升主动脉根部。左室腔内可见乳头肌影,并可见左房、室间的二尖瓣。左室前缘相当接近心尖部,常借助此层面了解心尖部病变。

(三)MRI 表现

横轴位、长轴位、短轴位上心脏房、室和大血管解剖所见与 CT 正常所见相同。

三、循环系统基本病变的影像学表现

(一)心脏位置、形态和大小异常

1.位置异常

(1)整体位置异常:心脏整体位置异常包括心脏移位和异位。①心脏移位,是由于胸肺疾患或畸形使心脏偏离其正常位置;轻者无循环功能异常,重者可导致不同程度的心肺功能障碍。②心脏异位,指心脏位置先天异常,常与胸腹部脏器转位及心内畸形并存。

(2)房室相对位置异常:正常时解剖学右房居右,解剖学左房居左。如情况颠倒,为心房反位;同理,为心室反位。

(3)房室连接关系异常:解剖学右房与解剖学右室相连,解剖学左房与解剖学左室相连,即为对应房室连接。相反则称为不对应的房室连接。

(4)心室大动脉连接异常:正常时主动脉与左心室,肺动脉与右心室相连。主动脉或(和)肺动脉发育异常,可引起其与心室连接异常。

对于房、室和大动脉相对位置、连接关系异常,普通 X 线片多不能诊断,MSCT、MRI 或新血管造影可以明确诊断。

2.形态和大小异常

(1)整体形态异常:心脏疾病中各房室大小的改变各异,使心脏失去正常形态。常可分为三型:二尖瓣型心、主动脉型心和普大型心(图 20.22)。

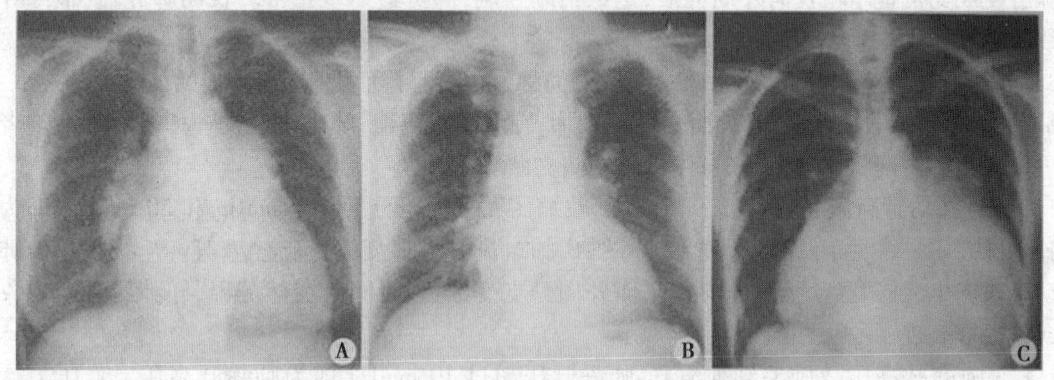

图 20.22　胸部后前位心脏整体形态异常的分型

A—二尖瓣型:呈梨形,主动脉结较小,肺动脉段丰满或突出,心左缘下段圆钝,心右缘下段较膨隆,常见于二尖瓣病变,房间隔缺损等;B—主动脉型:主动脉结增宽,肺动脉段内凹,左心缘下段向左下延长,常见于主动脉瓣病变,高血压性心脏病等;C—普大型:心脏向两侧均匀增大,较对称,常见于全心衰竭,大量心包积液等。

心脏增大包括心壁肥厚和心腔扩大,或两者并存。普通 X 线检查不能区分,故统称增大。判断心脏增大最简便的方法是测量心胸比率:0.50~0.55 为轻度增大;0.55~0.60 为中度增大;0.60 以上为重度增大。

(2)内部结构异常:主要是指房室间隔和心脏各瓣膜结构的异常。

(二)冠状动脉异常

冠状动脉异常可分为先天性发育异常和获得性冠状动脉病变。前者包括冠状动脉起源异常、走行异常和冠状动脉瘘等;后者主要为冠状动脉粥样硬化斑块引起的管壁钙化、管腔狭窄和闭塞,也可为管腔瘤样扩张。

X 线冠状动脉造影是目前显示冠脉及分支解剖和病理最基本和最可靠的方法。其主要表现:①管腔内不规则或半圆形充盈缺损及向心性狭窄,有时可见斑块上的龛影,多提示为软斑块上的溃疡,易发生斑块内出血及血栓形成从而导致急性心肌梗死。②部分病变偶尔表现为扩张甚至瘤样形成。③受累血管可以是单支亦可多支同时受累,可以是局部性或弥漫性狭窄。④左室造影可显示由于冠心病心肌梗死和心肌缺血导致的左室扩大及室壁节段性运动异常,是冠脉造影的重要组成部分。⑤狭窄程度按照管腔内径狭窄<50%、50%~74%、75%~90%和100%可分为轻、中、重度狭窄和阻塞。重度狭窄和完全阻塞可伴有不同程度的侧枝形成。

(三)肺循环异常

1.肺门异常　双侧肺门增大,见于肺(动脉)充血和肺(静脉)淤血。肺充血透视下常见搏动增强(称为"肺门舞蹈"),血管边缘清楚;肺淤血无搏动增强,血管边缘模糊。判断肺门动脉扩张的标准为右下肺动脉主干直径在成人超过1.5 cm,在儿童超过胸锁关节水平气管横径。

2.肺动脉异常

(1)肺充血:是指肺动脉血流量增多。常见于左向右分流的先天性心脏病,如房或室间隔缺损、动脉导管未闭,亦可见于循环血量增加的甲状腺功能亢进和贫血。X线表现为肺动脉分支成比例地增粗且向外周伸展,边缘清晰锐利,肺野透明度正常。长期肺充血,最终导致肺动脉高压。

(2)肺血减少:为肺动脉血流量减少的简称。由右心排血受阻引起,常见于三尖瓣狭窄、肺动脉狭窄等。X线表现为肺野透明度增加,肺门动脉变细,肺内血管纹理稀疏、变细;重者可出现粗乱的网状纹理,为来自体动脉的侧支循环。

(3)肺动脉高压:静息状态下肺动脉收缩压和平均压分别>30 mmHg和20 mmHg,即为肺动脉高压。常见于肺心病、先天性心脏病肺血流量增多型以及肺栓塞等。X线表现为肺动脉段突出,肺门区动脉大分支扩张而外周分支变细,两者间有突然分界,即肺门截断现象或残根样表现。

3.肺静脉高压　肺毛细血管压-肺静脉压超过10 mmHg即为肺静脉高压。若压力达18~20 mmHg时可出现肺瘀血;压力达20~25 mmHg时血浆可外渗而出现间质性肺水肿;压力>25 mmHg即可出现肺泡性肺水肿。

X线表现:①肺淤血,肺野透明度减低;肺门增大、边缘模糊;上肺静脉扩张而下肺静脉正常或缩窄;肺纹理普遍增多、增粗,边缘模糊。②间质性肺水肿,出现各种间隔线即Kerley线,均为不同部位肺泡间隔水肿增厚的投影,以Kerley B线最常见,表现为长2~3 cm、宽1~3 mm的水平线样致密影,多位于肋膈角区。③肺泡性肺水肿,亦称实质性肺水肿。X线表现为两肺广泛分布的斑片状阴影,边缘模糊,常融合成片,重者聚集在肺门区形成"蝶翼状"阴影,短期内变化迅速是肺泡性肺水肿的重要特征。上述三种征象可同时出现,亦可相互演变。

四、循环系统常见疾病的影像学诊断

(一)冠状动脉粥样硬化性心脏病

冠心病指冠状动脉粥样硬化使血管腔狭窄阻塞,导致心肌缺血缺氧而引起的心脏病变。

1.X线表现　X线平片上,大部分冠心病可表现完全正常,偶可见冠状动脉钙化影。少数患者主要为心肌梗死者可有下列表现:①心影不同程度增大,以左室增大为主;左心衰竭时,表现为肺淤血、肺水肿,可伴有左房增大。②部分患者于急性心肌梗死后数天至数周内,

出现心肌梗死后综合征,包括心包积液、胸腔积液及下肺叶渗出性改变。③心肌梗死并发症如室壁瘤形成时,可见左心缘局限性膨突;室间隔穿孔者,表现为肺充血、肺淤血及肺水肿并存。

2.心血管造影表现　冠状动脉造影常与左室造影同时进行。①冠状动脉造影,能够清楚显示冠状动脉病变及其程度,如狭窄(图20.23)、闭塞、硬化斑块或血栓、痉挛、溃疡、扩张、夹层及侧支循环等。②左室造影,能显示左室形态、大小和左室整体及节段性运动功能改变,并可测量左室收缩及舒张末期容积,计算左室射血分数变化;还可显示心肌梗死后并发症,室壁瘤表现为室壁局限性膨凸、伴有局部室壁运动功能消失或出现反向运动;室间隔穿孔时可见心室水平左向右分流;乳头肌断裂和功能不全则表现为不同程度的二尖瓣反流。

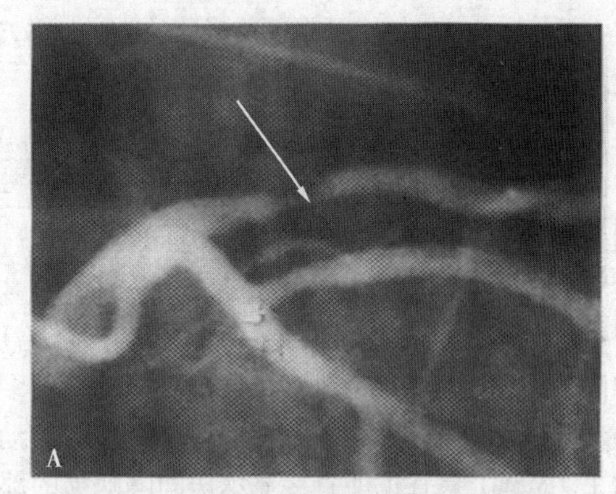

图20.23　冠状动脉造影显示左前降支狭窄

3.CT表现　可对冠心病的冠状动脉病变、心肌缺血、心肌梗死及心功能改变作出较为全面的评估。

(1)冠状动脉异常:平扫可用于评估冠状动脉钙化,还可进行钙化积分分析;注入对比剂的MSCT的CTA能检出冠状动脉管腔狭窄,尤其是中度或中度以上狭窄以及闭塞,并可大致评估硬化斑块的类型和稳定性。

(2)心肌缺血:缺血的心肌在心脏收缩期室壁增厚率降低或消失,正常心室壁的厚度代偿性增加。测量不同时相心腔大小,借此可计算左室射血分数的改变。

(3)心肌梗死:缺血坏死心肌CT值低于正常心肌(一般为5~10HU)。心肌梗死的CT表现:①局部心肌壁变薄。②收缩期心肌壁增厚率降低或不增厚。③节段性室壁运动功能异常(包括运动减弱、消失、矛盾运动或不协调)。④射血分数减低。发生室壁瘤及腔内附壁血栓时,表现为局部室壁膨凸,节段性室壁变薄,局部反向运动及腔内附壁血栓所致充盈缺损。

4.MRI表现　可对不同时期冠心病从形态、功能、心肌灌注首过期和延迟期等方面进行综合评价。心绞痛时,心脏形态、大小多属正常,心脏灌注首过期成像,缺血区信号低于正常供血区,延迟期成像正常;急性心肌梗死时,梗死病灶在T_2WI呈高信号,室壁变薄,增强扫描呈明显的高信号;陈旧性心肌梗死时,T_1WI和T_2WI均表现为梗死病灶心肌变薄,信号减弱,以T_1WI更明显。MRI电影可用于评价心功能,室壁运动状态,显示室壁瘤或室间隔破裂等并发症。

(二)风湿性心脏病

风湿性心脏病是风湿性心炎遗留的瓣膜病,多发生在20~40岁,女性略多。瓣膜损害以二尖瓣为最多,其次是主动脉瓣及三尖瓣,肺动脉瓣少见。

1.X线表现　①二尖瓣狭窄时,表现为肺淤血,可伴有肺水肿,心影呈二尖瓣型,肺动脉段突出,左房及右室增大。②二尖瓣关闭不全所致中度以上反流时,可见左室增大。③主动脉瓣狭窄时,左室不同程度增大,左房可轻度增大,多数患者升主动脉中段局限性扩张。

④主动脉瓣关闭不全时,左室增大,升主动脉、主动脉弓普遍扩张。⑤联合瓣膜损害时,心脏常呈高度增大,X 线常仅显示受累较重的瓣膜病变的征象。

2.CT 表现　可见瓣叶的钙化及房、室增大,并可显示左房后壁及左房耳部的血栓。

3.MRI 表现　SE 序列可显示房、室的大小及心腔内的血栓,电影 MRI 可显示血流通过狭窄及关闭不全的瓣口后形成的异常低信号。

(三)先天性心脏病

1.房间隔缺损　房间隔缺损是最常见的先天性心脏病之一。女性发病率略高,单独或与其他心血管畸形并存。

X 线及 CT 表现:①随分流量增加,肺血增多,表现为肺动脉段突出,肺门动脉扩张,外围分支增多增粗。②心影增大,呈"二尖瓣"型,右房、室增大为其突出表现,尤其右房增大是房间隔缺损的重要征象(图 20.24)。③主动脉结多数偏小或正常。④合并重度肺动脉高压时,肺动脉段和肺门动脉扩张更趋明显,而外周肺动脉分支则变细、扭曲;心影增大以右室增大为主。MSCT 检查也能直接显示房间隔缺损的部位和大小;其他征象有右房、室增大,主肺动脉增宽。

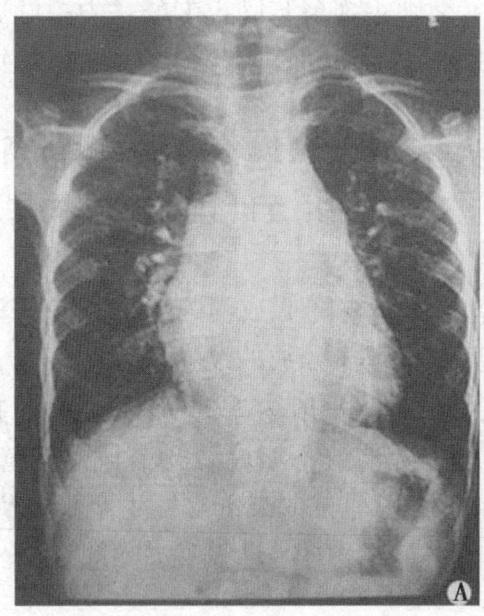

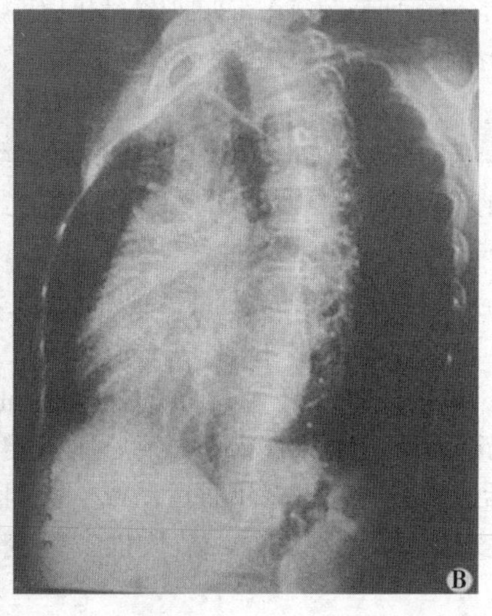

图 20.24　房间隔缺损 X 线平片

A—后前位示两肺血增多,心影呈二尖瓣型,主动脉结缩小,肺动脉段突出,右心缘膨隆,心尖上翘;B—左前斜位片示心前缘上段向前膨凸,心膈面延长,心后缘向上膨凸。

MRI 表现:①在垂直于室间隔的长轴位上,常规序列成像可显示部分房间隔信号缺失。②在上述层面,MRI 电影序列可显示部分房间隔缺损信号的缺失和血流经缺损处的动态表现。③在增强扫描序列上,通过后处理可显示左、右房间的异常沟通。此外,MRI 对于显示肺动脉增粗、主动脉扩张、右房室扩大等间接征象均有较高的准确性。

2.法洛四联症　是最常见的发绀型先天性心脏病,在小儿先天性心脏病中居第 4 位。包括肺动脉狭窄、室间隔缺损、主动脉骑跨和右心室肥厚四种畸形。

影像表现:X 线平片上,典型法洛四联症可见:①由于右室肥大,心尖圆隆上翘,肺门阴影缩小,心腰部凹陷,使心影呈或近似靴形。②肺血减少,表现为肺血管纹理纤细、稀疏。

③主动脉升弓部多有不同程度增宽。心血管造影可明确法洛四联症畸形及程度，为手术治疗提供重要参考资料。MSCT 增强结合三维重组可显示肺动脉狭窄、室间隔缺损、主动脉骑跨和右心室肥厚及并存畸形。

(四)心包疾病

心包炎是由多种因素引起心包膜脏层和壁层的炎性病变，可分为急性和慢性两种，前者常伴有心包积液，后者可继发心包缩窄。

X 线表现：①心包积液，干性或积液量在 300 mL 以下的心包炎，X 线可无异常发现。大量心包积液的典型 X 线征象为心影向两侧扩大，呈“普大”形或球形，心腰及心缘各弓的正常分界消失，心膈角变钝；心缘搏动普遍减弱以至消失；部分病例可伴有不同程度的上腔静脉扩张(图 20.25)。②缩窄性心包炎，心脏大小多为正常或轻度增大，少数亦可中度增大；两侧或一侧心缘僵直，各弓分界不清，心外形常呈三角形或近似三角形；心脏搏动减弱甚至消失；心包钙化，可呈蛋壳状、带状、斑片状等高密度影；上腔静脉、奇静脉扩张；累及左侧房室沟时可出现肺淤血征象。

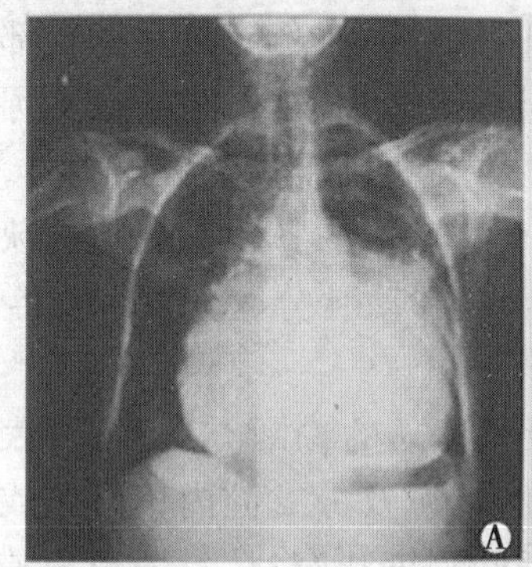

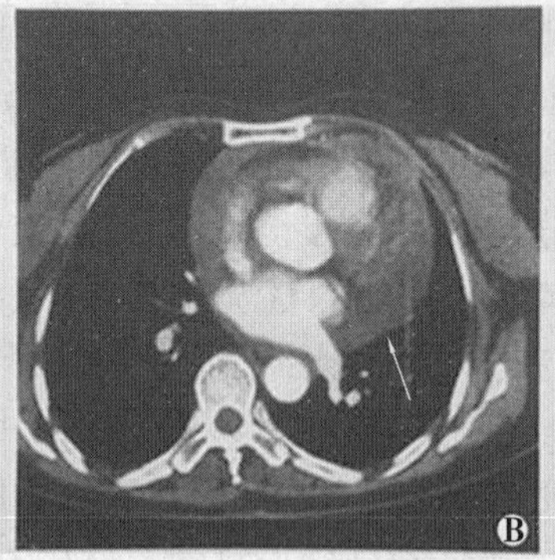

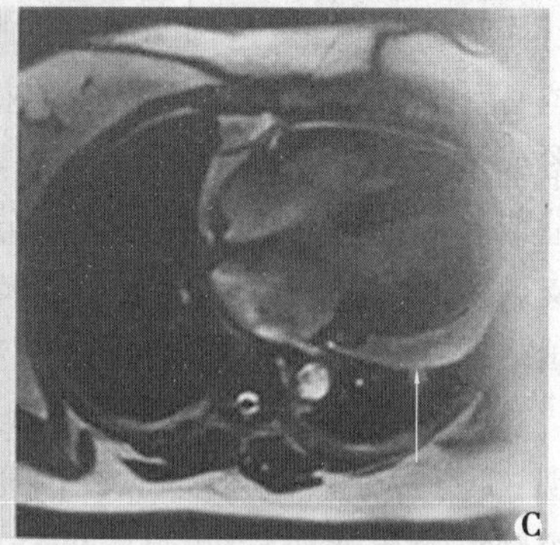

图 20.25　心包积液

A—X 线平片可见两肺纹理模糊，肺野透亮度减低，上纵隔变短，上腔静脉扩张，心影呈球形增大；B—横轴位增强 CT 示心包腔间距增大，为大量心包积液表现，边缘规则，内部呈均匀水样密度↑；C—MRI 亮血序列心脏四腔位显示心包腔内大量液体信号影↑。

CT 表现：平扫可见心包增厚(厚度>4 mm)，密度随积液的性质而异，多为水样密度，若有出血密度可增高。增强扫描时，壁层心包强化，使心包内的积液显示更清楚，但密度无变化。

MRI 表现：信号强度根据积液的性质不同而不同。浆液性积液 T_1WI 多呈均匀低信号，炎性积液并蛋白含量高者则多呈不均匀高信号，血性积液多呈高信号，肿瘤所致积液呈不均匀的混杂信号，其内可见中等信号的结节影。

(五)主动脉夹层

主动脉夹层是主动脉内膜和部分中层撕裂，血流经破口灌入，使主动脉壁中层分离形成血肿或“双腔”主动脉，即扩张的假腔和受压变形的真腔。

X 线表现：急性主动脉夹层，短期内可见上纵隔或主动脉阴影明显增宽，主动脉壁钙化内移；慢性主动脉夹层时，上纵隔明显增宽，主动脉局限或广泛扩张，主动脉内膜钙化明显内移。

CT 表现:平扫 CT 可显示主动脉内膜钙化内移,假腔内血栓以及主动脉夹层血液外渗、纵隔血肿、心包和胸腔积血等;增强 CT 可见主动脉双腔和内膜片;通常真腔较窄,充盈对比剂较快,而假腔较大,充盈对比剂较慢,内膜为线状低密度影。MSCT 三维重组可显示内膜破口和再破口及主要血管受累情况,包括冠状动脉、头臂动脉和肾动脉开口等,还可观察主动脉瓣和左室功能。

MRI 表现:可显示真腔和假腔,两者的血流速度不同,真腔内血流速度快,一般显示无信号,假腔内血流速度慢,常可出现信号,内膜片呈等高信号或低信号。

(六)肺动脉栓塞

肺动脉栓塞简称肺栓塞,是内源性血栓形成或外源性栓子栓塞肺动脉或其分支所引起的呼吸系统和循环系统功能障碍的综合征,并发肺出血或坏死者称为肺梗死。

X 线表现:胸部平片上,可见区域性肺纹理稀疏、纤细,肺透明度增高;并发肺梗死者,可见肺内朝向肺门的类楔形致密影。X 线平片只对典型病例有提示意义,其敏感性和特异性均低。

肺动脉造影:是诊断肺动脉栓塞最可靠的方法,不仅可以明确诊断,还能显示病变部位、范围、程度和肺循环情况。主要征象:①肺动脉段以上大分支的腔内充盈缺损,呈半圆形或边缘不规则的半弧形,亦可骑跨于肺动脉分支处呈钝圆形或位于肺动脉管腔的中央,造成管腔的不规则狭窄。②大分支的闭塞,断端呈杯口状或束袋状。③肺动脉分支的缺支、粗细不均、走形不规则。④肺实质期局限性显影缺损或(和)肺动脉分支充盈和排空延迟。此项检查为有创检查,存在一定危险性,适应证应从严掌握。

CT 表现:MSCT 增强肺动脉成像是肺栓塞诊断较为常用和可靠的诊断方法,主要表现:①直接征象:为肺动脉腔内充盈缺损或闭塞;前者表现为肺动脉及分支腔内偏心性或类圆形充盈缺损,也可呈附壁性环形充盈缺损,致管腔发生不同程度狭窄;后者表现为肺动脉分支内无对比剂充盈。②间接征象:包括主动脉增宽、局限性肺动脉分支血管影稀疏、肺段楔形实变和胸腔积液等。

(张齐亮)

第四节 消化系统

一、检查方法

(一)X 线检查

1.透视和平片 由于腹腔脏器缺乏密度的对比,因此普通 X 线检查对腹腔脏器的检查价值有限,主要用于排除气腹及肠梗阻,若透视发现异常,应当进一步摄片检查。

2.造影检查 主要用于食管、胃肠的检查。目前多采用气钡双重造影,可观察食管及胃肠的位置、轮廓、黏膜、腔内情况、蠕动和排空等,具有安全无痛苦的优点,是消化内镜检查的有力补充,特别适用于年老、体弱,患有高血压、心脏病等不宜作消化内镜的患者。

(二)CT检查

主要用于肝、胆、胰腺的检查。分为平扫和增强扫描两种检查方法。

二、食管、胃肠的X线诊断

(一)食管、胃肠正常X线表现

1.食管 食管起自咽,向下经食管裂孔进入腹腔连于胃,分为颈段、胸段和腹段。成人食管长25~30 cm,宽2~3 cm。食管吞钡可见食管充盈相及黏膜相:①充盈相:呈纵行带状高密度影,管壁光滑柔软,从上至下可见3个压迹,分别是主动脉弓压迹、左主支气管压迹和左心房压迹。②黏膜相:可见3~6条纵行的黏膜皱襞,宽2~3 mm,表现为细线状透亮影,而黏膜皱襞之间的黏膜沟由于钡剂充填所以表现为条形高密度影。

CT表现:食管位于胸椎前方偏左,气管的左后方,内可含气体,壁厚3 mm,不含气体时食管呈圆形软组织密度影,直径11~28 mm。

2.胃 胃充盈时呈一弯曲囊袋状影,分为胃底、胃体、胃窦三部分。立位时,胃底含气称为胃泡,贲门至胃角的部分称胃体,胃角至幽门管为胃窦。幽门管为胃窦与十二指肠相连的管道,长约5 mm,宽3~5 mm。胃蠕动呈整体向心性收缩,由胃体向幽门推进。胃的排空时间为4~6 h。

胃的形态与体型、张力与神经功能状态有关,一般分为四型。①牛角型:见于矮胖体型人。上宽下窄,胃角不明显,位置和张力高,呈横位。②鱼钩型:胃下极在两髂嵴连线水平,胃角明显,呈鱼钩形,见于正力型人。③无力型:胃下极位于髂嵴连线以下,胃腔上细下宽如水袋垂吊,见于瘦长体型的人。④瀑布型:胃底向后下方返折,部分重叠于胃体之后,胃泡大,胃体小,钡剂先进入胃底最低处再向上溢出然后泄入胃体,如瀑布,见于中等体型或矮胖体型者。

胃的轮廓在胃小弯及胃窦大弯侧光滑,胃大弯侧呈锯齿状,由横、斜走行的黏膜皱襞所致。胃体小弯侧黏膜呈3~5条平行的细线状透亮影,宽度不超过5 mm。胃底黏膜皱襞粗而弯曲呈脑回状。胃窦黏膜呈纵行、横行和斜行,收缩时为纵行皱襞,舒张时为横行皱襞。在充盈良好的气钡双重对比片上,可于胃窦部观察到胃小区,为1~3 mm圆形透亮影呈网格状分布(图20.26)。胃小区对发现黏膜面早期和微小的病变具有重要价值。

CT表现:胃充盈扩张后,胃壁厚度一般不超过5 mm,胃窦较胃体部稍厚。空腹状态下,可见胃的黏膜皱襞呈环形锯齿状排列。增强扫描胃壁强化,内外层强化明显,中级为低密度带。

3.十二指肠 十二指肠长25~30 cm,呈"C"形,分为球部、降部、水平部和升部。球部呈等边三角形,底边中间为幽门管的开口,球部轮廓光整,黏膜皱襞为纵行相互平行的条纹。球部与降部中间一小段为球后部。降部可见十二指肠乳头影,为圆形透亮影,直径约1.5 mm。降部以下黏膜如羽绒样与空肠相似,球部蠕动为整体收缩。

4.小肠 空肠大部分位于左上腹和中腹,造影检查黏膜皱襞呈羽绒样。回肠大部位于右下腹和盆腔,黏膜皱襞少而浅,轮廓光滑。小肠的运动为推进性运动,空肠蠕动迅速有力,回肠蠕动慢而弱。有时可见小肠的分节运动。小肠排空时间为8~9 h。

5.结肠 分为盲肠、升结肠、横结肠、降结肠、乙状结肠和直肠,位于腹腔的四周。升横结肠的交界区为结肠肝区,位于肝脏下方;横降结肠的交界区为结肠脾区,位于脾脏下方。

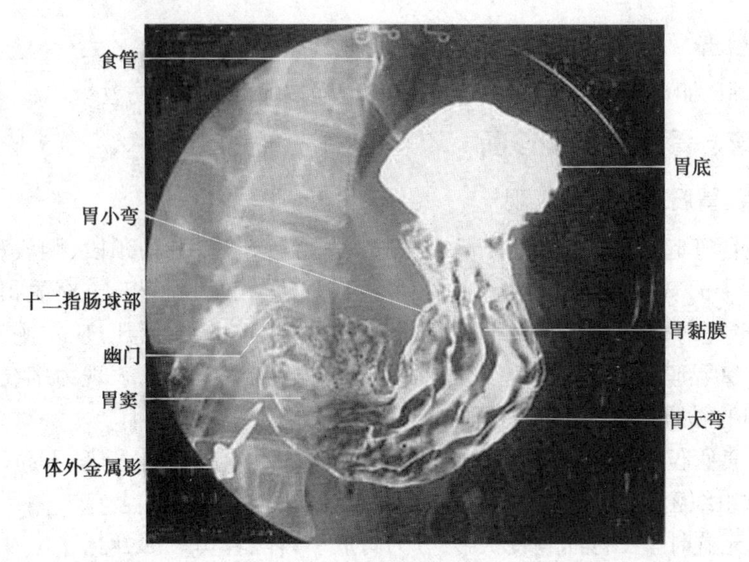

图 20.26 胃的黏膜相

横结肠和乙状结肠位置变动较大,其余部分结肠较为固定。结肠充盈后可见结肠袋,黏膜相呈花瓣样。阑尾位于盲肠内下方,钡剂灌肠呈蚯蚓状,长 5~10 cm,粗细均匀,轮廓光整。

(二)食管、胃肠基本病变的 X 线表现

1.位置的改变 胃肠道本身的病变或外在的因素均可引起位置的改变。先天性疾病包括内脏反位、扭转不良等;后天因素包括胃肠道炎症、结核、肿瘤等;外在因素主要指肿瘤的压迫或周围韧带的松弛引起的下垂。

2.轮廓的改变

(1)龛影:是指胃肠道壁发生的溃烂被钡剂充填,正位上表现为位于腔内圆形钡影,切线位表现为突出于胃肠轮廓之外的三角形或乳头状钡影。周围黏膜水肿时可见环形透亮影,称“项圈征”。良性溃疡周围可见“黏膜纠集”,常见于胃和十二指肠溃疡。恶性溃疡指胃肠道肿瘤坏死溃烂后被钡剂充填形成的大而扁平、不规则的钡影,常位于胃肠道轮廓之内。

(2)充盈缺损:是胃肠道内的占位性病变,由于不能被造影剂充填而形成一个充盈上的缺损,表现为胃肠腔内的低密度影。常见于胃肠道肿瘤性病变。

(3)憩室:是指消化道局部管壁薄弱,向外膨出呈囊袋状,可被钡剂充盈呈高密度影,其内黏膜皱襞与管壁连续。

3.管腔的改变

(1)管腔狭窄:炎性狭窄一般分布较广或呈分段性,边缘光滑,管壁柔软。恶性狭窄范围较局限,管壁毛糙,管壁僵硬。外压性狭窄为偏侧性狭窄,边缘光滑,常伴有移位。

(2)管腔扩张:常由远端胃肠道的狭窄、梗阻引起近侧胃肠道的扩张,也可由张力降低引起。如食管癌可引起癌肿以上的食管段扩张,幽门梗阻可引起胃扩张,肠梗阻引起梗阻部位以上的肠积气积液扩张,麻痹性肠梗阻可见普遍性肠管扩张。

4.黏膜改变

(1)黏膜纠集:常见于良性溃疡病,表现为黏膜皱襞放射状向溃疡集中,呈车轮样改变,是由溃疡瘢痕收缩所致。

(2)黏膜破坏:常见于恶性肿瘤,表现为黏膜中断、消失,代之以杂乱的钡影。

(3)黏膜平坦:常见于黏膜下层水肿和恶性肿瘤浸润。表现为黏膜皱襞消失或不明显。

(4)黏膜增宽迂曲:见于慢性胃炎和食管胃底静脉曲张,表现为条状迂曲的透明带。

5.功能性改变

(1)张力的改变:胃肠道张力受迷走神经支配。迷走神经兴奋时张力增高,反之张力降低。张力增高表现为管腔痉挛切迹,见于胃溃疡、炎症。张力降低表现为管腔松弛、蠕动减弱,见于胃下垂、麻痹性肠梗阻等。

(2)分泌的改变:分泌增多主要由炎症、溃疡和肿瘤引起,表现为空腹胃潴留液增多,胃内有液平,吞钡后钡剂附着不良如雪花样落下。

(3)蠕动的改变:蠕动加快加深多见于炎症、溃疡、梗阻等。蠕动减弱见于胃肠道麻痹、胃下垂和癌肿的浸润。

(三)食管与胃肠常见病的X线诊断

1.食管异物 食管有三处狭窄,分别位于食管的起始处;食管与左主支气管交点处;食管穿过膈的食管裂孔处。食管异物多停留在第一处狭窄。

X线表现:食管异物分为阳性异物和阴性异物。阳性异物不透X光,呈高密度影,由于食管管腔的左右径大于前后径,因此扁平状异物在正位上显示最大横径或冠状面,侧位上呈条形。可以与气管异物鉴别。阴性异物密度低,在平片上不能显影,需食管吞钡检查。较大的异物将食管腔完全阻塞,吞钡后可显示异物上缘的轮廓,钡剂受阻端呈充盈缺损,钡剂不能下行。较小的异物可出现钡剂偏流向一侧。而鱼刺等异物可采用钡棉挂钩的方法检查。

2.食管静脉曲张 多由肝硬化门脉高压引起,曲张静脉破裂可致呕血,是呕血的常见病因之一。钡餐造影表现:早期:食管下段黏膜皱襞增宽迂曲,管腔轮廓略显锯齿状,管壁柔软,钡剂通过良好。中期:食管中下段黏膜增宽迂曲,呈蚯蚓样或串珠样。食管边缘凹凸不平,收缩欠佳。晚期:食管全段受累,正常黏膜消失,管腔内见圆形充盈缺损。食管扩张,排空延迟。

3.食管癌 根据大体病理形态食管癌可分为髓质型、蕈伞型、溃疡型和浸润型。临床主要表现为进行性吞咽困难和胸骨后疼痛,消瘦。

钡餐造影表现:①髓质型:受累范围较广,管腔不对称狭窄,腔内不规则龛影及充盈缺损。②蕈伞型:腔内局限性菜花状充盈缺损,伴有小溃疡。③溃疡型:为肿瘤坏死溃烂而形成的恶性龛影,呈不规则长条形。④浸润型,肿瘤向管壁浸润生长,管腔向心性狭窄,管壁粗糙,狭窄以上食管段扩张(图20.27)。

CT表现:病变段管壁增厚,有软组织肿块突向腔内,管腔狭窄,病变段以上管腔扩张。纵隔可见淋巴结肿大。增强扫描肿块多不均匀强化(图20.27)。

本病需与贲门失弛缓症鉴别,贲门失弛缓为食管下段括约肌痉挛引起食物通过障碍,X线表现为食管下段鸟嘴样狭窄,上段食管扩张,黏膜正常,管壁柔软,轮廓光整。

4.食管裂孔疝 食管裂孔疝为腹内脏器经食管裂孔进入胸腔,疝入脏器多为胃。本病有胃食管反流,临床表现为食管炎症状,胸骨后烧灼感及疼痛、反酸、呕吐等。钡餐造影表现:膈上可见疝囊,为胃底,其内可见胃黏膜与膈下胃黏膜皱襞相连。滑动型食管裂孔疝在卧位时疝囊出现,立位时疝囊消失。

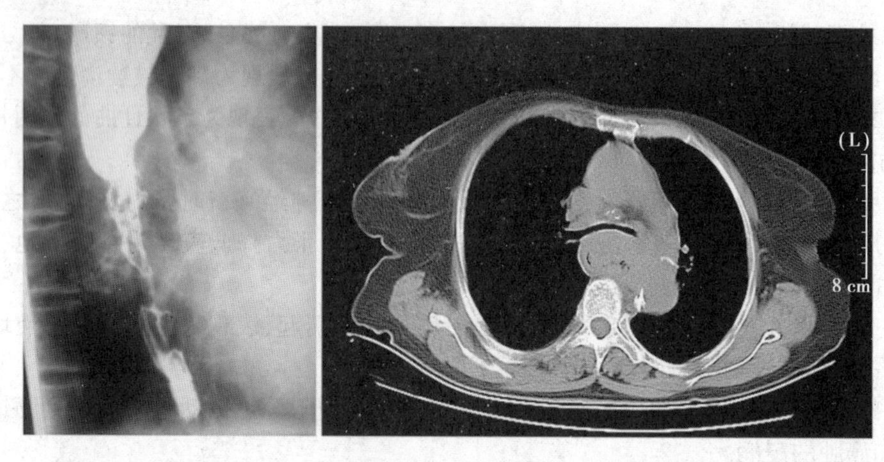

图 20.27 食管癌

5.胃与十二指肠溃疡 胃溃疡好发于胃小弯与胃窦部，十二指肠溃疡好发于球部。临床表现为周期性、反复性上腹痛，与进食有关。可并发出血、穿孔、幽门梗阻等，胃溃疡可发生癌变。

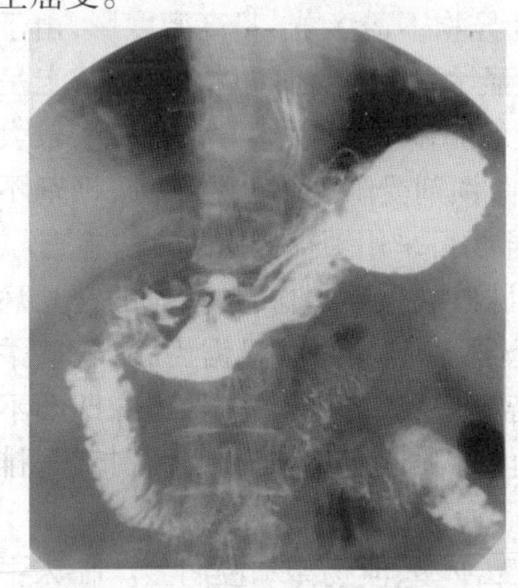

图 20.28 胃小弯龛影伴黏膜纠集

钡餐造影表现：溃疡的直接征象为龛影，正位上表现为腔内圆形固定钡影，切线位表现为突出胃、十二指肠轮廓之外的三角形或乳头状钡影。周围可龛影见“项圈征”，为溃疡周围的水肿带；慢性溃疡周围可见“黏膜纠集”现象；龛影口部明显狭小、对称，称为“狭颈征”。“项圈征”“黏膜纠集”“狭颈征”是良性溃疡的特征性 X 线征（图 20.28）。溃疡的间接征象：①痉挛切迹，为胃小弯溃疡时在大弯侧可出现一深而大的光滑切迹。②胃潴留，表现为空腹胃分泌液增多，钡剂附着不良。③胃蠕动增强或减弱。④胃腔变形和狭窄，呈“葫芦胃”或“B 形胃”。⑤十二指肠溃疡可出现球部变形，呈“一”字形“山”字形。⑥激惹征，即钡剂通过球部速度变快。

6.胃癌 根据肿瘤侵犯程度分为早期胃癌和中晚期胃癌，早期胃癌在低张双重对比造影下显示为胃小区破坏呈不规则颗粒状，轻微小龛影或充盈缺损。中晚期胃癌根据大体病理形态分为蕈伞型、溃疡型和浸润型。

钡餐造影表现：①蕈伞型：胃腔内局限性充盈缺损，形状不规则，与正常胃壁分界清楚。②溃疡型：腔内不规则龛影，有多个尖角，龛影内缘有一环形透亮带称为“环堤”。龛影和环堤合称为“半月综合征”。另可见癌结节形成的指压状充盈缺损称为“指压征”。③浸润型：胃腔狭窄，胃壁僵硬，蠕动消失，称为“皮革胃”。

7.大肠癌 大肠癌发生部位约半数以上位于直肠，1/5 以上位于乙状结肠，其余依次为盲肠、升结肠、降结肠与横结肠。大体病理形态分为隆起型、浸润型和溃疡型。

钡剂灌肠表现：①隆起型：腔内不规则充盈缺损，致肠腔偏心性狭窄，黏膜中断、破坏，局部肠壁僵硬,钡剂通过受阻。②溃疡型:肠腔内不规则龛影,周围可见指压征、环堤征,肠壁僵硬,肠袋消失。③浸润型:肠腔向心性狭窄,肠壁僵硬、粗糙(图 20.29)。

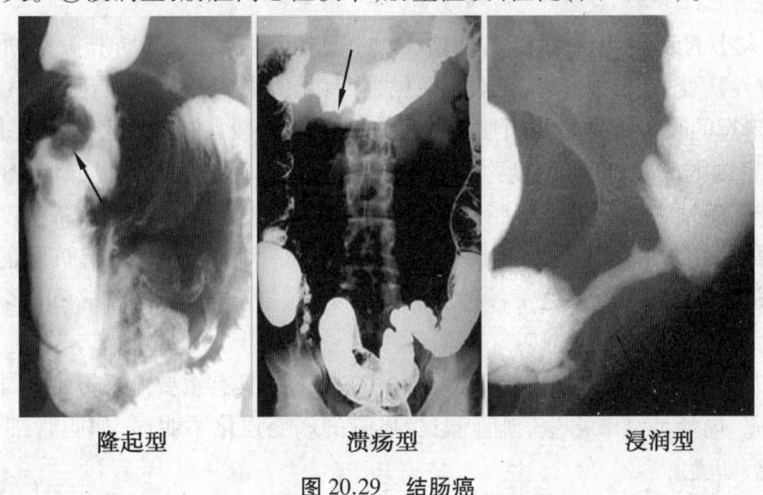

图 20.29　结肠癌

三、肝、胆、胰的 CT 诊断

(一)肝、胆、胰正常的 CT 表现

1.肝脏

(1)CT 平扫:肝实质呈均匀的软组织密度影,CT 值为 40~70 HU,高于脾、胰腺。肝内动脉、静脉密度低于肝实质,表现为肝内条形、圆形低密度影,由肝门向外分支走行。肝门和肝裂有较多脂肪,为低密度影。肝的边缘光滑、轮廓光整。肝内胆管不显影。肝脏的分叶和分段按照 Couinaud 肝脏分段法,以肝中静脉为界将肝分为左、右叶;肝左叶以肝左静脉为界分为内侧段和外侧段;肝右叶以肝右静脉为界分为右前段和右后段;这四段再各以门静脉左右支的水平分为上下段。门静脉和腔静脉之间向左突出的肝组织为尾叶。

(2)增强扫描:经静脉注入水溶性碘剂后,肝脏的增强分为 3 个时期。①动脉期:肝动脉明显强化,肝实质和肝静脉无明显强化。②门脉期:门脉和肝静脉强化明显,肝动脉内造影剂浓度开始下降,肝实质开始强化。③肝实质期:门静脉和肝静脉内造影剂浓度迅速下降,肝实质强化达高峰,此时静脉血管的密度与肝实质相当。

2.胆囊　胆囊呈卵圆形,位于肝脏胆囊窝内,横径 2.5~3.5 cm,密度均匀,CT 值 0~20 HU。胆囊壁光滑,厚 1~2 mm,增强扫描可强化。胆总管为位于胰头处的环形影,直径约 8 mm。

3.胰腺

(1)CT 平扫:胰腺分为头、体、尾 3 部分,呈带状横卧于胃的后方,胰头外侧为十二指肠,胰体尾后方为脾静脉,是识别胰腺的重要标志,十二指肠水平段横行于胰腺下方。胰腺轮廓光整,也可有分叶,周围有脂肪包裹因此边界清晰。胰腺的厚度可以邻近的椎体为参照衡量,正常胰头的厚度为邻近椎体横径的 1/2~1,胰体、尾为 1/3~2/3。

(2)增强扫描:胰腺实质明显强化,胰腺周围血管包括腹腔动脉、肠系膜上动脉、肠系膜上静脉、脾动脉、脾静脉、门静脉和下腔静脉。

(二)肝、胆、胰基本病变的CT表现

1.肝脏改变

(1)肝脏大小的改变:①肝脏普遍性增大,见于肝炎、肝淤血、脂肪肝等;②肝脏局部增大见于肝内占位性病变;③肝脏缩小见于肝硬化,并有比例失调,即肝左右叶缩小,尾叶增大。

(2)肝脏形态的改变:肝硬化时肝脏边缘呈波浪状,肝内较大的占位性病变可引起局部隆起。

(3)肝脏密度的改变:肝脏密度弥漫性增高见于肝血色素沉着症;局灶性密度增高见于肝内钙化。肝弥漫性密度减低见于脂肪肝,严重脂肪肝时血管可显示为高密度影,出现"密度反转"的现象。正常肝脏密度高于脾,若肝脏密度低于脾则是判断脂肪肝的一个简易方法。肝内局限性的低密度影常见于各种肝脏的占位,包括肝癌、肝血管瘤和肝囊肿。肝内胆管扩张显示为管状低密度影。

(4)肝脏增强的表现:肝脏增强扫描对于病变的诊断具有重要意义。血管丰富的病灶强化明显,如肝癌、局灶性结节再生、血管瘤;少血管的病变强化不明显,如胆管细胞癌;无血管的病灶无强化,如囊肿。

2.胆道改变

(1)胆囊异常:①大小形态改变:胆囊横径>5 cm提示胆囊增大,见于急性胆囊炎、胆道梗阻等。慢性胆囊炎时胆囊可缩小。胆囊壁>3 mm提示胆囊壁增厚,见于炎症和肿瘤。②密度改变:胆囊内为水样密度。密度增高见于结石、肿瘤等。低密度影见于胆囊内积气。

(2)胆管异常:①胆管扩张:正常肝内胆管不显影,当肝内胆管显示即提示扩张,表现为从肝门呈树枝状伸入肝内的低密度影,可呈条形、圆形或类圆形,增强后无强化。肝总管和胆总管直径>10 mm提示扩张,表现为肝门区或胰头区环形低密度影。胆管扩张常见于胆道梗阻,如肿瘤、结石、炎症、蛔虫等。②胆管内占位:肿瘤表现为不规则肿块,增强后稍有强化。结石表现为高密度影,增强扫描不强化。蛔虫呈细长形。③胆管积气:见于产气杆菌感染、胆道术后改变或奥狄氏括约肌松弛,表现为胆道内低密度气体影。

3.胰腺改变

(1)胰腺大小和形态的改变:急性胰腺炎和胰腺肿瘤可使胰腺增大,慢性胰腺炎可使胰腺缩小,胰头癌可见胰头增大,胰体尾缩小。

(2)胰腺密度的改变:胰腺炎可引起胰腺水肿、坏死,从而表现为胰腺密度降低或不均匀。胰管扩张表现为胰腺中央的条状低密度影,胰腺囊肿表现为胰腺内外的水样低密度影。慢性胰腺炎可出现胰管的钙化,表现为胰腺内高密度影。

(三)肝、胆、胰常见疾病的CT诊断

1.肝脏疾病

(1)原发性肝癌:根据大体形态分型可分为块状型、结节型、弥漫型和小癌型;根据细胞分型可分为肝细胞型、胆管细胞型和混合型,其中90%为肝细胞型。

CT平扫:表现为肝内圆形、类圆形或不规则低密度影。可单发或多发,大小不一。当肿瘤中心发生坏死、出血、钙化或脂肪变性时,表现为密度不均匀。大的瘤体内部坏死很常见,结节型少见。肿瘤的边界与其生长方式有关,膨胀生长者,周围可形成假包膜,边界清楚;浸润生长者则边界不清。肝癌常常同时伴有肝硬化的表现。

增强扫描：肝癌的强化呈现出“快进快出”的特点，即动脉期病灶迅速强化，密度超过正常肝组织；静脉期病灶密度又迅速下降，低于肝实质；延迟扫描病灶不强化（图20.30）。有转移征象者门静脉、肝静脉、下腔静脉内可见癌栓，表现为血管内充盈缺损；肝内胆管扩张，由肿瘤压迫或侵犯胆管所致；肝门、胰头周围、后腹膜可见肿大淋巴结。

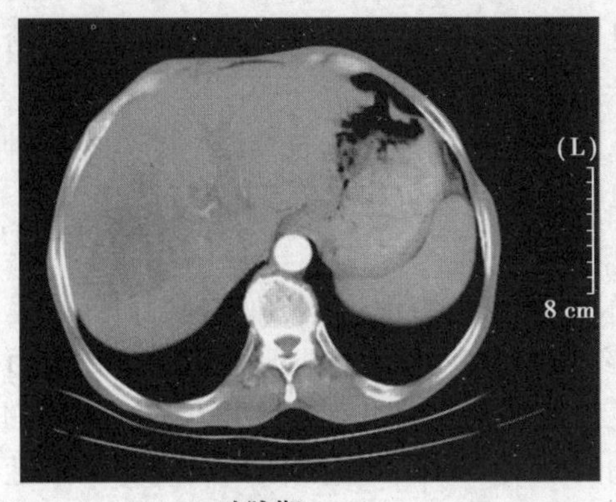

A.动脉期

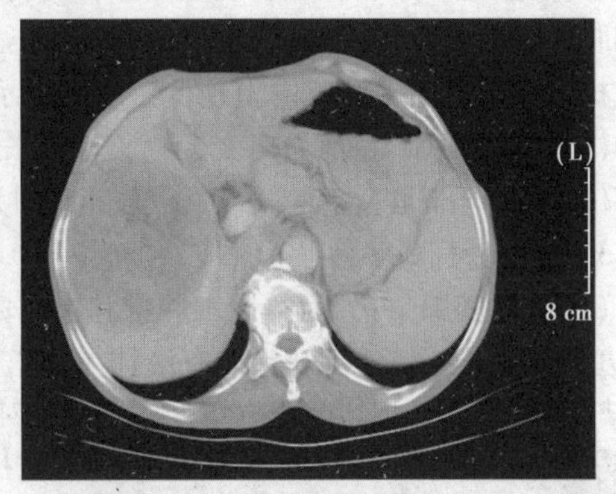

B.延迟期

图20.30 肝细胞癌

（2）肝海绵状血管瘤：是肝内最常见的良性肿瘤。好发于女性，肿瘤较大者可产生压迫症状。

CT平扫：肝内圆形或类圆形低密度影，可单发或多发，边界较清，密度均匀。

增强扫描：肝血管瘤的强化呈现“早出晚归”的特点，即动脉期肿瘤边缘呈结节样强化，门脉期强化逐渐向中心扩展，实质期病灶均匀强化和肝实质密度一致。

（3）肝囊肿：分为单纯性囊肿和多囊肝，后者属遗传性疾病，常伴有多囊肾。

CT平扫：肝内圆形或类圆形低密度影，单发或多发，其内呈水样密度，边界清晰。若肝内弥漫分布上述病灶，肝脏增大，形态失常，且合并多囊肾、多囊胰，则诊断为多囊肝。

增强扫描：不强化。

（4）肝硬化：引起肝硬化的病因很多，在我国以病毒性肝炎所致的肝硬化为主，亦可见于酒精中毒、血吸虫感染等。临床表现为肝功能减退与门脉高压。

CT平扫：①肝脏体积缩小，比例失调。表现为右叶缩小，尾叶增大，左叶正常或增大，多见于左外叶。②肝表面呈结节状，边缘呈波浪状。③肝裂增宽，肝门扩大。④门脉高压的表现，如腹水、食管胃底静脉曲张、脾大，曲张的静脉在增强时明显强化。⑤肝脏密度不均匀。

2.胆道疾病

（1）胆囊炎：分为急性胆囊炎与慢性胆囊炎。急性胆囊炎CT表现为胆囊体积增大，直径>5 cm，壁增厚>3 mm、粗糙。增强扫描可见胆囊壁分层强化。慢性胆囊炎表现为胆囊体积缩小，壁均匀增厚，若见胆囊壁钙化则为可靠征象。

（2）胆石症：①胆囊结石：胆囊内可见多个环形或分层状高密度影，增强不强化，可伴有胆囊炎的表现（图20.31）。②胆管结石：分为肝内胆管结石

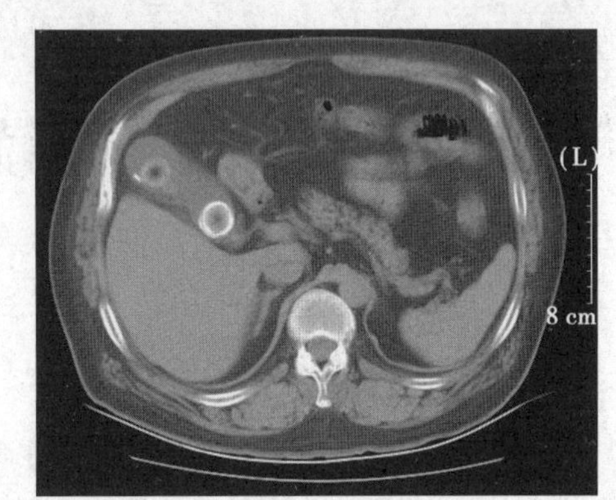

图20.31 胆囊结石

和肝外胆管结石。肝内胆管结石表现为肝内分枝状或柱状高密度影,与肝内胆管走行一致,其近端胆管扩张。胆总管结石常位于其末端,表现为类圆形高或等密度影,其上方胆总管扩张。胆管内泥沙样结石或低密度结石较难显示,仅表现为胆管扩张。

(3)胆囊癌:CT 表现为胆囊壁增厚,增强扫描有强化;胆囊内有单发或多发肿块,肿块基底部胆囊壁增厚,增强扫描肿块强化;胆囊区见不规则软组织肿块,常侵犯肝脏,多伴有胆管梗阻扩张。胆囊周围肝脏内出现低密度影提示胆囊癌侵犯肝脏。

(4)胆管癌:CT 表现为病变近侧胆管扩张,扩张胆管末端突然狭窄或中断处即为肿瘤所在部位,可见局部胆管壁增厚或形成软组织肿块,增强扫描可明显强化。

3.胰腺疾病

(1)急性胰腺炎:分为急性水肿型和出血坏死型。CT 表现:①水肿型,胰腺增大,密度减低,边缘模糊,肾周筋膜增厚,如有液体渗出被纤维囊包裹即可形成假性囊肿。②出血坏死型,胰腺密度不均匀,其内可有更低密度的坏死灶或高密度的出血灶(图 20.32),增强扫描坏死灶不强化。如并发脓肿,则表现为局限性低密度影,其内见气体影。

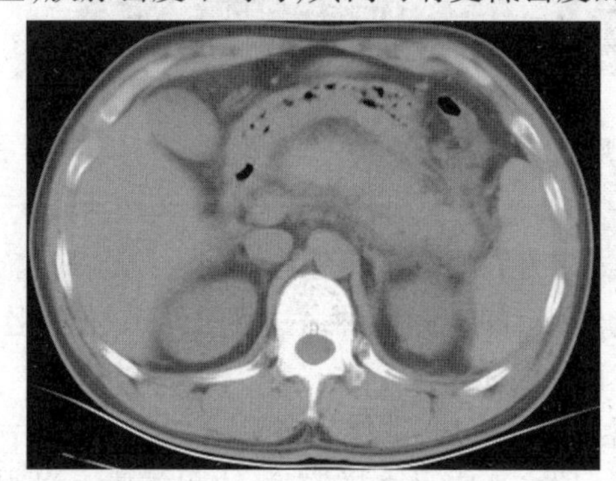

图 20.32　急性胰腺炎

(2)慢性胰腺炎:CT 表现为胰腺缩小或正常,胰管钙化是慢性胰腺炎的重要征象;胰管扩张呈串珠状;肾前筋膜增厚;假性囊肿形成;胆管扩张,自上而下逐渐变细终止于胰头。

(3)胰腺癌:为乏血管性肿瘤,80%发生在胰头部,少数发生在胰腺体尾部。

CT 平扫:胰腺癌多为胰腺内等密度肿块,有时仅表现为胰腺局部隆起或呈分叶状增大。胰腺体积增大,不规则。胰头癌常侵犯胆总管,引起肝内外胆管扩张,若出现胆总管、胰管同时扩张称为“双管征”,是诊断胰腺癌的可靠征象。肿瘤转移可引起肝门、腹膜后、胰头淋巴结肿大。

CT 增强:因胰腺为乏血管肿瘤,因此强化不明显。由于正常胰腺明显强化,从而使肿瘤边界显示更为清楚。增强后可见胰腺周围血管被推移或包埋。

(李　莲)

第五节　泌尿系统

一、检查方法

(一)X 线检查

1.腹部平片　主要作为泌尿系造影前的常规检查,可发现阳性结石及钙化灶。

2.尿路造影　分为排泄性尿路造影和逆行性尿路造影。

(1)排泄性尿路造影:又称静脉尿路造影(IVP),是指经静脉注入水溶性有机碘溶液,待造影剂经泌尿系统排泄的过程中观察肾盏、肾盂、输尿管和膀胱的形态,还可了解双肾的排泄功能。

(2)逆行性尿路造影:是行膀胱镜检查时从输尿管膀胱入口处将导管插入输尿管内,缓慢注入造影剂,以使肾盏、肾盂显影的方法。常用于排泄性尿路造影显影不良的患者。但需注意,尿路感染者禁作此项检查。

(二)CT 检查

1.CT 平扫　CT 平扫可以清楚观察肾脏形态、大小、肾实质和肾盂的情况,以及输尿管和膀胱都可以全面观察。对泌尿系统结石和占位性病变具有较高的诊断价值。

2.CT 增强　CT 增强扫描可分为皮质期、实质期和排泄期。

(三)MRI 检查

利用磁共振水成像技术可以不用注射造影剂即将含水的部位显示为高信号,从而使肾盏、肾盂、输尿管和膀胱显影。适用于碘过敏者或静脉尿路造影不显影者。

二、泌尿系统正常 X 线表现

(一)肾脏

1.腹部平片　后前位上,可见位于双侧肋脊角处的肾形软组织密度影,边缘光滑,密度均匀。

2.尿路造影　可见肾盏、肾盂、输尿管和膀胱依次显影。肾盂呈喇叭形,少数呈分支型或壶腹型,需与肾盂积水鉴别。肾小盏呈短管状,末端开口切线位呈杯口状凹陷,正位上呈圆形致密影。

3.CT　平扫时肾脏呈圆形或卵圆形软组织密度影,边缘光滑,肾实质密度均匀。肾窦内含有脂肪呈较低密度,肾盂为水样密度。肾的中部层面见肾门内凹,肾动脉和肾静脉呈窄带状软组织影,自肾门向腹主动脉和下腔静脉走行。增强后可见肾皮质、髓质和肾盏肾盂依次显影(图 20.33)。

(二)输尿管

1.腹部平片　不能显示输尿管。

2.尿路造影　输尿管充盈对比剂后显影,全程分为 3 段:腹部段、盆腔段和膀胱段。正常输尿管管壁光滑,宽度 3~7 mm,3 个狭窄分别位于输尿管与肾盂移行处、越过骨盆处、膀胱入口处。

3.CT　显示输尿管的横断面,为一小圆形软组织密度影,增强后显示为圆形高密度影,沿脊柱两旁、腰大肌的前方走行。

(三)膀胱

1.腹部平片　不能显示膀胱。

2.尿路造影　膀胱充盈造影剂后显示为类圆形高密度影,边缘光滑,位于耻骨联合上方。

3.CT　当膀胱适当充盈时,平扫显示为椭圆形,其内为水样密度。壁薄而光滑,厚度一般不超过 3 mm。增强早期显示膀胱壁强化,延迟扫描膀胱内充盈含造影剂的尿液,为均匀高密度影,静置后可出现分层,见液平面。

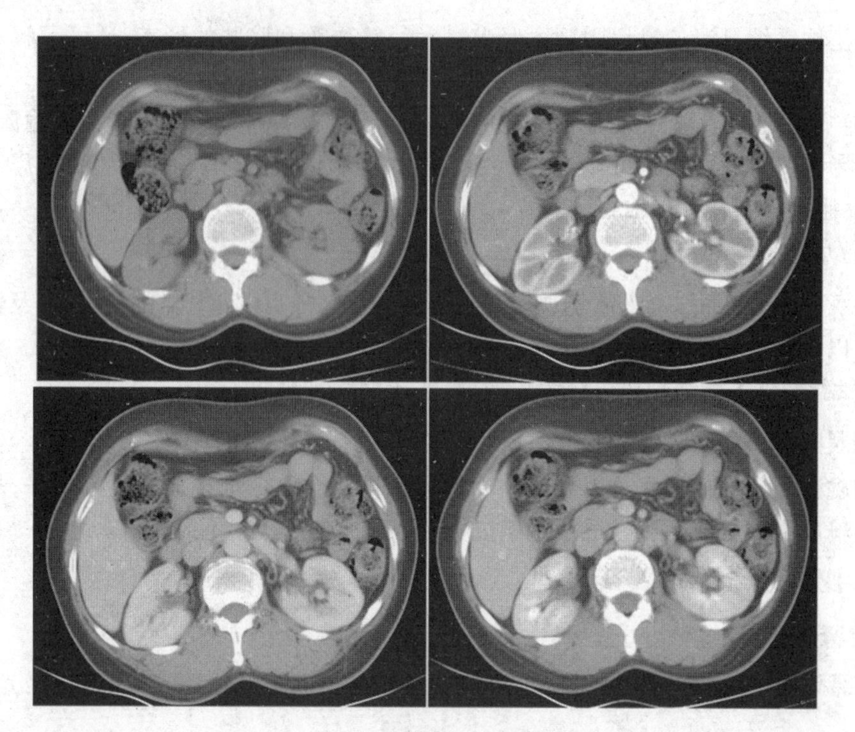

图 20.33 肾脏 CT 扫描
上两图为平扫,下两图为增强

三、泌尿系统基本病变的 X 线表现

(一)位置改变

1.肾脏位置异常　可见于先天性异常,如异位肾、游走肾等;也可见于肾脏本身的病变,如肾肿瘤、囊肿的压迫;还可为肾外病变压迫所致。肾位置的改变可伴有肾轴旋转。

2.输尿管位置异常　多见于腹膜后肿瘤的压迫及纤维组织的牵拉。

3.膀胱位置异常　多为盆腔内占位性病变的压迫移位。

(二)大小和形态改变

1.肾脏　肾脏增大可见于肾积水、肾肿瘤、肾囊肿、肾脓肿、先天性重复肾等。肾脏缩小可见于一侧性肾脏发育不全、慢性肾盂肾炎、肾动脉狭窄等。一侧肾缩小可引起对侧肾代偿性增大。

2.输尿管　输尿管狭窄见于炎症、瘢痕或肿瘤压迫。输尿管扩张多见于输尿管梗阻,如结石、结核、肿瘤及外来压迫。也可见先天性巨输尿管。

3.膀胱　膀胱缩小、边缘毛糙,多见于晚期膀胱结核和慢性膀胱炎。膀胱增大见于尿道梗阻、膀胱神经功能障碍。

(三)功能性改变

CT 增强扫描时,注射造影剂后 1~2 min 肾皮质及髓质即先后强化,3 min 后肾盏肾盂强化。若肾排泄功能减退,则肾实质和肾盂肾盏的强化时间延迟或强化程度减轻。

四、泌尿系统常见疾病的 X 线诊断

(一)先天性异常

1.多囊肾　CT 表现为肾脏增大,形态失常,其内布满大小不等的圆形或类圆形囊性水样低密度影,边界清楚。增强扫描不强化。多囊肾常合并多囊肝(图 20.34)。

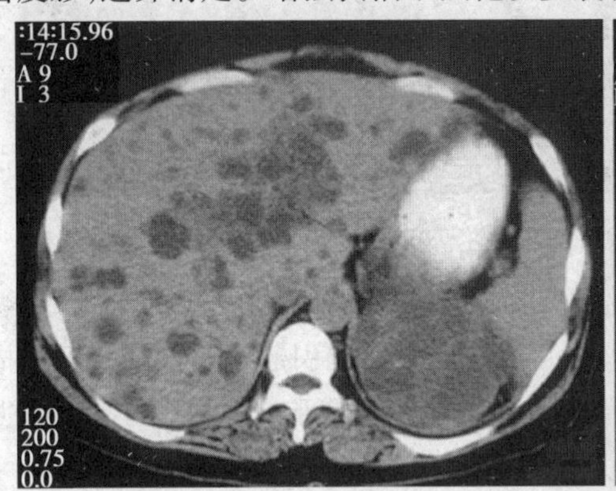

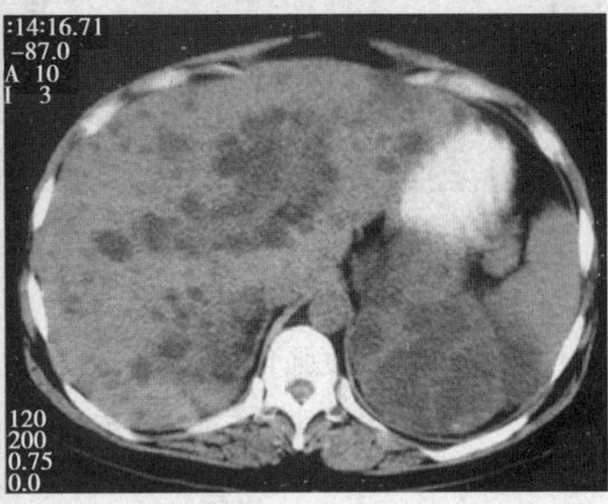

图 20.34　多囊肾常合并多囊肝

2.马蹄肾　CT 表现为双肾下极或上极融合,位于脊柱的前方,可见融合的肾实质。增强后与正常肾脏的强化方式相同。

3.异位肾　CT 表现为肾区肾脏阙如,而于盆腔、下腹部、膈下或膈上见到肾形软组织影,增强后其强化形式与正常肾脏相同。

4.游走肾　表现为肾区肾脏阙如,然在腹腔其他部位见肾形软组织影,活动度大,改变体位时明显。

5.一侧肾阙如　一侧肾区无肾影,对侧肾代偿性肥大。

6.肾盂输尿管重复畸形　见一侧肾区有两套肾盂及输尿管。静脉尿路造影可较好显示。

(二)泌尿系结石

1.肾结石　X 线平片可显示阳性结石。表现为肾区圆形或鹿角状高密度影,后者为肾结石的特征性表现。侧位片上,结石可与脊柱重叠,借此可与胆囊结石、腹腔淋巴结钙化鉴别。CT 表现为肾盏和肾盂内的高密度影。较小的结石需与钙化鉴别。

2.输尿管结石　阳性结石在 X 线平片表现为输尿管走行区的高密度影,多停留在狭窄处。排泄性尿路造影可见结石上段输尿管积水扩张。CT 表现为输尿管走行区的高密度影,增强后延迟期可见输尿管扩张、肾盂积水(图 20.35)。

3.膀胱结石　阳性结石在 X 线平片上表现为耻骨联合上方圆形或类圆形的高密度影,可多发或单发。CT 表现为膀胱内圆形或类圆形高密度影,膀胱壁可增厚、毛糙。

(三)泌尿系结核

1.肾结核　早期无明显改变,晚期可出现全肾钙化。尿路造影可见:肾盏肾盂边缘呈虫蚀样改变,当肾盏肾盂广泛破坏形成肾盂积脓时可形成一不规则空腔,排泄性尿路造影常不

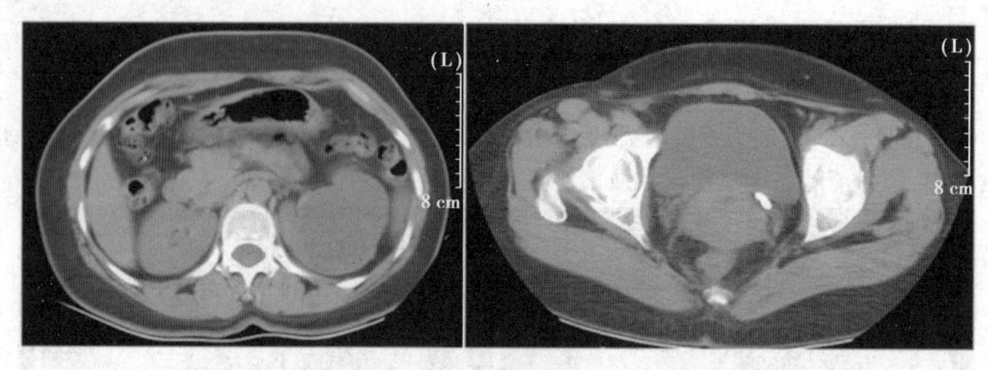

图 20.35 左侧输尿管结石并左肾积水

显影。CT 扫描:早期肾实质内干酪样坏死及脓肿形成,表现为肾实质内低密度灶,边缘不整,增强见病灶边缘轻度强化,或有造影剂进入空洞内。病变发展引起肾盂破坏,CT 扫描不易显示,但导致肾盂可积水或积脓时,表现为单个或多个低密度囊腔,肾盂壁增厚。增强扫描肾实质强化轻,排泄延迟。晚期全肾钙化称为肾自截。

2.输尿管结核 由肾结核向下蔓延而来。尿路造影:早期输尿管腔粗细不均,边缘不整齐,管壁欠柔软;晚期输尿管变短、僵直、呈“串珠样”改变;严重者输尿管闭塞,上段积水扩张。

3.膀胱结核 CT 表现为膀胱缩小,壁增厚、内缘不规则。少数见膀胱壁钙化。

(四)泌尿系肿瘤

1.肾错构瘤 是肾脏常见的良性肿瘤。由血管、平滑肌和脂肪构成。CT 表现:肾实质内低密度影,边界清楚,密度不均,由于含有脂肪成分,故 CT 值为负值。部分以血管、平滑肌为主要成分的肿块增强呈“洋葱皮样”强化,具有特征性。

2.肾癌 是肾脏最常见的恶性肿瘤,约占 85%,多发于 40~60 岁,男多于女。临床主要表现为无痛性血尿、腰部疼痛及肾区肿块。X 线平片表现:较大肿瘤可表现为肾影轮廓呈分叶状,少数可见斑点或弧形钙化。

CT 表现:肾癌表现为肾实质内类圆形略低密度肿块,可突向肾脏轮廓之外,少数为等密度或略高密度肿块,边界较模糊。瘤内常见更低密度坏死灶,少数可见斑点状钙化,亦可见瘤内出血。增强扫描肿瘤有较明显不均匀强化,而正常肾实质强化更显著。肿瘤可致肾周脂肪密度增高及肾周筋膜增厚;侵犯下腔静脉和肾静脉可见瘤栓;淋巴结转移常见于肾血管和腹主动脉旁淋巴结肿大。

3.肾盂癌 占肾脏恶性肿瘤的 8%~12%,临床表现为无痛性全程血尿,部分有腰痛。X 线平片表现:一般无阳性发现。当肿瘤引起肾积水时,表现为肾影增大。CT 表现:平扫表现为肾盂内低密度肿块,增强后可轻度强化,延迟扫描当肾盂肾盏强化时,肿瘤显示为低密度充盈缺损。

4.膀胱癌 为膀胱肿瘤中最常见的类型。CT 表现:平扫表现为膀胱壁局限性软组织肿块突入腔内,呈结节状、菜花状或不规则状,密度均匀,基底较宽,少数见钙化。浸润性生长者表现为膀胱壁局限性不规则增厚。增强扫描肿块均匀强化。延迟扫描膀胱内充盈造影剂,则肿瘤表现为结节状充盈缺损。CT 还能显示肿瘤向周围器官及淋巴结侵犯转移的情况。

(五)单纯性肾囊肿

单纯性肾囊肿是肾常见的占位性病变,可单发亦可多发,位于肾皮质内,可突向肾外。临床多无症状。CT 表现:平扫表现为肾实质内圆形低密度影,边界清晰,其内为水样密度。增强扫描囊肿不强化。

(李　莲)

第六节　女性生殖系统

一、检查方法

女性生殖系统首选的影像检查方法为超声检查。MRI 由于对软组织有良好的分辨率,因此在女性生殖系统的诊断价值也较高,尤其是对肿瘤侵犯范围的了解并作出分期有优势。X 线检查由于对生殖系统有辐射作用,因此不作为常规检查,但子宫输卵管造影对于不孕症病因的诊断具有重要作用。CT 对于生殖系统肿瘤的辅助诊断有一定价值。

二、女性生殖系统正常影像表现

(一)子宫、输卵管造影表现

子宫腔呈倒置三角形,底边在上,为子宫底,下段与子宫颈相连。宫底两侧向外延伸为子宫角,子宫角与输卵管相通。注入造影剂后,由宫体至输卵管远端依次显影,输卵管呈迂曲柔软的线条状影,自起始部分为子宫部、下部、壶腹部和漏斗部。

(二)CT 表现

子宫在 CT 上表现为横置梭形或椭圆形软组织密度影,宫体中央密度略低于宫腔。增强扫描子宫肌均匀强化。

(三)MRI 表现

矢状面和横断面为子宫和宫颈的基本扫描面。在 T_1WI 上,子宫体、宫颈和阴道在周围高信号脂肪的衬托下显示为一致性较低信号。T_2WI 上能清楚显示子宫和阴道各部解剖结构,中心高信号代表宫腔内分泌物,中间的低信号带为子宫肌内层,周围的中等信号是子宫肌外层。正常卵巢在 T_1WI 上为低信号,T_2WI 上为高信号。

三、女性生殖系统常见疾病的影像学表现

1.子宫先天畸形　子宫造影可显示子宫先天变异,如双子宫、双宫颈、双角子宫、单角子宫和纵隔子宫等。

2.慢性输卵管炎　为非特异性炎症,是导致不孕的主要原因。子宫输卵管造影是检查子宫输卵管炎的主要方法。

造影表现:①输卵管积水:扩大的壶腹部呈囊袋状,如使用碘油造影可见碘油进入囊袋呈油珠状聚集。②输卵管闭塞:不同部位的闭塞表现不同。间质部闭塞表现为全部输卵管不显影,造影剂止于子宫角部。峡部或壶腹部闭塞表现为闭塞前端呈棒状扩张。伞部完全闭塞时表现为局限性膨大如花蕾状。不完全闭塞时,造影剂可进入腹腔。

3.子宫、输卵管结核　平片:能显示输卵管结核的钙化,常在盆腔两侧呈横行条状钙化影,宫体钙化呈不规则形。造影检查:显示宫腔不规则,严重时宫腔狭小、变形。双侧输卵管狭窄、变细、僵直,边缘不规则。狭窄与憩室状突出相间,呈串珠状。输卵管多数小溃疡形成,形态如根须状。输卵管发生闭塞,闭塞端圆钝,其近端膨大。

4.子宫肌瘤　是女性生殖系统最常见的良性肿瘤,多为球形的实质性肿瘤,常多发,也可单发。其发生部位位于黏膜下、肌层内或浆膜下,肌层内肌瘤最多见。肿瘤中心可发生退行性改变。

CT 检查:子宫呈分叶状增大或局部见向外突起的实性肿块,质地较为均匀,边界清晰。其内可有坏死、钙化。增强扫描时肿瘤内可见不均匀强化。

MRI 检查:诊断子宫肌瘤不仅有较高的敏感性和定位的准确性(黏膜下、肌层或浆膜下),而且能判断肿瘤组织是否变性。未变性的平滑肌瘤信号均匀,在 T_1WI 上呈稍低或等信号,T_2WI 上呈低信号。变性的肿瘤信号不均,钙化在 T_1WI、T_2WI 上均呈低信号,脂肪变性均呈高信号。

5.子宫颈癌　居妇女恶性肿瘤的首位,常累及宫颈外口和阴道,向外生长形成肿块;部分倾向于侵犯宫颈及宫体旁组织。

CT 检查:表现为宫颈增大,并出现软组织肿块。肿块增大时,其中心可发生坏死。晚期可侵犯子宫及宫旁组织,并可累及膀胱和直肠,增强扫描肿块多呈不规则强化。同时,盆腔内可出现淋巴结转移。

MRI 检查:表现为宫颈增大,其正常解剖层次模糊、中断,常有信号异常。宫颈软组织肿块在 T_2WI 上多较正常宫颈信号高,但较宫内膜及宫内分泌液信号低。在 T_1WI 上,肿块呈稍低或等信号,增强扫描时,肿瘤呈不规则或均匀强化,MRI 能显示肿瘤腔内生长情况,并能分辨出器官的解剖层次。

6.子宫体癌　又称子宫内膜癌,多为腺癌。肿瘤可分为局限或弥漫型。局限型呈息肉状或外生性连接于子宫内膜表层。弥漫型累及整个子宫内膜,肿瘤可累及宫体或宫颈,或穿破肌层侵及邻近器官。

CT 检查:子宫对称性或局限性分叶性增大,增强扫描示肿瘤组织不均匀强化,其内有不规则低密度坏死区,周围正常的子宫组织均匀强化。

MRI 检查:宫体内膜增厚,宫体不对称性增大,宫腔增宽和分叶状改变。在 T_1WI 上呈等信号,在 T_2WI 上为高信号,其间混有结节状中等或低信号区。肿瘤侵犯肌层时,T_2WI 见低信号的联合带破坏、中断且不规则。增强扫描后,肿瘤呈不规则强化。

（李　莲）

第七节　骨骼肌肉和关节系统

一、检查方法

(一) X 线检查

由于骨皮质、骨松质、骨髓腔之间及与周围软组织之间有良好的自然对比，故 X 线平片能清楚显示病变的范围和程度，且检查简便、费用较低，目前仍是骨、关节疾病常用的首选检查方法。骨骼 X 线平片检查时注意事项：①多方位摄片：四肢长骨、关节和脊柱应摄正、侧位片。②加摄特殊体位片：如肋骨骨折应加拍斜位，髌骨骨折和跟骨骨折应加拍轴位片。③骨骼 X 线检查还需包括周围软组织。④四肢长骨摄片应至少包括邻近一个关节。⑤行脊柱摄片时要包括邻近的脊椎节段。⑥两侧对称的骨关节，常需同时投照双侧，以便比对观察。

(二) CT 检查

CT 检查的密度分辨率高，无影像重叠，但由于其空间分辨率较平片差，且费用相对较高，检查时间较长，因此仅当 X 线诊断骨骼疾病有困难时，方选用 CT 进一步检查。但对解剖结构较复杂的部位，如骨盆、髋、肩、膝等关节以及脊柱和面骨等区域，也可首选 CT 检查。

1.平扫　检查时应尽量同时扫描病变及对侧对称部位，以便行两侧比对观察；常规用软组织窗和骨窗观察，必要时，可选用多种图像后处理技术。

2.增强扫描　用于显示病变血供情况、确定病变范围、发现病变有无坏死等，便于定性诊断。

(三) MRI 检查

MRI 有良好的软组织分辨力且可任意方位成像，对骨髓、关节和软组织病变的显示较 X 线和 CT 更具优势。但是 MRI 对钙化、细小骨化显示欠佳，因此，骨关节疾病的 MRI 检查应在平片或 CT 的基础上进行。

二、骨与关节正常影像学表现

(一) X 线表现

1.骨的结构（以长骨为例）　成人长骨分为骨干与骨端，骨干的结构由外向内分别如下。①骨膜：位于骨干表面，X 线检查正常时不能显影。②骨皮质：为密质骨，X 线表现为均匀致密影，骨干中央部位最厚，向两端逐渐变薄，一般完整连续，外缘光整，内缘与骨松质连续。③骨髓腔：位于骨干中央呈管状，X 线表现为骨干包绕的无结构的半透明区。骨的两端膨大称为骨端，骨皮质薄而光滑锐利，骨松质由骨小梁和其间的小梁间隙构成，X 线上显示为网格状骨纹理，密度低于骨皮质。

未成年人的长骨两端为软骨，称骺软骨。当骺软骨以软骨方式骨化称继发或二次骨化中心，呈圆点状骨化，逐渐长大，称骨骺。近骨骺的骨干松质骨部分称干骺端，骨骺与干骺端之间的软骨称骺板，在 X 线片上呈横行半透明的线称骺线。成年后骨骺线闭合，骨的长度停止生长，完成骨的发育。骺软骨内二次骨化中心出现时的年龄，骨骺与干骺端完全闭合，即骨骺线完全消失时的年龄称骨龄,可用来判断骨骼的发育情况。

2.关节的结构　①关节面:X 线平片所见的关节面是骨性关节面,其表面还附着一层关节软骨,平片上不能显示。骨性关节面光滑致密,由一薄层密质骨构成。②关节间隙:X 线片上的关节间隙是指两个骨端的骨性关节面之间的透亮间隙,包括关节软骨、少量滑液和窄的解剖间隙。新生儿关节间隙宽,骨骼发育完成后,则为成人的固定宽度。

3.脊柱　由脊椎和其间的椎间盘所组成。脊椎包括 7 个颈椎、12 个胸椎、5 个腰椎、5 个骶椎和 3~5 个尾椎。其中骶椎和尾椎分别连成骶骨和尾骨。除第 1 颈椎外,成人脊柱由椎体和附件构成,附件包括椎弓、椎弓板、横突、棘突和关节突(图 20.36)。

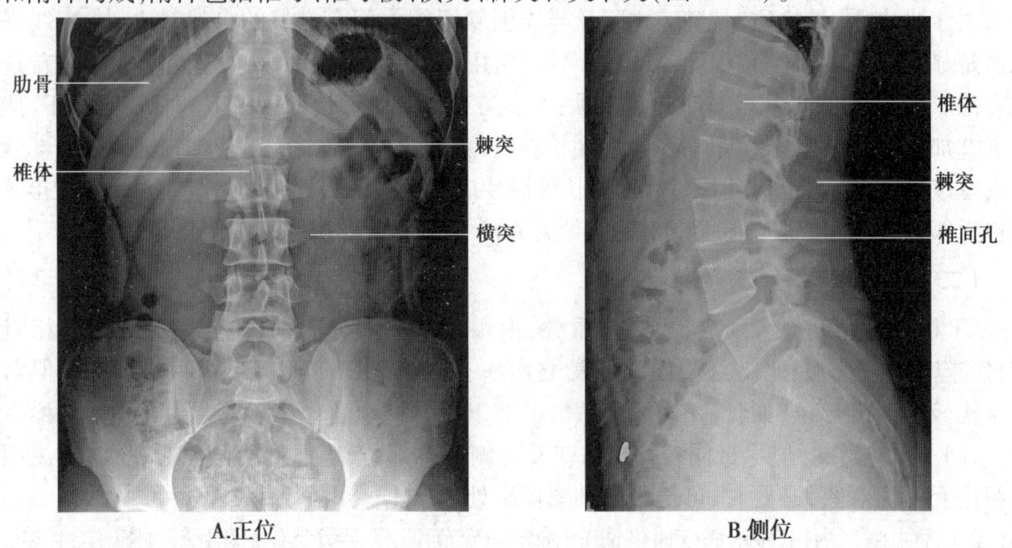

图 20.36　正常腰椎平片

(1)X 线正位:椎体呈长方形,由上向下逐渐增大,主要由松质骨构成,周围为一薄层致密的骨皮质,轮廓光滑。椎体上下缘的致密线为终板,彼此平行,期间的透亮间隙为椎间隙,是椎间盘的投影。椎体两侧为横突影;在横突两侧可见椭圆形致密影,称为椎弓环,为椎弓根的投影。椎弓根的上下方为上下关节突;椎弓根向后内延续形成椎板,在中线联合形成棘突,投影在椎体中央偏下方,呈尖向上水滴形致密影。在正位脊柱片上还可见一些软组织影,如胸椎旁线和腰大肌影。胸椎旁线是纵隔后部结构与含气的肺的分界面,是一条与胸椎平行的中等密度线样影,以左侧的较常见。腰大肌影起于 12 胸椎下缘,两侧对称,斜向外下方。

(2)X 线侧位:椎管在椎体的后方呈纵行半透明区。椎弓板位于椎弓根和棘突之间,棘突指向后下方。上下关节突分别起于椎弓跟与椎弓板连接之上下方,下关节突在下一脊椎的上关节突的后方,以保持脊柱的稳定,不向前滑。脊柱小关节间隙呈线状匀称的半透明影,颈、胸椎小关节侧位显示清楚,腰椎正位清楚。椎间孔居相邻椎弓根、椎体、关节突及椎间盘之间,呈半透明影,颈椎在斜位上显示清楚,胸、腰椎在侧位上显示清楚。侧位上观察椎间隙,胸椎间隙较窄,自下胸椎起,椎间隙有向下逐渐增宽的趋势,腰 4~5 椎间隙最宽,而腰 5 至骶 1 椎间隙又变窄。

(二) CT 表现

小儿骨干骨皮质为高密度线状或带状影，骨髓腔内红骨髓为软组织密度影，黄骨髓为脂肪密度影。干骺端骨松质表现为高密度的骨小梁交错构成细密的网状影，密度低于骨皮质，网格间为低密度的骨髓组织。临时钙化带呈致密影。骺软骨为软组织密度影。成年骨的 CT 表现与小儿类似。

(三) MRI 表现

骨皮质在 T_1WI 和 T_2WI 上均为极低信号影，骨髓腔内红骨髓为中等信号影，黄骨髓为高信号影。临时钙化带在 MRI 上呈低信号，骺软骨呈中等信号影。随着年龄增长红骨髓中脂肪成分的增多，成人的骨髓信号较婴幼儿高。

三、骨与关节基本病变的影像学表现

1.骨质疏松　指单位体积内骨组织的含量减少，即骨组织中有机成分和无机成分都减少，但两者比例仍正常。广泛性骨质疏松主要见于老年、绝经后及营养不良、代谢和内分泌障碍等；局限性骨质疏松多见于肢体失用、感染和肿瘤等。

X 线表现：主要是骨密度降低。在长骨可见骨小梁变细、数量减少、间隙增宽，骨皮质变薄和出现分层现象。在脊柱，椎体内结构呈纵行条纹，周围骨皮质变薄；严重时，椎体内结构消失，椎体变扁，其上下缘内凹，椎间隙增宽，且常因轻微外伤而压缩成楔形。

2.骨质软化　指单位体积内骨组织有机成分正常而钙含量减少，骨质变软。常见原因有佝偻病、骨质软化症，也可见于代谢性疾病等。

X 线表现：表现为骨密度降低、骨皮质变薄和骨小梁减少变细等，同时骨小梁和皮质因含有大量未钙化的骨样组织而边缘模糊。

3.骨质破坏　是指局部骨质为病理组织所取代而造成的骨组织缺失。常见于炎症、肉芽肿、肿瘤或肿瘤样病变。

X 线及 CT 表现：X 线表现为局部骨质密度减低、骨小梁稀疏和正常骨结构消失。当骨质破坏发展到一定程度时，往往有骨皮质和骨松质的大片缺失。CT 易于显示松质骨和皮质骨的破坏。

MRI 表现：松质骨的破坏常表现为高信号的骨髓被较低信号或混杂信号的病理组织所取代；骨皮质的破坏表现与 CT 相同。骨破坏区周围的骨髓可因水肿而表现为模糊的长 T_1、长 T_2 异常信号。

4.骨质增生硬化　是指单位体积内骨量的增多。骨质增生硬化多见于慢性炎症、外伤后的修复和某些成骨性骨肿瘤，如成骨肉瘤或成骨性转移瘤；少数见于因代谢性骨病、中毒或遗传性骨发育障碍所致的疾病，如肾性骨硬化、氟中毒、铅中毒、石骨症等。

X 线及 CT 表现：表现为骨质密度增高，伴或不伴有骨骼的增大；骨小梁增粗、增多、密集；骨皮质增厚、致密；明显者，则难以分清骨皮质与骨松质；发生于长骨可见骨干粗大，骨髓腔变窄或消失。

5.骨膜增生　又称骨膜反应，是骨膜受到各种刺激(外伤、炎症、肿瘤等)，出现水肿、增厚，内层的成骨细胞活动增加而导致骨膜新生骨的过程。通常表示有病变存在。常见于炎症、肿瘤、外伤、骨膜下出血等。

X 线及 CT 表现：在早期表现为一段长短不定、与骨皮质平行的细线状致密影，与骨皮质间可见一条 1~2 mm 宽的透亮间隙；继而骨膜新生骨增厚，呈与骨皮质表面平行排列的线状、层状或花边状高密度影；骨膜增生的厚度与范围同病变发生的部位、性质和发展阶段有关，一般以长骨骨干者明显，炎症者较广泛，而肿瘤者则较局限；随着病变的好转，骨膜新生骨可变得致密，并逐渐与骨皮质融合，表现为皮质增厚，痊愈后骨膜新生骨还可逐渐被吸收；若引起骨膜增生的病变进展，已形成的骨膜新生骨可被破坏，破坏区两侧的残留骨膜新生骨与骨皮质间呈三角形改变，称为骨膜三角，常为恶性肿瘤的征象。

6.软骨钙化　可为生理性或病理性的，瘤软骨钙化属病理性钙化。X 线及 CT 表现：表现为大小不同的环形或半环形、颗粒状高密度影，钙化可融合成大片蜂窝状影。良性病变钙化密度高，边界清楚；恶性病变钙化密度低，边缘模糊，钙化残缺不全。

7.骨质坏死　骨组织局部代谢的停止称为骨质坏死，坏死的骨质称为死骨。形成死骨的主要原因是血液供应中断。多见于化脓性骨髓炎、骨结核、骨缺血坏死和外伤骨折后。

X 线及 CT 表现：坏死早期，X 线平片上无异常表现；死骨形成表现为局限性高密度影，化脓性骨髓炎的死骨多呈长条形或块状，密度较高，边界清楚；骨结核的死骨多呈泥沙样，密度较低，边缘模糊。

8.骨骼变形　多与骨骼大小改变并存，可累及一骨、多骨或全身骨骼。局部病变或全身性疾病均可引起骨骼变形，如骨肿瘤可使骨局部膨大、变形；发育畸形可使一侧骨骼增大；脑垂体功能亢进使全身骨骼增大；骨软化症和成骨不全使全身骨骼变形。

9.软组织改变　外伤或感染，X 线表现为皮下脂肪层和肌间隙模糊、消失；开放性损伤和厌氧菌感染时，软组织内可见气体影；软组织肿瘤和骨恶性肿瘤侵犯软组织时，可见软组织肿块影；肢体长期活动受限，可见肢体变细，肌肉变薄；外伤后可发生骨化性肌炎，软组织内可见钙化、骨化影。CT 和 MRI 对软组织内水肿、血肿、肿瘤显示较好。

10.关节肿胀　常由于关节积液或关节囊及其周围软组织充血、水肿、出血和炎症所致。常见于炎症、外伤和出血性疾病。

X 线表现：关节周围软组织影膨隆，脂肪垫和肌肉间脂肪层移位变形或模糊消失，整个关节区密度增高；大量关节积液时可见关节间隙增宽。CT 和 MRI 检查更易见到肿胀、增厚的关节囊和关节腔内的液体。

11.关节破坏　关节软骨及其下方的骨性关节面被病理组织侵犯、代替所致。常见于各种急慢性关节感染、肿瘤及痛风等疾病。

X 线及 CT 表现：当破坏只累及关节软骨时，仅见关节间隙狭窄；当累及骨性关节面时，则出现相应部位的骨质破坏和缺损，严重时可引起关节半脱位和变形。

MRI 表现：关节软骨的破坏早期可见关节软骨表面毛糙、凹凸不平、表面缺损致局部软骨变薄，严重时可见关节软骨不连续、呈碎片状或大片状破坏消失；关节骨质破坏时，低信号的骨性关节面中断、不连续。

12.关节强直　分为骨性强直和纤维性强直两种。骨性强直是关节明显破坏后，关节骨端由骨组织所连接，多见于化脓性关节炎愈合后；纤维性强直虽为关节强直，但关节骨端间并无骨组织而为纤维组织连接，常见于关节结核。

X 线及 CT 表现：骨性强直表现为关节间隙明显变窄或消失，并有骨小梁通过；纤维性强直也是关节破坏的后果,虽然关节活动消失,但仍可见窄的关节间隙,且无骨小梁贯穿。

MRI 表现:骨性强直可见关节软骨完全破坏,关节间隙消失,骨髓信号贯穿于关节骨端之间;纤维性强直时,关节间隙仍可存在,但关节骨端有破坏,骨端间可有高、低混杂异常信号影。

四、骨与关节常见疾病的影像学表现

(一)骨、关节与软组织损伤

1.骨折　指骨的连续性中断,包括骨小梁和(或)骨皮质的断裂。X 线平片是骨折的首选影像学检查方法,主要应观察下列内容:

(1)骨折 X 线表现:①骨折线,骨折断端的裂隙表现为不规则透明线,称为骨折线。②致密线,骨折断端相互嵌入时,表现为条带状高密度影,呈致密线。患肢缩短变形。

(2)骨折的类型:①按骨折的原因可分为外伤性骨折、病理性骨折和疲劳骨折。②按骨折的程度可分为完全性骨折和不完全性骨折(包括青枝骨折)。③按骨折时间可分为新鲜骨折和陈旧性骨折。④按骨折线的形状和走向可分为线形、星形、横形、斜形、纵形和螺旋形骨折等(图 20.37)。⑤按骨折碎片情况可分为撕脱性、嵌入性、压缩性和粉碎性骨折等。

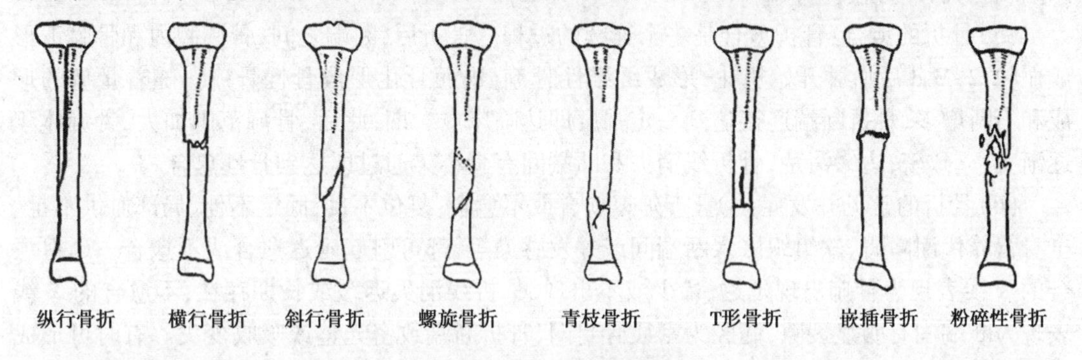

图 20.37　骨折类型示意图

(3)骨折的对位和对线关系:完全性骨折的上下断端常有不同程度的移位,观察移位情况应以近段为准(脊椎骨折则以下位脊柱为准),以此来判断远侧断端移位的方向和程度。骨折断端移位(图 20.38)情况:①横向移位:骨折远侧断端可向侧方或前后方移位。②断端重叠:骨折断端发生完全性移位后,因肌肉收缩而致断端重叠,肢体缩短。③断端嵌入:断端嵌入多半发生在长骨的干骺端或骨端,多半是较细的骨干断端嵌入较宽大的干骺端或骨端的松质骨内。应注意和断端重叠区别。④断端分离:骨折断端之间距离较大,称为分离。断端分离有远端分离和侧方分离两种,多为软组织嵌入断端间,或牵引所致。⑤断端成角:远侧断端向某一方向倾斜,两断端轴线交叉成角称为断端成角或成角畸形。⑥断端旋转:远侧断端围绕骨纵轴向内或向外旋转。

上述横向移位、纵向移位(分离和重叠)称为对位不良;断端成角称为对线不良。骨折复位以断端对位对线完全恢复正常为最理想。但断端对线正常,对位达 2/3 以上者,即已符合要求。不同部位要求也不同,主要考虑是否影响功能和外观。

(4)儿童骨折的特点:儿童长骨由于骨骺尚未与干骺端结合,外力可引起骨骺分离,即骺离骨折。由于骨骺软骨板不能显影,所以不能显示骨折线,只能显示骺线增宽、骨骺与干骺端对位异常。骨骺分离有时合并干骺端骨碎片撕脱。儿童骨骼柔韧性较大,外力不易使骨

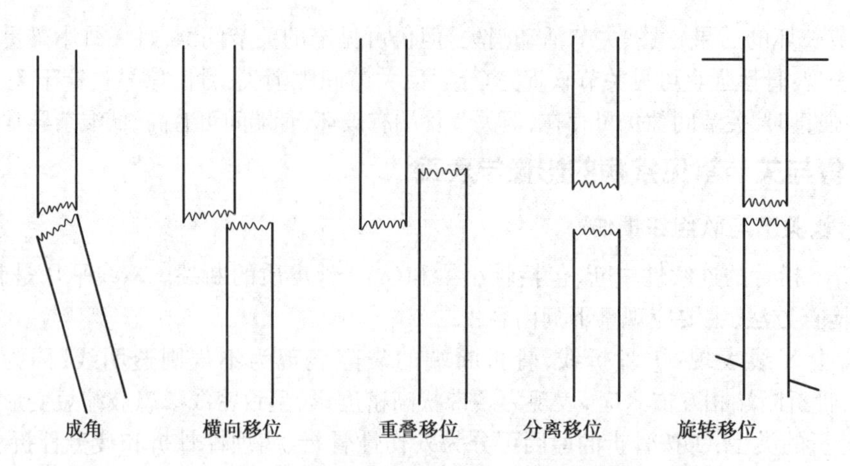

图 20.38 骨折断端移位与成角示意图

质完全断裂,仅表现为局部骨皮质和骨小梁扭曲,而不见骨折线,或只引起骨皮质发生皱褶、凹陷或隆突,即青枝骨折。

(5)骨折的愈合:骨折愈合是一个连续的过程。骨折后,断端之间、骨髓腔内和骨膜下形成血肿;2~3 d 后血肿开始机化,形成纤维性骨痂,进而骨化形成骨性骨痂。随着骨痂的形成和不断增多,骨折断端连接达到一定强度即达临床愈合期;此后,骨痂范围加大,骨痂体积逐渐变小、致密,边缘清楚,骨折线消失和断端间有骨小梁通过即达到骨性愈合。

(6)骨折的常见并发症:①骨折延迟愈合或不愈合:复位不良、固定不佳、局部血供不足、全身营养代谢障碍、软组织嵌入断端间或并发感染等,都可引起延迟愈合或不愈合。延迟愈合的 X 线表现为骨痂出现延迟、稀少或不出现,骨折线消失迟缓或长期存在;不愈合的 X 线表现为断端间有明显裂隙,髓腔为密质骨封闭,骨折断端致密光整或吸收变尖。有时可形成假关节。②骨折畸形愈合:虽骨折已愈合,但有成角、旋转、缩短和延长改变。轻者不影响外观和功能。其他还有外伤后骨质疏松、骨关节感染、骨缺血性坏死、创伤性骨关节病、关节强直、骨化性肌炎、神经、血管损伤等。

(7)常见骨折:①柯莱斯骨折(Colles fracture):又称伸直型桡骨远端骨折,为桡骨远端距关节面 2~3 cm 以内的横行或粉碎性骨折,远折端向背侧或桡侧移位,断端向掌侧成角畸形,可伴有尺骨茎突骨折(图 20.39)。②肱骨髁上骨折:多见于 3~10 岁的儿童。骨折线横过喙突窝和鹰嘴窝,远侧端多向背侧移位。③股骨颈骨折:老年人多见,骨折可发生于股骨头下、股骨颈中部或基底部,断端常有错位或嵌插。股骨头的血供几乎均来自股骨颈基底部,头下骨折影响了股骨头及颈的血供,致骨折愈合缓慢,甚至发生股骨头缺血性坏死。④脊柱骨折:患者多有自高处跌下,足或臀部着地,或由重物下落冲击头肩部的外伤史。常见于第 12 胸椎和第 1 腰椎椎体,单个椎体多见。X 线表现为椎体压缩成楔形,椎体前缘骨皮质嵌入,因断端嵌入,在椎体中央可见横行不规则致密影。有时,椎体前上方有分离的骨碎片。其上下椎间隙一般正常。严重时常并发脊椎后突成角、侧移,甚至发生椎体错位而压迫脊髓导致截瘫,也可伴有棘突或横突骨折。

CT 一般不作为骨折的常规检查方法,但对骨盆和髋、肩、膝、腕等关节以及脊柱和面骨外伤的检查非常重要,并可作为首选检查方法,以利于显示这些解剖结构比较复杂、X 线上有骨结构重叠的部位有无骨折和骨折碎片的数目和位置。三维重组时可以立体显示骨折详情，有利于临床治疗。

2.关节创伤　常见的关节创伤有关节脱位、关节内骨折和关节软骨损伤。以下仅介绍关节脱位。

（1）肩关节脱位：可分为前脱位和后脱位。前脱位又分为盂下、喙突下和锁骨下脱位，以前下方脱位常见。X线易显示肩关节脱位，常伴有肱骨大结节撕脱骨折，但肱骨头前后方向移位则在前后位片上容易漏诊，必要时需加照肩关节下上位或穿胸位片。

（2）肘关节脱位：分后脱位（图20.40）、前脱位和侧脱位，前者多见。因过伸或向后冲击的外力引起尺、桡骨向肱骨后方脱位，常合并骨折、关节囊及韧带损伤，还可并发血管和神经损伤。

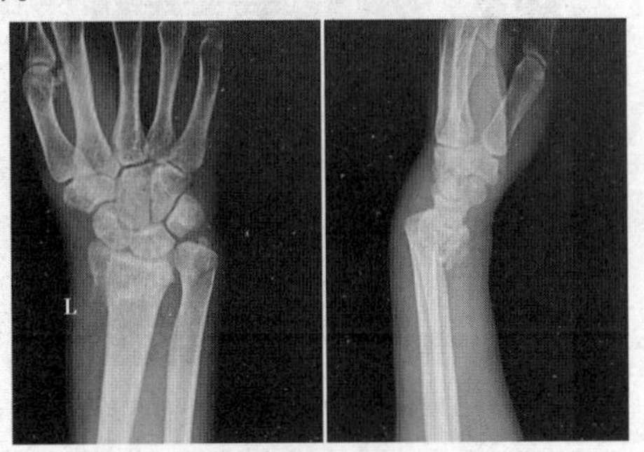

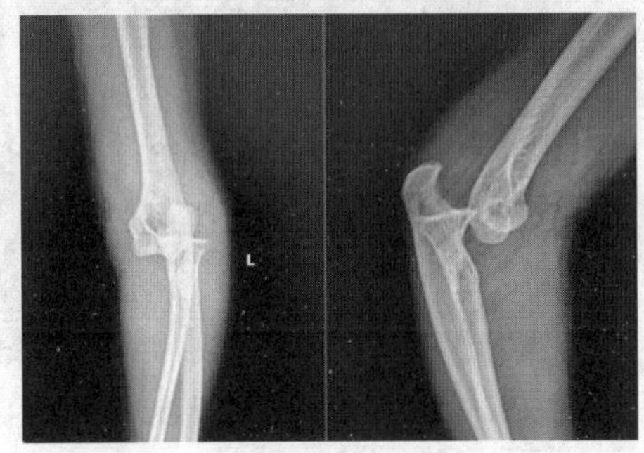

图20.39　柯莱斯骨折（正侧位片）　　图20.40　肘关节后脱位（正侧位片）

（3）髋关节脱位：分后脱位、中心脱位和前脱位，后脱位多见。X线平片容易诊断髋关节脱位。髋关节后脱位常伴有髋臼后上缘骨折；中心脱位则合并髋臼粉碎性骨折，股骨头突入盆腔。

（二）骨、关节与软组织感染

1.化脓性骨髓炎　骨髓、骨和骨膜的化脓性炎症，致病菌以金黄色葡萄球菌最多见，可经血行播散、邻近软组织的感染或开放性骨折使细菌侵及骨髓或关节滑膜。化脓性骨髓炎可分为急性和慢性两种。

（1）急性化脓性骨髓炎：多为血源性感染，好发于10岁以下儿童，以股骨、胫骨及肱骨的干骺端和骨干为好发部位。儿童骺板软骨对化脓性感染有一定阻挡作用，感染极少穿过骺板侵及关节；而成年人骺板愈合，感染易侵入关节引起化脓性关节炎。

X线及CT表现：①早期（2周内），X线和CT表现为软组织肿胀，皮下脂肪层模糊并可出现网状影。②进展期，起病2周后，X线表现为干骺端松质骨内筛孔样或斑片状低密度骨质破坏灶，骨小梁结构模糊，可见到少量骨膜新生骨；CT可显示骨髓内脓肿的部位和蔓延范围，骨髓充满脓液，密度稍高。③炎症进一步发展，X线和CT显示干骺端骨质破坏范围扩大、相互融合，并累及骨皮质；或沿骨干方向发展，可有片状骨破坏及块状死骨出现；骨骺多不受侵犯；骨膜新生骨明显，呈葱皮状或花边状，偶被破坏可呈“袖口”样或断续状骨膜增生（图20.41）。

（2）慢性化脓性骨髓炎：急性化脓性骨髓炎若治疗不彻底，即转化为慢性化脓性骨髓炎；也有开始即为慢性化脓性骨髓炎。

X 线和 CT 表现:①骨质破坏区周围大量骨质增生硬化,骨小梁增粗增多,骨密度明显增高。②死骨呈长条形或不规则高密度影,其长轴与骨干平行,骨小梁结构模糊,周围有骨质增生硬化;死骨外围见到的环形低密度区系死骨与正常骨质间的肉芽组织或脓液所致。③髓腔骨质破坏趋向减少或停止,内部的脓液和肉芽组织在新生骨包裹下成为无效腔,其内可有块状死骨。④骨膜新生骨显著,与残存的骨皮质融合,骨外轮廓不规整(图 20.42)。

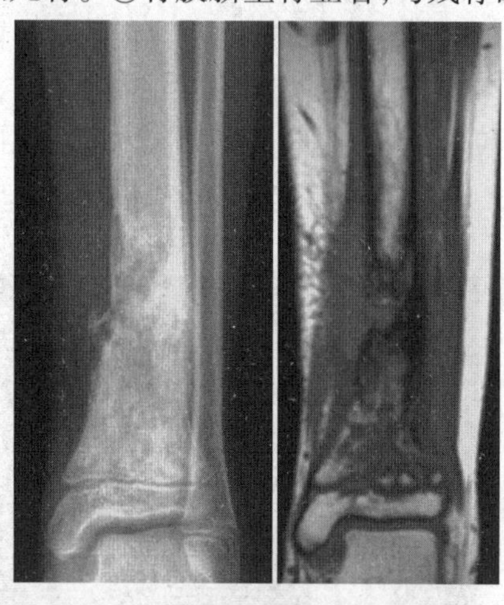

图 20.41 急性化脓性骨髓炎(平片)

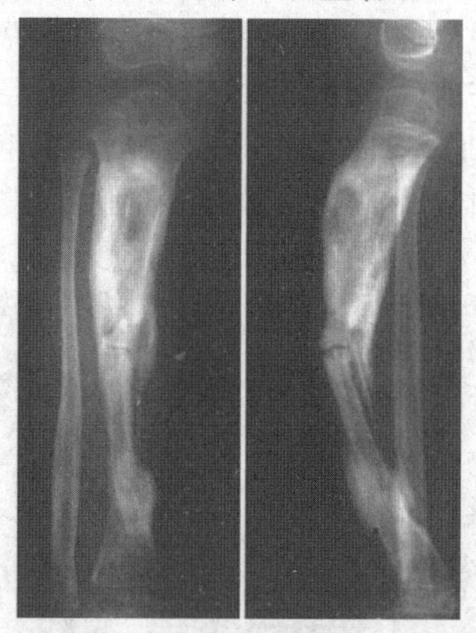

图 20.42 慢性化脓性骨髓炎(平片)

2.化脓性关节炎 为细菌血行感染滑膜或因骨髓炎继发侵犯关节所致。

X 线及 CT 表现:早期,关节周围软组织炎性水肿;关节积液表现为关节囊增大,密度增高,并推挤周围脂肪垫移位;关节间隙因积液而增宽;局部可见骨质疏松;随后,关节间隙因关节软骨破坏而变窄,软骨下骨质破坏以关节持重部出现早而明显,可出现大块骨质破坏和死骨,并可继发病理性脱位;在儿童还可引起骨骺分离。严重时可继发干骺端的骨髓炎,晚期可出现骨性强直,周围软组织可出现钙化。CT 对一些复杂关节,如髋、肩和骶髂关节等,显示骨质破坏和脓肿侵犯的范围常较 X 线平片敏感。

MRI 表现:显示化脓性关节炎的滑膜炎和关节渗出液比 X 线平片和 CT 敏感,能明确炎症侵犯周围软组织的范围,还可显示关节囊、韧带、肌腱、软骨等关节结构的破坏情况。

(三)骨、关节结核

骨、关节结核是骨和关节的特殊性感染的一种,95%以上继发于肺结核,好发于儿童和青年。以脊椎结核发生率最高,其次为关节结核,骨结核少见。结核分枝杆菌经血行到骨或关节,易停留在血管丰富的骨松质和负重大、活动较多的关节(如髋、膝)滑膜内而发病。

1.脊椎结核 是骨关节结核中最常见者,以腰椎最多见,胸腰段次之,颈椎较少见。儿童以胸椎最多见,成人好发于腰椎。依骨质最先破坏的部位,可分为椎体结核和附件结核,前者又分为中心型、边缘型和韧带下型。约 90%的脊椎结核发生在椎体,单纯附件结核少见。

X 线表现:①中心型(椎体型):多见于胸椎,椎体内骨质破坏。②边缘型(椎间型):腰椎结核多属此型。椎体的前缘、上或下缘局部骨质首先破坏,再向椎体和椎间盘侵蚀蔓延,椎间隙变窄为其特点之一。③韧带下型(椎旁型):主要见于胸椎,病变在前纵韧带下扩展,椎体前缘骨质破坏,椎间盘完整。④附件型:较少见,以脊椎附件骨质破坏为主,累及关节突时常跨越关节。以上各型均可产生冷脓肿,死骨少见。

CT 表现:与 X 线相比,CT 具有下述优势:①更清楚地显示骨质破坏。②更易发现死骨及病理骨折碎片。③更明确地显示脓肿或骨碎片位置、大小,及其与周围大血管、组织器官的关系,以及突入椎管内的情况。

MRI 表现:MRI 是显示脊椎结核病灶和累及范围最敏感的方法,可发现 X 线、CT 表现正常的早期椎体结核病灶,对观察软组织改变和向椎管内侵犯优于 CT。被破坏的椎体和椎间盘 T_1WI 呈较低信号,T_2WI 多呈混杂高信号,增强检查多不均匀强化。脓肿和肉芽肿 T_1WI 呈低信号,T_2WI 多为混杂高信号,增强检查可不均匀、均匀和环状强化,脓肿壁薄且均匀强化是其特点(图 20.43)。

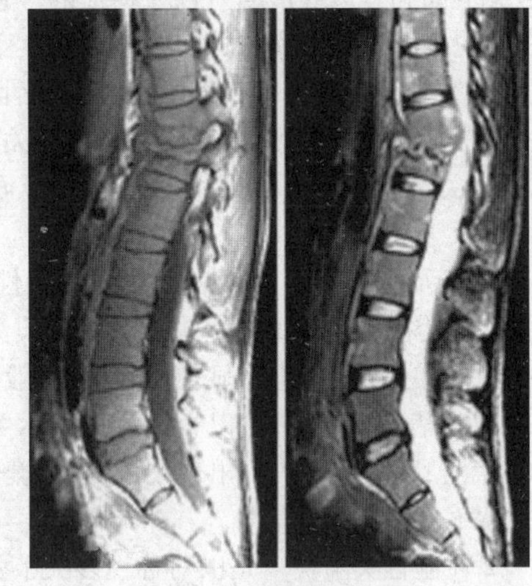

图 20.43　脊椎结核(MRI)

2.关节结核　依据发病部位分为骨型和滑膜型关节结核,前者先为骨骺,干骺端结核,后蔓延至关节,侵犯滑膜及关节软骨;后者是结核菌先侵犯滑膜,较晚才破坏关节软骨及骨端。在晚期,关节组织和骨质均有明显改变时,则无法分型,此时,称为全关节结核。

X 线表现:骨型关节结核:以髋、肘关节常见。平片表现为在骨骺与干骺结核的基础上,出现关节周围软组织肿胀,关节骨质破坏及关节间隙不对称狭窄等,容易诊断。滑膜型关节结核:多发于膝和踝关节,平片上,早期表现为关节囊和软组织肿胀,关节间隙正常或稍增宽,邻关节骨质疏松;病变发展,在关节非承重面出现虫蚀状骨质破坏,且关节上下骨端多对称受累。晚期,肉芽组织增生,病变修复,关节面及破坏边缘变清晰,并可出现硬化;严重病例,病变愈合后产生关节强直,且多为纤维性强直。

CT 表现:骨型关节结核的骨质破坏改变与骨骺、干骺结核相同。滑膜型在 CT 上可清楚地显示关节囊增厚,关节腔积液和周围软组织肿胀。脓肿形成可确定其部位和范围。增强检查,关节囊和脓肿壁呈均匀强化。

MRI 表现:MRI 的信号变化能全面地显示关节结核的病理改变。关节腔积液,滑膜肿胀充血,结核肉芽组织,软骨及软骨下骨破坏,关节周围的冷脓肿等,对其诊断和鉴别诊断有很大帮助。

3.长骨结核　长骨结核好发于骨骺和干骺端,骨干罕见。多见于股骨上端、尺骨近端及桡骨远端。

X 线及 CT 表现:病变早期 X 线表现为局限性骨质疏松,随后出现干骺端局限性边缘清楚的骨质破坏区,邻近无明显的骨质增生,骨膜增生少见或很轻微。有时在骨质破坏区内可见沙粒样死骨,密度不高,边缘模糊。CT 检查可显示低密度的骨质破坏区及其内的小斑片状高密度死骨。

（四）慢性骨关节病

慢性骨关节病是指发病缓慢，逐渐发展、病程长、涉及全身多个关节的一系列疾病。病因多不明，不易治愈。

1.退行性骨关节病　又称骨性关节炎、增生性或肥大性关节炎，是一种由于关节软骨退变、关节面和其边缘形成新骨为特征的一组非炎症性骨关节病。本病几乎可侵犯全身任何关节，包括滑膜关节和软骨连接。早期改变始于软骨，为缓慢发生的软骨变性、坏死和溶解，逐渐被纤维组织或纤维软骨所代替。软骨表面不光滑、变薄，甚至可以碎裂，碎片可游离于关节腔内，并可发生钙化和骨化，可形成关节内游离体（也称关节鼠）。软骨广泛变性、坏死可引起关节间隙狭窄，继而造成骨性关节面增生硬化，并于骨缘形成骨赘，关节囊肥厚、韧带骨化。

X线及CT表现：早期表现主要是骨性关节面模糊、中断、消失；中晚期表现为关节间隙狭窄（尤其在关节负重部位）、软骨下骨质囊变和关节非负重部位形成明显的骨赘，严重者可导致关节变形，不发生明显骨质破坏，一般无骨质疏松。

MRI表现：是唯一可以直接清晰显示关节软骨的影像学方法。早期软骨肿胀，T_2WI上为高信号；以后软骨内可出现小囊、表面糜烂和小溃疡；后期软骨变薄甚至剥脱，局部纤维化在T_2WI上表现为低信号。

2.风湿性关节炎　是以对称性多关节炎为主要临床表现的异质性、系统性、自身免疫性的全身性疾病，以对称性侵犯手足小关节为特征。

X线表现：本病影像学诊断主要依赖X线平片，CT及MRI检查应用较少。骨关节改变大多出现在发病3个月以后。主要改变：①关节周围软组织呈梭形肿胀。②关节间隙早期因积液而增宽，关节软骨破坏则变窄。③关节面边缘可见小的虫蚀样骨质破损区。④骨性关节面模糊、中断，可伴有小囊状骨质侵蚀破坏。⑤关节邻近骨质疏松和肌肉萎缩。⑥晚期可见关节半脱位或脱位。可引起纤维性强直或骨性强直。

3.强直性脊柱炎　强直性脊柱炎是一种病因不明的慢性非特异性炎症，以侵犯中轴关节和进行性脊柱强直为特征。

X线及CT表现：①骶髂关节：骶髂关节常为最早累及的关节，几乎100%被累及，双侧对称性发病为其特征，是诊断的主要依据。病变最先开始于骶髂关节下1/3有滑膜的部位，骨质破坏以髂侧为主；初期，髂侧关节面模糊，继而出现软骨下虫蚀样破坏；中期，关节软骨和软骨下骨质破坏后，出现关节间隙假性增宽；后期，破坏区边缘出现骨增生硬化，最后形成骨性强直。②脊柱：骶髂关节炎发病后，逐渐上行性侵及脊柱，表现为弥漫性骨质疏松，椎体前缘凹面变直，甚至凸起，形成“方椎”；炎症引起纤维环及前纵韧带深层发生骨化，形成平行脊柱的韧带骨赘，使脊柱呈竹节外观，即“竹节椎”，致脊柱变直或呈驼背畸形。③四肢关节：髋关节是最常受累的周围关节，多为双侧发病，表现为关节间隙变窄、关节面侵蚀、关节面下囊变、反应性骨硬化、髋臼和股骨头关节面外缘骨赘及骨性强直。

MRI表现：骶髂关节常有典型MRI表现。早期常显示相邻骨质水肿，关节间隙血管翳为长T_1长T_2信号，明显强化，与侵蚀灶相延续。平扫加增强可以100%地诊断出炎症，并可根据强化的程度来判断病变的活动性，是最敏感的影像学方法。MRI发现强直后脊柱骨折比平片敏感，并能显示出脊髓受压情况等。

4.椎间盘突出　椎间盘突出可发生于脊柱的任何部位,以活动度较大的部位多见,其中腰椎间盘突出最多见,其次为颈椎间盘,胸椎间盘突出少见。

CT 表现:①椎间盘膨出、变性:表现为均匀超出椎体边缘光滑对称的软组织密度影,硬膜囊前缘变平或有浅压迹。硬膜外脂肪间隙存在,硬膜囊和神经根无受压移位。退变的椎间盘可产生氮气,表现为椎间盘内的气体密度影。②椎间盘突出和脱出:椎间盘后缘向椎管内局限性突出的软组织块影,其密度与相应椎间盘密度一致,形态不一,边缘规则或不规则;突出的椎间盘可有大小、形态不一的钙化,多与椎间盘相连,上下层面无连续性;脱出时椎管内硬膜外可见髓核游离碎片,其密度高于硬膜囊。

MRI 表现:MRI 对椎间盘的显示优于 CT。正常椎间盘含水分较多,在 T_2WI 上呈高信号。椎间盘变性时水分丢失,T_2WI 上高信号消失。直接征象包括:①髓核突出:突出于低信号纤维环之外,呈扁平形、圆形、卵圆形或不规则形。信号强度依髓核变性程度而异,一般呈等 T_1 中长 T_2 信号,变性明显者呈短 T_1 信号。髓核突出与未突出部分之间多由一“窄颈”相连。②髓核游离:髓核突出于低信号的纤维环之外,突出部分与髓核本体无联系。③施莫尔结节(Schmorl nodules):为一特殊类型的椎间盘突出,表现为椎体上/下缘半圆形或方形压迹,其内容与同水平椎间盘等信号,周边多绕一薄层低信号带。

(五)骨肿瘤

骨肿瘤分良性和恶性,恶性又可分原发性和继发性两大类,继发性骨肿瘤包括恶性肿瘤的骨转移和骨良性病变的恶变。在观察骨肿瘤的影像时,应注意病灶数目、好发年龄、病变部位、骨质改变、骨膜反应和周围软组织变化等,这些均对诊断有帮助。

对骨肿瘤影像诊断的要求:①判断骨病变对否为肿瘤。②如是肿瘤,判断是良性还是恶性,是原发性肿瘤还是转移性肿瘤。③肿瘤的侵犯范围。④推断肿瘤的组织学类型。良性和恶性骨肿瘤的 X 线鉴别要点见表 20.1。

表 20.1　良性和恶性骨肿瘤的 X 线鉴别要点

鉴别要点	良性骨肿瘤	恶性骨肿瘤
生长速度	缓慢	迅速
生长方式	膨胀性	浸润性
骨质破坏边缘	清楚,常有周围硬化带	不清楚
骨皮质改变	变薄、膨胀,但多完整	虫蚀状破坏,缺损、中断
骨膜反应	少有	常见,破坏并产生 Codman 三角
肿瘤骨	无	常见,针状、放射状等
软组织肿块	少有,边界清楚	常见,边界不清
远隔器官转移	无	常见

1.骨软骨瘤　骨软骨瘤又名骨软骨性外生骨疣,是指在骨的表面覆以软骨帽的骨性突出物。好发于股骨下端和胫骨上端。

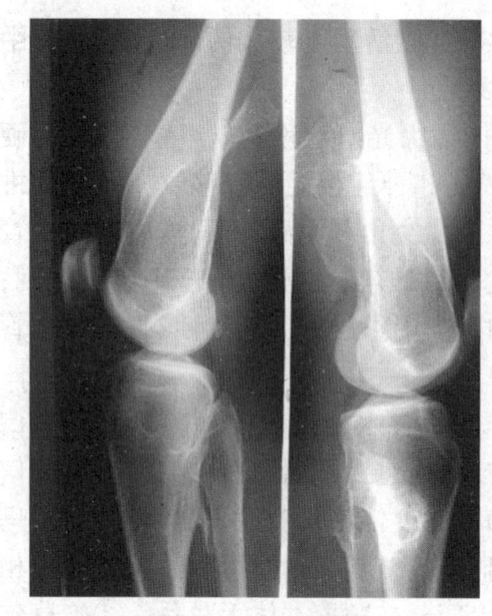

图 20.44　骨软骨瘤

X 线及 CT 表现：本病 X 线表现具有特征性，表现为长骨干骺端骨性隆起，分带蒂和广基底两型。肿瘤多背离关节生长，包括骨性基底和软骨帽盖两部分，骨性基底为母体骨的骨皮质向外突出的赘生物，基底部顶端略膨大，或呈菜花状，顶缘为不规则的致密线，软骨帽在 X 线上不显影，可出现点状或环状钙化影。肿瘤较大时可压迫邻近骨骼，形成边缘整齐的压迹，甚至引起畸形和骨发育障碍(图 20.44)。CT 增强扫描病灶无明显强化。

MRI 表现：MRI 能清楚显示软骨帽，对估计骨软骨瘤是否恶变有一定帮助，若软骨帽厚度大于 2 cm，则提示恶变。

2.骨巨细胞瘤　又称破骨细胞瘤，是一种局部侵袭性肿瘤，一般认为起源于骨内不成骨的间充质组织。以 20~40 岁多见，好发于骨骺已闭合的四肢长骨骨端，以股骨下端、胫骨上端和桡骨远端为常见。

X 线及 CT 表现：X 线平片长骨骨巨细胞瘤的表现多较典型。肿瘤好发于干骺愈合后的骨端，多呈膨胀性、多房性、偏心性骨质破坏。骨壳较薄，其轮廓一般完整，其内可见纤维骨嵴，构成分房状。有的肿瘤膨胀可很明显甚至将关节对侧的另一骨端包绕起来，这是该肿瘤的特征之一；肿瘤常直达骨性关节面下，以致骨性关节面就是肿瘤的部分骨性包壳，此亦为其特征之一。肿瘤有横向膨胀的倾向，其最大径线常与骨干垂直。骨破坏区与正常骨的交界清楚但并不锐利，无硬化边。骨破坏区内无钙化和骨化影。CT 较平片可以更清楚显示骨壳、骨嵴，软组织改变等特征。增强扫描，肿瘤组织有较明显的强化，而坏死囊变区无强化。

影像表现出现以下几点提示恶性：①有较明显的侵袭性表现，如肿瘤与正常骨交界处模糊，有虫蚀状、筛孔样骨破坏，骨性包壳和骨嵴残缺不全。②骨膜新生骨较显著，可有 Codman 三角。③软组织肿块较大，超出骨性包壳的轮廓。④患者年龄较大，疼痛持续加重，肿瘤突然生长迅速并有恶病质。

3.骨肉瘤　骨肉瘤亦称成骨肉瘤，是指瘤细胞能直接形成骨样组织或骨质的恶性肿瘤，是最常见的原发性恶性骨肿瘤。多见于青少年，男性多于女性。骨肉瘤的恶性程度高，进展快，多早期发生肺转移。疼痛、局部肿胀和运动障碍是骨肉瘤三大主要症状。骨肉瘤可发生于任何骨，好发于长骨干骺端，以股骨远端和胫骨近端最多见。

X 线及 CT 表现：①骨质破坏，干骺端松质骨呈小片状虫蚀状骨质破坏，骨皮质呈筛孔状骨质破坏。②肿瘤骨，骨破坏区和软组织肿块内的肿瘤骨是骨肉瘤本质的表现，可表现为象牙样、磨玻璃样、云絮状和针状致密影。③骨膜新生骨和 Codman 三角，骨肉瘤可引起各种形态的骨膜新生骨和 Codman 三角，两者虽是骨肉瘤常见而重要的征象，但并非特异。④软组织肿块，表示肿瘤已侵犯骨外软组织，肿块多呈圆形或半圆形，境界多不清楚。在软组织肿块内可见瘤骨。CT 显示骨质破坏、肿瘤骨和软组织肿块更清晰敏感，能很好地显示肿瘤与邻近结构的关系，还能较好地显示肿瘤在髓腔的蔓延范围。增强扫描肿瘤的实质部分(非骨化部分)可有较明显的强化,使肿瘤与瘤内坏死灶和周围组织的区分变得较为清楚。

根据骨质破坏和肿瘤骨的多少,骨肉瘤可分为 3 种类型(图 20.45)。①成骨型骨肉瘤,以瘤骨形成为主,表现为骨内大量斑片状、云絮状高密度影,呈象牙质样。②溶骨型骨肉瘤,以骨质破坏为主,可见筛孔状及虫蚀状骨质破坏。广泛的溶骨性破坏易引起病理性骨折。③混合型骨肉瘤,成骨型和溶骨型的影像征象并存。

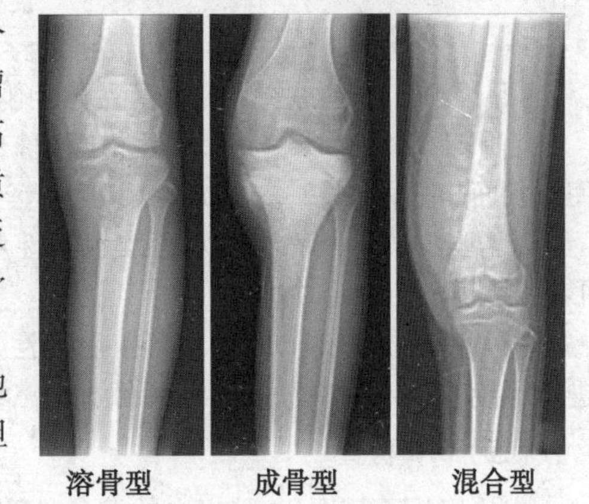

图 20.45　骨肉瘤

4.转移性骨肿瘤　转移性骨肿瘤是指骨外其他组织、器官的恶性肿瘤,经血行转移至骨而发病,但不包括原发性多发性骨肿瘤(如多发性骨髓瘤)。

X 线及 CT 表现:骨转移瘤的 X 线表现可分为溶骨型、成骨型和混合型,以溶骨型常见。CT 显示骨转移瘤远较 X 线平片敏感,还能清楚显示局部软组织肿块的范围、大小以及与邻近脏器的关系。

(1)溶骨型转移瘤:骨质破坏发生于长骨时,多位于骨干或邻近的干骺端,表现为骨松质中多发或单发的斑片状骨质破坏。病变发展,破坏区融合扩大,形成大片溶骨性骨质破坏区,骨皮质也被破坏,但一般无骨膜增生和软组织肿块,常并发病理性骨折。发生于扁骨者,多表现为大小不等的骨破坏区,有融合倾向,或可见软组织肿块影。发生在脊柱者,则见椎体广泛性破坏,常因承重而被压扁,但椎间隙多保持完整。椎弓根受侵蚀、破坏常见。

(2)成骨型转移瘤:较少见,多由生长较缓慢的肿瘤引起。常见的原发肿瘤是前列腺癌。WX 线及 CT 表现:成骨型转移常常多发,表现为骨松质内斑点状、片状、结节状或面团状高密度影,密度均匀,边界清楚或不清楚而逐渐移行于正常骨结构中,骨皮质多完整。

(3)混合型转移瘤:兼有溶骨型和成骨型转移瘤的骨质改变。

(张齐亮)

第八节　头部和中枢神经系统

一、检查技术

(一)X 线检查

1.X 线平片　主要用于观察颅骨和脊椎骨折、颅骨肿瘤及颅内钙化等。常规摄影位置包括头颅后前位和侧位,根据诊断需要再考虑其他位置或用体层摄影。脊柱平片可解决多数椎骨病变的诊断,所以是脊椎病变的首选检查方法,但对椎管内病变诊断价值有限。

2.脑血管造影　主要用于脑血管性疾病的诊断。是将含碘对比剂注入颈内动脉或椎动脉,使脑血管显影,需摄动脉期、静脉期和静脉窦期,根据脑血管的分布、形态、位置等变化来判断颅内疾病,并可经导管行介入治疗。

(二)CT 检查

CT 对颅脑外伤、肿瘤、脑血管疾病、颅内感染性疾病等具有重要的诊断价值。

1.平扫　颅脑 CT 检查一般用横断面扫描,层厚 5~10 mm。鞍区、鼻窦等病变的检查采用冠状面扫描,层厚 2~5 mm。

2.增强扫描　经静脉注入含碘水溶性对比剂再行扫描。根据有无强化、强化的程度和形式,判断病变的性质。

3.CT 脑血管造影(CTA)　经静脉团注入有机碘对比剂,在对比剂充盈脑血管的高峰期进行螺旋 CT 快速扫描,获得的图像进行三维重组,合成 3D 血管影像。

(三)MRI 检查

主要应用于脑梗死、脑出血的亚急性和慢性期,各种脑血管畸形,脑动脉瘤和脑静脉窦血栓等脑血管病;颅脑原发性肿瘤和脑转移瘤;脑囊肿和感染性病变;脑白质病;脑积水和各种颅脑先天发育畸形。MRI 对小脑及脑干的诊断价值最高。

1.平扫和增强扫描　平扫横断面包括 T_1WI 和 T_2WI,并保持两个序列的扫描层面一致,其他方位不需要都包括 T_1WI 和 T_2WI。增强只做 T_1WI 不做 T_2WI。

2.MR 脑血管成像(MRA)　无须使用造影剂、安全可靠的无创性脑血管成像技术。可以判断脑血管是否存在栓塞、出血、狭窄,并能确定血管狭窄与闭塞的准确部位。

3.MRI 功能成像　包括弥散加权成像、脑灌注成像、MR 波谱分析和血氧水平依赖成像。

二、头部和中枢神经系统正常影像表现

(一)CT 表现

1.颅骨及气腔　用骨窗观察可显示颅骨内外板、颅缝、颈静脉结节、岩骨、蝶骨小翼、蝶鞍、颈静脉孔、破裂孔及诸鼻窦,颅骨为高密度,气腔为低密度。

2.鼻窦　鼻窦有 4 对。①上颌窦:位于上颌骨体内,其前、内及外后壁显示清晰,窦腔呈三角形透亮区,双侧对称。②筛窦:为筛骨两侧的筛迷路,呈蜂房状,双侧基本对称,以筛骨正中板分隔。③额窦:位于额骨内,呈不对称的含气腔,可一侧不发育,腔内可有细小分隔。④蝶窦:位于筛窦后方,呈类圆形的含气腔,两侧常不对称,中间分隔居中或略偏斜。

3.脑实质　包括大脑额、颞、顶、枕叶及小脑和脑干。脑实质分为皮质和髓质,皮质密度略高于髓质,两者 CT 值相差(7.0±1.3)HU,平扫易于辨认。大脑基底节是大脑半球的中央灰质核团,包括尾状核与豆状核。尾状核头部位于侧脑室前角外侧,体部沿丘脑和侧脑室体部之间向后下走形;豆状核位于尾状核与丘脑的外侧,呈楔形,自内向外分为苍白球和壳核,苍白球可钙化;丘脑位于第三脑室的两侧;豆状核外侧近岛叶皮层下的带状灰质为屏状核。尾状核、丘脑与豆状核之间的带状髓质结构为内囊,自前向后分为前肢、膝部和后肢;豆状核和屏状核之间的带状髓质结构为外囊。内、外囊均成略低密度。

4.脑室、脑池、脑裂和脑沟　其内因含有脑脊液而呈低密度,CT 值为 0~20 HU。包括双侧侧脑室,第三、四脑室,纵裂池,侧裂池,枕大池,桥池,桥小脑角池,鞍上池,环池,四叠体池,大脑大静脉池等。

5.非病理性钙化　颅内非病理性钙化常见部位为松果体、缰联合、脉络丛、大脑镰、基底

核及齿状核,一般钙化多见于40岁以上成人。

6.增强扫描 正常脑实质仅轻度强化,血管结构、垂体、松果体及硬脑膜呈显著强化。

(二)MRI表现

1.脑实质 脑皮质含水量较髓质多,即皮质氢质子数目较髓质多,在T_1WI上脑皮质信号低于髓质,T_2WI上高于髓质。脑实质内有一些铁质沉积较多的核团,如苍白球、红核、黑质及齿状核等,在高场T_2WI上呈低信号。基底节是大脑半球中最重要的灰质核团,其内为侧脑室,外侧为外囊,在豆状核与尾状核、丘脑间有内囊结构,MRI显示非常清晰。由于MRI图像无颅骨伪影干扰,是小脑、脑干病变的最佳检查方法。

2.含脑脊液的结构 脑室和蛛网膜下腔含脑脊液,其信号均匀,T_1WI为低信号,T_2WI为高信号。

3.脑血管 血管内流动的血液因“流空效应”在T_1WI和T_2WI上均呈低信号;当血流缓慢时,则呈高信号。

4.脑神经 高场MRI能清晰显示多对脑神经,T_1WI为等信号,从上向下层次依次可显示出第Ⅲ、Ⅳ、Ⅴ、Ⅱ、Ⅵ、Ⅶ、Ⅷ、Ⅸ、Ⅹ、Ⅺ、Ⅻ对脑神经。

5.颅骨 颅骨内外板、钙化因含水量和氢质子数很少,故T_1WI、T_2WI均为低信号,板障内含有脂肪组织,T_1WI、T_2WI均为高信号。

三、中枢神经系统基本病变的影像学表现

(一)X线表现

脑血管造影检查显示颅内占位性病变使脑血管受压移位、聚集或分离、牵直或扭曲。

(二)CT表现

1.平扫密度改变 ①高密度病灶,见于新鲜血肿、钙化和富血管肿瘤等。②等密度病灶,见于某些肿瘤、血肿吸收期、血管性病变等。③低密度病灶,见于炎症、梗死、水肿、囊肿和脓肿等。

2.增强扫描特征 ①均匀性强化:见于脑膜瘤、转移瘤、神经鞘瘤、动脉瘤和肉芽肿等。②非均匀性强化:见于胶质瘤、血管畸形等。③环形强化:见于脑脓肿、结核瘤、胶质瘤、转移瘤等。④无强化:见于脑炎、囊肿、水肿等。

3.脑结构改变 ①占位效应:表现为局部脑沟、脑池、脑室受压变窄或闭塞,中线结构移向对侧。②脑萎缩:皮质萎缩显示脑沟和脑裂增宽、脑池扩大,髓质萎缩显示脑室扩大。③脑积水:交通性脑积水时,脑室系统普遍扩大、脑池增宽;梗阻性脑积水时,梗阻以上脑室扩大,脑沟和脑池无增宽。

4.鼻窦 ①窦腔透亮度降低常见于鼻窦黏膜充血、水肿、增厚、囊肿、息肉、肿瘤等。②窦壁骨质破坏多见于占位性病变和某些特殊炎症;骨质增生硬化常见于鼻窦慢性炎症及骨纤维异常增殖症;骨折多见于外伤。③正常窦壁黏膜菲薄,不显影。当黏膜增厚时,显示为与窦壁平行的软组织密度影。

(三)MRI表现

1.肿块 一般肿块含水量高,呈长T_1和长T_2信号改变。

2.囊肿　含液囊肿呈长 T_1 和长 T_2 信号改变。

3.水肿　脑组织发生水肿时,在 T_1WI 上呈低信号,T_2WI 上呈高信号。

四、中枢神经系统常见疾病的影像学表现

(一)颅脑外伤

1.硬膜外血肿　颅内出血积聚于颅骨与硬膜之间,称为硬膜外血肿。多发生于颅骨直接损伤部位,损伤局部多有骨折。因硬膜和颅骨粘连紧密,故血肿范围局限,形成双凸透镜形。CT 表现:平扫血肿表现为颅骨内板下方双凸形或梭形高密度区,边缘锐利,血肿范围一般不超过颅缝,血肿密度多均匀。常伴有颅骨骨折。

2.硬膜下血肿　颅内出血积聚于硬脑膜与蛛网膜之间。血肿形状多呈新月形或半月形,由于蛛网膜无张力,所以血肿范围较广。CT 表现:急性期表现为颅板下方新月形或半月形高密度影;常伴有脑挫裂伤或脑内血肿;脑水肿和占位效应明显(图 20.46)。亚急性和慢性血肿,呈稍高、等、低或混杂密度灶。

3.脑挫裂伤　颅脑外伤所致的脑组织器质性损伤,是最常见的颅脑损伤之一。多发生于着力点及其附近,也可发生于对冲部位。CT 平扫显示低密度脑水肿区内,散布斑点状高密度出血灶;伴有占位效应;也可表现为广泛性脑水肿或脑内血肿(图 20.47)。

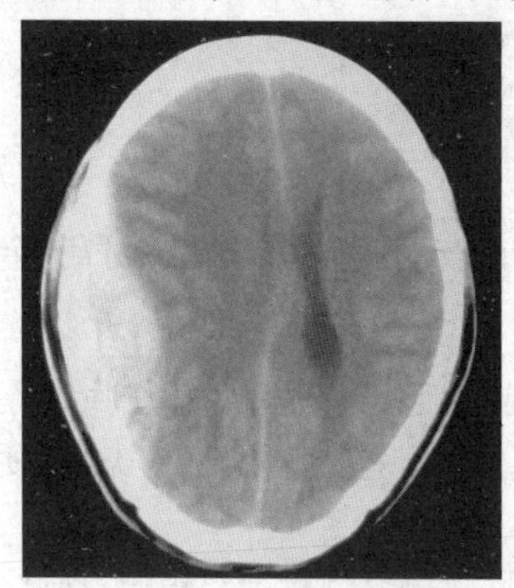

图 20.46　硬膜下血肿

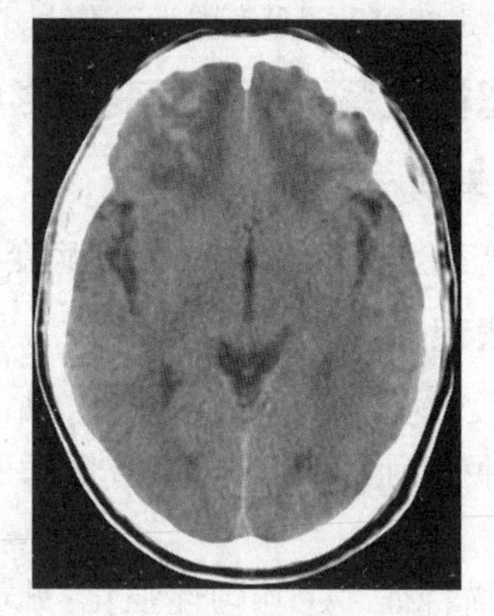

图 20.47　双侧额叶脑挫裂伤

4.外伤性颅内血肿　CT 表现为颅内团状、不规则形高密度影,轮廓清晰,周围有水肿。

(二)脑血管疾病

1.脑梗死　脑血管闭塞所致的脑组织缺血性坏死。影像学表现如下:

(1)缺血性梗死:24 h 内 CT 一般不能发现病灶,随着时间延长,病灶呈低密度灶,其部位和范围与闭塞血管供血区一致,皮髓质同时受累,多呈扇形,基底贴近硬膜(图 20.48)。早期有脑水肿,有占位效应。2~3 周时可出现"模糊效应",病灶变为等密度而不可见。增强扫描可见脑回状强化。1~2 个月后形成边界清楚的低密度囊腔。

(2)出血性梗死:CT 示低密度脑梗死灶内,出现不规则斑点、片状高密度出血灶,占位效应较明显。

(3)腔隙性梗死:系深部髓质小动脉闭塞所致。好发于基底节、丘脑、小脑和脑干。CT 表现为脑深部的斑片状低密度区,直径小于 15 mm,无水肿、无占位效应。

MRI 对脑梗死灶发现早、敏感性高。发病后 1 h 可见局部脑回肿胀，脑沟变窄，随后出现长 T_1和长 T_2信号异常。脑梗死 3 h 内，由于细胞毒性水肿，MRI 弥散加权成像即可显示为异常高信号。MRI 对基底节、丘脑、小脑和脑干的腔隙性梗死灶十分敏感。

2.脑出血　高血压性脑出血是脑内出血的最常见原因。出血好发于基底节、丘脑、脑桥和小脑，易破入脑室。

(1)CT 检查：①急性期：血肿呈边界清楚的肾形、类圆形或不规则形均匀高密度影，周围水肿带宽窄不一，局部脑室受压移位。破入脑室可见脑室积血(图 20.49)。②吸收期：始于 3~7 天，可见血肿周围变模糊，水肿带增宽，血肿缩小并密度降低，小血肿可完全吸收。③囊变期：始于 2 个月以后，较大血肿吸收后常遗留大小不等的囊腔，伴有不同程度的脑萎缩。

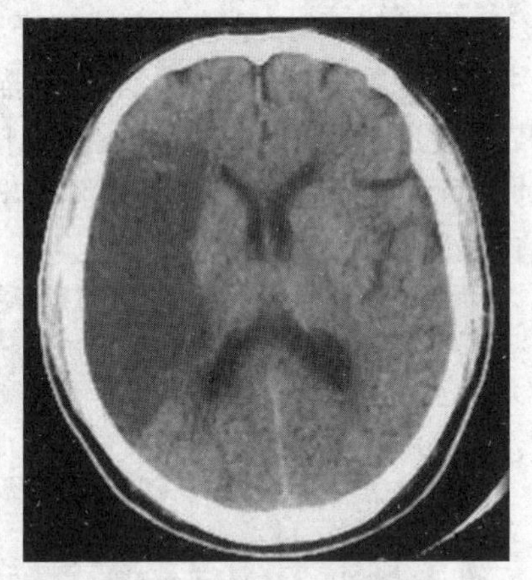

图 20.48　脑缺血性梗死

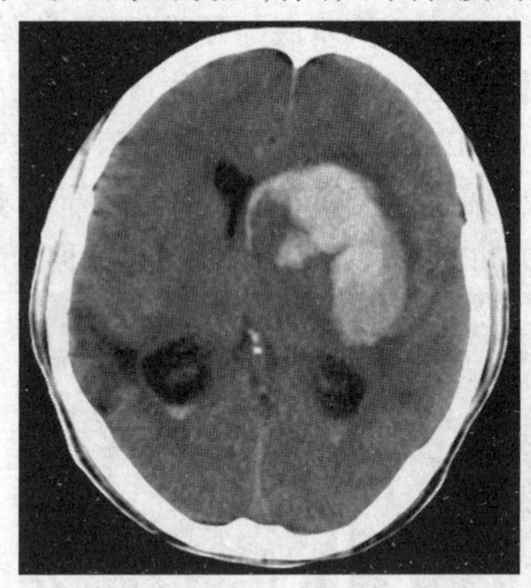

图 20.49　脑出血

(2)MRI 检查：脑内血肿的信号随血肿期龄而变化。①急性期：血肿 T_1WI 呈等信号，T_2WI 呈稍低信号。②亚急性期和慢性期：血肿 T_1WI 和 T_2WI 均表现为高信号。③囊变期：囊肿完全形成时 T_1WI 呈低信号，T_2WI 呈高信号，周边可见含铁血黄素沉积所致的低信号环。

3.脑肿瘤　以星形细胞肿瘤、脑膜瘤、垂体瘤、颅咽管瘤、听神经瘤和转移瘤等较常见。CT 对确定有无肿瘤，并作出定位及定量诊断可靠，70%~80%的病例可作出定性诊断。颅内肿瘤种类多，定性诊断要根据肿瘤的 CT 征象判断。直接征象：①肿瘤发生的部位。②肿瘤的密度。③肿瘤的数目、大小、形态和边缘。④肿瘤强化的程度及形态。肿瘤的间接征象：①瘤旁水肿，表现为围绕肿瘤的低密度区，占位效应指由于肿瘤本身和(或)瘤旁水肿造成邻近解剖结构的受压变形、闭塞和移位。②颅骨的变化，邻近颅骨的肿瘤可造成骨板的受压变薄、骨质侵蚀破坏等。

MRI 无骨骼伪影干扰，且有多维扫描断面和多种参数成像的优点，对肿瘤的定位准确，可区分脑内和脑外肿瘤，尤其适于鞍区和颅底，特别是后颅凹的病变。根据信号特点，可区别肿瘤的良、恶性。信号强度均匀的脑内肿瘤大多数是良性的，信号强度明显不均匀的脑内肿瘤多为恶性。应用血流的流空效应，可显示肿瘤与周围血管的关系和供血情况。Gd-DTPA 的应用，可早期发现微小听神经瘤、垂体微腺瘤等。

(1)星形细胞肿瘤：肿瘤按细胞分化程度不同分为Ⅰ~Ⅳ级。Ⅰ级分化良好，呈良性；Ⅱ级是良恶性交界肿瘤；Ⅲ、Ⅳ级分化较差，呈恶性。①CT 表现：Ⅰ级星形细胞瘤大多数表现为脑内低密度病灶,密度均匀,境界相对清晰,占位效应不明显。Ⅱ、Ⅲ、Ⅳ级星形细胞瘤表现为低、略高密度或混杂密度病灶,有时可见高密度钙化和出血,形态不规则,边界不清楚,瘤周水肿明显,有不同程度的占位征象。增强扫描Ⅰ级星形细胞瘤多无强化;Ⅱ、Ⅲ、Ⅳ级星形细胞瘤轻度强化或明显强化,呈环状或不规则形强化,环壁上还可见强化的瘤结节(图20.50);若肿瘤沿胼胝体向对侧生长则呈蝶状强化。②MRI 表现:平扫肿瘤在 T_1WI 上多呈低、等信号,T_2WI 上为高信号;Ⅰ级星形细胞瘤信号较均匀,Ⅱ、Ⅲ、Ⅳ级信号多不均匀。增强扫描与 CT 相似。

(2)脑膜瘤:好发于脑表面富有蛛网膜颗粒的部位,大多有完整包膜,肿瘤血供丰富,可以侵犯邻近骨质,引起骨质增生或骨质破坏。脑膜瘤多为良性,好发于40~60 岁,女性多见。①CT 表现:肿瘤多以广基底与硬膜相连,类圆形,边界清楚,平扫呈等密度或略高密度,少数可见钙化、囊变、出血。瘤周可有水肿。可见相邻颅板骨质增生或破坏。增强扫描呈均匀性显著强化。②MRI 表现:平扫脑膜瘤信号多与皮质接近,T_1WI 为等信号或略低信号,T_2WI 为等信号或稍高信号(图 20.51)。脑膜瘤与水肿之间可见低信号环,增强后肿瘤出现明显均匀性强化,并可见邻近硬脑膜增厚强化,称为“脑膜尾征”阳性。

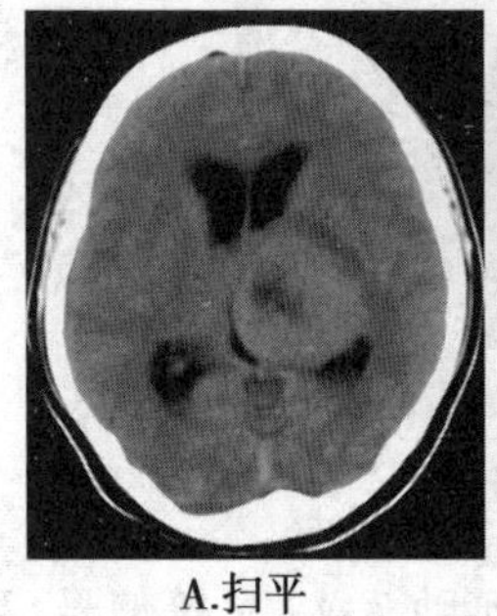

A.扫平

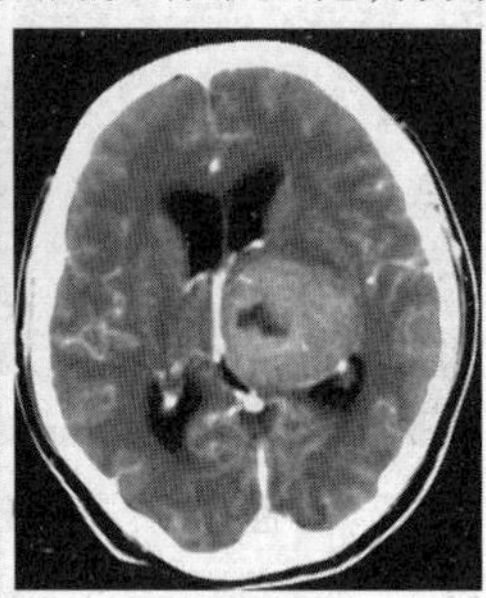

B.增强

图 20.50 星形细胞肿瘤

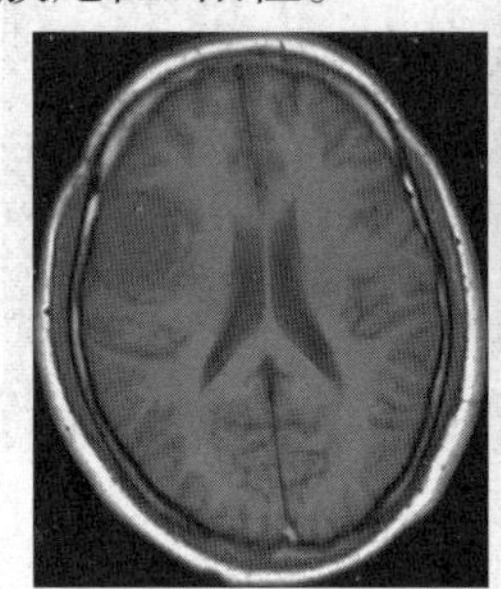

图 20.51 脑膜瘤

(3)听神经瘤:是发生于第Ⅷ对颅神经的良性肿瘤,属脑外肿瘤,是桥小脑角区最常见肿瘤。好发于 50~70 岁。①CT 表现:桥小脑角池内圆形或椭圆形等密度、低密度肿块,若瘤内有出血则表现为高低混杂密度,瘤周可见水肿。肿瘤增强后明显均匀或不均匀强化,边界清楚。②MRI 表现:T_1WI 上肿瘤呈低信号或等信号,T_2WI 上呈高信号。若合并出血则 T_1WI、T_2WI 均为高信号。

(4)垂体腺瘤:是鞍区最常见的肿瘤,多见于成年人。直径≤10 mm 者为微腺瘤,直径>10 mm 者为大腺瘤。①CT 表现:垂体大腺瘤多呈圆形或椭圆形,边缘光滑。平扫为等密度或稍高密度,增强扫描明显强化。肿瘤向鞍上生长压迫室间孔,向下生长可突入蝶窦。垂体微腺瘤,易采取冠状面观察,并增强扫描,增强强化低于正常腺体,间接征象有垂体高度>8 mm,垂体上缘隆突,垂体柄偏移和鞍底下陷。②MRI 表现:T_1WI 呈较低或等信号,T_2WI 呈等信号或较高信号,增强后肿瘤明显均匀强化。垂体微腺瘤增强扫描早期肿瘤的信号低于正常垂体,后期病灶信号强度高于正常垂体。

(三)鼻和鼻窦疾病

1.鼻窦炎　慢性鼻窦炎临床较常见,多为化脓性炎症。初期表现为黏膜肿胀,分泌物增多,可堵塞窦口。反复发作可形成囊肿、息肉。

CT 表现:①黏膜增厚多与窦壁平行,如显著增厚可呈分叶状。②窦腔内积液,可见气液平面。③慢性期窦壁骨质增生硬化,黏膜肥厚显著,可形成囊肿或息肉;常合并鼻腔内鼻甲肥大、鼻中隔偏曲等。

2.鼻息肉　患者临床表现为长期鼻塞、脓涕、复发鼻窦炎和(或)头痛。检查中偶见眼距增宽或眼球突出。双侧鼻腔充满多发鼻息肉。若发现单侧鼻息肉样病变,则高度怀疑为肿瘤,甚至是恶性病变。

CT 表现:单侧或双侧鼻腔、鼻窦软组织团块影,通常为黏液或软组织密度,用软组织窗显示时更为明显。鼻息肉生长紧密时会引起筛窦骨壁的片状吸收,表现为周围黏液密度包绕的高密度区。当息肉充满窦腔时,窦壁呈膨胀性改变,增强扫描可见息肉不强化或轻度线状强化鼻窦内常伴鼻窦炎。

(张齐亮)

复习思考题

一、选择题

1.X 线最易穿透下列哪种组织?(　　)

A.骨骼　B.肌肉　C.肺脏

D.胃肠　E.液体

2.孕妇应避免 X 线检查,是因为 X 线的(　　)。

A.穿透作用　B.感光作用　C.电离生物效应

D.荧光作用　E.光学特性

3.中心型肺癌的间接征象是(　　)。

A.肺门区肿块　B.阻塞性肺炎　C.支气管壁不规则或残缺

D.支气管腔内充盈缺损　E.支气管狭窄、闭塞或中断

4.胸片观察主动脉各部的最佳位置是(　　)。

A.左侧位　B.左前斜位　C.右侧位

D.右前斜位　E.后前位

5.胃肠穿孔主要的 X 线征象是(　　)。

A.胃泡增大　B.膈下游离气体　C.麻痹性肠梗阻

D.肠管充气扩张　E.气液平出现

6.X 线在体内各部的穿透力,由大到小排列正确的是(　　)。

A.气体,液体及软组织,脂肪,骨骼　B.骨骼,脂肪,液体及软组织,气体

C.气体,脂肪,液体及软组织,骨骼　D.脂肪,气体,液体及软组织,骨骼

E.骨骼,液体及软组织,脂肪,气体

7.X 线透视的缺点是(　　)。

A.操作方便,费用低　B.可多位置观察　C.能观察器官的动态情况

D.无客观记录　　E.马上有结果

8.支气管肺炎的叙述中，下列哪一项是错误的？（　　）

A.好发于婴幼儿，老年及长期卧床的患者

B.病理表现为小支气管及肺小叶炎症

C.病灶多位于两肺下野中内带

D.X线表现两肺纹理多，粗而模糊，伴有斑片状模糊影

E.常出现肺空洞

9.关于继发型（Ⅲ型）肺结核的叙述中，下列哪一项是错误的？（　　）

A.此型不包括浸润性肺结核

B.是最常见的肺结核类型，好发于成人

C.常见于锁骨上下区及下叶背段

D.此型包括慢性纤维空洞型肺结核

E.此型结核还包括结核瘤（球）和干酪性肺炎

10.男性患者，60岁，胸部CT扫描右下肺内有一类圆形病灶，呈分叶状，有毛刺，密度不均匀，偏心空洞，纵隔内见淋巴结肿大，最可能的诊断为（　　）。

A.肺脓肿　　B.周围型肺癌　　C.肺结核瘤

D.肺转移瘤　　E.纵隔肿瘤

11.下列有关肺部渗出性病变和肺实变的描述中，叙述错误的是（　　）。

A.渗出和实变是肺内有肉芽组织增生

B.渗出病变X线表现为云絮状边缘模糊影

C.实变X线表现为大片状致密影，其内有时见支气管充气征

D.渗出和实变是急性炎症反应

E.渗出及实变常见于肺炎、肺出血和活动性结核

12.关于支气管扩张症X线表现，叙述错误的是（　　）。

A.常发生在两下叶基底段　　B.主要表现为肺纹理增粗、模糊或呈蜂窝状

C.无轨道征　　D.可伴有斑点状及片状炎性阴影

E.部分患者X线平片无异常表现

13.下列关于结核瘤的叙述，错误的是（　　）。

A.结核瘤是干酪样结核被纤维组织包绕

B.结核瘤一般>4 cm　　C.一般呈圆形、椭圆形，内有钙化或小空洞

D.结核瘤周围常有卫星病灶　　E.多见于两肺上部

14.单纯性小肠梗阻最典型的X线表现为（　　）。

A.膈下新月状气体影　　B.阶梯状液平　　C.小肠胀气扩张

D.咖啡豆征　　E.足球征

15.对疑为鱼刺或碎骨片等卡在食管壁的异物，主要的检查方法是（　　）。

A.摄平片　　B.食管钡餐　　C.食管吞钡棉

D.血管造影　　E.透视

16.透视主要应用于消化系统的哪种疾病？（　　）

A.胃肠穿孔　　B.肠套叠　　C.消化道溃疡
D.消化道炎症　　E.消化道肿瘤

17.肝癌的强化特点是(　　)。
A.早出晚归　　B.快进快出　　C.不强化
D.边缘呈结节样强化逐渐向中心扩展　　E.壁成环形强化

18.肝硬化的 CT 表现有(　　)。
A.肝脏缩小,比例失调　　B.肝表面呈结节样　　C.脾大
D.腹水　　E.以上都是

19.女性生殖器结核最常见的是(　　)。
A.输卵管结核　　B.子宫内膜结核　　C.子宫颈结核
D.卵巢结核　　E.结核性子宫内膜炎合并卵巢结核

20.颅内肿瘤应尽早选用下列哪种检查?(　　)
A.透视　　B.摄片　　C.CT　　D.B 超　　E.脑血管造影

21.外伤性关节脱位最常见于(　　)。
A.肩关节　　B.肘关节　　C.髋关节　　D.腕关节　　E.膝关节

22.关于骨质疏松的 X 线表现,下列正确的是(　　)。
A.骨骼变形　　B.骨质破坏　　C.骨小梁模糊
D.假性骨折线出现　　E.骨密度减低

23.儿童化脓性骨髓炎不易进入关节腔的原因是(　　)。
A.儿童关节对化脓性炎症的抵抗力强
B.脓肿容易向软组织溃疡　　C.骨骺板起屏障作用
D.关节囊对关节腔有保护作用　　E.关节间隙比成人大

24.阳性肾结石与胆石平片鉴别应摄(　　)。
A.腹部仰卧前后位　　B.腹部侧卧前后位　　C.腹部站立前后位
D.腹部站立后前位　　E.腹部侧位

25.充血性心肌病的 X 线改变主要是(　　)。
A.左心房和右心室增大　　B.右心房和左心室增大
C.左心室、右心室增大　　D.左心室增大　　E.右心室增大

26.下列不是房间隔缺损的 X 线征象的是(　　)。
A.右心室增大　　B.右心房增大　　C.左心室增大
D.左心房不大　　E.主动脉细小,肺动脉扩张、充血

27.骨软骨瘤的 X 线表现,下列叙述错误的是(　　)。
A.骨软骨瘤是最常见的良性骨肿瘤　　B.好发于长骨干骺端
C.男性多于女性　　D.可侵蚀附近骨,形成破坏
E.10~20 岁发病率高

28.下列 CT 表现不支持硬膜外血肿诊断的是(　　)。
A.相邻颅骨线形骨折　　B.血肿呈新月形　　C.相邻脑组织受压移位
D.血肿内缘光滑　　E.血肿内密度均匀

29.脑梗死 CT 水肿高峰发生于发病后(　　)。

A.12 h　　B.24 h　　C.2~5 d

D.1 周　　E.10 d 左右

二、简答题

1.X 线有哪些特性?

2.简述心脏大血管的正常影像表现。

3.子宫输卵管造影的适应证是什么?

4.患者,男,70 岁,胸闷、咳嗽 1 月余。X 线平片示右上肺密度均匀增高,边界清楚,叶间裂向心性移位,肺门可见一类圆形高密度影,与右上肺相连呈反“S”征。该患者诊断为何种疾病?需与哪些疾病鉴别诊断?

5.患者,男,60 岁,上腹饱胀感伴无规律剑突下疼痛 1 年余,加重 2 d。钡餐示胃腔内不规则龛影,大小约 2.0 cm×1.0 cm,周围见环堤征及指压样充盈缺损,胃体黏膜破坏中断,胃壁僵硬。该患者初步诊断为何种疾病?应如何鉴别诊断?

(李　莲　张齐亮)

第二十一章　介入放射学

学习目标

- 掌握介入放射学的定义及分类。
- 熟悉基本介入诊疗技术。
- 了解介入放射学的新进展。

知识点

- 经导管血管内栓塞术；经皮腔血管成形术；经导管药物灌注术；其他血管介入技术；非血管介入技术。

案例导入

患者女性，41岁，家庭主妇。从5年前开始无明显诱因出现劳力性呼吸困难，休息后可缓解。近3周来上述症状加重，稍活动即出现明显气急，且不能平卧，伴有咳嗽，咳出少量白色黏痰。曾于当地医院就诊，诊断为"心力衰竭"，给予相应处理后，症状改善不明显，为求进一步诊治，遂来院。既往易反复发生扁桃体炎，自服抗生素可好转，未进行正规治疗。

T 37.0 ℃，R 24次/min，P 100次/min，BP 130/76 mmHg。神志清楚，精神差，端坐位，呼吸急促，二尖瓣面容，巩膜无黄染，双侧扁桃体Ⅱ度肿大、无脓点，颈静脉无怒张，甲状腺不大。双肺底可闻及湿性啰音。心尖冲动有力，心浊音界呈梨形，HR 116次/min，心律绝对不齐，S_1强弱不等，心尖部可闻及舒张期隆隆样杂音及开瓣音。腹软，肝脾肋下未触及，周围血管征阴性。双下肢无水肿。

请思考：该患者最可能的诊断是什么？为明确诊断，应做哪些检查？该患者可以进行介入治疗吗？为什么？

介入放射学(interventional radiology)由美国著名放射学家Margulis 1967年首先提出，20世纪70年代兴起，是临床与影像诊断相结合并进行微创治疗的医学专业，即在医学影像设备的引导下，经皮或经腔进行诊断和治疗的微创医学。介入放射学最大的特点是微创性，与传统外科手术相比较，其创伤性及危险性小、治疗见效快、恢复时间短。

介入放射学按临床应用和解剖部位可分为血管介入技术和非血管介入技术。血管介入技术主要包括:血管栓塞术、血管成形术、药物灌注术、血管造影术、血管内支架置入术等。非血管介入技术主要包括:非血管管腔内支架置入术、经皮穿刺引流术、经皮椎体成形术、经皮穿刺活检术、经皮消融术等。

第一节 血管介入技术

血管介入治疗是在医学影像设备的导引下,利用相应介入器材经血管途径进行诊断与治疗的操作技术。经导管血管内栓塞术、血管内成形术和血管内药物灌注术为传统介入放射学三大支柱技术。

一、经导管血管内栓塞术

指经导管向靶血管内注入栓塞物质,使之闭塞,从而达到预期治疗目的的一种技术。目前已成为临床上治疗各种出血、某些血管性疾病、富血供肿瘤和部分器官功能亢进的一种重要方法。其临床应用包括以下几个方面。

1.控制出血　栓塞治疗可以控制体内多种原因引起的出血。包括:①外伤性肝、脾、肾、胸腔、腹腔及盆腔出血。②手术后、活检术后等医源性出血。③支气管扩张、肺结核、肺肿瘤及血管性病变所致咯血。④鼻咽血管纤维瘤、鼻咽部血管畸形等所致鼻出血。⑤溃疡、憩室、血管性病变及肿瘤所致胃肠道出血。⑥肿瘤引起的泌尿系统出血。⑦盆腔肿瘤、产伤、剖宫产后所致阴道流血等。栓塞部位和程度以及栓塞物的选用视器官血供特点、出血部位和程度而定,一般以超选择性栓塞出血动脉为宜。

2.治疗血管性疾病　主要有动静脉畸形、动静脉瘘、动脉瘤和静脉曲张。

3.治疗富血供肿瘤　对于富血供肿瘤,栓塞术可起到根治性治疗、姑息性治疗和辅助性治疗作用。根治性栓塞治疗是指通过栓塞术达到肿瘤完全消失或明显缩小并且在相当长的时期稳定,如少数良性富血供肿瘤(肝海绵状血管瘤、子宫肌瘤、肾错构瘤等)。姑息性治疗多是针对恶性富血供肿瘤,多合并化疗进行。目的是达到最大限度的肿瘤坏死缩小,同时又要最大限度地保存瘤器官功能。术前辅助性栓塞治疗适于体积较大、血供丰富较复杂、预计术中出血多、手术难度大的良恶性肿瘤,如肾癌、肝癌、盆腔肿瘤、脑膜瘤、鼻咽血管纤维瘤等。

4.器官灭活　是应用栓塞剂,栓塞某些器官的终末动脉或毛细血管,使之出现不同程度梗死、机化,从而达到临床治疗目的的治疗方法。主要用于脾大、脾功能亢进等脾病变和相关的血液病。栓塞治疗严重肾萎缩并发肾性高血压、大量蛋白尿以及异位妊娠等均属此类。

二、经皮腔血管成形术

经皮腔血管成形术是应用导管等器械扩张或再通动脉粥样硬化或其他原因引起的血管狭窄或阻塞性病变。主要技术有以下几种。

1.球囊血管成形术　是通过血管造影,确定血管狭窄的部位、程度后,调换球囊导管,冲胀气囊,作用于狭窄的血管,使之扩张,适用于治疗中等或大血管的局限、孤立性短段狭窄。

2.激光血管成形术　是利用激光效应和光化学解吸作用,消融粥样斑块或血栓使血管再通。

3.粥样斑块切除术　主要适用于治疗高度狭窄或完全闭塞的血管,它也是一种机械治疗方法。

4.血管内支撑器　是采用镍钛记忆合金等特殊材料，制成不同结构的圆筒形支撑器，支撑于血管狭窄处，使之保持血流通畅，支撑器主要同球囊成形术、激光血管成形术和旋切法等相配合应用，在扩张或再通病变血管后，放置支撑器，可提高血管再开放率，减少再狭窄。

三、经导管药物灌注术

1.血管收缩治疗　是经导管灌注加压素，直接作用于血管平滑肌，使血管收缩。主要用于治疗胃肠道出血。

2.化疗药物灌注治疗　是经皮穿刺经动脉插入导管，经导管灌注化疗药物，增加肿瘤局部药物浓度，延长高浓度药物与肿瘤细胞的接触时间，减轻全身毒副反应，可提高化疗效果。主要用于治疗原发性支气管肺癌和原发性肝癌。

3.动脉血栓的溶栓治疗　是经选择性动脉造影，确定血栓或栓子闭塞血管及其部位和程度后，经导管注入链激酶、尿激酶或组织型纤溶酶原激活剂等溶栓剂，使血栓或栓子溶解。适用于冠状动脉、脑动脉及周围血管血栓形成或栓子脱落造成的栓塞。

四、其他血管介入技术

1.心脏瓣膜狭窄经皮球囊成形术　包括二尖瓣成形术、肺动脉瓣成形术及主动脉瓣成形术，后者因并发症发生率较高，目前较少应用。①二尖瓣成形术，具有安全、可靠、创伤小等优点，并可获得满意的即刻及远期疗效，是治疗二尖瓣狭窄的一种新技术。②肺动脉瓣球囊成形术，疗效好，再狭窄发生率低，已成为治疗单纯性肺动脉狭窄的首选方案。

2.动脉导管未闭封堵术　具有创伤小、康复快、患者痛苦少、操作相对简单等优点。

3.房间隔缺损封堵术　是经导管将封堵器置于心房间隔缺损处，封堵房间隔缺损的一种非手术治疗方法。

4.血栓清除术　是经导管抽吸，以清除引起血管闭塞的急性或亚急性血栓或脱落栓子，恢复和改善闭塞血管远端血流的一种技术。

5.经颈静脉肝内门-体静脉支架分流术　是经皮穿刺颈静脉插入导管，经上腔静脉、右心房、下腔静脉，将导管插入肝静脉，由肝静脉穿刺入肝内门静脉主要分支，在肝静脉与门静脉之间的肝实质内扩张形成通道，并放置内支架，在肝内建立一个肝静脉与门静脉之间的人工分流通道，部分门静脉血分流进入下腔静脉，使门静脉压力降低，有效地预防和控制食管胃底静脉曲张破裂出血，是治疗门静脉高压症的一种新方法。

第二节　非血管介入技术

一、管道狭窄扩张成形术

管道狭窄扩张成形术是胃肠道、胆道、气管、支气管发生狭窄后，可用球囊扩张和放置支撑器的治疗方法。食道狭窄、幽门良性狭窄、上胃肠道吻合术后的吻合口狭窄，可用球囊扩张；食管癌梗阻用球囊扩张或支撑器治疗。

二、经皮穿刺引流与抽吸术

1.经皮肝穿刺胆管引流　用于恶性胆系梗阻减压和梗阻性黄疸术前减压。

2.经皮尿路引流　当上尿路梗阻,经静脉尿路造影、逆行肾盂造影无法判断梗阻部位和性质时,可在影像导向下,经皮细针穿刺患侧肾盏,先抽吸积蓄的尿液进行化验检查,然后注入造影剂,行肾盂造影。在明确诊断后,如适宜进行尿路引流治疗,可行经皮穿刺,将引流导管置于肾盂、输尿管内进行引流或灌注药物等诊断和治疗性操作。

3.囊肿、脓肿经皮抽吸引流　胸部、腹部、盆腔内脏器的囊肿、脓肿、血肿和积液等均可在CT、超声、透视等影像系统导向下、经皮穿刺放置引流、抽吸。抽吸液可作细菌、生化、细胞学等项检查,还可经引流管注入药物进行治疗。

三、结石的介入处理

常用的有经T形管取石,术后残留胆管结石,可先行T形管造影,明确结石的部位后,顺导管插入取石网篮导管,将网篮深入结石附近,张开网篮,网住结石,经T管取出。

四、椎间盘突出及椎体压缩性病变的介入治疗

1.腰椎间盘突出症的介入治疗　包括以主要减少髓核内容物、降低椎间盘内压为目的和以主要降低局部神经无菌性炎性反应、接触粘连症状为目的的两大类治疗方法。以经皮腰椎间盘切除术应用范围最广泛,其方法是在X线片、CT、MRI检查确定椎间盘脱出的平面后,患者俯卧或仰卧有影像增强器的X线机床上,在透视下确定进针的方法,用套管针穿刺,将导管送至椎间盘,经此通道送入环锯切割纤维环,退出环锯后送入髓核夹取钳,夹碎并夹取髓核,达到治疗的目的。

2.经皮椎体固定术　是近年兴起的治疗椎体压缩性病变的介入治疗方法,主要包括经皮椎体成形术和经皮后凸成形术。主要用于治疗影响椎体支撑力的病变,如椎体溶骨性转移瘤、骨髓瘤及骨质疏松等引起的椎体压缩性骨折。

五、经皮穿刺活检

现已广泛应用于临床,其方式有细针抽吸活检、切割式活检和环钻式活检。以透视、超声、CT为导向,其准确率较高。主要用于肺内结节、肿块的定性诊断;肝、胰、肾、腹膜后等部位性质不明的病变以及骨关节、肌肉、盆腔等部位病变的诊断。

随着现代生物工程学、材料学、计算机信息学的飞速发展,介入放射学的原理、技术与应用已经改变了疾病诊疗的基本理念和模式,成为最重要和应用广泛的微创治疗手段,有望成为与内科、外科并列的三大医学技术之一。

复习思考题

简答题

1.简述介入放射学的定义及分类。

2.简述介入放射学基本诊疗技术有哪些?

(张齐亮)

第二十二章　超声诊断学

📖 **学习目标**

- 掌握超声的概念与物理特性。
- 熟悉超声检查的方法与临床应用范围。
- 了解常见疾病的超声图像特点。

📖 **知识点**

- 超声的概念；超声波的物理特性；人体组织的声学分型；超声诊断仪的种类；超声检查前的准备；常见疾病的超声声像图。

案例导入

患者，男，45岁，右上腹隐痛2周，有慢性乙肝病史6年，有嗜酒史。查体：生命体征正常，巩膜无明显黄染，心肺无异常，腹平软，肝肋下2.5 cm，轻压痛，余无异常。

请思考：该患者最可能的诊断是什么？为明确诊断，应做哪些检查？

超声医学是利用超声波的物理特性与人体器官、组织的声学特性相互作用后得到诊断或治疗效果的一门学科。向人体发射超声波，并利用其在人体器官、组织的传播中，由于声的透射、反射、折射、衍射、衰减、吸收而产生各种信息，将其接收、放大和信息处理形成波型、曲线、图像或频谱，借此进行疾病诊断的方法学，称为超声诊断学（ultrasonic diagnostics）。超声检查具有操作简便、无创伤、无痛苦、可多次重复检查、能动态观察脏器的运动和功能、能及时获得结论等优点，是现代医学影像诊断中的重要检查方法。

第一节　超声成像技术

一、超声诊断的基础知识

（一）重要概念

1.超声波　指振动频率大于20 000 Hz，超过人耳听阈上限的一种声波。临床常用的频率范围为2.2~10 MHz。超声波是一种机械波,在弹性介质中以规则的纵波和表面波的形式传播。

2.超声波的基本物理量　超声波有3个基本物理量,即频率、波长、声速。声速=频率×波长。

3.声特性阻抗　声特性阻抗为介质密度和介质中声传播速度的乘积,是反映介质密度和弹性的物理量。

4.界面　两种声阻抗不同的物体接触在一起时,形成一个界面。

5.声源　声音是由物体的振动产生的,一切发声的物体都在振动。物理学中,把正在发声的物体叫声源。超声声源是换能器(探头)。

6.探头　是发射并回收超声的装置。它将电能转换成声能,再将声能转换成电能。

(二)超声波的物理特性

1.束射特性　由于超声波的波长短,接近红外线的波长,因此和光线一样,具有较强的方向性,所发射的超声波能量集中成束状向前传播,形成超声束,称为超声波的束性(或称指向性)。在超声技术中,超声波由探头发出并进入人体后,在距离探头较近的一段区域内,形成一条宽度近似探头直径的超声束。

2.反射、透射与折射　当超声波从一种介质向另一种介质传播时,由于两者的声阻抗不同,一部分超声波就会在两种介质的分界面上产生反射、折射和透射现象。反射使一部分能量返回第一种介质,称为反射波,透射使另一部分能量穿过分界面进入第二种介质内部继续传播,称为折射波。

3.吸收与衰减　超声波在各种介质中传播时,由于介质要吸收掉它的一部分能量,所以,随着传播距离的增加,超声波会出现衰减的现象。吸收衰减是由于超声波传播的介质具有黏滞性,声波在传播时出现质点之间的摩擦,此时声能转化成热能,造成声波的损耗。超声在人体组织中衰减的一般规律:骨骼、气体、钙化>肾集合系统>肌腱>胰腺、肝脏、脾脏>肾皮质>肾髓质、淋巴结>血>尿、胆汁。

4.多普勒效应　当声源与接收体静止不动时,接收体收到的声波频率不改变。当接收体向着声源靠近时,收到的声音频率就变大,而接收体远离声源时,收到的声音频率就变小。这种随着物体的运动方向不同,反射的声波频率会发生改变的现象称为多普勒效应。

(三)人体组织的声学分型

根据各种组织的声学特性,可将人体组织器官分为下列4种类型。

1.无反射型(无回声型)　血液、腹水、羊水、尿液、脓汁等液体物质,结构均匀,其内部没有明显声阻抗差异,反射系数近似为零,所以无反射波。这种液体的声像图特点是无回声暗区或称液性暗区。由于无反射,声能透射好,所以后壁回声增强。

2.少反射型(低回声型)　实质均匀的软组织,声阻抗差异较少,反射系数小,回声幅度低。声像图上表现为均匀细小的弱回声反射光点,即少反射型或低回声区。

3.多反射型(高回声型)　结构复杂的实质性组织,声阻抗差异较大,反射较多且强,声像图上表现为多个粗大均匀的强回声光点、光斑、光团或光束。

4.全反射型(强回声型)　软组织与含气组织间的声阻抗差异极大,接近全反射,并在此界面与探头表面之间形成多次反射和杂乱的强反射，或称强回声，致使界面后的组织无法显示。因此超声不能进入正常肺泡。胀气的胃肠亦如此。

二、超声诊断仪的种类

1.A 型超声诊断仪　这是一种幅度调制超声诊断仪，把接收到的回声以波的振幅显示，振幅的高低代表回声的强弱，以波型形式出现，称为回声图。A 型超声是一维超声，其应用价值有限，现已被 B 型超声取代。然而，它对脑中线的定位、浆膜腔积液的诊断及穿刺定位、肝脏脓肿的诊断及穿刺引流定位以及对肿块物理性质的判断等，仍有其独到之处。

2.B 型超声诊断仪　这是灰度调制型超声诊断仪，即发射脉冲超声进入人体，然后接收各层组织界面的回声以光点显示，光点的灰度等级代表回声的强弱，通过扫描电路，最后显示为断层图像，称为声像图。B 型超声诊断仪是目前临床上最常用的超声诊断仪。

3.M 型超声诊断仪　是 B 型超声诊断仪的一种变化，介于 A 型和 B 型之间，得到的是一维信息。M 型超声诊断技术特别适用于观察脏器的运动情况，因而经常用来观察心脏，故有超声心动图之称。现在 M 型超声已成为 B 型超声诊断仪中的一个功能部分，不作为单独的仪器出售。

4.D 型超声诊断仪　在二维图像上某点取样，获得多普勒频谱加以分析，获得血流动力学的信息，对心血管的诊断极为有用。

5.彩色多普勒超声诊断仪　具有彩色血流图功能，并覆盖在二维声像图上，可显示脏器和器官内血管的分布、走向，并借此能方便地采样，获得多普勒频谱，测得血流的多项重要的血流动力学参数，供诊断之用。

三、超声检查的主要临床用途与检查前准备

(一)超声检查的主要临床用途

1.检查实质性脏器的大小、形态及物理特性。

2.检测囊性器官的大小、形状、走向及某些功能状态。

3.检测心脏、大血管及外周血管的结构、功能与血流力学状态。

4.鉴定脏器内占位性病变的物理特性，部分可鉴别良、恶性。

5.检测积液存在与否，并对积液量作出初步估计。

6.随访经药物或手术治疗后各种病变的动态变化。

7.引导穿刺、活检或导管置入，进行辅助诊断及某些治疗。

(二)超声检查前的准备

1.超声检查前向患者做必要的解释和说明，缓解其紧张情绪，能配合检查。

2.常规肝脏、胆囊、胆道及胰腺检查，需空腹进行，必要时饮水 400~500 mL。

3.胃的检查前需饮水及服胃造影剂，显示胃黏膜及胃腔。

4.早孕、妇科、膀胱及前列腺的检查，患者于检查前 2 h 饮水 400~500 mL 以充盈膀胱。

5.对心脏、大血管及外周血管、浅表组织器官和颅脑检查，一般不需特殊准备。

6.对婴幼儿、检查不合作者，可予水合氯醛灌肠，待安静入睡后再进行检查。

7.超声引导下穿刺，疑有出血倾向者，术前检测血小板计数、凝血酶原时间及活动度。

第二节 超声诊断的临床应用

一、心血管疾病的超声诊断

(一)正常超声心动图

1.M 型超声心动图　是根据心脏组织结构密度,在距体表相应的深度产生不同强弱反射光点的一种技术,其纵轴为光点运动的幅度,横轴为时间,主要用于心脏和血管内径的测量,观察瓣膜及室壁的运动情况。

(1)心底波群:心前区胸骨左缘第 3 肋间探测可见,所代表的结构自前向后分别为胸壁、右室流出道、主动脉根部及左房。主动脉瓣波形为六边形盒子形状。

(2)二尖瓣波群:胸骨左缘第 3~4 肋间探测时,可见具有特征的二尖瓣前、后叶波形。舒张期二尖瓣前叶波形为类似字母“M”的双峰曲线(E、A 峰),二尖瓣后叶波形类似字母“W”,为前叶曲线的倒影;收缩期二尖瓣前后叶闭拢成一直线。

(3)心室波群:在第 4 肋间探及从前向后所代表的解剖结构分别为胸壁、右室前壁、右室腔、室间隔、左室腔和腱索、左室后壁。

2.二维超声心动图　患者采平卧位或左侧卧位,探头放置部位与 M 型相同。二维超声心动图采用三个直角相交的平面束观察心脏。常用的有 10 种基本图像。

(1)左室长轴图:探头置于胸骨左缘第 3 或 4 肋间,声束与长轴平行,即得左室长轴图。显示右室、室间隔、左室、左房、主动脉根部及主动脉瓣和二尖瓣(图 22.1)。

(2)主动脉根部短轴图:显示主动脉根部、右室流出道、主动脉瓣,左房、房间隔、部分右房、右室及三尖瓣隔叶。

(3)二尖瓣水平短轴图:可显示左、右室,室间隔与二尖瓣口,左室侧壁及后壁等。

(4)乳头肌水平短轴图:显示左室、左室乳头肌和部分右心室。

(5)心尖四腔图:探头置于心尖冲动处,指向右侧胸锁关节。图上室间隔起于扇尖,向远端延伸,接房间隔及心房穹窿。十字交叉位于中心,向两侧伸出二尖瓣及三尖瓣隔叶,并可清楚地看到二、三尖瓣口。由于室间隔房间隔连线与二、三尖瓣连线成十字交叉,故将左、右心划分为 4 个腔室(图 22.2)。探头稍向上倾斜,扫描平面经过主动脉根部,使四腔间又出现一环形的主动脉腔,即所谓心尖五腔图。

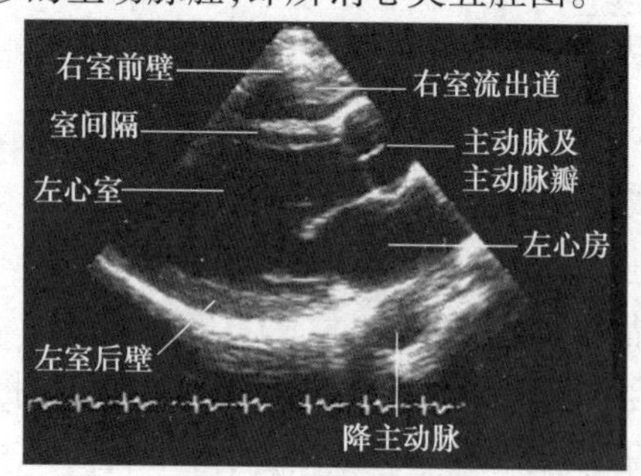

图 22.1　左室长轴图

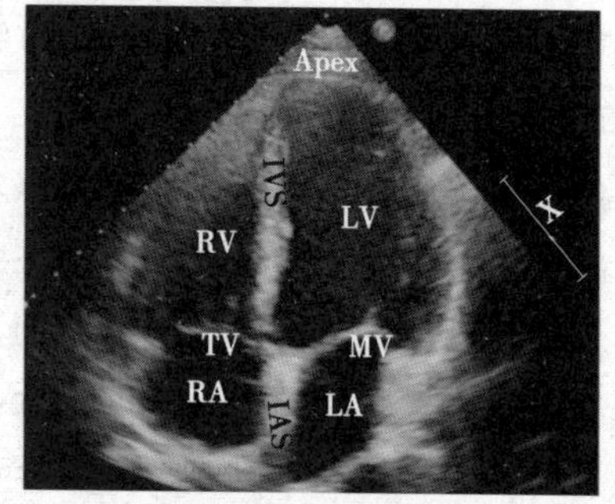

图 22.2　心尖四腔图

RV:右心室;IVS:室间隔;LV:左心室;TV:三尖瓣;MV:二尖瓣;RA:右心房;IAS:房间隔;LA:左心房。

(6)心尖部二腔图：探头位置同前，逆时钟转位，使扫描平面不通过室间隔，即可获得心尖二腔图。着重显示左房、左室、左室流入道及流出道。

(7)剑突下四腔图：仰卧，下肢屈曲，使腹部松弛，探头置于剑突下，指向左肩，接近冠状切面。在图上扇尖处可见肝实质反射，再为右室、左室、右房、左房，此切面声束与房间隔垂直，房间隔完整，一般无假性回声脱失。

(8)下腔静脉长轴图：探头置于剑突下，扫描平面与下腔静脉平行，图像显示右房、下腔静脉及肝静脉。

(9)主动脉弓长轴图：仰卧位，头部尽量后仰，探头置于胸骨上窝，使声束与左肩、右乳头连线平行扫查。图形显示升主动脉、主动脉弓、头臂血管起源及降主动脉等。

(10)主动脉弓短轴图：探头位置同上，转动 90°，横切主动脉弓，除显示主动脉横切面处，尚可见肺动脉干分叉处及右肺动脉，有时可见上腔静脉。

3.多普勒超声心动图　分为脉冲多普勒超声心动图、连续波多普勒超声心动图、彩色多普勒超声心动图。应用最多的是脉冲多普勒超声心动图。

(1)脉冲多普勒超声心动图：在二维或 M 型图像监视定位下，利用多普勒原理，采用距离选通技术，将取样容积放在心脏或大血管内一定部位，取一定容积的血流信息，经快速傅里叶变换，实时地以频谱的方式显示某点的血流速度、方向和性质。据此可以判断各瓣膜口有无狭窄、反流，了解心内有无分流，并且计算心排血量和跨瓣口的压力阶差。频谱图的纵坐标反映血流的方向和速度，血流朝向探头流动即产生向上的频移，反之则产生向下的血流图，频移幅值代表血流速度的高低；横坐标代表时间。

(2)连续波多普勒超声心动图：可以测量过高的血流速度，但不能明确最高流速的具体位置，一般只用于瓣膜或血管狭窄远端血流速度的测定。

(3)彩色多普勒血流显像：可直接观察整幅切面图上各处血流的分布状态，观察血流束出现的部位、数目、形状及途径，血流束出现的时相及持续时间。其临床应用：①判断血流方向。②显示血流速度和类型(层流、湍流、涡流、漩流)。③可短时间内捕捉到异常血流，可观察异常血流束的形态、走行方向，测定异常血流束的面积、周径、长度、宽度及流量大小，作半定量评价，对判定各瓣口的反流有绝对优势，不仅可以定性，而且可以确定反流的范围和程度。不足之处是二维结构显像的质量因帧数减少而降低。

(二)异常超声心动图

1.二尖瓣狭窄　正常瓣膜质地柔软，二尖瓣口面积为 4~6 cm^2，静息状态下，通过瓣口的血流量为 5 L/min，当瓣口面积小于 2.0 cm^2 时，出现轻度的二尖瓣狭窄血流动力学改变，当瓣口面积常<1.0 cm^2，患者可出现明显症状，表现为劳力性或夜间阵发性呼吸困难，端坐呼吸，甚至肺水肿。晚期二尖瓣狭窄的超声心动图表现如下。

(1)M 型及二维超声心动图：①M 型超声心动图主要表现为二尖瓣前后叶开放幅度降低，后叶与前叶同向运动及 EF 斜率减慢，前叶 E、A 两峰之间的 F 点凹陷小时，呈平台状曲线，即城墙样改变(图 22.3)。②左室长轴切面瓣口狭窄而开放受限，病变严重者，常致腱索乳头肌等瓣下结构明显增厚、钙化，此时瓣叶活动僵硬。③左室腔扩大，可出现不同程度肺静脉扩张、右室扩大，部分患者可并发左房血栓，多附着于左心耳或左房后侧壁。

(2)频谱图及彩色多普勒显像：频谱图呈宽带型，即频谱幅度明显增高，宽度明显增大，内部充填,E 峰与 A 峰相连。彩色多普勒见舒张期通过二尖瓣口的血流束明显变窄,显示五彩镶嵌的射流。左房侧出现血流会聚图即彩色由红色转换为蓝色。

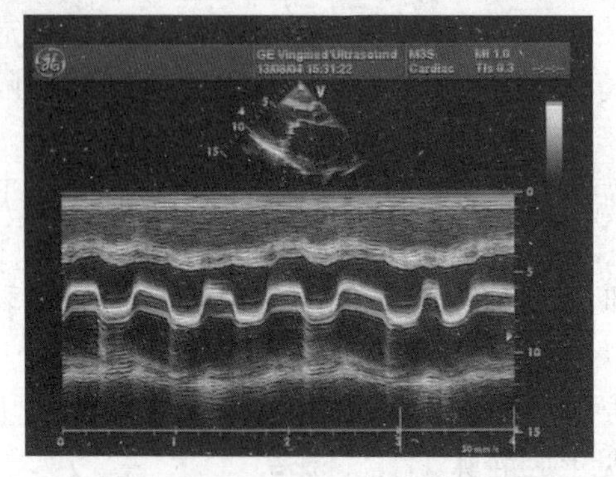

图 22.3　二尖瓣狭窄 M 型超声心动图

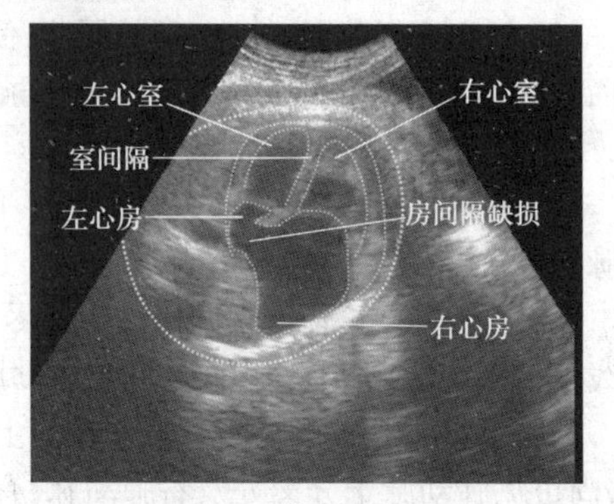

图 22.4　房间隔缺损

2.主动脉瓣狭窄　主动脉瓣狭窄由先天性和后天性引起。后天性主动脉瓣狭窄常见,多为风湿性主动脉瓣病变和退行性主动脉瓣钙化,前者多合并二尖瓣狭窄,后者一般由老年退行性病变引起。正常主动脉瓣口面积为 2.5~3.5 cm,当瓣口面积减少 1/2 时,左室收缩压代偿增高,出现血流动力学障碍,心室壁肥厚,左室舒张功能受损,严重的心肌肥厚可使左心室舒张末压上升,临床出现呼吸困难、心绞痛等表现。

(1)M 型及二维超声心动图:①M 型曲线见主动脉瓣反射增强,开放幅度减小,主动脉壁 M 型曲线主波低平。②主动脉瓣叶不同程度增厚,回声增强,活动受限,开口距离减小,瓣叶交界处粘连,瓣口开放面积减小。③主动脉根部内径增宽。④左室壁向心性肥厚。⑤晚期左室增大,失代偿期左室收缩功能降低。

(2)彩色多普勒血流显像:于左室长轴及五腔心切面可见收缩期左室流出道隔膜处及其上方蓝色为主的多色镶嵌血流束,主动脉瓣上亦可见花彩血流。

3.房间隔缺损　根据缺损部位不同,分为中央型、下腔型、上腔型和混合型四型。

(1)M 型及二维超声心动图右房、右室增大,右室流出道增宽,M 超表现为室间隔与左室后壁呈同向运动。直接征象——房间隔中断(图 22.4)。

(2)彩色及频谱多普勒:全心动周期的正向分流频谱,峰值速度在舒张期,速度一般在 120 cm/s 左右,三尖瓣口及肺动脉内血流速度增快。彩色多普勒血流显像显示:房间隔缺损部位穿隔血流束,左向右分流者呈红色为主的分流信号,合并肺 A 高压时缺损部位显示右向左蓝色分流信号。

4.室间隔缺损　是新生儿期最常见的先天性心脏病,在成人中发病率仅次于房间隔缺损和动脉导管未闭。单纯的室缺的大小多数在 5~10 mm,可小至 2 mm。室缺较大时,随着病情的发展,长期持续的肺血流量增加,最终发展为肺动脉高压,导致双向分流或右向左分流,引起右室增大,肺动脉增宽,临床上出现发绀,称为艾森曼格综合征。

(1)切面及 M 型超声心动图:①直接征象:室间隔局部回声失落。回声失落的断端可有回声增强,也可没有回声增强,取决于断端是否有纤维成分。②间接征象:左室扩大,肺动脉高压时右室扩大,右室壁肥厚,肺动脉高压,肺动脉显著扩张。小的缺损早期不引起这些征象。超声分型:主动脉短轴切面 12 点钟至肺动脉瓣之间室间隔连续中断为漏斗部室缺。三尖瓣隔瓣基底部至主动脉根部短轴 12 点钟处为膜部室缺。

(2)彩色及频谱多普勒：室间隔中断处彩色多普勒血流显像显示左向右五彩镶嵌过隔血流信号。频谱多普勒在分流处探及高速全收缩期湍流，流速达 2 m/s 以上。当出现右向左分流时，分流束彩色多普勒血流显像显示为蓝色信号。

5.动脉导管未闭　是一种常见的非发绀型先天性心脏病，其发病率占先天性心脏病的 20%。动脉导管的长短、粗细不一，直径多数为 5~10 mm。按形态分为管型、漏斗型、窗型、瘤型、哑铃型。

(1)二维及 M 型超声心态图：①动脉导管直径在 5 mm 以下者，心脏各腔室大小测值可在正常范围。②动脉导管较大者，二维心动图显示左室、左房增大，肺动脉增宽。③合并肺动脉高压，右室、右房增大，右室壁增厚。直接征象：主动脉根部短轴切面肺动脉分叉处或左肺动脉根部有管道与后方的降主动脉相连。

(2)彩色及频谱多普勒：彩色多普勒血流显像显示降主动脉血流经导管进入肺动脉的红色或彩色镶嵌血流，可较敏感地显示小至 3 mm 的动脉导管的分流。频谱多普勒在肺动脉远端或动脉导管开口处显示连续性或全舒张期的湍流频谱。

二、肝、脾疾病的超声诊断

1.正常肝脏的声像图　正常肝脏呈楔形，右叶厚而大，向左渐小而薄。其大小和形态因体型、身长与胖瘦而异。正常肝脏包膜呈细线状回声，光滑而整齐，膈面呈弧形，肝实质呈均匀的细小光点的中等回声，肝脏面内凹或较平坦，边缘锐利，肝左叶下缘角<45°，右叶下缘角<75°。可显示肝脏各叶、三支肝静脉、门静脉左右分支、左右肝管及胆囊等结构。正常右肝前后径是 8~10 cm，右肝最大上下斜径是 10~14 cm。左肝厚度和长度分别不超过 6 cm 和 9 cm。

2.肝脓肿声像图　初期局部出现低回声区，其内回声不均匀。进展期脓肿呈液性无回声暗区，边缘不光滑，或有由周边开始液化所致的无回声环。恢复期可见不规则强回声钙化区，呈点状或斑片状。

典型肝脓肿(图 22.5)可见单发或多发的低回声或无回声肿块，常呈圆形或类圆形，伴后方回声增强效应。脓肿壁表现强回声，厚薄不等，外壁光滑，内壁不平整；脓腔的无回声、脓肿壁的强回声和周围的低回声形成了所谓“环中环”征。

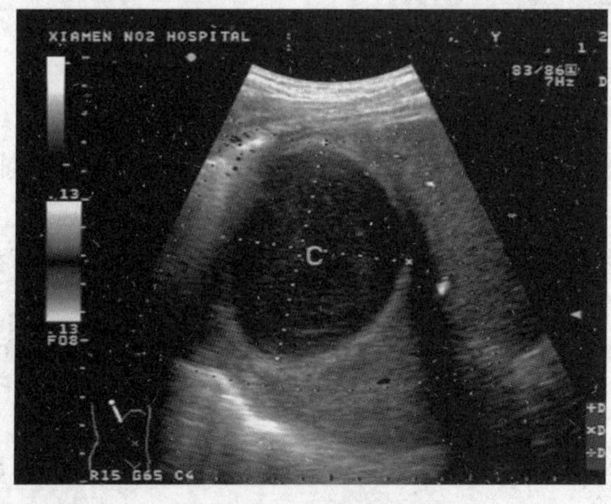

图 22.5　肝脓肿声像图

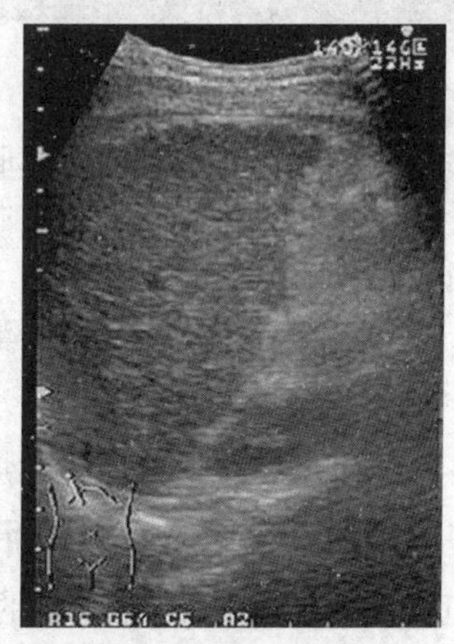

图 22.6　肝硬化声像图

3.肝硬化声像图　肝脏形态失常,早期肝脏可正常或轻度肿大,边缘变圆钝;后期肝脏体积缩小,肝叶比例失调。肝表面不平滑,呈锯齿状或波浪状。肝实质回声弥漫性增强、增粗、不均,可有结节状区域。肝内正常纹理结构紊乱、减少或显示不清(图 22.6)。门静脉高压征象,包括脾大,脾、门静脉主干增粗,腹水,侧支静脉开放。彩色多普勒示门静脉血流速度减慢、频谱低平等。

4.原发性肝癌声像图　依肿瘤的部位、多少、大小及病程等可呈现不同的声像图。通常小肝癌多表现为低回声团块。肝脏大小可正常或不同程度肿大。肿瘤邻近肝脏表面时,可见局限性隆起,呈"驼峰征"。肿瘤常呈不均质回声,伴液化坏死时,中心可见无回声区。

5.正常脾脏声像图　正常脾脏的肋间斜切声像图呈新月形,包膜薄而光滑,外侧缘呈向外突的弧形,内侧缘中部向内凹陷,为脾门。脾门区可见脾静脉的管状无回声区。脾动脉较细常显示不清。正常脾实质呈均匀细小的点状回声,回声较低,一般稍低于正常肝组织的回声。脾脏测量的正常值:长度即脾上极最高点至脾下极最低点间的距离,正常值为 8~12 cm;厚度即脾门至脾门对侧缘最大的切线距离,正常值≤4 cm;宽度为垂直于长轴切面上的最大横径,正常值为 5~7 cm。

三、胆系疾病的超声诊断

1.正常胆囊声像图　正常多数纵切呈梨形或椭圆形。囊壁为轮廓清晰的光环,边缘光滑,胆囊颈部常有皱褶。囊内胆汁为无回声区,胆囊后壁回声增强。超声测量正常胆囊的长径<7 cm,前后径<4 cm,囊壁厚<0.3 cm。正常肝内小胆管内径较小,肝切面图像显示不清。在声像图上胆总管大致分为上、下两段,上段位于门静脉主干前方,易于显示;下段与下腔静脉伴行,走行于胰头背外侧。下段因肠道气体回声的干扰,多不易清晰显示。正常肝总管内径一般为0.4 cm。

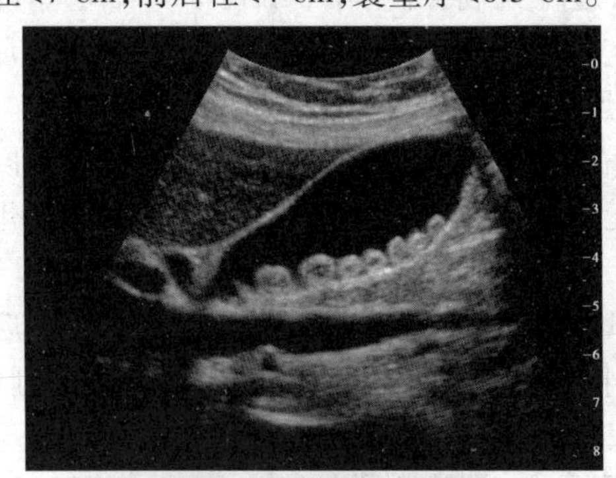

图 22.7　胆囊多发结石

2.胆囊结石声像图　典型胆囊结石的三大主要征象(图 22.7):胆囊腔内出现形态稳定的强回声团;强回声团后方伴声影;强回声团依重力方向移动。

3.急性胆囊炎声像图

(1)急性单纯性胆囊炎:胆囊肿大,囊壁模糊,壁轻度增厚。

(2)急性化脓性胆囊炎:胆囊肿大,囊壁增厚模糊,可呈"双边";炎性物质较多时,可见囊内散在的中等强度回声光点。

(3)急性坏疽性胆囊炎:胆囊壁明显增厚,可达 5 mm 以上,厚薄不均匀。气性坏疽时可见胆囊壁内出现气体强回声。

(4)合并胆囊穿孔:可见胆囊周围积液。如与十二指肠形成内瘘,可见胆囊腔内积气。

四、胰腺疾病的超声诊断

1.正常胰腺声像图　于胰腺的长轴切面上,胰腺常见蝌蚪形、哑铃形及腊肠形。胰腺呈均匀的中等偏强回声,常稍强于肝脏回声,边缘光滑整齐。主胰管可显示,呈内径均匀、无饱满感的管道结构，胰管内径<2.0 mm。胰头厚径<3.0 cm，测量时应不包括钩突。胰体、尾厚径<2.0 cm。

2.急性胰腺炎声像图　胰腺体积增大，多呈弥漫性或局限性，轮廓模糊。胰腺实质呈不均匀回声甚至不规则无回声，夹杂有颗粒状光点，重者胰腺周围及腹腔内探及不规则液性暗区，常提示出血坏死型胰腺炎。胰腺局限性炎性包块。

3.慢性胰腺炎声像图　常由急性胰腺炎反复发作而来。典型的慢性胰腺炎声像图（图22.8）：胰腺回声增强或减弱，不均质。主胰管轻度扩张，走行迂曲或呈串珠样改变。当合并胰管内结石时，对诊断帮助较大。可伴发假性胰腺囊肿。

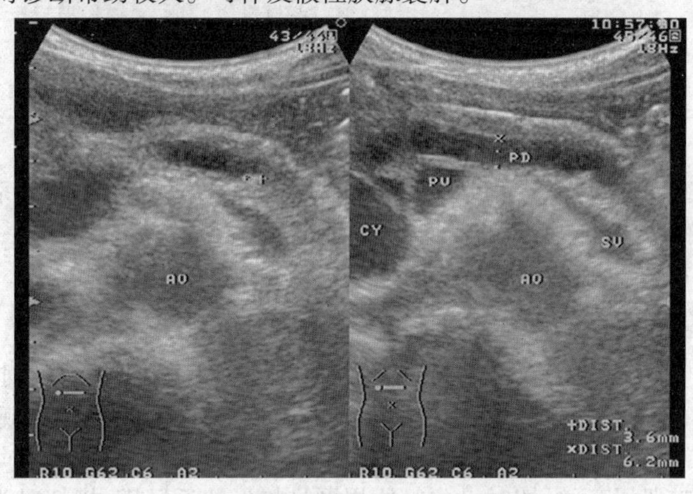

图 22.8　慢性胰腺炎、胰管扩张伴结石

五、泌尿系统疾病的超声诊断

1.正常肾脏声像图　纵切面上肾呈椭圆或扁圆形，肾被膜呈光滑、清晰的强回声带，肾实质呈低回声，中央部分为肾窦强回声，包括肾集合系统、血管和脂肪等。横切面上于肾门水平呈马蹄形，肾血管为肾门的标志，肾门上、下部分肾脏横断面亦为椭圆形。肾脏测量的正常值：成人长径 9～11 cm，宽径 5～6 cm，厚径 4～5 cm。儿童依年龄及身高不同而有差异。

2.多囊肾声像图　①成人型：双肾增大，外形不规整，呈分叶状，肾内正常结构消失，代之以难以计数的大小不等的无回声区，囊壁常不规整。部分囊内可见钙化。②婴儿型：少见，超声常难以显示其内的微小囊肿，部分图像类似于肾发育不全。

3.肾积水声像图　肾盏扩张，呈无回声区，如合并输尿管上段扩张，于肾脏长轴切面可呈烟斗型或花朵型无回声区。轻度：肾形态无改变，集合系统无回声区宽度>1.0 cm。中度：肾体积轻度增大，集合系统扩张明显，无回声最大宽度>2 cm。重度：肾明显增大，集合系统显著扩张，宽度>3 cm。肾实质明显受压，当肾实质厚度<1.0 cm 时，常提示肾功能受损。

4.泌尿系统结石声像图　肾结石表现是肾窦区点状或团状强回声，后方伴有声影（图22.9）；输尿管结石表现为在扩张输尿管的下端强回声，后方伴声影；膀胱结石表现为膀胱内强光团，后方伴声影，并随体位改变而移动。

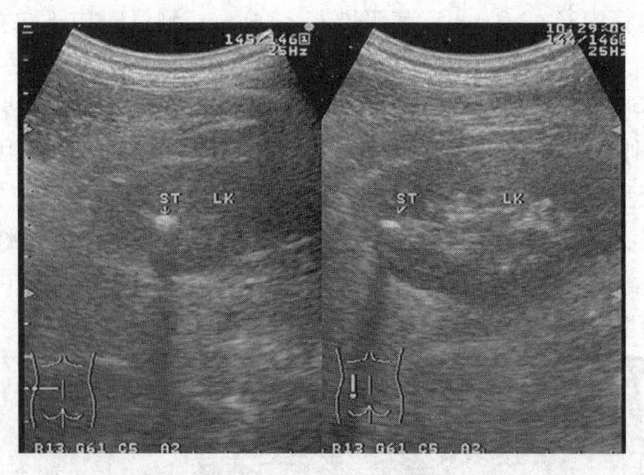

图 22.9 肾结石声像图

5.肾癌声像图 表现为肾表面常有隆起,可见边缘不整齐的肿块,呈强弱不等回声或混合性回声,可有坏死、囊性变所致的局灶性无回声区。发生淋巴结转移时,于肾动脉和主动脉周围可见低回声结节;血管内有癌栓时,腔内有散在或稀疏回声团块。

六、妇科常见疾病的超声诊断

1.正常子宫与卵巢声像图 子宫位于膀胱后方正中或稍偏一侧,纵切时呈倒梨形,横切面宫底近三角形,体部呈椭圆形。宫体为实质性均质结构,轮廓清晰,周边规整,内部呈均匀中等回声,子宫腔呈线状高回声,宫腔线周围有内膜层围绕,子宫内膜层在月经周期各期有不同。宫颈回声较肌层高,纵切时沿颈管线周围见梭形的低回声,横切时为扁椭圆的低回声,此为有分泌功能的宫颈黏膜上皮层。子宫长径正常为 5.0~7.5 cm、厚为 3.0~4.5 cm、最大横径正常为 4.5~6.0 cm。卵巢位于子宫体两侧外上方,但位置多变。卵巢最大切面大小约为 4 cm×3 cm×1 cm,声像呈扁椭圆形,边界稍有凹凸,中央部回声略高,周围为皮质,呈低回声,可显示大小不等、边清壁薄的圆形液性暗区,为卵泡声像。

2.子宫肌瘤声像图 表现为子宫增大,形态不规则,尤见于多发者;肌瘤结节呈圆形低回声或等回声,周边有假性包膜形成的低回声晕;在壁间肌瘤时子宫内膜移向对侧且发生变形,黏膜下肌瘤时内膜显示增宽、增强或显示出瘤体(图 22.10)。

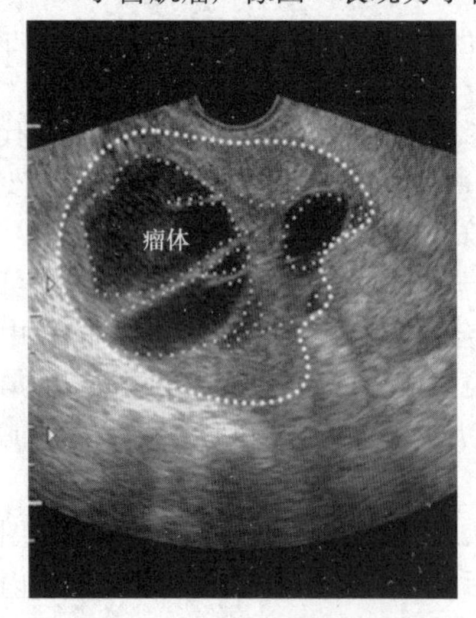

图 22.10 子宫肌瘤声像图

3.子宫腺肌病声像图 ①弥漫型:子宫呈球形增大,肌层回声普遍不均,常伴栅栏状衰减。②局灶型:子宫不规则增大,病灶呈不均质高回声,伴少许衰减,病灶与正常肌层之间界限不清。

4.子宫内膜增生症声像图 子宫内膜增厚,子宫内膜回声可表现为均匀高回声、多个小囊状回声或不均质斑块状回声,内膜基底层与子宫肌层分界清晰。

5.子宫内膜癌声像图 早期病变无明显声像改变;中晚期子宫内膜增厚,呈局灶性或弥漫性不均匀回声;病变累及肌层时,局部内膜与肌层分界不清,肌层呈低而不均匀回声。

6.卵巢单纯性囊肿声像图　呈单房性囊肿，壁薄，内为无回声，一般大小不超过 5 cm，囊肿较小时，可见正常卵巢结构呈半月形附于囊肿周边，内见小卵泡。

复习思考题

一、选择题

1.超声检查前准备，不正确的是(　　)。

A.胆囊检查前禁食 12 h　　B.胰腺检查前禁吸烟

C.肝脾检查前禁食 12 h　　D.前列腺检查前饮水 500~1 000 mL

E.血管检查前休息 10 min

2.胆囊超声检查前需(　　)。

A.禁食 12 h　　B.清洁灌肠

C.做造影剂过敏试验　　D.饮水 500~1 000 mL

E.禁服重金属药物

3.下列超声检查的说法，哪项是错误的？(　　)

A.操作简便、无创伤　　B.无放射性损伤

C.有严格的禁忌证　　D.应用广泛，重复性强

E.现代医学影像诊断检查方法之一

4.人体组织的声学分型为(　　)。

A.强回声型　　B.高回声型　　C.低回声型

D.无回声型　　E.以上均是

5.超声波是人耳听不到的声波，其频率大于(　　)。

A.1 000 Hz　　B.2 000 Hz　　C.20 kHz

D.2 MHz　　E.10 kHz

6.声束穿过界面时方向发生改变，称作(　　)。

A.入射角度　　B.折射　　C.正常反射

D.后散射　　E.衰减

7.当超声波通过弹性媒质时，其声能量损失称为(　　)。

A.反射　　B.衰减　　C.吸收

D.散射　　E.折射

8.诊断先天性心脏病首选的技术是(　　)。

A.心电图　　B.超声心动图　　C.X 线胸片

E.CT　　D.磁共振

9.二维超声心动图诊断二尖瓣狭窄的主要依据是(　　)。

A.瓣口开放面积变小　　B.瓣叶增厚　　C.腱索粗大

D.瓣膜活动受限 E.左房明显增大

10.正常成人二尖瓣口面积为(　　)。

A.1～2 cm^2 B.2～4 cm^2 C.4～6 cm^2

D.2～3 cm^2 E.6～8 cm^2

11.下列肝硬化声像图表现中,正确的是(　　)。

A.肝回声增高、增粗、分布不均 B.肝表面不平 C.尾状叶增大

D.门静脉增宽和肝静脉变细 E.以上均有可能

二、简答题

1.什么是超声波？超声波有哪些特点？

2.超声检查的主要临床用途有哪些？

(岳新荣)

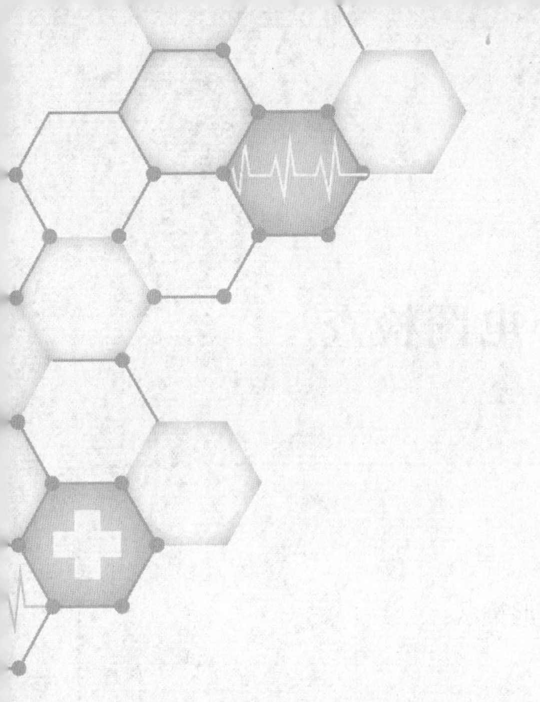

第五篇

器械检查

第二十三章　心电图检查

学习目标

- 掌握心电图常规导联的连接方法。
- 掌握心电图各波段的命名及正常心电图波形特点。
- 掌握心电图的测量方法与正常值。
- 掌握急性心肌梗死和常见心律失常的心电图特点。
- 熟悉心肌缺血、房室肥大的心电图特点。
- 了解心电产生的基本原理。

知识点

- 心电产生原理；心电图导联；导联轴；心电图各波段的组成及命名；心电图各波段时间的测量；各波段振幅的测量；心率的测量；心电轴；心电图各波段正常值；心房肥大；心室肥大；心肌梗死；窦性心律失常；期前收缩；阵发性心动过速；扑动与颤动；房室传导阻滞；室内传导阻滞；预激综合征。

案例导入

患者，男，70 岁，2 年来劳累后时有心前区闷痛，休息后可缓解。3 h 前突然胸痛发作，含服硝酸甘油疼痛缓解不明显，入院立即作心电图检查，心电图提示：$V_1 \sim V_5$导联均有增宽的 Q 波、ST 段明显上抬与 T 波融合成单向曲线。

请思考：你能对此心电图作出诊断吗？

心脏的机械收缩和舒张源于心肌细胞的电活动。心电图（electrocardiogram，ECG）是利用心电图机从体表将心脏每一心动周期心肌细胞的电活动变化记录下来而形成的曲线图。

第一节　临床心电图的基本知识

一、心电产生原理

(一)心肌细胞的除极、复极和电偶

在静息状态下,心肌细胞膜外带正电荷,膜内带等量负电荷,此时无电位差和电流产生。

当细胞膜的一端受到阈刺激时,细胞膜的通透性发生改变,引起膜内外离子流动,膜内外电荷分布发生改变,此过程称为细胞的除极。此时,细胞除极端表面带负电荷为电穴,未除极端表面仍带正电荷为电源,从而形成一对电偶,其电源在前,电穴在后,两端形成电位差,产生电流(正电荷流向负电荷),沿一定方向迅速扩展,直至整个心肌细胞除极完毕。此时,心肌细胞膜内带正电荷,膜外带负电荷,称为除极状态。

心肌细胞除极后,由于细胞的代谢作用,使细胞膜内外离子逐渐恢复到原来的极化状态,此过程称为复极。先除极部分先复极,细胞外负电荷移入细胞内,细胞内正电荷移至细胞外。故复极时带正电荷的电源在后,带负电荷的电穴在前,直至整个细胞全部复极(图 23.1)。

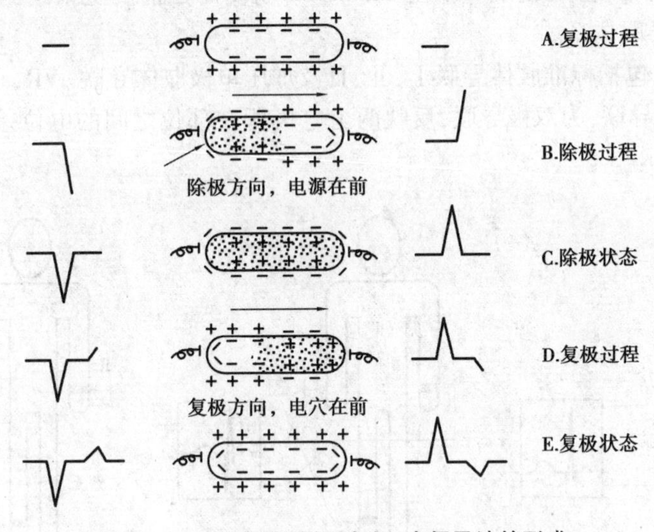

图 23.1　心肌细胞除极、复极、电偶及波的形成

(二)心电向量

既有大小又有方向的量,称为向量。心肌细胞在除极化与复极化过程中所产生的心电位,既有数量大小,又有一定的方向,故称心电向量。通常用箭头的指向代表心电向量的方向,其长度代表心电向量的大小,箭头表示正电位(电源),箭尾表示负电位(电穴)。

心电向量的合成(综合心电向量)遵守平行四边形法则,即在同一轴上向量方向一致者,其大小相加;向量方向相反,其大小相减;两个心电向量的方向构成一定角度者,则取平行四边形对角线求得(图 23.2)。

每个瞬间都有不同的心肌部分在除极和复极,形成瞬间心电向量。按照平行四边形法

则将各瞬间心电向量合成所形成的向量称为瞬间综合心电向量。将一个心动周期中各瞬间综合心电向量箭头顶点连接起来,形成一环状曲线,称为心电向量环。此环呈立体状,是一个具有大小、空间方位和运行方向的空间心电向量环。

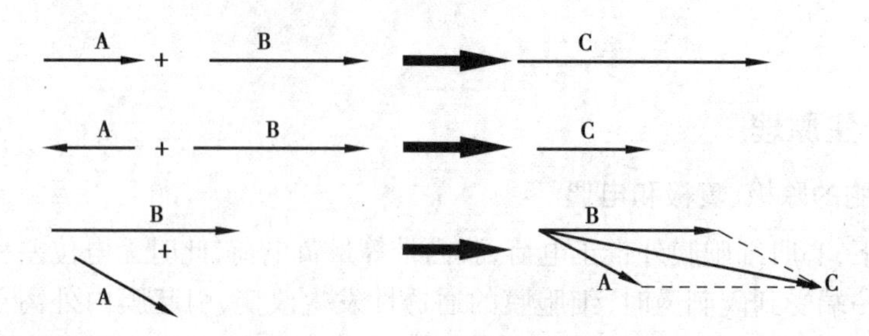

图 23.2　心电向量合成示意图

二、心电图导联和导联轴

(一)常规导联

在人体不同部位放置电极,并通过导联线与心电图机电流计的正负极相连,这种记录心电图的电路连接方法称心电图导联。电极位置和连接方法不同,可组成不同的导联。在长期临床心电图实践中,已形成了一个由 Einthoven 创设而目前广泛采纳的国际通用导联体系,称为常规 12 导联体系。

1.肢体导联　包括标准肢体导联Ⅰ、Ⅱ、Ⅲ及加压单极肢体导联 aVR、aVL、aVF。

(1)标准肢体导联:为双极导联,反映两个电极所在部位之间的电位差变化。导联连接方式如图 23.3 所示。

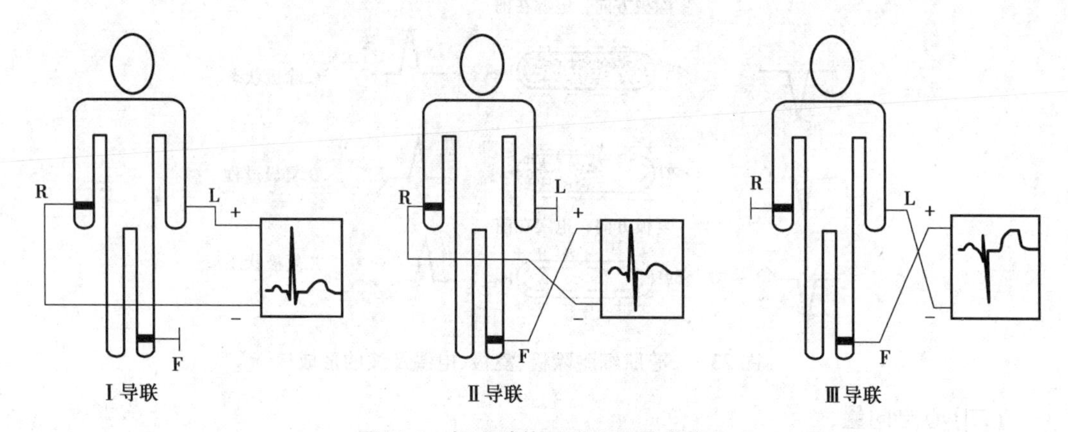

图 23.3　标准肢体导联的连接方式

(2)加压单极肢体导联:Wilson 提出把左上肢、右上肢和左下肢的三个电位各通过 5 000 Ω高电阻,用导线连接在一点,称为中心电端。理论和实践均证明,中心电端的电位在整个心脏激动过程中的每一瞬间始终稳定,接近于零。把心电图机的负极(无干电极)接在中心电端上,把探查电极接在人体任一点上,就可以测得体表这一点的电位变化,这种导联方式称为单极导联。实际上,就是将心电图机上的无干电极与中心电端连接,探查电极连接在人体的左上肢、右上肢或左下肢,分别得出左上肢单极导联(VL)、右上肢单极导联(VR)

和左下肢单极导联（VF）。

由于单极肢体导联的心电图形振幅较小，不便于观测，为此，Gold-berger 提出在上述导联的基础上加以修改，方法是在描记某一肢体的单极导联心电图时，将该肢体与中心电端相连接的高电阻断开，这样就可使心电图波形的振幅增加 50%，这种导联方式称为加压单极肢体导联，分别以 aVL、aVR 和 aVF 表示。加压单极肢体导联的连接方式如图 23.4 所示。

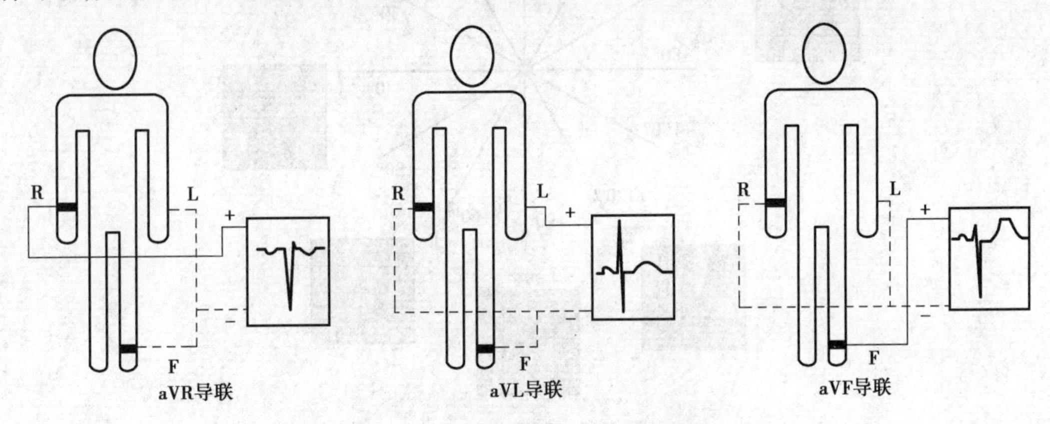

图 23.4　加压单极肢体导联的连接方式

（3）导联轴：在每一个导联正负极间均可画出一条假想的直线，称为导联轴。肢体导联的导联轴是额面电轴。3 个标准肢体导联的导联轴构成一个等边三角（Einthoven 三角），三角形的 3 个顶点 *R*、*L*、*F* 分别代表右上肢、左上肢和左下肢（图 23.5）。在同一等边三角形内也可作 3 条中线，代表 3 个加压单极肢体导联的导联轴。等边三角形的中心"*O*"相当于零电位点。*RR'*、*LL'*、*FF'* 分别代表 aVR、aVL、aVF 导联的导联轴，其中 *OR*、*OL*、*OF* 段为正，*OR'*、*OL'*、*OF'* 段为负，如图 23.6 所示。

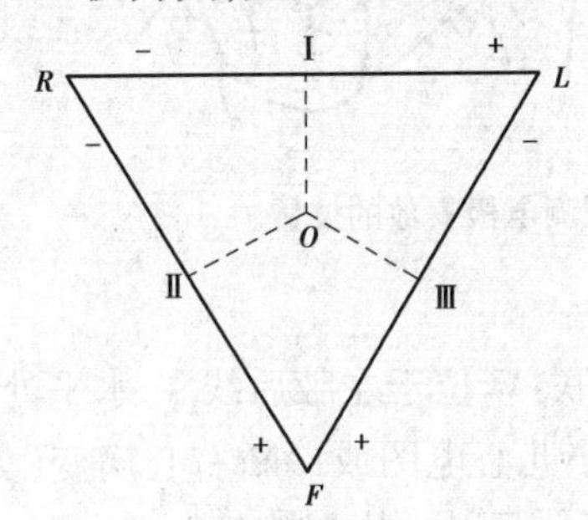

图 23.5　标准肢体导联的导联轴

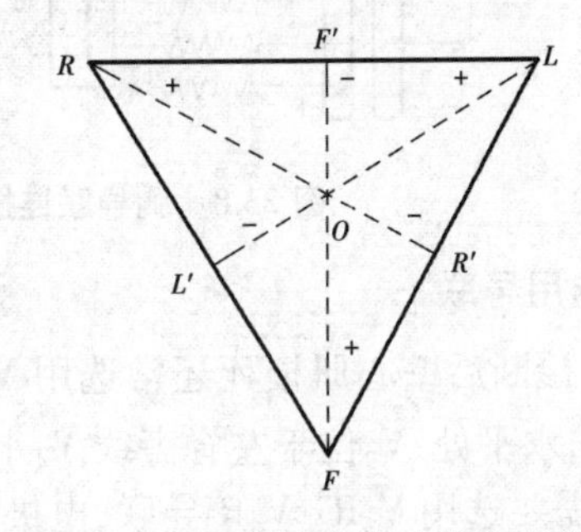

图 23.6　加压单极肢体导联的导联轴

为了表明 6 个肢体导联轴之间的方向关系，将Ⅰ、Ⅱ、Ⅲ导联的导联轴平行移动，使之与 aVR、aVL、aVF 的导联轴一并通过坐标图的轴中心点，便构成额面六轴系统（图 23.7）。此坐标系统采用±180°的角度标志。以左侧为 0°，顺钟向的角度为正，逆钟向者为负。每个导联轴从中心点被分为正负两半，每个相邻导联间的夹角为 30°。此对测定心脏额面心电轴颇有帮助。

2.胸导联　属单极导联，包括 $V_1 \sim V_6$ 导联。探测电极置于胸前规定的部位与心电图机的正极相连，负极为左、右上肢和左下肢加上高压电阻构成的无干电极。胸导联探测电极具体安放的位置：V_1 位于胸骨右缘第 4 肋间；V_2 位于胸骨左缘第 4 肋间；V_3 位于 V_2 与 V_4 两点连线的中点；V_4位于左锁骨中线与第 5 肋间相交处；V_5位于左腋前线与 V_4同一水平处；V_6位于左腋中线与 V_4同一水平处(图 23.8)。

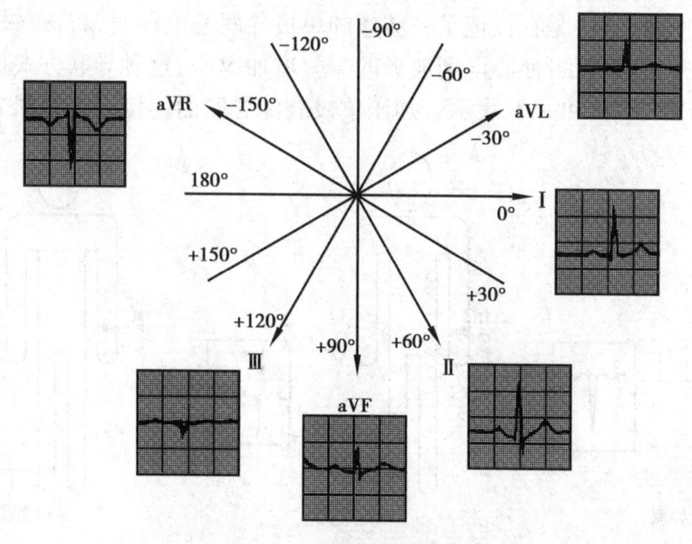

图 23.7 额面六轴系统

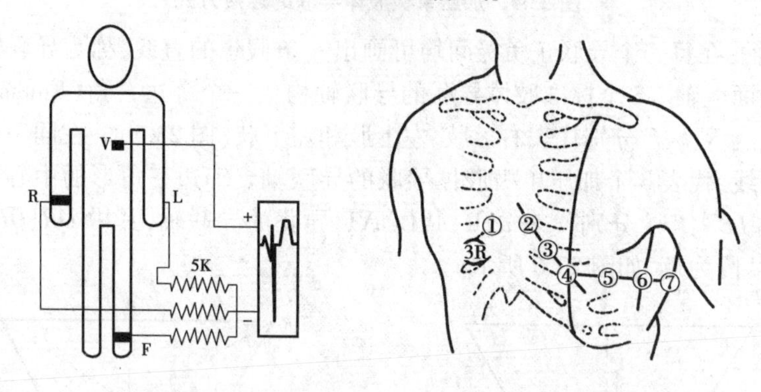

图 23.8 胸导联连接方式与探测电极安放的位置

(二)选用导联

临床上诊断后壁心肌梗死还常选用 $V_7 \sim V_9$导联：V_7位于左腋后线 V_4水平处；V_8位于左肩胛骨线 V_4水平处；V_9位于左脊旁线 V_4水平处。小儿心电图或诊断右心病变(如右室心肌梗死)有时需要选用 $V_3R \sim V_6R$ 导联，电极放置右胸部与 $V_3 \sim V_6$对称处。

三、心电图各波段的组成及命名

正常心电活动起源于窦房结，其电激动传导顺序：窦房结→结间束→房室结→房室束(希氏束)→左、右束支→浦肯野纤维(图 23.9)。这种先后有序的电激动的传播，形成了心电图上的相应波段(图 23.10)。

1.P 波 最早出现的小而圆钝的波，是左右心房的除极波。

2.P-R 段(实为 P-Q 段) 为心房开始复极至心室开始除极，从 P 波终点至 QRS 波起始点，通常与基线同一水平。

3.P-R 间期 从 P 波起点到 QRS 波群起点的水平距离，反映房室传导时间。

4.QRS 波群　幅度最大的 QRS 波群，反映心室除极的全过程。QRS 波群的命名原则：首先出现于参考水平线以上的正向波称为 R 波；R 波之前的负向波称为 Q 波；S 波是 R 波之后第一个负向波；R' 波是继 S 波之后的正向波；R' 波后再出现负向波称为 S' 波；如果 QRS 波只有负向波，则称为 QS 波。至于采用 Q 或 q、R 或 r、S 或 s 表示，应根据其幅度大小而定。

5.ST 段　QRS 波群终点到 T 波起点的一段时间，反映心室缓慢复极。

6.T 波　代表心室快速复极的过程。

7.Q-T 间期　从 QRS 波起点至 T 波终点，反映心室除极和复极的全过程。

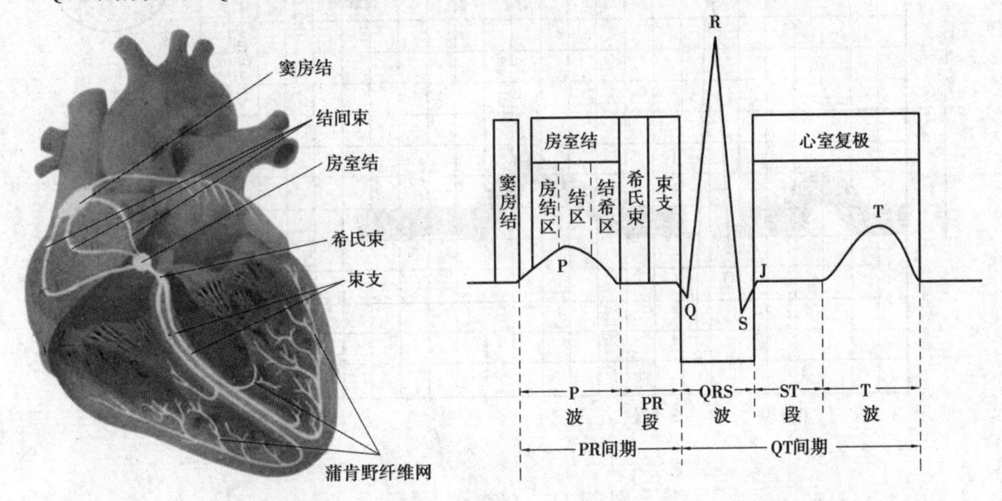

图 23.9　心脏传导系统示意图

图 23.10　心电图各波段名称示意图

第二节　心电图的测量和正常数据

一、心电图的测量方法

(一) 心电图记录纸

心电图多描记在特殊的记录纸上，也可显示在心电示波器上。心电图纸为纵线和横线划分成的方格纸，横线表示时间，纵线表示电压，每个小方格为边长1 mm的正方形，每个大方格为边长5 mm的正方形。横线每小格所表示的时间与记录纸的走纸速度有关，记录纸常规走纸速度为25 mm/s，故横线1 mm表示0.04 s；纵线每小格所表示的电压与标准电压有关，常规标准电压为1 mV，相当于纵线10 mm，故纵线1 mm表示0.1 mV（图 23.11）。

(二) 心电图测量

1.各波段时间的测量　一般规定，测量各波时间应自波形起点的内缘测量至波形终点的内缘。若采用单导联心电图机记录，P 波及 QRS 波群时间测量应选择 12 导联中最宽的 P 波及 QRS 波群进行；P-R 间期应选择 12 导联中 P 波宽大且有 Q 波的导联测量；Q-T 间期应取 12 导联中最长的 Q-T 间期测量。若使用 12 导联同步心电图机记录，测量 P 波和 QRS 波时间，应分别从 12 导联同步记录中最早的 P 波起点测量至最晚的 P 波终点，以及从最早

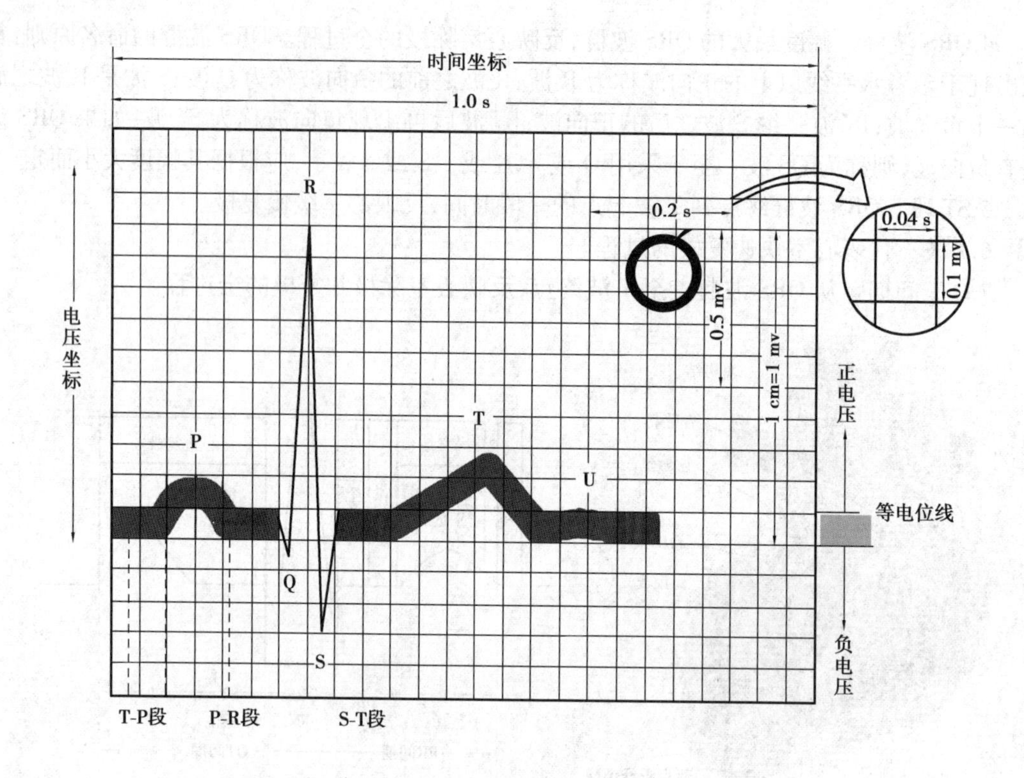

图 23.11　心电图记录纸

QRS 波起点测量至最晚的 QRS 波终点；P-R 间期应从 12 导联同步心电图中最早的 P 波起点测量至最早的 QRS 波起点；Q-T 间期应是 12 导联同步心电图中最早的 QRS 波起点至最晚的 T 波终点的间距(图 23.12)。

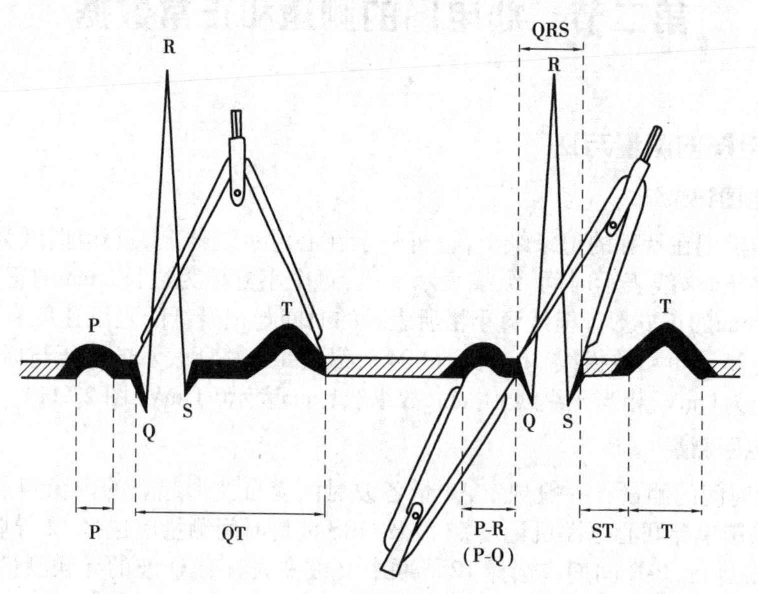

图 23.12　心电图各波段时间的测量

2.各波振幅的测量　对向上的波形,应从等电位线的上缘垂直量到波的顶端;对向下的波形,应从等电位线的下缘垂直量到波的底端。P 波振幅测量的参考水平应以 P 波起始前的水平线为准。测量 QRS 波群、J 点、ST 段、T 波和 U 波振幅,统一采用 QRS 起始部水平线作为参考水平。若 QRS 起始部为一斜线,应以 QRS 波起点作为测量参考点(图 23.13)。

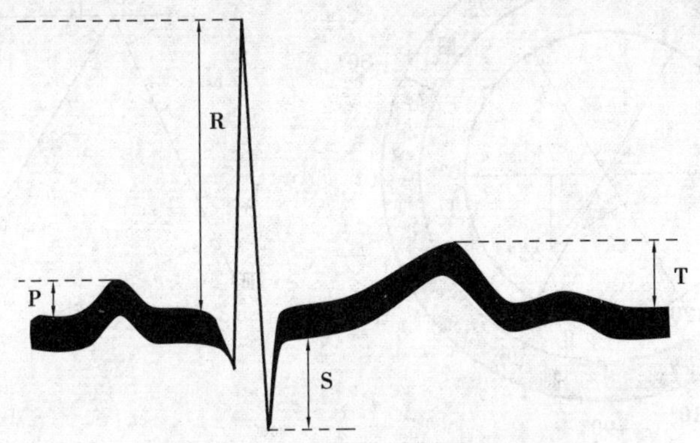

图 23.13　心电图各波振幅的测量

3.心率的测量　心率测量有 3 种方法:

(1)计算法:若心律规则,只需测量一个 R-R(或 P-P)间期,然后用 60/R-R(或 P-P)即可求出心率。例如,R-R 间期为0.75 s,则心率为 60/0.75=80 次/min;若心律不规则,可数6 s 内的 P 波数或 R 波数乘以 10,即为平均心率。

(2)查表法:根据 P-P 或 R-R 间期,通过查表得出结果。

(3)直接读数:可以使用专门的心率尺直接读出相应的心率数。

4.心电轴

(1)概念:心电轴一般指的是平均 QRS 电轴,它是心室除极过程中全部瞬间向量的综合,借以说明心室在除极过程这一总时间内的平均电势方向和强度。它是空间性的,但心电图学中通常所指的是它投影在前额面上的心电轴。通常可用任何两个肢体导联的 QRS 波群的电压计算出心电轴。

一般采用心电轴与Ⅰ导联左(正)侧端之间的角度来表示平均心电轴的偏移方向。Ⅰ导联左(正)侧端为 0°,右(负)侧端为±180°,循 0°的顺钟向的角度为正,逆钟向为负。心电图额面心电轴对向左下,0°~+90°为正常;+90°~+110°为轻度右偏;+110°~+180°为显著右偏;0°~-30°为轻度左偏,-30°~-90°为显著左偏;-90°~-180°为极度右偏或不确定电轴(图 23.14)。

(2)测定方法

①目测法:根据Ⅰ、Ⅲ导联 QRS 波群的主波方向,估测心电轴是否偏移。若Ⅰ、Ⅲ导联 QRS 主波均以正向波为主,可推断电轴不偏;若Ⅰ导联出现 QRS 以负向波为主,Ⅲ导联以正向波为主,则属电轴右偏;若Ⅲ导 QRS 联以负向波为主,Ⅰ导联以正向波为主,则属电轴左偏;若Ⅰ、Ⅲ导联 QRS 主波均以负向波为主,为不确定电轴。

②振幅法:该法能准确测量心电轴。分别测算Ⅰ导联和Ⅲ导联的 QRS 波群振幅的代数和,然后将这两个数值分别在Ⅰ导联及Ⅲ导联上画出垂直线,求得两垂直线的交叉点。

电偶中心 O 点与该交叉点相连即为心电轴，该轴与Ⅰ导联轴正侧的夹角即为心电轴的角度（图 23.15）。

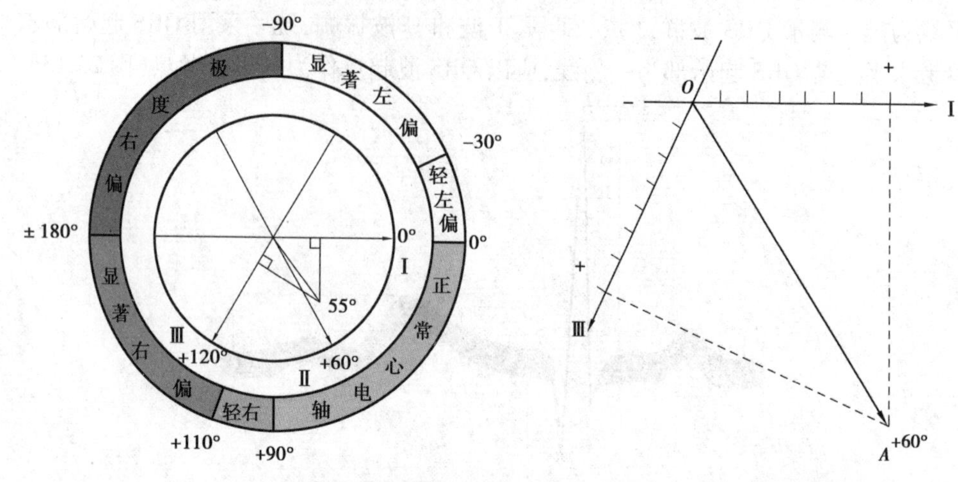

图 23.14 正常心电轴及其偏移示意图

图 23.15 心电轴振幅法

③查表法：将Ⅰ导联和Ⅲ导联 QRS 波群振幅代数和的值，通过查表直接得出心电轴。

（3）临床意义：心电轴的偏移，一般受心脏在胸腔内的解剖位置、两侧心室的质量比例、心室内传导系统的功能、激动在室内传导状态，以及年龄、体型等因素影响。矮胖者（横位心）心电轴趋于左偏，而瘦长者（垂位心）趋于右偏；婴幼儿心电轴趋于右偏，老年人则趋于左偏；左心室肥大、左前分支阻滞等可使心电轴左偏；右心室肥大、左后分支阻滞等可使心电轴右偏；不确定电轴可以发生在正常人（正常变异），亦可见于某些病理情况，如肺心病、冠心病、高血压等。

二、心电图的正常值

（一）P 波

1.形态与方向　多呈钝圆形，可有轻切迹，但峰距<0.04 s。P 波在Ⅰ、Ⅱ、aVF、V_4 ~ V_6 导联直立，aVR 导联倒置，其余导联可直立、倒置或双向。

2.时间　正常成年人 P 波时间<0.12 s。

3.振幅　在肢体导联<0.25 mV，胸导联<0.2 mV。

（二）P-R 间期

正常成年人为0.12 ~ 0.20 s。P-R 间期与年龄及心率有关，幼儿及心动过速时，P-R 间期相应缩短；老年人及心动过缓时，P-R 间期相应延长，但不超过0.22 s。

（三）QRS 波群

1.时间　正常成年人为0.06 ~ 0.10 s，最宽不超过0.11 s。

2.主波方向

（1）肢导联：Ⅰ、Ⅱ、aVF 导联 QRS 波的主波向上，aVR 导联主波向下，Ⅲ、aVL 导联变化较多。

（2）胸导联：V_1 ~ V_6导联 R 波逐渐变大，S 波逐渐变小。其中 V_1、V_2导联呈 rS 型，R/S<

1；V_5、V_6导联多呈 qR 型或 Rs 型，R/S(Q)>1；V_3、V_4导联呈过渡区波形，R/S≈1。

3.振幅

（1）肢导联：$R_{Ⅰ}<1.5$ mV，$R_{aVL}<1.2$ mV，$R_{aVF}<2.0$ mV，$R_{aVR}<0.5$ mV。

（2）胸导联：$R_{V1}<1.0$ mV，$R_{V1}+S_{V5}<1.2$ mV，$R_{V5}<2.5$ mV，$R_{V5}+S_{V1}<4.0$ mV（男），$R_{V5}+S_{V1}<$ 3.5 mV（女）。

6 个肢体导联中，至少有 1 个肢导联的 QRS 波群振幅（正向波与负向波振幅的绝对值相加）≥0.5 mV；6 个胸导联中，至少有 1 个胸导联 QRS 波群振幅（正向波与负向波振幅的绝对值相加）≥0.8 mV，否则为低电压。

4.R 峰时间　代表室壁激动时间，指 QRS 起点至 R 波顶端垂直线的间距。如 R 峰呈切迹，应测量至切迹第二峰。正常成人 R 峰时间在 V_1、V_2导联不超过0.03 s，在 V_5、V_6导联不超过0.05 s。

5.Q 波　除 aVR 导联可呈 QS 或 Qr 型外，其他导联 Q 波时间<0.04 s，振幅小于同导联 R 波的 1/4，且无切迹；V_1、V_2导联不应有 Q(q)波，但偶可呈 QS。

（四）J 点

为 QRS 波群的终点与 ST 段起点的交接点，多在等电位线上，正常上下偏移不超过0.1 mV。

（五）ST 段

为 QRS 波群的终点至 T 波起点间的线段，多为等电位线，也可轻微偏移，但在任何导联 ST 段下移不应超过0.05 mV；ST 段上抬，在肢体导联及 V_4～V_6导联不应超过0.1 mV，在 V_1～V_2导联不应超过 0.3 mV，在 V_3导联不应超过0.5 mV。

（六）T 波

1.形态　宽而圆钝的波形，其上升速度较慢而下降速度较快，两支不对称。T 波的方向大多与 QRS 主波的方向一致。T 波方向在Ⅰ、Ⅱ、V_4～V_6导联向上，aVR 导联倒置，Ⅲ、aVL、aVF、V_1～V_3导联可以向上、双向或向下。若 V_1的 T 波方向向上，则 V_2～V_6导联 T 波就不应再向下。

2.振幅　除Ⅲ、aVL、aVF、V_1～V_3导联外，其他导联 T 波振幅一般不应低于同导联 R 波的 1/10。T 波在胸导联有时可高达1.2～1.5 mV尚属正常。

（七）Q-T 间期

正常范围为0.32～0.44 s。由于 Q-T 间期受心率影响很大，常采用 R-R 间期校正的 Q-T 间期（Q-Tc），$Q\text{-}Tc=Q\text{-}T/\sqrt{RR}$。Q-Tc 的正常上限值是0.44 s，超过即为延长。

（八）U 波

为 T 波后0.02～0.04 s出现的一个振幅很小的波，代表心室后继电位，其产生机制尚未完全清楚。U 方向与 T 波一致，在胸导联较易见到，尤 V_3导联较明显。U 波明显增高常见于低血钾。

第三节　心房、心室肥大

一、心房肥大

心房肥大多表现为心房的扩大而较少表现心房肌肥厚，心电图上主要表现为 P 波振幅增高、时间延长及形态的改变。

（一）右心房肥大

右心房肥大时，右心房除极的电压增高、时间延长。但右心房除极时间的延长，会与左心房除极的时间重叠，很少延长至左心房除极之后，故整个心房除极的时间多不延长，而主要表现为 P 波电压增高（图 23.16）。

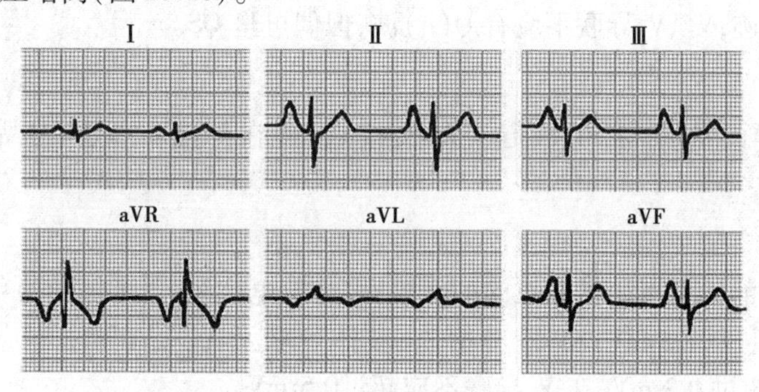

图 23.16　右心房肥大

1.P 波高尖，肢导联 P 波振幅≥0.25 mV，胸导联 P 波振幅大于≥0.20 mV，Ⅱ、Ⅲ、aVF 导联最明显。

2.V_1 导联 P 波直立时，振幅≥0.15 mV，如 P 波呈双向时，其振幅的绝对值和≥0.20 mV。

3.P 波时间正常。

上述 P 波改变常见于慢性肺源性心脏病，故有时被称为“肺型”P 波，亦见于先天性心脏病、肺动脉瓣狭窄、右房室瓣病变等。

（二）左心房肥大

左心房肥大时，心电图主要表现为心房除极时间延长（图 23.17）。

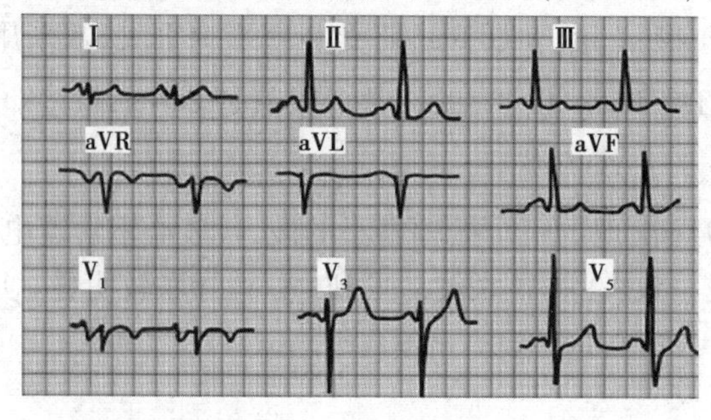

图 23.17　左心房肥大

1.P 波增宽，其时限≥0.12 s，P 波常呈双峰型，峰距≥0.04 s，以Ⅰ、Ⅱ、aVL 导联明显。

2.P-R 段缩短，P 波时间与 P-R 段时间之比>1.6。

3.V_1导联上 P 波常呈先正而后出现深宽的负向波。将 V_1负向 P 波的时间乘以负向 P 波振幅，称为 P 波终末电势（Ptf）。左房肥大时，PtfV_1（绝对值）≥0.04 mm·s。

上述 P 波改变常见于二尖瓣狭窄，故称“二尖瓣型 P 波”，亦可见于冠心病、主动脉瓣病变或慢性左心衰时。

（三）双心房肥大

双心房肥大的心电图表现（图 23.18）。

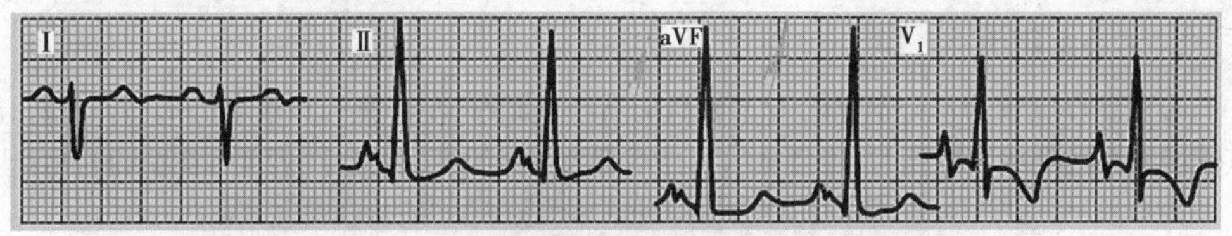

图 23.18　双心房肥大

1.P 波增宽≥0.12 s，振幅≥0.25 mV。

2.V_1导联 P 波高大双相，上下振幅均超过正常范围。

二、心室肥大

心室肥大时，心肌除极产生的电压增高，心肌激动的总时程延长，心室壁肥厚、劳损以及相对供血不足引起心肌复极顺序发生改变。但上述改变各项指标往往不会同时出现，且缺乏特异性，故心电图诊断心室肥大的敏感性较低，临床实用价值远不如超声心动图。

（一）左心室肥大

正常左心室位于心脏的左后方，左心室壁明显厚于右心室，左心室肥大时，可使左室优势的情况显得更为突出。心电图表现如图 23.19 所示。

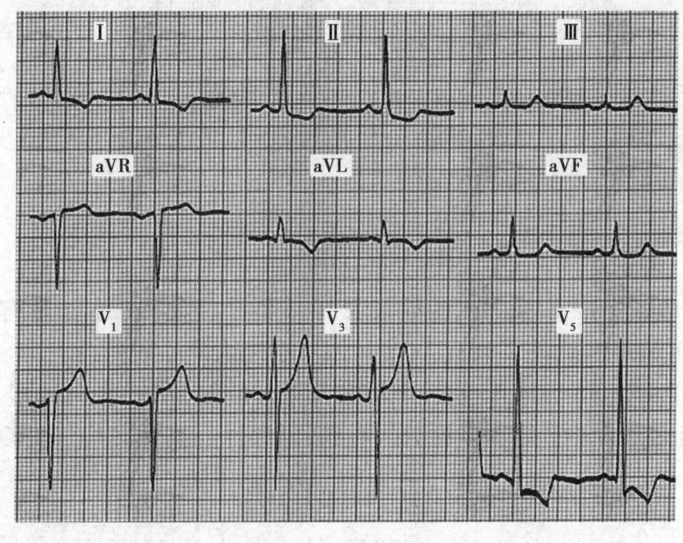

图 23.19　左心室肥大

1.QRS 波群电压增高　①R_{V5}（或 R_{V6}）≥2.5 mV，$R_{V5}+S_{V1}$≥4.0 mV（男）或≥3.5 mV

（女）；②$R_I \geqslant 1.5$ mV，$R_I + S_{III} \geqslant 2.5$ mV；③$R_{aVL} \geqslant 1.2$ mV，$R_{aVF} \geqslant 2.0$ mV。

2.心电轴轻度左偏　平均为−10°～−30°，对左室肥厚只有参考价值。

3.QRS时间稍延长　达0.10～0.11 s，V_5导联的R峰时间>0.05 s（对左室肥厚仅有参考价值）。

4.ST和T波改变　以R波为主的导联ST段下降超过0.05 mV，T波倒置。

心电图诊断左心室肥大必须在QRS波群电压增高的基础上，另3条中至少具备1条。具备条件越多、超过正常范围越多，诊断可靠性越大。左心室肥大常见于高血压、主动脉瓣狭窄、主动脉瓣关闭不全及动脉导管未闭等。

（二）右心室肥大

右心室壁厚度仅为左心室壁的1/3，轻微的右心室肥厚，左心室的除极电势仍然占优势，故右心室壁增厚要达到相当程度时，才会显示右心室肥大图形改变。心电图表现如图23.20所示。

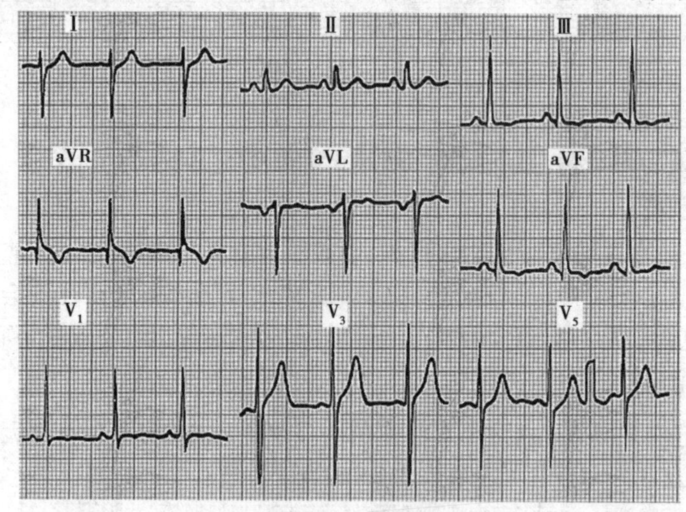

图23.20　右心室肥大

1.QRS波电压改变　①R_{V1}增高>1.0 mV，V_1导联R/S>1。②V_5导联R/S<1或S波比正常加深。③$R_{V1}+S_{V5}$>1.2 mV。aVR导联R/S或R/Q>1（或R >0.5 mV）。少数病例可见V_1导联呈QS型或qR型（除外心肌梗死）。

2.心电轴右偏　≥+90°（重症可大于+110°）。

3.QRS时间　多正常；V_1导联R峰时间>0.03 s。

4.继发ST-T改变　以R波为主的导联中，T波低平、双向或倒置，伴有ST段缺血型压低；以S波为主的导联中，反见T波直立，表示右心室肥大伴心肌劳损。

上述诸条标准中，QRS波电压改变、电轴右偏意义最大。符合条件越多及超过正常范围越多者，诊断越可靠。右心室肥大多见于肺心病、风湿性心脏瓣膜病二尖瓣狭窄、先天性心脏病等。

（三）双心室肥大

当心脏左、右心室同时肥厚时，不能简单地把左、右心室肥大心电图表现相加，心电图形可出现以下几种现象：

1.大致正常心电图　由于两侧心室均发生肥大,综合向量互相抵消所致。有时仅有QRS 波的增宽、切迹及 T 波低平。

2.只表现一侧心室肥厚　由于左心室壁原比右心室壁厚,因此,双侧心室肥厚时仅显示左室肥厚者为多。

3.同时出现双侧心室肥大图形　①左胸及右胸导联分别出现左、右心室肥大心电图表现。②出现右心室肥大图形同时,至少合并出现左室高电压的一项表现。③出现左心室肥大图形同时,至少合并出现右心室肥大的一项表现。

第四节　心肌缺血与心肌梗死

一、心肌缺血

心肌缺血是指心肌的血液供应不能满足心肌活动的需要,临床上多见于冠心病。心肌缺血使心室复极受影响,心电图表现为与缺血区相关的导联发生 ST-T 的异常改变。其改变类型受缺血的严重程度、持续时间的长短和缺血发生的部位影响。

(一)心肌缺血的心电图类型

心肌缺血最常见的变化为 T 波改变,也可出现 ST 段改变。

1.缺血型心电图改变　主要表现为 T 波变化(图 23.21)。

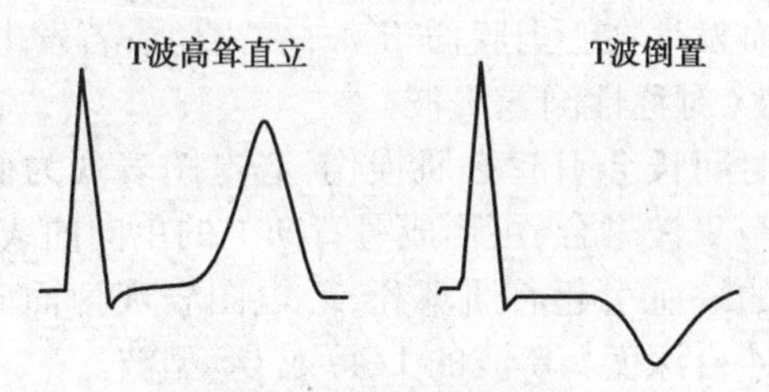

图 23.21　缺血型 T 波

(1)心内膜下心肌缺血:心内膜复极时间较正常更为延迟(正常心脏心内膜复极较心外膜晚),使原来存在的与心外膜复极向量相抗衡的心内膜复极向量减小或消失,致使 T 波向量增加,出现高大的 T 波。

(2)心外膜下心肌缺血:将引起心肌复极顺序的逆转,即心内膜先复极,膜外电位为正,而缺血的心外膜心肌尚未复极,膜外电位仍呈相对的负性,于是出现与正常方向相反的 T 波向量。此时面向缺血区的导联记录出倒置的 T 波。冠心病患者心电图上出现倒置深尖、双肢对称的 T 波(称冠状 T 波),反映心外膜下心肌缺血或有透壁性心肌缺血,亦见于心肌梗死患者。

2.损伤型心电图改变　可表现为 ST 段下移及 ST 段抬高两种类型。心肌损伤时,ST 向量从正常心肌指向损伤心肌。

心内膜下心肌损伤时,ST 向量背离心外膜面指向心内膜,使位于心外膜面的导联出现ST 段下移。ST 段下移有 3 种类型(图 23.22):①水平型下移,即 R 波顶点垂线与 ST 段的交角等于 90°。②下斜型下移,即 R 波顶点垂线与 ST 段交角大于 90°。③上斜型下移,即 R 波顶点垂线与 ST 段交角小于 90°。一般认为 ST 段水平型及下斜型下移对诊断心肌缺血更有意义。变异型心绞痛多引起暂时性 ST 段抬高并常伴有高耸 T 波和对应导联的 ST 段下移，这是急性严重心肌缺血表现，如 ST 段持续抬高，提示可能发生心肌梗死。

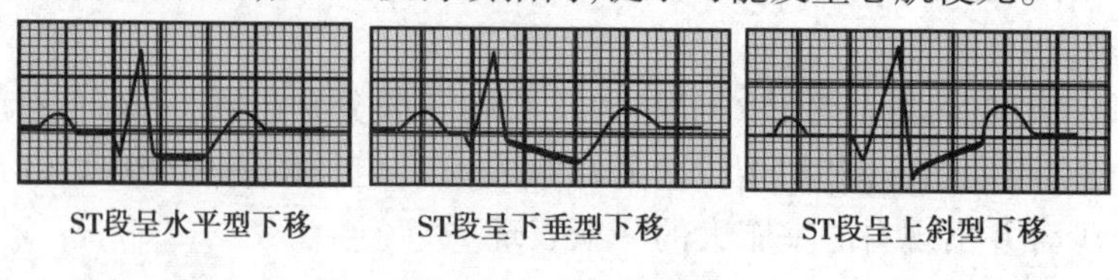

图 23.22 ST 段下移

（二）临床意义

ST-T 改变在心电图中较常见，但其是非特异性心肌复极异常的共同表现。除心肌缺血外，心肌病、心肌炎、心包炎等均出现此类 ST-T 改变。低钾、高钾、药物影响等也可引起非特异性 ST-T 改变。还有心室肥大、束支传导阻滞等也可出现非特异性 ST-T 改变。所以必须结合临床资料进行鉴别后，方可作出心肌缺血或“冠状动脉供血不足”的心电图诊断。

二、心肌梗死

当冠状动脉某一分支发生闭塞，则受损伤部位的心肌发生缺血、损伤和坏死。体表心电图导联可同时记录到心肌缺血、损伤和坏死的图形改变。心电图对心肌梗死的定性、定位、分期诊断及预后判断均有非常重要的意义。

（一）心肌梗死的基本图形

心肌梗死时，可因缺血、损伤、坏死而相应产生特征性的心电图改变。

1.缺血型改变　若缺血发生在心内膜面，T 波高耸直立；若发生在心外膜面，表现为 T 波倒置，典型者呈现冠状 T 波（对称性倒置 T 波）。

2.损伤型改变　缺血时间长会引起心肌损伤，心电图表现为面向损伤区的导联上出现 ST 段抬高，若明显抬高并与 T 波融合，可形成弓背向上的单向曲线。

3.坏死型改变　持久的缺血引起心肌坏死，心电图表现为面向坏死区的导联出现异常深而宽的 Q 波（宽度≥0.04 s，深度≥R 波的 1/4）或 QS 型波。

（二）心肌梗死的图形演变和分期

急性心肌梗死发生后，心电图随着心肌缺血、损伤、坏死的发展而呈现一定演变规律。根据心电图图形的演变过程和演变时间可分为以下四期（图 23.23）：

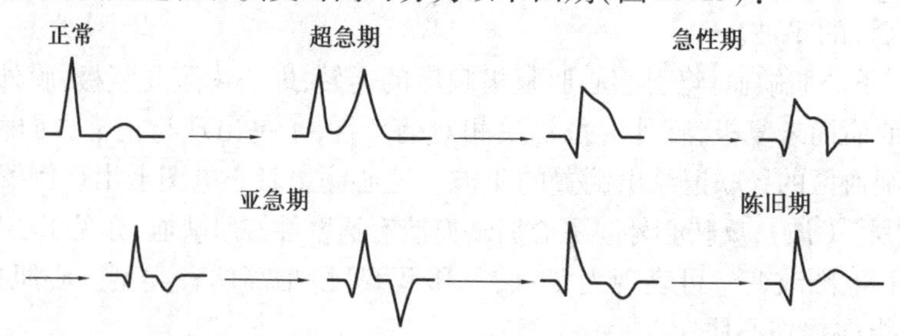

图 23.23 心肌梗死心电图演变规律及分期示意图

1.超急性期（早期）　急性心肌梗死发生数分钟后，首先出现短暂的心内膜下心肌缺血，心电图上产生高大的 T 波，以后迅速出现 ST 段呈斜型抬高，与高耸直立 T 波相连。此期持续时间短，仅数小时，临床上不易记录到。

2.急性期　此期开始于梗死后数小时或数天，可持续到数天，心电图呈现一个动态演变过程。ST 段呈弓背向上抬高，抬高显著者可形成单向曲线，继而逐渐下降；心肌坏死导致面向坏死区导联的 R 波振幅降低或丢失，出现异常 Q 波或 QS 波；T 波由直立开始倒置，并逐渐加深。坏死型的 Q 波、损伤型的 ST 段抬高和缺血型的 T 波倒置在此期内可同时并存。

3.亚急性期（近期）　心肌梗死后数周至数月，此期抬高的 ST 段恢复至基线，缺血型 T 波由倒置较深逐渐变浅，坏死型 Q 波持续存在。

4.陈旧期（愈合期）　心肌梗死后 3~6 个月或更久，T 波逐渐恢复正常或持续倒置、低平，趋于恒定不变，残留下坏死型的 Q 波。

（三）心肌梗死的定位诊断

心肌梗死的部位可以依据心电图上坏死图形出现的导联来确定（表 23.1、图 23.24）。

表 23.1　心肌梗死定位诊断

心肌梗死部位	出现心肌梗死图形的导联
前间壁	V_1、V_2、V_3
局限前壁	V_4、V_5、V_6
广泛前壁	V_1、V_2、V_3、V_4、V_5、V_6
高侧壁	Ⅰ、aVL
下壁	Ⅱ、Ⅲ、aVF
后壁	V_7、V_8、V_9

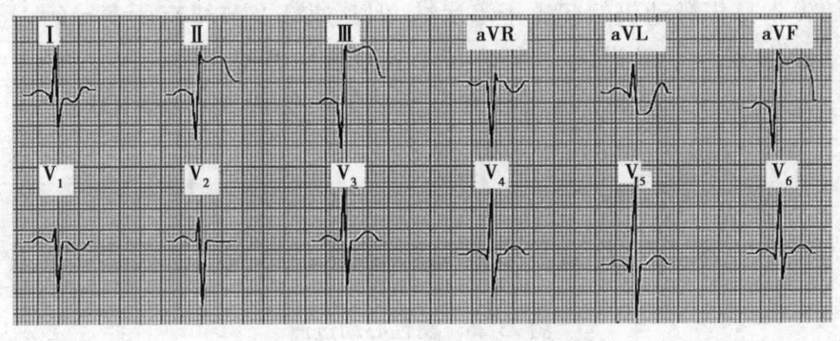

图 23.24　急性下壁心肌梗死

第五节　心律失常

一、概述

正常人的心脏起搏点位于窦房结，并按正常传导系统顺序激动心房和心室。如果心脏激动的起源异常或（和）传导异常，称为心律失常（arrhythmias）。心律失常目前多按形成原因分为冲动形成异常和冲动传导异常两大类。

(一)冲动形成异常

1.窦性心律失常　①窦性心动过速。②窦性心动过缓。③窦性心律不齐。④窦性停搏。

2.异位心律

(1)被动性异位心律:①逸搏(房性、房室交界区性、室性)。②逸搏心律(房性、房室交界性、室性)。

(2)主动性异位心律:①期前收缩(房性、房室交界区性、室性)。②阵发性心动过速(房性、房室交界区性、室性)。③扑动和颤动(心房、心室)。

(二)冲动传导异常

1.生理性　干扰和脱节。

2.病理性　①窦房传导阻滞。②房内传导阻滞。③房室传导阻滞。④心室内传导阻滞。

3.传导途径异常　预激综合征。

二、窦性心律及窦性心律失常

(一)正常窦性心律

起源于窦房结的心律称为窦性心律。心电图特征如下:

①有一系列规律出现的 P 波,频率 60~100 次/min。②P 波形态表明激动来自窦房结,即 P 波在Ⅰ、Ⅱ、aVF、V_4~V_6导联直立、aVR 导联倒置。③P-R 间期0.12~0.20 s。④同一导联中 P-P 间期差值小于0.12~0.16 s。

(二)窦性心律失常

窦性心律失常是指激动仍然起源于窦房结,但其速率及节律有所变异的一类心律失常。包括窦性心动过速、窦性心动过缓、窦性心律不齐及窦性停搏。

1.窦性心动过速　心电图特征:①具有窦性 P 波。②成人心率>100 次/min(1 岁以内>140 次/min,2~6 岁>120 次/min),如图 23.25 所示。

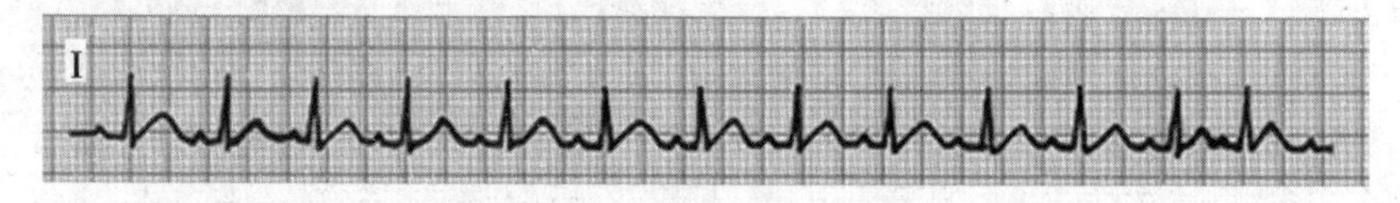

图 23.25　窦性心动过速

临床上窦性心动过速常见于体力活动、情绪激动、饮酒、发热、甲状腺功能亢进、贫血、休克、心肌炎及拟肾上腺素类药物作用等情况。

2.窦性心动过缓　心电图特征:①具有窦性 P 波。②P 波频率<60 次/min,多在40~60 次/min,如图 23.26 所示。

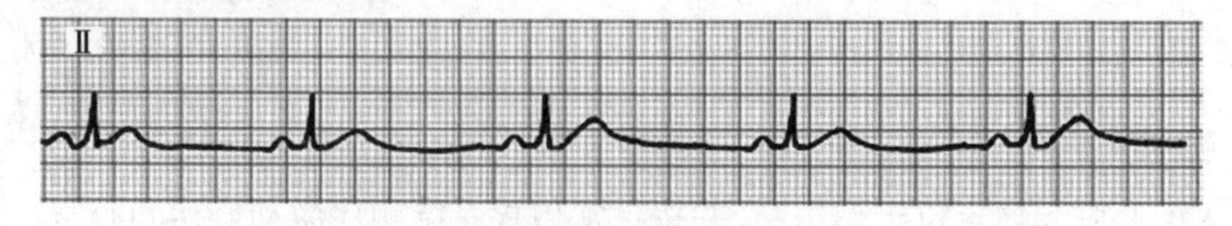

图 23.26　窦性心动过缓

窦性心动过缓常见于健康的运动员、老年人、颅内压增高、甲状腺功能减低及服用某些药物如普萘洛尔等情况。

3.窦性心律不齐　心电图特征:①具有窦性 P 波。②同一导联上 P-P 间期相差>0.12 s,如图 23.27 所示。常与窦性心动过缓同时发生,多见于青少年或自主神经不稳定者,常与呼吸周期有关,多无临床意义。

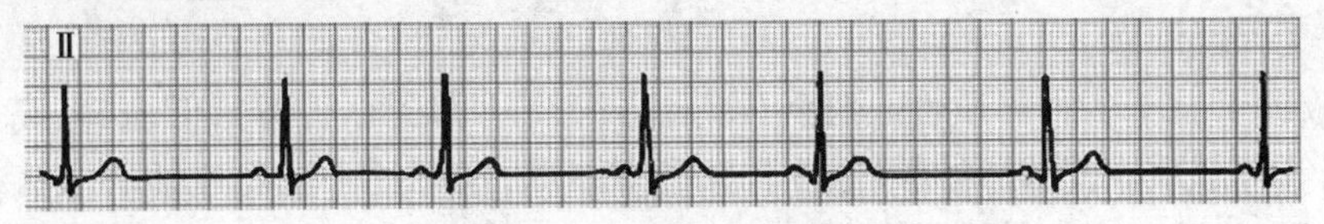

图 23.27　窦性心律不齐

4.窦性停搏　也称窦性静止,在规律的窦性心律中,有时因迷走神经张力增大或窦房结功能障碍,在一段时间内窦房结停止发放激动,心电图上见规则的 P-P 间距中突然出现 P 波脱落,形成长 P-P 间距,且长 P-P 间距与正常 P-P 间距不成倍数关系(图 23.28)。可发生于迷走神经张力过高、颈动脉窦过敏、急性心肌梗死、窦房结病变及洋地黄等药物影响。

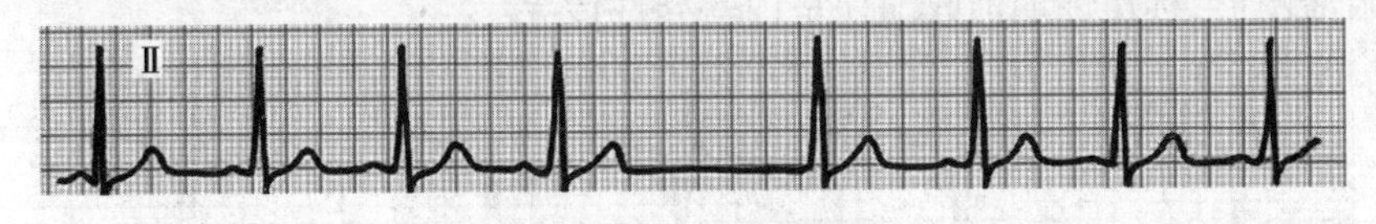

图 23.28　窦性停搏

5.病态窦房结综合征　简称病窦综合征或病窦,是由于窦房结或其周围组织的器质性病变,产生一系列缓慢性心律失常,并引起头昏、黑矇、晕厥等临床表现。心电图特征:①严重的窦性心动过缓,少于 50 次/min,不宜用阿托品等药物纠正。②窦性停搏和(或)窦房传导阻滞。③窦性心动过缓与心动过速(室上性心动过速,心房颤动或扑动)交替出现,即心动过缓-过速综合征。④如病变同时累及房室交界区,则窦性停搏时,可长时间不出现交界性逸搏,或伴有房室传导阻滞,称为双结病变(图 23.29)。临床上,常见于起搏传导系统的退行性病变以及心肌病、冠心病、心肌炎,不少病例病因不明。

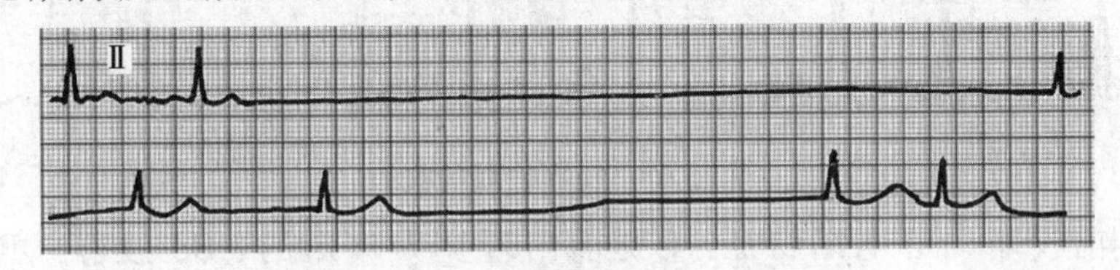

图 23.29　病态窦房结综合征-双结病变

三、期前收缩

期前收缩是指起源于窦房结以外的异位起搏点提前发出的激动(旧称过早搏动),是临床上最常见的心律失常。根据异位起搏点的不同,分为房性、房室交界性和室性,其中以室性期前收缩最为常见,房性次之。

描述期前收缩心电图特征时常用到下列术语:①联律间期,期前收缩与其前正常搏动之间的时距称为联律间期。②代偿间歇,期前收缩之后的长间歇称为代偿间歇。③偶发或频发期前收缩,期前收缩<5 次/min为偶发,≥5 次/min为频发。可呈联律形式出现,如二联律

(1 次窦性搏动后有 1 次期前收缩)、三联律(2 次窦性搏动后有 1 次期前收缩)。④单源性期前收缩,指期前收缩来自同一异位起搏点或有固定的折返径路,其形态、联律间期相同。⑤多源性期前收缩,指在同一导联中出现 2 种或 2 种以上形态及联律间期互不相同的异位搏动。如联律间期固定而形态各异,则称为多形性期前收缩,其临床意义与多源性期前收缩相似。⑥间位性期前收缩,又称插入性期前收缩,指夹在两个相邻正常窦性搏动之间的期前收缩,其后无代偿间歇。

期前收缩可见于各种器质性心脏病(如冠心病、心肌炎、心肌病);低血钾、高血钾、低血钙、高血钙等电解质紊乱;洋地黄、奎尼丁等药物中毒;也可见于无器质性心脏病者,多与精神紧张、劳累、饮酒及吸烟等有关。

1.房性期前收缩　心电图特征:①期前出现的异位 P'波,其形态与窦性 P 波不同。②P'-R 间期>0.12 s。③大多为不完全性代偿间歇,即期前收缩前后两个窦性 P 波的间距小于正常 P-P 间距的 2 倍(图 23.30)。某些房性期前收缩的 P'-R 间期可以延长;如异位 P'后无 QRS-T 波,则称未下传的房性期前收缩;有时 P'波下传心室引起 QRS 波群增宽变形,多呈右束支阻滞图形,称房性期前收缩伴室内差异性传导。

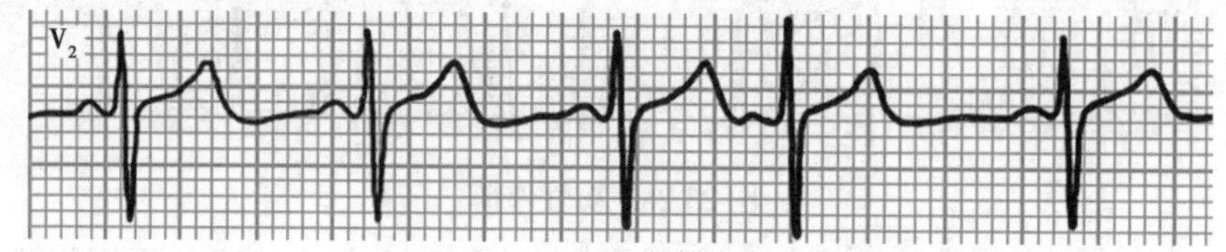

图 23.30　房性期前收缩

2.交界性期前收缩　心电图特征:①提前出现的 QRS-T 波群,其前无窦性 P 波,QRS-T 形态与窦性下传者基本相同。②出现逆行 P'波(Ⅱ、Ⅲ、aVF 导联 P 波倒置,aVR 导联 P 波直立),可发生于 QRS 波群之前(P'-R 间期<0.12 s)或 QRS 波群之后(R-P'间期<0.20 s),或者与 QRS 相重叠。③大多为完全性代偿间歇(图 23.31)。

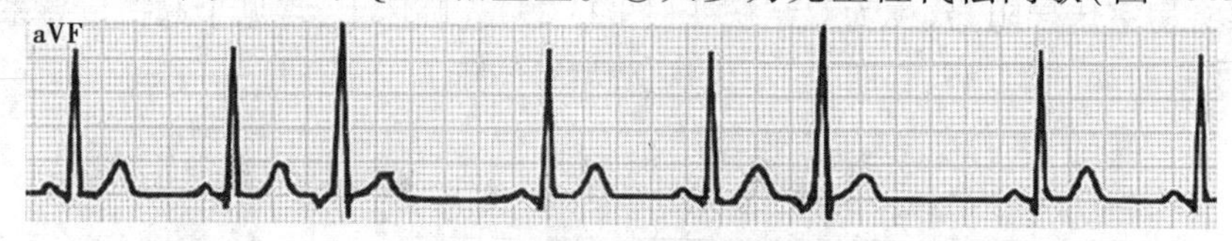

图 23.31　交界性期前收缩

3.室性期前收缩　心电图特征:①提前出现宽大畸形的 QRS 波群,QRS 通常时限>0.12 s。②期前收缩的 QRS 波前无 P 波。③T 波与 QRS 波群主波方向相反。④有完全代偿间歇(期前收缩前后两个窦性 P 波之间的间期等于正常 P-P 间期的 2 倍),如图 23.32 所示。

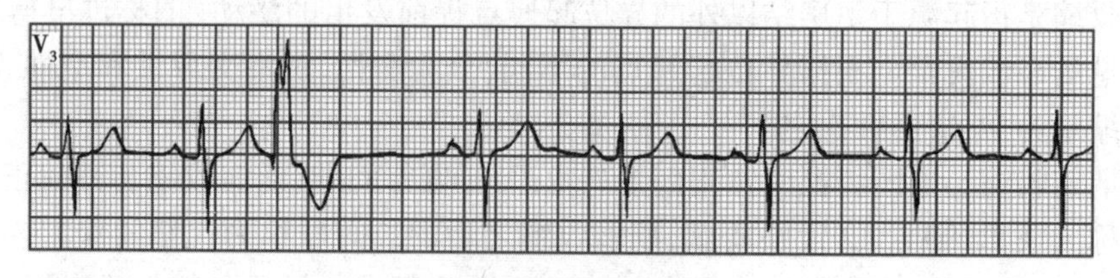

图 23.32　室性期前收缩

如心室内有两个或两个以上的异位起搏点，将在同一导联上出现两种或两种以上形态联律间期互不相同的异位搏动形态的早搏，称为多源性期前收缩（图 23.33）。如提前出现的室性期前收缩恰好落在前一搏动的 T 波（易损期）上，极易诱发短阵性室性心动过速，此为 R on T现象（图 23.34），是危险性心律失常的先兆。

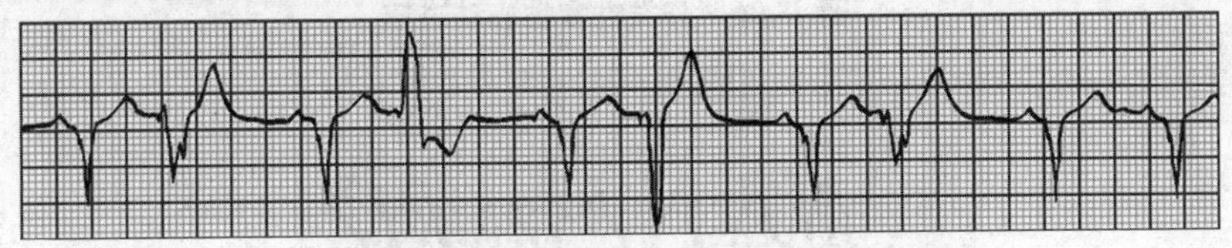

图 23.33　多源性室性期前收缩

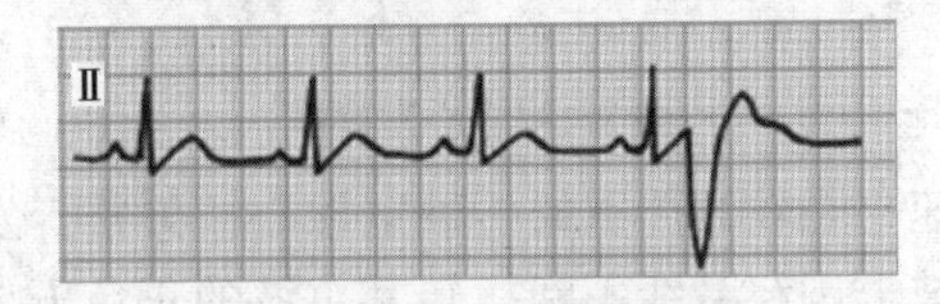

图 23.34　R on T 现象

四、阵发性心动过速

阵发性心动过速，是一种阵发性主动性快速异位心律失常，其实质是期前收缩 3 次或 3 次以上连续出现，即为阵发性心动过速。根据起搏点可分为房性、房室交界性和室性，因房性和交界性心动过速发作时心率过快，P' 波不易辨认，故可将两者统称为阵发性室上性心动过速。

1.阵发性室上性心动过速　心电图特征：①QRS 波群节律匀齐，时间、形态多正常（伴有束支传导阻滞或因差异性传导时出现增宽变形）。②每个 QRS 波之前或之后均有 P' 波或均无 P' 波，P' 波不易辨认。③频率多在150~240 次/min（图 23.35）。

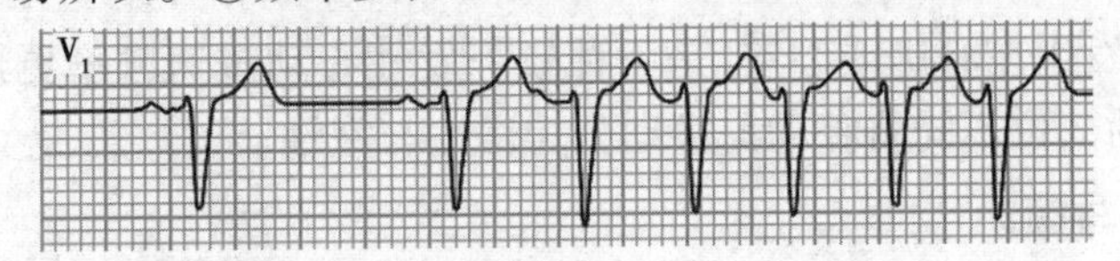

图 23.35　阵发性室上性心动过速

2.阵发性室性心动过速　心电图特征：①频率多在140~200 次/min，节律可稍不齐。②QRS波群形态宽大畸形，时限通常>0.12 s。③如能发现 P 波，并且 P 波频率慢于 QRS 波频率，P-R 无固定关系（房室分离），则可明确诊断。④偶尔心房激动夺获心室或发生室性融合波，也支持室性心动过速的诊断（图 23.36）。心室夺获是指在室性心动过速期间，偶尔来自室上性的激动能完全地传导至窦房结，从而夺获一个 QRS 波，产生一个形态与正常窦性下传的 QRS 波几乎相同的“夺获波”（至少 QRS 波起始部分正常）如图 23.37 所示。

3.非阵发性心动过速　可发生在心房、房室交界区或心室，又称加速的房性、交界性或室性自主心律。以非阵发性交界性心动过速最常见，发作多有渐起渐止的特点。多发生于器质性心脏病。心电图主要表现：频率比逸搏心律快，比阵发性心动过速慢，交界性心律频率多为70~130 次/min，室性心律频率多为60~100 次/min。由于心动过速频率与窦性心律频率相近，易发生干扰性房室脱节，并出现各种融合波或夺获心搏。

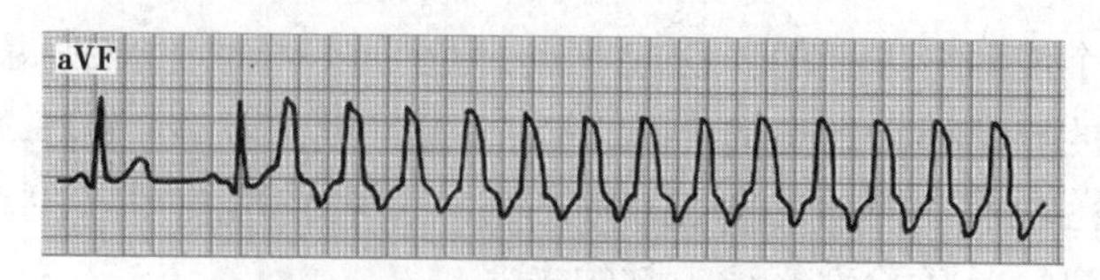

图 23.36 阵发性室性心动过速

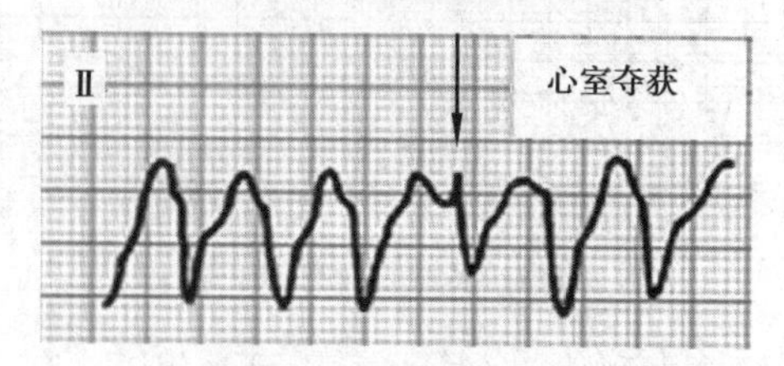

图 23.37 心室夺获

4.扭转型室性心动过速 是较为严重的一种室性心律失常。发作时呈室性心动过速特征,只是增宽变形的 QRS 波群围绕基线不断扭转其主波的正负方向,每3~10 个心搏围绕基线不断扭转其主波的正负方向,宛如围绕等电位线连续扭转而得名,频率200~250 次/min(图 23.38)。一般发作时间不长,常在十几秒内自行停止,但较易复发。临床上常表现为反复发作的心源性晕厥或称阿-斯综合征(Adams-Stokes syndrome),易进展为心室颤动和猝死。

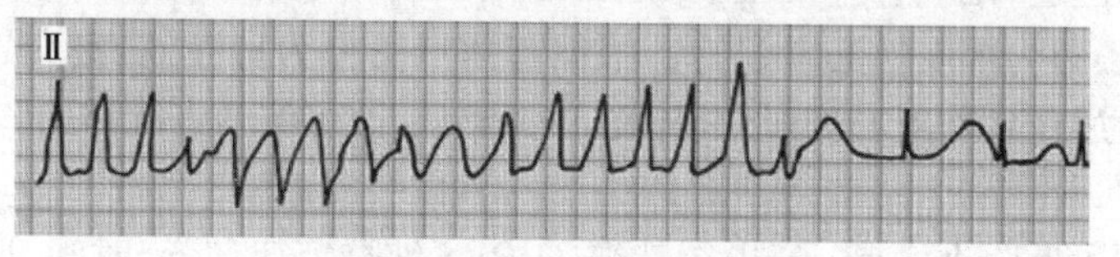

图 23.38 扭转型室性心动过速

五、扑动与颤动

扑动与颤动可发生在心房或心室,是一种较阵发性心动过速频率更快的主动性异位心律失常,根据发生的部位不同将扑动与颤动分为房性与室性。

(一)心房扑动与颤动

1.心房扑动 房扑大多为短阵发性,少数可呈持续性。总体而言,心房扑动不如心房颤动稳定,常可转为心房颤动或窦性心律。房扑心电图特征:①窦性 P 波消失,代之以连续的大锯齿状扑动波(F 波),F 波间无等电位线,波幅大小一致,间期规整,多数在Ⅱ、Ⅲ、aVF 导联中清晰可见。②F 波频率为250~350 次/min,常以 2∶1 或 4∶1 比例下传。③QRS 波时间一般不增宽;心室率规则或不规则,取决于房室传导比例是否恒定(图 23.39)。

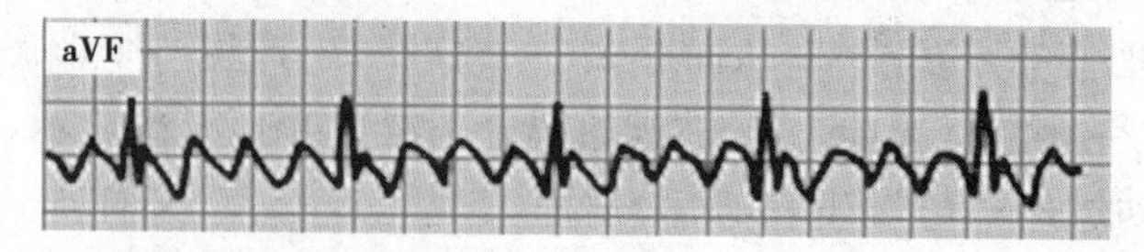

图 23.39 心房扑动

2.心房颤动 心房颤动是临床上很常见的心律失常。心房颤动可以是阵发性或持续性,大多发生在器质性心脏病基础上,多与心房扩大、心肌受损、心力衰竭等有关。但也有少部分房颤患者无明显器质性心脏病。心电图特征:①窦性 P 波消失,代之以大小不等,形状各异的颤动(f 波),以 V_1 导联最明显。②f 波频率为350~600 次/min。③心室律绝对不规则,心室率在120~180 次/min。④QRS 波群大多与窦性相同(图 23.40)。

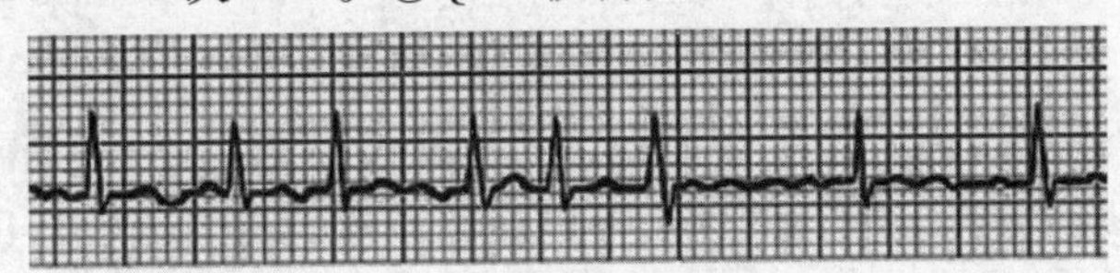

图 23.40 心房颤动

(二)心室扑动与颤动

心室扑动和心室颤动均是极严重的致死性心律失常,常见于冠心病(尤其是急性心肌梗死)、洋地黄中毒、严重低血钾或高血钾时。

1.心室扑动 出现心室扑动一般具有两个条件:①心肌明显受损、缺氧或代谢失常。②异位激动落在易颤期。心电图特征:无正常 QRS-T 波,代之以连续快速而相对规则的大振幅波动,频率达200~250 次/min,心脏失去排血功能。室扑常不能持久,不是很快恢复,便会转为室颤而导致死亡。

2.心室颤动 往往是心脏停搏前的短暂征象。心电图特征:QRS-T 波完全消失,出现大小不等、极不匀齐的低小波,频率为200~500 次/min(图 23.41)。

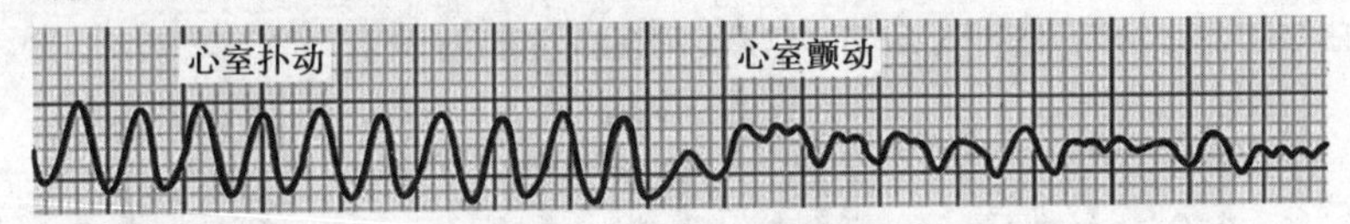

图 23.41 心室扑动和心室颤动

六、传导异常

心脏传导异常包括生理性干扰脱节、病理性传导阻滞及传导途径异常。心脏传导阻滞按发生的部位分为窦房传导阻滞、房内阻滞、房室传导阻滞和室内阻滞。按阻滞程度可分为一度(传导延缓)、二度(部分激动传导发生中断)和三度(传导完全中断)。按传导阻滞发生情况,可分为永久性、暂时性、交替性及渐进性。下面只重点介绍房室传导阻滞、心室内传导阻滞及传导途径异常(预激综合征)。

(一)房室传导阻滞

房室传导阻滞(atrioventricular block, AVB)是指窦房结发出的冲动,在从心房传到心室的过程中发生阻滞。根据阻滞程度不同,分为不完全性和完全性两类,前者包括一度和二度房室传导阻滞,后者又称三度房室传导阻滞。阻滞部位可在心房、房室结、希氏束及双束支。房室传导阻滞多数是由器质性心脏病所致,少数可见于迷走神经张力增高的正常人。

1.一度房室传导阻滞 是指心房的冲动经房室交界区下传的过程中发生传导时间延迟,但心房的每次冲动均能传入心室。心电图特征:①每个 P 波后均有 QRS 波,P-R 间期延长,多为0.21~0.40 s。②或 P-R 间期虽未超过正常范围,在心率无明显改变时,P-R 间期较前增加0.04 s及以上(图 23.42)。

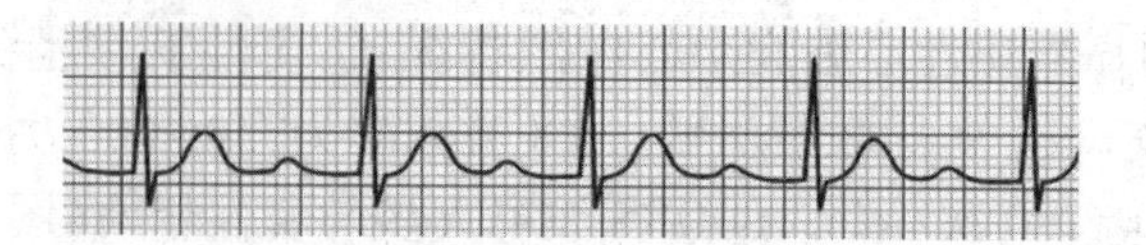

图 23.42 一度房室传导阻滞

2.二度房室传导阻滞 心电图主要表现为部分 P 波后有 QRS 波脱漏,分两种类型:

(1)二度Ⅰ型:又称莫氏Ⅰ型,心电图特征:①P 波规律出现。②P-R 间期逐渐延长,直至一个 P 波后漏脱一个 QRS 波群。③QRS 漏脱后,P-R 间期缩短,之后又逐渐延长,这样周而复始,称为“文氏现象”(Wenckebach phenomenon)如图 23.43 所示。多为功能性或房室结或房室束近端的损害,预后较好。

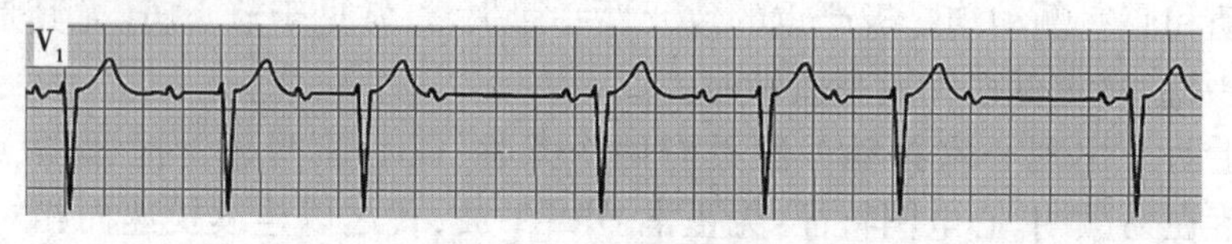

图 23.43 二度Ⅰ型房室传导阻滞

(2)二度Ⅱ型:又称莫氏Ⅱ型,心电图特征:①P-R 间期恒定不变,P-R 间期时限可正常或延长。②长的 P-P 间期为短 P-P 间期的整数倍。③房室传导比例一般为 3∶2 或 4∶3 等(图 23.44)。凡连续出现两次或两次以上的 QRS 波群脱落,称为高度房室传导阻滞。本型多见于器质性心脏病,易发展为完全性房室传导阻滞,预后差。

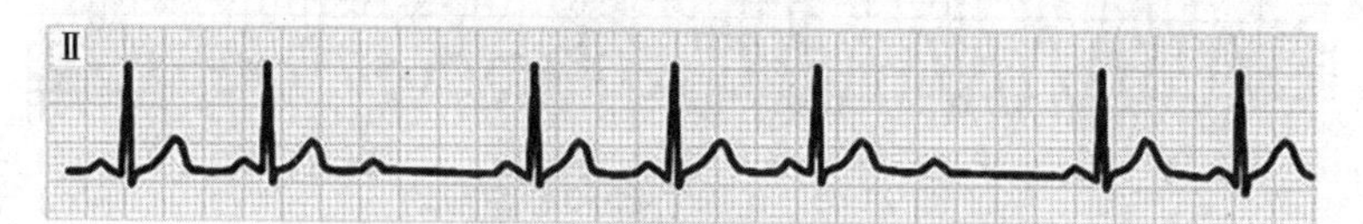

图 23.44 二度Ⅱ型房室传导阻滞

3.三度房室传导阻滞 又称完全性房室传导阻滞。当来自房室交界区以上的激动完全不能通过阻滞部位时,在阻滞部位以下的潜在起搏点就会发放激动,出现交界性逸搏心律(QRS 形态正常,频率一般为40~60 次/min)或室性逸搏心律(QRS 形态宽大畸形,频率一般为20~40 次/min),以交界性逸搏心律为多见。心电图特征:①P 波与 QRS 波群无关,P-P 间期与 R-R 间期各有其自身的节律。②P-R 间期不固定,心房率快于心室率。③心室率慢而规则,QRS 波形态可正常或宽大畸形(图 23.45)。

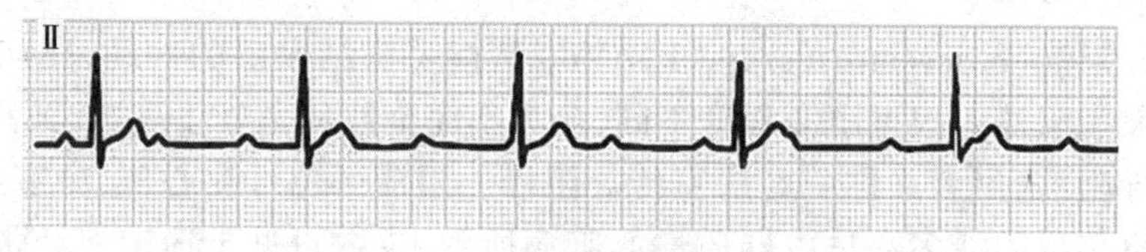

图 23.45 三度房室传导阻滞

(二)心室内传导阻滞

心室内传导阻滞指的是希氏束分支以下部位的传导阻滞,一般分为左、右束支传导阻滞及左前分支、左后分支传导阻滞。

1.右束支传导阻滞 指房室束下传的激动不能传入右束支，仅从左束支下传，在左心室壁除极将完毕时，激动才通过室间隔传向右心室。右束支细长，由单侧冠状动脉分支供血，其不应期比左束支长，故传导阻滞比较多见。可发生于各种器质性心脏病患者，也可见于健康人。心电图特征：①QRS 波时限≥0.12 s为完全性，QRS 时限<0.12 s为不完全性。②V_1、V_2导联 QRS 波呈 rsR′型或 M 型，此最具特征；Ⅰ、V_5、V_6导联 S 波宽大有切迹；avR 导联呈 QR 型，其 R 波宽有切迹。③V_1导联 R 峰时≥0.05 s。④继发 ST-T 改变：以 R 为主导联 T 波倒置或双相，其 ST 段下移；以 S 为主导联 T 波直立，ST 段抬高（图 23.46）。

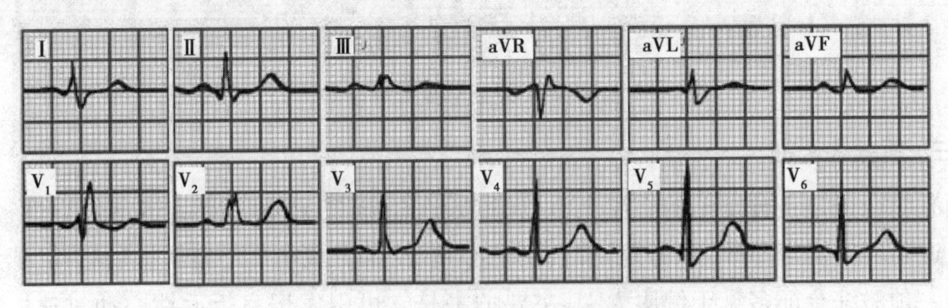

图 23.46 完全性右束支传导阻滞

2.左束支传导阻滞 左束支粗而短，由双侧冠状动脉分支供血，不易发生传导阻滞。如有发生，大多为器质性病变所致。心电图特征：①QRS 波时限≥0.12 s为完全性，QRS 时限<0.12 s为不完全性。②Ⅰ、aVL、V_5、V_6导联 QRS 波呈宽大、平顶或有切迹的 R 波，其前无Q 波，其后常无S 波；V_1、V_2导联多呈 rS 或 QS 型，有宽大、较深的 S 波。③V_5、V_6导联 R 峰时间>0.06 s。④ST-T方向与 QRS 主波方向相反。⑤QRS 电轴可有不同程度的左偏（图 23.47）。

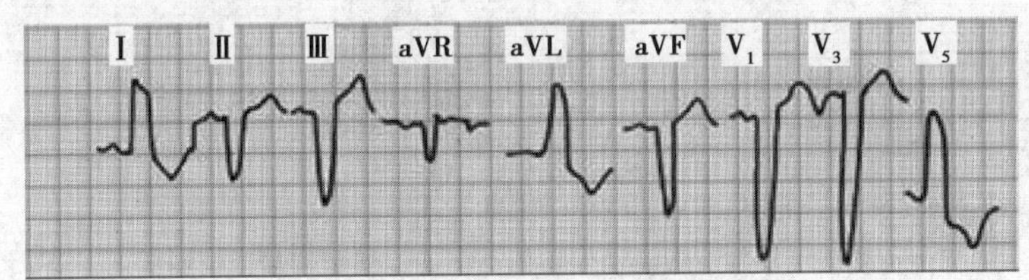

图 23.47 完全性左束支传导阻滞

3.左前分支传导阻滞 左前分支细长，支配左心室左前上方，易发生传导障碍。心电图特征：①电轴左偏在-30°～-90°，超过-45°更具诊断价值。②Ⅰ、aVL 导联呈 qR 型，$R_{aVL}>R_{Ⅰ}$。③Ⅱ、Ⅲ、aVF 导联为 rS 型，$S_{Ⅲ}>S_{Ⅱ}$导联。④QRS 波时限正常或轻度延长（<0.12 s）（图 23.48）。

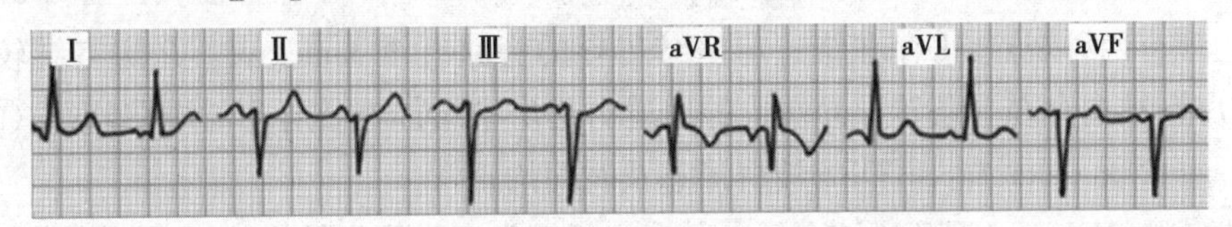

图 23.48 左前分支传导阻滞

4.左后分支传导阻滞 左后分支粗，向下向后散开分布于左室的隔面，具有双重血液供应，故左后分支传导阻滞比较少见。左后分支一旦出现传导阻滞，常提示有较广泛而严重的病变。心电图特征:①心电轴右偏,为+90°~+180°,≥+120°有较肯定的诊断价值。②I、aVL导联 QRS 波呈 rS 型,Ⅲ、aVF 导联呈 qR 型,且 q 波时限<0.025 s;$R_{Ⅲ}>R_{Ⅱ}$。③QRS时间<0.12 s(图 23.49)。临床上诊断左后分支阻滞时应首先排除引起心电轴右偏的其他原因。

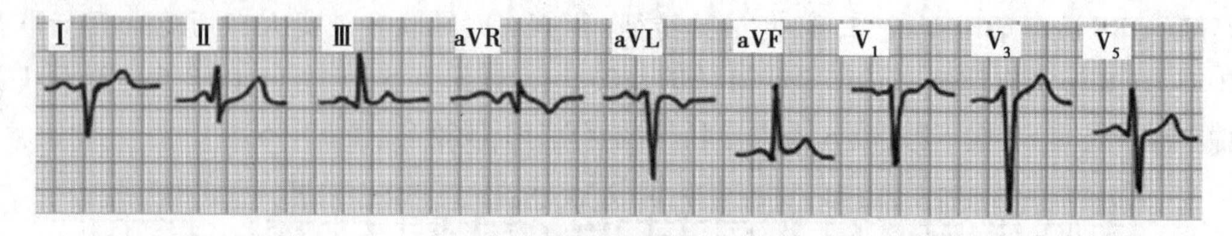

图 23.49 左后分支传导阻滞

(三)预激综合征

预激综合征是一种常见的心律失常,属传导途径异常,指在正常的房室传导途径之外,激动通过附加的房室传导束(旁路)提前到达心室,使部分或全部心室肌提前激动,形成预激综合征。预激综合征多见于健康人,其主要危害是常可引发房室折返性心动过速。预激综合征有以下类型。

1.WPW 综合征(Wolff-Parkinson-White syndrome) 又称经典型预激综合,其解剖学基础为房室环存在直接连接心房与心室的一束纤维(Kent 束)。心电图特征:①P-R 间期<0.12 s,P 波正常。②QRS 波群时间≥0.12 s。③QRS 波群起始部有预激波(delta 波)。④有继发性 ST-T 改变(图 23.50)。

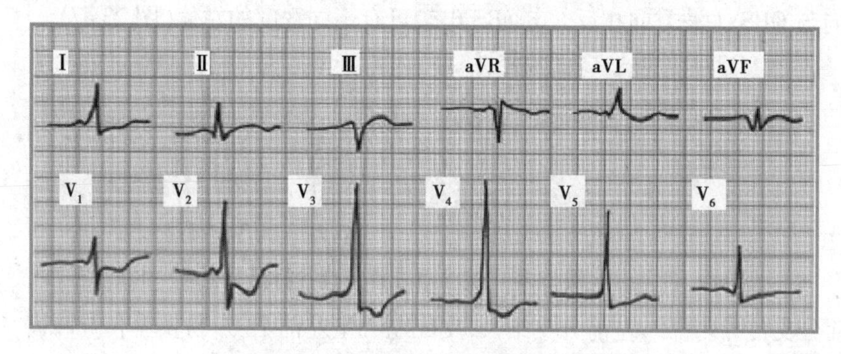

图 23.50 经典型预激综合征

2.LGL 综合征(Lown-Ganong-Levine syndrome) 又称短 P-R 综合征。目前 LGL 综合征的解剖生理有两种观点:①存在绕过房室结传导的旁路纤维 James 束。②房室结较小发育不全,或房室结内存在一条传导异常快的通道引起房室结加速传导。心电图特征:①P-R 间期<0.12 s。②无 delta 波。③QRS 波群形态及时间均正常。

3.马海姆(Mahaim)型预激综合征 马海姆纤维具有类房室结样特征,传导缓慢,呈递减性传导,是一种特殊的房室旁路。心电图特征:①P-R 间期正常。②QRS 波群时间增宽。③有 delta 波。

第六节　电解质紊乱和药物对心电图的影响

一、电解质紊乱

电解质紊乱是指血清电解质浓度的增高与降低,无论增高或降低都会影响心肌的除极与复极及激动的传导,并可反映在心电图上。需要强调,心电图虽有助于电解质紊乱的诊断,但由于受其他因素的影响,心电图改变与血清中电解质水平并不完全一致。如同时存在各种电解质紊乱时又可互相影响,加重或抵消心电图改变。故应密切结合病史和临床表现进行判断。

1.高血钾　体内钾的浓度与心肌的应激性呈负相关,血钾浓度增高对心肌有抑制作用,出现心律失常如室性早搏、房室传导阻滞、心室颤动以致心搏骤停于舒张期。心电图特征:①血清钾浓度>5.5 mmol/L时, Q-T 间期缩短和 T 波高尖,基底部变窄。②血清钾>6.5 mmol/L时,QRS 波群增宽,P-R 间期及 Q-T 间期延长,R 波电压降低及 S 波加深,ST 段压低。③血清钾>7.0 mmol/L,QRS 波群进一步增宽,P-R 间期及 Q-T 间期进一步延长;P 波增宽,振幅减低,甚至消失,实际上窦房结仍在发出激动,沿 3 个结间束经房室交界区传入心室,因心房肌受抑制而无 P 波,称为“窦室传导”。④高血钾的最后阶段,宽大的 QRS 波甚至与 T 波融合呈正弦波(图 23.51)。

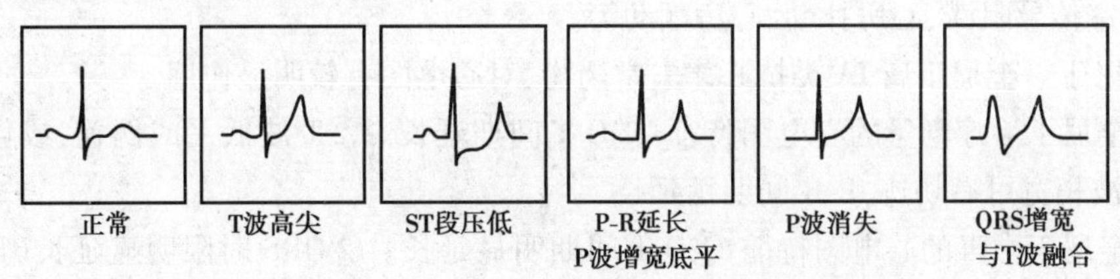

图 23.51　随血钾水平升高心电图的改变

2.低血钾　血清钾<3.5 mmol/L,称为低血钾。典型改变为 ST 段压低,T 波低平或倒置,U 波增高或 T-U 融合,Q-T 间期延长,Q-T-U 间期延长。低血钾还可引起房性、室性心动过速,室内传导阻滞及房室传导阻滞等心律失常(图 23.52)。明显的低血钾可使 QRS 波群时间延长,P 波振幅增高。低血钾可引起房性心动过速、室性异位搏动和室性心动过速、室内传导阻滞、房室传导阻滞等各种心律失常。

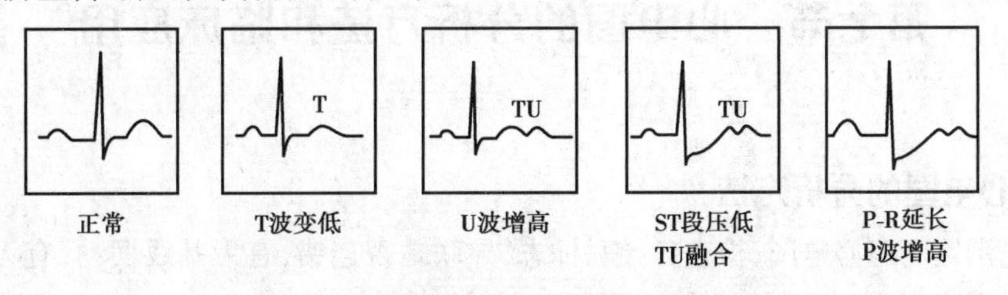

图 23.52　随血钾水平下降心电图的改变

3.高血钙和低血钙　高血钙的主要改变为 ST 段缩短或消失,QT 间期缩短。严重高血钙(如快速静注钙剂时)可发生窦性静止、窦房传导阻滞、室性期前收缩、阵发性室性心动过速等。低血钙的主要改变为 ST 段明显延长、QT 间期延长、直立 T 波变窄、低平或倒置,一般很少发生心律失常。

二、药物影响

1.洋地黄类制剂　治疗剂量和中毒剂量的洋地黄可引起不同的心电图变化。

(1)洋地黄效应:洋地黄直接作用于心室肌,使动作电位的 2 位相缩短以至消失,并减少 3 位相坡度,因而动作电位时程缩短,引起心电图特征性表现:①ST 段下垂型压低。②T 波低平、双向或倒置,双向 T 波往往是初始部分倒置,终末部分直立变窄,ST-T 呈"鱼钩形"。③QT 间期缩短。上述心电图表现常为已经接受洋地黄治疗的标志,即所谓洋地黄效应(图 23.53)。

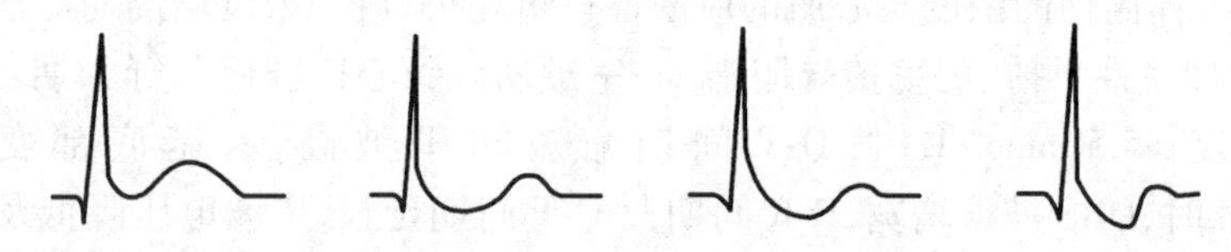

图 23.53　洋地黄引起 ST-T 鱼钩形改变

(2)洋地黄中毒:洋地黄中毒心电图表现为各种心律失常,最常见为室性心律失常,以频发性(二联律或三联律)及多源性室性期前收缩多见,严重者可出现室性心动过速甚至室颤;还可见房室传导阻滞、心房扑动、心房颤动等。

2.奎尼丁　奎尼丁属 IA 类抗心律失常药物,对心电图有较明显作用。

(1)奎尼丁治疗剂量的心电图特征:①Q-T 间期延长。②T 波低平或倒置,或伴 U 波增高。③P 波稍宽可有切迹,P-R 间期稍延长。

(2)奎尼丁中毒的心电图特征:①Q-T 间期明显延长。②QRS 时限明显延长(用药过程中,QRS 时限不应超过原来的 25%,如达到 50%应立即停药)。③出现心律失常,如各种程度的房室传导阻滞、窦性心动过缓、窦性静止,严重者可发生扭转型室性心动过速,甚至室颤引起晕厥和突然死亡。

3.其他药物　如胺碘酮及索他洛尔等也可使心电图 Q-T 间期延长。

第七节　心电图的分析方法和临床应用

一、心电图的分析方法

1.首先浏览一遍心电图,检查各导联标志,导联是否连错,有无基线摆动,有无肌颤动或交流电干扰等伪差,是否常规标准电压及纸速。

2.观察各导联的 P 波、QRS 波群、ST 段和 T 波的形态、方向、振幅高度和时间是否正常;

测量 QRS 波时（选择 12 导联中最宽的 QRS 波），重点观察 Q 波；必要时测定 V_1、V_5导联的室壁激动时间。

3.根据各导联有无 P 波及 P 波方向，P 波与 QRS 波群的关系，确定基本心律是窦性还是异位心律。

4.测量 P-P、R-R 间距，观察心律是否规则并计算心房率和心室率。

5.观察标准肢体导联，判断心电轴有无偏移。

6.观察胸导联，判断有无心脏顺钟向、逆钟向转位。

7.综合分析心电图的观测数值，结合临床资料，提出心电图诊断意见。

（1）正常心电图。

（2）大致正常心电图：仅在个别导联上出现 QRS 波群顿挫，ST 段轻微下移或 T 波稍低平者。

（3）可疑心电图：在若干导联上出现轻度异常改变，或有一项特殊改变而不能肯定异常者。如疑有左室大，陈旧性后壁心肌梗死等。

（4）不正常心电图：心电图肯定异常者，应写出具体诊断，如左室肥厚、急性前壁心肌梗死、右束支传导阻滞等。

二、心电图的临床应用

心电图是一种临床广泛使用、无创、简便的器械检查方法之一，主要反映心脏电活动，对心血管疾病的诊断有重要价值。

（一）心电图的应用范围

1.对各种心律失常有肯定诊断价值。

2.对心肌梗死具有重要诊断价值，可对心肌梗死作出定性、定位、分期诊断，并可观察心肌梗死的病情演变和疗效。

3.可协助诊断心脏房室肥大、心肌损害（心肌炎、心肌病等）、冠脉供血不足等病变。

4.可协助了解某些药物的疗效及有无中毒；有无电解质紊乱及紊乱程度。

5.用于手术麻醉、急危重症患者抢救、心导管检查、登山及航天运动的监测等领域。

（二）心电图检查的局限性

1.心电图不能反映心脏功能及瓣膜情况。

2.心电图正常并不能排除心脏病变的存在，如双侧心室肥厚时心电图可能正常。

3.心电图改变不一定有特异性，同样的心电图改变可见于多种心脏病，如心律失常、心室肥厚、ST-T 改变等。

4.心电图对心脏病的病因不能作出诊断。

总之，心电图在疾病的诊断上有一定价值，但也有局限性，在作出心电图诊断时，必须与其临床资料密切结合，方能作出比较正确的判断。

复习思考题

一、选择题

1.心电图导联中 aVF 是(　　)。

A.双极标准肢体导联　　B.单极肢体导联　　C.双极导联

D.单极加压肢体导联　　E.单极胸前导联

2.在心电图上 P 波反映的是(　　)。

A.窦房结除极　　B.窦房结复极　　C.心房除极

D.心房复极　　E.房室结除极

3.整个 QRS 波群全部向下者,称为(　　)。

A.Q 波　　B.S 波　　C.qR 波　　D.QS 波　　E.S'波

4.胸前导联位置安放正确的是(　　)。

A.V_1位于胸骨左缘第 4 肋间　　B.V_2位于胸骨右缘第 4 肋间

C.V_4位于左锁骨中线与第 5 肋间相交处　　D.V_5位于左腋前线与第 5 肋间相交处

E.V_6位于左腋中线与第 5 肋间相交处

5.心电图的哪一部分代表心室的除极过程?(　　)

A.P 波　　B.T 波　　C.QRS 波　　D.P-R 段　　E.S-T 段

6.标准Ⅱ导联的连接方式是(　　)。

A.左上肢为正极,右上肢为负极　　B.左上肢为负极,左下肢为正极

C.右上肢为负极,右下肢为正极　　D.右上肢为正极,左下肢为负极

E.左下肢为正极,右上肢为负极

7.在心电图上计算心率,如 P-P(R-R)间距为 0.8 s,其心率是(　　)。

A.75 次/min　　B.80 次/min　　C.78 次/min　　D.85 次/min　　E.84 次/min

8.心电图以 25 mm/s 的纸速行进时,每小格横向间距相当于(　　)。

A.0.02 s　　B.0.01 s　　C.0.04 s　　D.0.05 s　　E.0.001 s

9.心电图的定标电压为 1 mV 时,电记录器的描笔上下移动每 1 mm,其电位差是(　　)。

A.0.1 mV　　B.1 mV　　C.0.05 mV　　D.0.04 mV　　E.0.01 mV

10.目测心电轴,一般根据下列哪些导联的 QRS 主波方向?(　　)

A.标准导联Ⅰ和Ⅲ　　B.标准导联Ⅰ和Ⅱ　　C.标准导联Ⅱ和Ⅲ

D.胸导联 V_1、V_3、V_5　　E.肢体导联 aVR 和 aVL

11.下列哪项心电轴左偏?(　　)

A.Ⅰ导联主波方向朝上,Ⅱ导联主波方向朝上

B.Ⅰ导联主波方向朝下,Ⅱ导联主波方向朝上

C.Ⅰ导联主波方向朝上,Ⅲ导联主波方向朝上

D.Ⅰ导联主波方向朝下,Ⅲ导联主波方向朝上

E.Ⅰ导联主波方向朝上,Ⅲ导联主波方向朝下

12.在正常人心电图指标中,下列哪一项不正确?(　　)

A.V_1导联 R/S<1　　B.V_5导联 R/S>1　　C.aVR 导联 R 波<0.5 mV

D.aVL 导联 R 波<1.2 mV　　E.aVF 导联 R 波<1.0 mV

13.关于 ST 段的阐述,下列哪一项不正确?(　　)

A.ST 段是自 QRS 波群的终点至 T 波起点间的线段

B.ST 段表示心室除极刚结束尚处在缓慢复极的一段短暂时间

C.任何导联 ST 段下移均应<0.05 mV

D.V_1、V_2导联 ST 段抬高应<0.3 mV

E.V_5、V_6导联 ST 段抬高应<0.5 mV

14.下列说法不正确的是(　　)。

A.P 波时间小于 0.11 s　　B.P-R 间期小于 0.20 s

C.正常 Q 波时间大于 0.04 s　　D.QRS 波群时间为 0.6~0.10 s

E.Q-T 间期不超过 0.44 s

15.正常 T 波的形态特点是(　　)。

A.任何导联均直立　　B.aVR 导联 T 波总是直立

C.除 aVR 外,其余导联均直立

D.在以 R 波为主的导联中,T 波直立且不应低于同导联 R 波的 1/4

E.在以 R 波为主的导联中,T 波直立且不应低于同导联 R 波的 1/10

16.正常情况下,ST 段在肢体导联抬高范围不应超过(　　)。

A.0.01 mV　　B.0.04 mV　　C.0.08 mV　　D.0.1 mV　　E.0.25 mV

17.正常情况下,ST 段下移范围不应超过(　　)。

A.0.01 mV　　B.0.02 mV　　C.0.05 mV　　D.0.08 mV　　E.0.1 mV

18.心电图检查示 P 波增宽,P 波双峰样,峰距≥0.04 s,多见于(　　)。

A.慢性肺源性心脏病　　B.风湿性心脏病二尖瓣狭窄　　C.高血压性心脏病

D.冠状动脉粥样硬化　　E.甲亢性心脏病

19.心肌梗死的坏死性波型是(　　)。

A.深而宽的 Q 波　　B.S-T 抬高　　C.S-T 段压低

D.T 波高耸　　E.T 波倒置

20.有关窦性 P 波的描述,下列哪项是错误的?(　　)

A.P 波时限小于 0.12 s　　B.在大部分导联呈钝圆形,可有轻度切迹

C.P 波方向在Ⅱ导联可向下　　D.P 波方向在 aVR 导联向下

E.心率在正常范围时,成人 P-R 间期为 0.12~0.20 s

21.右房肥大的心电图表现为(　　)。

A.P 波高而宽　　B.P 波增宽　　C.P 波出现切迹

D.P 波尖锐高耸　　E.P 波呈双峰状

22.心电图上 U 波明显增高,临床上见于(　　)。

A.高血钾　　B.高血钙　　C.低血钾

D.低血钙　　E.低血镁

23.心电图对区别心肌梗死和变异心绞痛最有诊断意义的改变是(　　)。

A.频发室性早搏　B.S-T 段上抬　C.T 波异常高耸

D.病理性 Q 波　E.T 波呈冠状,T 波倒置

24.心肌梗死的“损伤型”心电图改变主要表现在(　　)。

A.R 波电压降低　B.异常 Q 波　C.T 波直立高耸

D.ST 段抬高　E.T 波对称性

25.下壁心肌梗死时,出现典型梗死波形的导联是(　　)。

A.Ⅰ、aVL　B.Ⅱ、Ⅲ、aVF　C.V_1、V_2

D.V_3、V_4　E.V_1、V_2、V_3、V_4

26.下列哪一项不是室性期前收缩的心电图表现?(　　)

A.提前出现的 QRS 波宽大畸形　B.期前出现的 QRS-T 波前无相关的 P 波

C.QRS 时限>0.12 s　D.T 波方向多与 QRS 的主波方向相反

E.代偿间歇多不完全

27.关于心房扑动的心电图特征,以下说法错误的是(　　)。

A.扑动波频率为 250~350 次/min

B.正常 P 波被 F 波取代

C.F 波间无等电位线,波幅大小不一,间隔不规则

D.F 波常不能全部下传

E.一般心室率规则

28.最严重的心律失常是(　　)。

A.多源性期前收缩　B.多形性室早　C.三度房室传导阻滞

D.房扑、房颤　E.室扑、室颤

29.关于心房颤动的心电图改变,下列哪项是错误的?(　　)

A.心室律绝对不齐　B.P 波消失　C.R-R 不规则

D.V_1的颤动波最清楚　E.心室率大于心房率

30.P 波与 QRS 波群无关,心房率大于心室率见于(　　)。

A.一度房室传导阻滞　B.二度Ⅰ型房室传导阻滞　C.二度Ⅱ型房室传导阻滞

D.三度房室传导阻滞　E.高度房室传导阻滞

二、简答题

1.心电图常规导联有哪些?电极如何安放?

2.心电图各波段的形成及意义是怎样的?

3.肺性 P 波和二尖瓣型 P 波的心电图特点如何?

4.简述心肌梗死基本的心电图表现。

5.简述室性期前收缩的心电图特点。

6.简述房颤的心电图特点。

7.简述心律失常的定义与分类。

8.简述房室传导阻滞的心电图特点。

(何荣华)

第二十四章 肺功能检查

学习目标

- 了解通气功能各项指标的概念及影响换气功能的各种因素。
- 熟悉通气功能障碍的判断方法。
- 熟悉支气管舒张试验及支气管激发试验的临床意义。
- 熟悉血气分析中各项指标的临床意义。

知识点

- 通气功能检查;换气功能检查;血气分析。

案例导入

患者,女性,23 岁,反复发作胸闷、气喘 10 余年,发作 1 h 入院。气喘貌,端坐位,张口呼吸,轻度发绀,大汗淋漓,可闻及喘鸣音。支气管舒张试验阳性;动脉血气分析:pH 7.24,动脉血二氧化碳分压48 mmHg,动脉血氧分压50 mmHg,动脉血氧饱和度85%,碳酸氢根14.2 mmol/L。

请思考:根据该患者动脉血气结果,判断有无酸碱失衡及其类型,有无呼吸衰竭及其类型。

呼吸的生理功能是进行气体交换,从外界环境中摄取氧,排出二氧化碳。肺功能检查可对受检者呼吸生理功能的基本状况作出质与量的评价,明确肺功能障碍的类型和程度,观察肺功能损害的可复性,对于早期检出气道及肺部病变,判断疾病的病情及预后均有重要的指导意义,也可用于评估胸腹部大手术的耐受性及劳动力的鉴定。本章仅简述通气功能检查、换气功能检查和血气分析。

第一节 通气功能检查

肺通气功能检查是呼吸功能检查中最基本的检查项目,包括肺容积测定和通气功能检查。肺容积是指安静状态下一次呼吸所出现的容积变化,不受时间限制,在理论上具有静态解剖学意义;通气功能则指在单位时间内随呼吸运动出入肺的气量和流速,又称动态肺容积。凡能影响呼吸频率、呼吸幅度和流速的生理、病理因素,均可影响通气量。

一、肺容积

(一)肺容积及其组成

肺容积及其组成(图 24.1):①4 种基础肺容积,包括潮气容积、补吸气容积、补呼气容积和残气容积,它们之间彼此互不重叠。②4 种基础肺容量,是由 2 个或 2 个以上的基础肺容积组成,包括深吸气量、功能残气量、肺活量、肺总量。

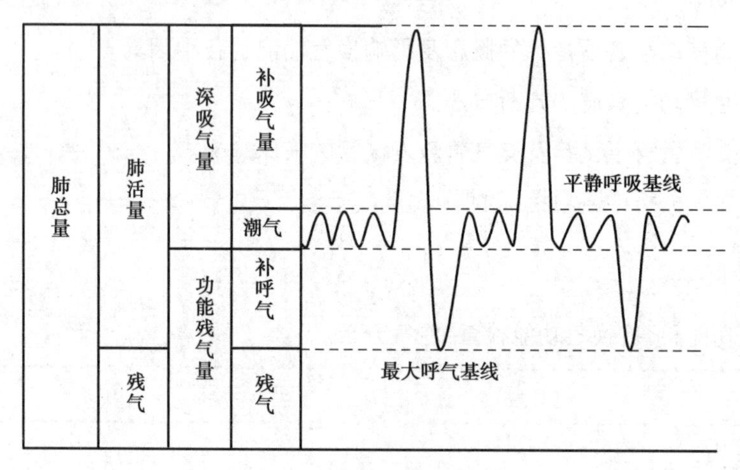

图 24.1 肺容积及其组成

1.潮气容积(tidal volume,VT) 是指平静呼吸时,一次吸入或呼出的气量。正常成人约为500 mL。

2.补吸气容积(inspiratory reserve volume,IRV) 是指平静吸气末再用力吸气时所能吸入的最大气量。正常成人参考值:男性约2 160 mL、女性约1 400 mL。

3.补呼气容积(expiratory reserve volume,ERV) 是指平静呼气末再用力呼气时所能呼出的最大气量。正常成人参考值:男性(1 603±397) mL、女性(1 126±338) mL。

4.深吸气量(inspiratory capacity,IC) 是指平静呼气末尽最大力量吸气所吸入的最大气量,即潮气容积加补吸气容积(VT+IRV)。正常成人参考值:男性为(2 617±548) mL,女性为(1 970±381) mL。

5.肺活量(vital capacity,VC) 是指尽力吸气后缓慢而又完全呼出的最大气量,即深吸气量加补呼气容积(IC+ERV)或潮气容积加补吸气容积加补呼气容积(VT+IRV+ERV)。正常成人参考值:男性(4 217±690) mL、女性(3 105±452) mL。

6.残气量(residual capacity,RC) 是指补呼气后肺内残留气量。正常成人参考值:男性约(1 615±397) mL、女性约(1 245±336) mL。

7.功能残气量(functional residual capacity,FRC) 是指平静呼气末肺内残留气量,即补呼气量加残气量(ERV+RC),正常成人参考值:男性(3 112±611) mL、女性(2 348±479) mL。

8.肺总量(total lung capacity,TLC) 是指最大限度吸气后肺内所含气量,即肺活量加残气量。正常成人参考值:男性约5 020 mL、女性约3 460 mL。

(二)测定与判断方法

测定前被检查者需安静休息15 min以上,首先以体温、大气压、饱和水蒸气压校正肺量计,校正后嘱受检者取坐位,上鼻夹,含口器与肺量计相连,平静呼吸5次后测定肺活量。

正常人肺功能的储备功能很大,且受年龄、性别、身高及体表面积等因素影响,故肺容积的个体差异很大,因而在判断肺功能结果时,常将实测值与同年龄、同性别、同身高、同体表面积的正常人进行比较,以实测值占预计值的百分比作为评价依据。

二、通气功能

(一)肺通气量

1.每分钟静息通气量(minute yentilation,VE)　指静息状态下每分钟吸入或呼出的气量,等于潮气容积(VT)×每分钟呼吸频率。正常成人参考值:男性(6 663±200) mL、女性(4 217±160) mL。超过10 L/min提示通气过度;低于3 L/min提示通气不足。由于通气功能有很大的储备,只有严重的通气功能障碍时,静息通气量才会出现异常。

2.最大自主通气量(maximal voluntary ventilation,MVV)　是指以最大幅度和最快频率,1 min所得的通气量。一般采用15 s做深而快的呼吸,将所测得的通气量乘4求得每分钟最大通气量。正常成人参考值:男性(104±2.71)L、女性(82.5±2.17)L。它反映呼吸动态功能,是测定通气功能中较有意义的指标,通常根据实测值占预计值的百分比进行判定,<80%为异常。作为通气储备能力考核指标,常以通气储量的百分比表示,正常值>95%,<86%提示通气储备不足,<70%为胸外科手术禁忌证。通气储量(%)=[(MVV-VE)/MVV]×100%。

(二)用力肺活量

用力肺活量(forced vital capacity,FVC)是指深吸气后以最大力量、最大速度所能呼出的全部气量。正常情况下FVC=VC,FVC<VC提示有气道阻塞。正常人第1 s、2 s、3 s所呼出气量各占FVC的百分率分别为83%、96%、99%。临床上常用第1秒用力呼气容积(FEV1.0)及一秒率(FEV1.0/FVC%)作为判断气道阻塞的重要指标。正常情况下一秒率>80%。

(三)最大呼气中段流量

最大呼气中段流量(maximal mid-expiratory flow,MMEF或MMF)是根据用力肺活量曲线计算得出的用力呼出肺活量25%~75%的平均流量。将FVC曲线分为四等分,测定中间50%的肺活量与其所用呼气时间的比值。正常成人男性为(3 452±1 160) mL/s、女性为(2 836±946) mL/s。由于MMF主要取决于FVC非用力依赖部分,其改变受小气道直径的影响,故可作为反映小气道疾病的敏感指标。

(四)肺泡通气量

肺泡通气量(alveolar ventilation,VA)是指安静状态下每分钟进入呼吸性细支气管及肺泡参与气体交换的有效通气量。正常成人潮气容积为500 mL,其中150 mL为无效腔气,亦称解剖无效腔。若按呼吸频率为15次/min计算,其静息通气量为7.5 L/min,减去无效腔气,即肺泡通气量为5.25 L/min。但进入肺泡中气体,若无相应肺泡毛细血管内血流与之进行气体交流,也同样会产生无效腔效应,称肺泡无效腔。解剖无效腔加肺泡无效腔称生理无效腔(dead space ventilation,VD)。正常情况下因通气/血流值正常,肺泡无效腔量小至可忽略不计，故生理无效腔基本等于解剖无效腔。

三、临床应用

（一）通气功能障碍类型的判断

通气功能障碍分阻塞性和限制性，兼有两者特点时为混合性。阻塞性通气功能障碍的特点是以反映通气流速的指标（如 FEV1.0/FVC%）降低为主，常见于咽喉部炎症或肿瘤、肺气肿等；而限制性通气功能障碍则以肺容量（如 VC）减少为主，常见于肺间质疾病、肺占位性疾病、胸膜、胸廓病变等。通气功能障碍类型的鉴别见表 24.1。

表 24.1　通气功能障碍类型的鉴别

类型	VC	MVV	FEV1.0%	RV	RV/TLC
阻塞性	正常或↓	↓↓	↓	↑↑	↑↑
限制性	↓↓	正常或↓	正常或↑	↓	正常或↓
混合性	↓	↓	↓	不定	不定

（二）支气管舒张试验

支气管舒张试验可用来判断气道阻塞的可逆性及药物疗效。

1.测定方法　测定前24 h被检查者停用支气管舒张药，再行常规肺功能测定，当结果提示 FEV1.0 或 FEV1.0/FVC%降低时，让被检查者吸入沙丁胺醇0.2 mg后15~20 min，再测定 FEV1.0，按下列公式计算通气改善率。

通气改善率=[（用药后 FEV1.0-用药前 FEV1.0）/用药前 FEV1.0]×100%

2.结果判断　通气改善率>15%，判定为阳性。当通气改善率>15%，且 FEV1.0 绝对值增加大于200 mL，则为气流受限可逆，见于支气管哮喘。如吸入支气管舒张药后 FEV1.0<80%预计值，且 FEV1.0/FVC%<70%，提示气流受限不完全可逆，见于慢性阻塞性肺疾病。

（三）支气管激发试验

支气管激发试验是测定气道反应性的一种方法。一般适用于通气功能在正常预计值70%以上的患者。测定前24 h内停用支气管舒张药，先测基础 FEV1.0 值，然后依次从低浓度到高浓度吸入激发剂（常用组胺或乙酰胆碱），每次吸完后测定 FEV1.0。气道反应性的判断，以使 FEV1.0 降低 20%以上（与用药前相比）所需的药物累积量。组胺累积量<7.8 μmol、乙酰胆碱累积量<12.8 μmol，为支气管激发试验阳性，提示为气道反应性增高，结合临床可诊断支气管哮喘。

第二节　换气功能检查

肺换气是指肺泡与肺毛细血管血液之间的气体交换过程。肺有效的气体交换与气体的弥散、通气量、血流量及通气/血流值有密切关系。

一、弥散功能

肺泡弥散是指肺泡内和肺泡壁毛细血管中的氧气和二氧化碳，通过肺泡壁毛细血管膜进行气体交换的过程。以弥散量(diffusing capacity，DL)作为衡量指标。肺泡弥散量是指在肺泡膜两侧气体分压差为1 mmHg条件下，单位时间(1 min)所能通过的气体量(mL)。由于二氧化碳的弥散力为氧气的21倍，一般不存在二氧化碳的弥散功能障碍，故临床上弥散障碍是对氧而言。影响肺泡毛细血管弥散的因素有弥散面积、弥散膜的厚度、肺泡与毛细血管的氧分压差等。凡能影响上述因素的疾病均可致氧弥散障碍，引起缺氧。如肺淤血、肺水肿、肺气肿、肺纤维化等。

由于一氧化碳(CO)有与氧气相类似的特性，临床上通常采用一氧化碳吸入法测定弥散功能，以一氧化碳弥散量(DLCO)表示，弥散量如小于正常预计值的80%，则提示有弥散功能障碍。

二、通气/血流比例

肺泡与毛细血管内的气体交换不仅要求有足够的肺泡通气量和充分的血流量，还要有适当的通气/血流比例(ventilation/perfusion ratio，V/Q)。

静息状态下，健康成人肺泡通气量(VA)约4 L/min、血流量(Q)约5 L/min，V/Q值为0.8，此时换气效率最佳。病理情况：①气道阻塞时，肺泡通气量减少，部分血流因无通气与之交换(比值<0.8)，导致动静脉分流效应。②局部血流障碍时，进入肺泡的气体没有充分的血流与之交换(比值>0.8)，使无效腔气增加。因此无论V/Q增大还是减小，均可影响换气功能，最终导致缺氧，临床可见于气道、肺实质、肺间质、肺血管等疾病，如阻塞性肺气肿、肺炎、肺不张、肺纤维化、呼吸窘迫综合征、肺栓塞和肺水肿等。

目前尚无简便的方法直接测定V/Q值，只能通过计算一些生理指标间接判断V/Q值。

第三节　血气分析

血液气体正常是体液内环境稳定、机体赖以健康生存的一个重要方面。血气分析不仅对判断机体酸碱失衡有重要价值，还可用于严重呼吸系统患者的监护、预后判断、呼吸衰竭分型、指导氧疗和机械通气，亦可通过血气分析了解肺的通气与换气功能。

血气分析的标本有动脉血和静脉血2种，全身动脉血的气体都相同，静脉血的气体则随身体各部位组织的成分及其代谢率、血流灌注量的不同而异，故临床上常用动脉血进行血气分析。

血气分析测定标本采集的基本要求：①采血部位(桡动脉、肱动脉、股动脉)。②严格隔绝空气，在海平面大气压、安静状态下，采集肝素抗凝血。③标本采集后立即送检，若不能及时送检，应将其保存于4 ℃环境中，但不得超过2 h。④吸氧者若病情许可，应停止吸氧30 min后再采血送检，否则应标记给氧浓度与流量。

动脉血气分析和酸碱平衡测定的有关指标中，其中动脉氧分压、动脉二氧化碳分压、动脉氢离子浓度可通过血气分析仪直接测定，然后根据相关的方程式由上述，3 个测定值计算出其他多项指标，从而判断肺换气功能及酸碱平衡的状况。

（一）动脉血氧分压（PaO_2）

指血液中物理溶解的氧分子所产生的压力。是判断机体有否缺氧及缺氧的程度的重要指标。正常值95～100 mmHg，可随年龄增长而降低。PaO_2<60 mmHg是诊断呼吸衰竭的标准。根据 PaO_2的高低将低氧血症分为轻、中、重三度：轻度80～60 mmHg；中度60～40 mmHg；重度<40 mmHg。PaO_2<20 mmHg时，有氧代谢不能正常进行，脑细胞不能摄取氧气，生命难以维持。

（二）动脉血氧饱和度（SaO_2）

指动脉血氧与血红蛋白（Hb）结合的程度，是单位 Hb 含氧的百分数。正常参考值为95%～98%。SaO_2可作为判断机体是否缺氧的一个指标，<90%即为缺氧，<60%～70%大脑不能正常工作，<20%通常6 min就发生不可逆性损伤。但其敏感性较差，而且有掩盖缺氧的潜在危险。主要原因是血红蛋白离解曲线呈“S”形，即 PaO_2在60 mmHg以上，曲线平坦，在此段即使 PaO_2有大幅度变化，SaO_2的变化很小，即使 PaO_2降至57 mmHg，SaO_2仍可接近 90%，PaO_2在57 mmHg以下时，曲线陡直，PaO_2稍降低，SaO_2明显下降。因此，SaO_2在较轻度的缺氧时尽管 PaO_2已有明显下降，SaO_2也可无明显变化。

（三）动脉血二氧化碳分压（$PaCO_2$）

指物理溶解在动脉血中的二氧化碳分子所产生的压力。正常值为35～45 mmHg。临床意义：①由于二氧化碳的弥散能力很强，$PaCO_2$与肺泡中二氧化碳接近平衡，故可作为衡量肺泡通气功能的重要指标。$PaCO_2$增高，提示肺泡通气不足；$PaCO_2$降低，提示肺泡过度通气。②判断呼吸衰竭的类型及程度。Ⅰ型呼吸衰竭，$PaCO_2$可正常或略降低；Ⅱ型呼吸衰竭时 $PaCO_2$>50 mmHg。③用于判断有无呼吸性酸碱失衡或代谢性酸碱失衡的代偿反应。如 $PaCO_2$升高可能为呼吸性酸中毒所致，也可能是代谢性碱中毒的代偿反应，其最大代偿极限为 $PaCO_2$升至55 mmHg；反之，$PaCO_2$降低可能为呼吸性碱中毒所致，也可能是代谢性酸中毒的代偿反应，最大代偿极限为 $PaCO_2$降至10 mmHg。须结合 pH、HCO_3^-及临床实际方可作出正确的判断。

（四）pH

pH 是动脉血浆中氢离子浓度（H^+）的负对数值，反映血液的酸碱度。正常值为7.35～7.45，平均 7.40。可作为判断酸碱失调中机体代偿程度的重要指标。pH<7.35 为失代偿性酸中毒，存在酸血症；pH>7.45 为失代偿性碱中毒，有碱血症。pH 正常可有 3 种情况：无酸碱失衡、代偿性酸碱失衡、混合性酸碱失衡。临床上不能单用 pH 区别代谢性与呼吸性酸碱失衡，尚需结合其他指标进行判断。

（五）碳酸氢盐

包括标准碳酸氢盐（standard bicarbonate，SB）和实际碳酸氢盐（actual bicarbonate，AB）。SB 是指在 38 ℃、$SaO_2$100%的条件下，经 $PaCO_2$为40 mmHg的气体平衡后的标准状态下所测得的血浆 HCO_3^-，一般不受呼吸的影响，是准确反应代谢性酸碱失衡的指标。正常值

22~27 mmol/L,平均24 mmol/L。AB 是指在实际 $PaCO_2$ 和血氧饱和度条件下所测得血浆 HCO_3^-,同样可反映酸碱平衡中的代谢性因素,但在一定程度上也受呼吸因素的影响。正常人 AB=SB。AB 与 SB 的差数,反映呼吸因素对血浆 HCO_3^- 的影响程度。AB>SB,提示呼吸性酸中毒;AB<SB,提示呼吸性碱中毒时;AB=SB<正常值,提示代谢性酸中毒;AB=SB>正常值,提示代谢性碱中毒。

(六)缓冲碱

缓冲碱(buffer bases,BB)是指血液中一切具有缓冲作用的碱性物质(负离子)的总和,主要包括 HCO_3^-、血红蛋白、血浆蛋白、HPO_4^{2-}。正常值45~55 mmol/L,平均50 mmol/L。BB 是反映机体对酸碱失衡时的总缓冲能力,不受呼吸因素及二氧化碳改变的影响。在血红蛋白、血浆蛋白稳定的情况下,其改变取决于 SB。BB 增加提示代谢性碱中毒;BB 减少提示代谢性酸中毒。

(七)剩余碱

剩余碱(bases excess,BE)是指在 38 ℃、SaO_2 100%、$PaCO_2$ 为40 mmHg的标准条件下,将血液标本滴定至 pH 等于 7.40 所需要的酸或碱的量,表示全血或血浆中碱储备增加或减少的情况。需加酸者表示血中有多余的碱,BE 为正值;相反,需加碱者表明血中碱缺失,BE 为负值,正常值±2.3 mmol/L。BE 是反映代谢性因素的指标,与 SB 的意义大致相同。

(八)血浆二氧化碳含量

血浆二氧化碳含量是指血浆中结合形式的 HCO_3^- 和物理溶解的二氧化碳总含量。其中 HCO_3^- 即 AB 占 95%以上,因此血浆二氧化碳含量基本反映 AB 含量。因其受代谢和呼吸双重因素影响,在判断混合性酸碱失调时,其应用受到限制。正常值25.2 mmol/L。二氧化碳潴留和代谢性碱中毒时血浆二氧化碳含量增加;过度通气和代谢性酸中毒时血浆二氧化碳含量降低。

复习思考题

简答题

1.影响换气功能的因素有哪些?通气/血流比例升高及降低的临床意义是什么?

2.简述动脉血气分析中各项指标的临床意义。

(李淑勤)

第二十五章　内镜检查

学习目标

- 掌握内镜检查的适应证与禁忌证。
- 熟悉内镜检查的准备工作。
- 了解常见消化道疾病的内镜表现。

知识点

- 内镜检查的适应证与禁忌证；常见消化道疾病的内镜表现；内镜检查的准备工作；内镜检查的注意事项。

案例导入

患者，男性，40岁，间断反复发作上腹部疼痛1月余，餐后尤明显，患者要求作胃镜检查以明确病因。

请思考：该患者是否适合作胃镜检查？若需胃镜检查，检查前还应做哪些准备工作？

第一节　内镜的基本知识

一、内镜的发展

内镜经历了一个多世纪漫长曲折的发展，反映了科学技术进步对医学的重要影响。早在1805年，德国Bozzini首先提出了内镜的设想，利用烛光，通过内镜看到了直肠、泌尿道的内腔，到1957年，美国Hirschowitz制成了第一台纤维胃、十二指肠内镜，从而使内镜开始进入纤维光学内镜发展阶段。内镜经历了由早期的硬式内镜、半可曲式内镜、纤维内镜至今天的电子内镜的发展历程。近年来，电子内镜与各种先进的诊疗技术相结合，进一步拓宽了内镜的诊治领域。如超声内镜可使超声探头在内镜的指导下扫查消化道管壁及邻近的器官病变。色素与放大内镜可发现黏膜的细微病变，鉴别良恶性肿瘤。胶囊内镜可在消化道内定时摄像,为小肠病变的诊断提供了重要的手段。目前根据类似原理制成的内镜还有支气管镜、胆道镜、膀胱镜、胸腔镜、腹腔镜等,形成了一个崭新的诊治领域,称为内镜学,使内镜技术的发展达到了一个全新的境界。内镜的应用已从单纯的诊断功能进入非手术治疗领域。经内镜高频电切除息肉、取异物、食管静脉曲张硬化疗法、经内镜十二指肠乳头切开取石,经内镜胆管内、外引流,食道狭窄扩张术、置管术以及微波治疗消化道肿瘤、止血等治疗措施,不仅在国外而且在我国各地也逐步开展和应用。总之,内镜的应用领域尤其是消化内镜有着广阔的天地。

二、纤维内窥镜分类

纤维内窥镜按用途分为上消化道内窥镜、下消化道内窥镜、呼吸道内窥镜。按光学视向角分为前视型、斜视型、侧视型3种。按功能分为具有手术功能[带手术和(或)冲洗孔道]和不具有手术功能(检查用)两种。

三、内镜检查和治疗前患者的评估

随着内镜技术的发展,尤其是治疗内镜临床应用的增多,在给患者带来利益的同时,其风险也逐渐增大。临床上因为内镜操作的前期准备不充分而出现问题,引发的医疗纠纷也日益增多。内镜检查和治疗前期,应对所采取操作方法潜在的危险性和疗效进行正确评估,根据患者疾病的性质、年龄和全身状况,选择适合的内镜检查和治疗方法。尽量选择操作风险最小而患者受益最大的方法。对患者术前的身体状态、术中的承受能力,以及术后恢复情况等都应该进行充分的考虑和分析,并把以上内容向患者和家属交代清楚以文字材料体现,即签署知情同意书。

第二节　上消化道内镜检查

上消化道内镜检查包括食管、胃、十二指肠的检查,是应用最早、进展最快的内镜检查,通常称胃镜检查。

一、适应证

一般说来,一切食管、胃、十二指肠疾病诊断不明者,均可进行此项检查。主要适应证如下:

1.吞咽困难、疼痛,疑上消化道病变原因不明者。

2.不明原因的上消化道出血。

3.X线钡餐检查不能确诊的上消化道病变,特别是黏膜病变和疑有肿瘤者。

4.需要随访观察的病变,如溃疡病、萎缩性胃炎、术后食管胃疑吻合口病变、反流性食管炎、巴雷特食管(Barrett esophagus)等。

5.药物治疗前后对比观察或手术后随访。

6.需作内镜治疗的患者,如取出异物、镜下止血及食管静脉曲张的硬化剂注射与结扎、食管狭窄的扩张治疗、上消化道息肉摘除等。

二、禁忌证

(一)相对禁忌证

随着器械的改良和技术的进步,禁忌证较过去已明显减少。常见的相对禁忌证如下。

1.轻症心肺功能不全者,必要时在监护条件下给予鼻导管吸氧,尤其是长时间的诊疗操作时更要注意观察。

2.消化道出血患者,血压未平稳。

3.肝功能差、有出血倾向,血红蛋白低于50 g/L者。

4.高度脊柱畸形、巨大食管或十二指肠憩室者。

5.慢性乙、丙型肝炎或病原携带者和 AIDS 患者应具备特殊的消毒措施。

(二)绝对禁忌证

绝对禁忌证如下。

1.严重心、肺疾患,如严重心律失常、心肌梗死急性期、严重心力衰竭、哮喘发作期、呼吸衰竭不能平卧等无法耐受内镜检查者。

2.休克、昏迷、消化道穿孔等危重患者。

3.严重精神失常不合作的精神病患者。

4.口腔咽喉急性重症炎症内镜不能插入者。

5.食管及胃的急性炎症,尤其是腐蚀性炎症患者。

6.明显的胸主动脉瘤及脑卒中患者。

7.严重感染、烈性传染病患者。

8.异物易导致大量出血者,或异物为毒品袋者。

三、方法

(一)检查前准备

1.至少禁食6~8 h以排空胃内容物,禁水至少2 h。

2.X 线钡餐检查 3 d 后再作胃镜检查。

3.阅读胃镜申请单,简要询问病史,做必要体检,了解检查的适应证,有无危险性及禁忌证。做好解释工作,消除患者恐惧心理,以取得患者的合作。

4.在检查前5~10 min,吞服含 1%丁卡因胃镜胶(10 mL)或 2%利多卡因喷雾咽部 2~3 次进行麻醉,前者兼具麻醉及润滑作用。

5.镇静剂一般无须使用。过分紧张者可用地西泮5~10 mg肌注或静注。做镜下治疗时,为减少胃蠕动,可术前10 min肌注山莨菪碱10 mg或阿托品0.5 mg。

6.口服去泡剂如二甲硅油去除十二指肠黏膜表面泡沫,使视野更加清晰。此项不作为必须要求。

7.检查胃镜及配件,注意光源、送水、送气阀及吸引装置,操纵部旋钮控制的角度等。检查胃镜的线路、电源开关及监视器屏幕影像。此外,内镜室应具有监护设施、氧气及急救用品。

(二)检查方法

1.患者取左侧卧位,头部略向前倾,或头垫低枕,使颈部松弛,松开领口及腰带,取下义齿，双腿屈曲。

2.口边置弯盘，嘱患者咬紧牙垫，铺上消毒巾或毛巾。

3.医生左手持胃镜操纵部，右手持胃镜先端约20 cm处，直视下将胃镜经咬口插入口腔，内镜直视下从距门齿16 m开始缓慢循腔进镜，仔细观察每1 cm的食管黏膜状态。注意动作轻柔，避免暴力。勿误入气管。

4.胃镜前端通过齿状线缓缓插入贲门后，在胃底部略向左、向上可见胃体腔，推进至幽门前区时，伺机进入十二指肠球部，调整胃镜深度，即可见十二指肠降段及乳头部。由此退镜，逐段观察，配合注气及抽吸，可逐一检查十二指肠、胃窦、胃角、胃体、胃底及食管各段病变。如发现病变则需确定病变的具体部位、范围及形态，并详细描述，同时拍照记录。必要时需额外留图、摄像、染色、局部放大、活检、刷取细胞涂片及抽取胃液检查以助诊断。

5.退出胃镜时尽量抽气防止腹胀。被检查者未行胃黏膜活检者，检查后禁水 1~2 h 后方可进食。若有胃黏膜活检者，术后4 h方可进食流质或半流质。

四、常见上消化道疾病的内镜诊断

自纤维内镜使用以来，上消化道疾病诊断率明显提高。胃镜下常见的疾病有炎症、溃疡和肿瘤，其次还有息肉、食管-胃底静脉曲张、食管黏膜撕裂症（Mallory-Weiss syndrome）、憩室、异物、寄生虫等。

（一）慢性胃炎

1.慢性浅表性胃炎　黏膜充血水肿、反光增强、斑片状发红；可有黏膜下出血及片状糜烂；或呈多发隆起，表面糜烂，周围有红晕。发炎黏膜表面有较多透明或黄白色分泌物附着，难以冲净。

2.慢性萎缩性胃炎　黏膜苍白或花斑状（以白为主），黏膜萎缩变薄，皱襞变浅甚至消失，黏膜下血管透见。伴局灶增生和肠腺化生者表现为黏膜呈小结节状或粗糙颗粒状改变，表面缺少光泽，分泌物少。黏膜活检腺体萎缩有助于确诊。

3.慢性肥厚性胃炎　黏膜肥厚、水肿，表现为皱襞粗大，似脑回状，充气后不能展开，颜色深红，似牛肉色。胃内分泌物增多，常伴糜烂，亦有结节状或铺路石样外观。

（二）溃疡

可位于食管、胃、十二指肠等部位，内镜下可分为活动期、愈合期和瘢痕期。

1.活动期　可见圆形或椭圆形凹陷，直径多为0.5~1.5 cm，底部覆以白苔、血痂或血凝块，周围黏膜充血、水肿，呈堤状隆起。

2.愈合期　溃疡缩小、变浅、表面薄白苔，边缘光滑整齐，周边水肿消失，再生上皮明显呈红色栅状，溃疡边缘可见黏膜皱襞向中央集中。

3.瘢痕期　溃疡消失，为再生上皮覆盖，再生上皮发红，呈栅状，向心性呈放射状排列。

（三）息肉

指附着于消化道黏膜上的隆起性病变。它只是一种形态上的概念，其性质有赖于病理诊断。上消化道息肉以胃息肉较为多见，在病理上可分为增生型、腺瘤型和错构瘤型。

（四）肿瘤

我国胃癌、食管癌患者相当多见，胃镜是最佳检查方法，尤对发现早期胃癌更为重要。

根据癌组织在胃壁的浸润深度,将胃癌分为早期胃癌和进展期胃癌两类。早期胃癌指癌组织仅限于黏膜和黏膜下层,不论有无淋巴结转移,此期预后佳。进展期胃癌,肉眼大多可拟诊,肿块凹凸不平,上附有污秽苔,表面可见渗血与溃烂;或表现为不规则的较大溃疡,底部被污秽苔覆盖,边缘有结节性隆起,触之质硬,黏膜脆易出血。

五、并发症

一般并发症为喉头痉挛、下颌关节脱臼、咽喉部损伤感染、腮腺肿大、食管贲门黏膜撕裂等。严重并发症有心跳骤停、心肌梗死、心绞痛、食管、胃肠穿孔、低氧血症等。发生率为0.03%~0.2%。操作者应严格把握适应证及按操作规程进行检查,避免并发症的发生。

第三节　下消化道内镜检查

下消化道内镜检查包括乙状结肠镜、结肠镜和小肠镜检查,以结肠镜应用较多,可达回盲部甚至末端回肠,了解部分小肠和全结肠病变,在此仅讨论结肠镜检查。

一、适应证

1.不明原因的便血、大便习惯改变,或怀疑有结肠、直肠及末端回肠病变者。

2.X 线钡剂灌肠或乙状结肠镜检查结肠有狭窄、溃疡、息肉、癌肿、憩室等病变,需进一步确诊者。

3.转移性腺癌、CEA 或 CA199 升高,需寻找原发病灶者。

4.炎症性肠病的诊断与随诊。

5.结肠癌术前确诊,术后随访,息肉摘除术后随访。

6.行镜下止血息肉切除、整复肠套叠、肠扭转、扩张肠狭窄及放置支架解除肠梗阻等治疗。

二、禁忌证

1.肛门、直肠严重狭窄。曾做过肠道放射治疗并发生肠道放射性坏死,近期手术有穿孔可能者。

2.急性重度结肠炎,如急性细菌性痢疾、急性重度溃疡性结肠炎及憩室炎等。

3.急性弥漫性腹膜炎、腹腔脏器穿孔、多次腹腔手术、腹内广泛粘连及大量腹水者。

4.妇女经期、妊娠期。

5.严重心肺功能衰竭、身体衰弱不能耐受、精神失常及昏迷患者。

6.完全性肠梗阻。

三、检查前准备

高质量的肠道准备是检查成功的前提,可谓是“细节决定成败”。

1.禁饮食　检查前 1 d 进低纤维饮食,当晨禁食。

2.清洁肠道　常用复方聚乙二醇(PEG),在内镜检查前4~6 h,服用 PEG 等渗溶液2~3 L,每10 min服用250 mL,2 h内服完。其他清洁剂有硫酸镁、磷酸钠盐、甘露醇、中草药等。若作高频电凝术前肠道准备，则不能用甘露醇，因其被肠道内分解产生氢气，遇电可发生爆炸。

3.阅读结肠镜申请单　简要询问病史，做必要体检，了解检查的指征，有无禁忌证，做好解释工作，说明检查的必要性及安全性，消除恐惧心理，争取主动配合。

4.术前用药　术前5~10 min用阿托品0.5 mg肌注或山莨菪碱10 mg肌注，以减少肠蠕动。对青光眼、前列腺肥大或近期发生尿潴留者禁用。对情绪紧张者可肌注地西泮5~10 mg、哌替啶50 mg，但使用上述药品可使痛阈增高，降低结肠穿孔反应信号，应特别警惕。

5.其他准备　检查结肠镜及配件，以确保结肠镜性能及质量。检查室最好有监护设备及抢救药物，以备不时之需。

四、结肠疾病的内镜诊断

结肠疾病的基本病变是炎症、溃疡及肿瘤，与上消化道疾病有相似之处，常见疾病如下。

1.溃疡性结肠炎　患者镜下见黏膜广泛充血、水肿、糜烂或表浅溃疡，表面有脓苔和渗出物，形态多样，并伴炎性息肉形成。

2.克罗恩病　患者镜下见跳跃式分布的纵行或匍行性深溃疡，附近常有多发大小不等炎性息肉，周围黏膜正常或鹅卵石样增生，肠壁明显增厚，肠腔明显狭窄。

3.肠结核　本病病变以回盲部多见，其次为升结肠，主要病变有溃疡、增生结节以及在愈合过程中形成的瘢痕组织导致肠管变形、假性息肉形成、肠腔狭窄等。溃疡多为横行，甚至呈环状围绕肠腔一周，溃疡边缘隆起、界限不清。活检出干酪样坏死性肉芽肿或结核分枝杆菌可确诊。

4.结肠良性肿瘤　以腺瘤、息肉多见，其大小、形态、有无蒂对判断类型及预后甚为重要。

5.结肠恶性肿瘤　主要是结肠癌，近年来有增多之势，好发于直肠、乙状结肠，大多呈隆起型，即息肉样癌，可有蒂、无蒂和亚蒂，表面发红，凹凸不平，多有糜烂或溃疡，经内镜下病理活检是诊断必要手段。

五、并发症

结肠镜应用于临床已有50余年，检查技术一般较安全，但若不按适应证规范操作或技术不熟练，就有可能发生并发症，主要有肠穿孔、出血、电凝综合征、肠系膜撕裂、结肠黏膜下气肿等。最严重的并发症为心脑血管意外，如高血压患者检查时因情绪紧张加重高血压而突发脑血管意外。或因过度牵拉刺激迷走神经引起反射性心律失常，甚至心搏骤停，此时应立即拔出内镜，进行抢救。

第四节　纤维支气管镜检查

从1897年德国的Gustav Killian首先用食管镜从气道内取出异物开始，支气管内镜从硬质气管镜、纤维支气管镜，发展到了电子气管镜，至今已有120多年的历史。纤支镜因管径细，可弯曲，易插入段支气管和亚段支气管，同时可在直视下作活检或刷检，亦可作支气管灌洗（bronchial lavage，BL）和支气管肺泡灌洗（broncho alveolar lavage，BAL），行细胞学或液性成分检查,并可摄影或录像作为科研或教学资料,已成为支气管、肺和胸腔疾病诊断、治疗和抢救上一项重要手段。

一、适应证

1.不明原因的慢性咳嗽或局限性喘鸣者。

2.不明原因的咯血或痰中带血,尤其是40岁以上的患者,持续1周以上的咯血或痰中带血。

3.X线胸片和(或)CT检查提示肺不张、肺部结节或块影、阻塞性肺炎、炎症不吸收、肺部弥漫性病变、肺门和(或)纵隔淋巴结肿大、气管支气管狭窄以及原因未明的胸腔积液等异常改变者。

4.痰中发现癌细胞或可疑癌细胞。

5.原因不明的喉返神经麻痹和膈神经麻痹者。

6.不明原因的干咳或局限性喘鸣者。

7.胸部外伤、怀疑有气管支气管裂伤或断裂,支气管镜检查常可明确诊断。

8.肺部手术前检查。

9.肺或支气管感染性疾病的病因学诊断,如通过气管吸引、保护性标本刷或支气管肺泡灌洗(BAL)获取标本进行培养等。

10.用于治疗,如取支气管异物、肺化脓症吸痰及局部用药、手术后痰液潴留吸痰、肺癌局部瘤体的放疗和化疗等。另外,对于气道狭窄患者,可在纤支镜下行球囊扩张或放置镍钛记忆合金支架等介入治疗。

二、禁忌证

气管镜检查开展至今,已积累了丰富的经验,其禁忌证范围亦日趋缩小,或仅属于相对禁忌。但在下列情况下行支气管镜检查发生并发症的风险显著高于一般人群,应慎重权衡利弊后再决定是否进行检查。

1.对麻醉药过敏者以及不能配合检查的被检者。

2.有严重心肺功能不全的患者。

3.全身状况极度衰弱不能耐被检查者。

4.不能纠正的出血倾向患者,如凝血功能严重障碍、尿毒症及严重的肺动脉高压等。

5.有破裂危险的主动脉瘤患者。

6.新近有上呼吸道感染或高热、大咯血、哮喘发作者,需待症状控制后再考虑作纤维支气管镜检查。

7.活动性大咯血,若必须行支气管镜检查时,应在建立人工气道后进行,以降低窒息发生的风险。

8.多发性肺大疱。

9.严重的上腔静脉阻塞综合征,因纤维支气管镜检查时易导致喉头水肿和严重的出血。

三、术前准备

1.检查前需要详细询问患者病史,测量血压及进行心、肺功能、肝功能及出凝血时间,血小板等检查结果评估。

2.患者必须在检查前拍摄X线正和(或)侧位胸片,必要时行胸部CT检查,以确定病变部位。

3.支气管镜检查前受检者应禁食4 h,禁水2 h。

4.局部麻醉常用2%利多卡因溶液,可在纤维支镜插入气管后滴入或经环甲膜穿刺注入。需要静脉应用镇静剂者,应在给药前建立静脉通道,并保留至术后恢复期结束。

5.操作步骤患者一般取平卧位,不能平卧者可取坐位。术者用左手或右手持纤维支气管镜的操纵部,持镜经鼻或口腔插入,找到会厌与声门,观察声门活动情况。当声门张开时,将镜快速送入气管,在直视下边向前推进边观察气管内腔,达到隆突后观察隆突形态。见到两侧主支气管开口后,先进入健侧再进入患侧,依据各支气管的位置,依次插入各段支气管,分别观察支气管黏膜。对病变部位,先活检,再用毛刷刷取涂片,或用10 mL灭菌生理盐水注入病变部位进行支气管或肺泡灌洗作细胞学或病原学检查。

6.术后一般应在2 h后才可进食、饮水,以免因咽喉仍处于麻醉状态而导致误吸,尽量少说话,使声带得到休息。

四、支气管镜检查的术中监护

1.应监测患者的血氧饱和度。

2.所有受检者术中均应通过鼻、口或人工气道给予吸氧,并通过吸氧使患者的血氧饱和度维持在90%以上,以减少操作中及术后恢复期严重心律失常的发生。

3.检查时心电监护不必常规应用,但对于有严重心脏病史的患者以及在持续给氧情况下仍不能纠正低氧血症的患者,应进行心电监护。

4.在支气管镜检查过程中,至少要有2位助手配合,其中1位必须是专职护士。

5.支气管镜室应配备有气管插管及心肺复苏的药品及设备。

五、并发症

纤维支气管镜检查已经广泛应用于临床。并发症的发生率较低,主要并发症有低氧血症、出血、气胸、发热、喉痉挛、麻醉药反应等,偶见心搏骤停。出现并发症时,应及时作出相应的处理。只要掌握好适应证,术前做好充分的准备工作,术者熟练小心地操作,一般不会出现严重的并发症。

复习思考题

简答题

1.简述胃镜检查的禁忌证。

2.简述结肠镜检查的准备工作。

3.简述纤维支气管镜检查的禁忌证。

(刘俊毛)

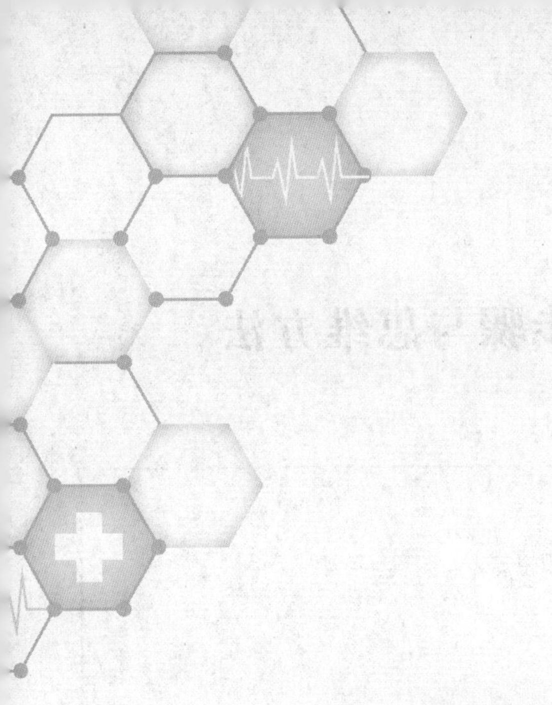

第六篇

诊断思维方法与病历书写

第二十六章　诊断步骤与思维方法

学习目标

- 掌握诊断的基本原则与临床诊断的内容和格式。
- 熟悉诊断疾病的步骤和临床思维的方法。
- 了解临床上常见误诊的原因。

知识点

- 诊断疾病的步骤;临床思维的方法;临床诊断的内容和格式。

案例导入

患者,男性,50岁,咳嗽、痰中带血半月。

请思考:应如何询问该患者的病史?需做哪些检查?最可能的诊断是什么?

诊断是医生将所获得的各种临床资料经过全面分析、评价、整理后,对疾病提出的一种符合临床思维逻辑的判断。诊断既是一个过程,也是一个结论。只有正确地诊断,才有可能给予正确和恰当的治疗。

第一节　诊断疾病的步骤

诊断疾病的程序(图26.1):①搜集临床资料。②分析、综合、评价资料。③提出初步诊断。④验证或修正诊断。

(一)搜集临床资料

1.病史采集　病史中最主要的部分是症状,其发生发展与演变的特点,对于形成诊断起重要作用。但症状不是疾病,医生应该透过症状,结合医学知识和临床经验,去认识和探索疾病的本质特点。病史采集要全面系统、真实可靠,反映疾病的动态变化及个体特征。

2.体格检查　在病史采集的基础上,应对患者进行全面、有序、重点、规范和正确的体格

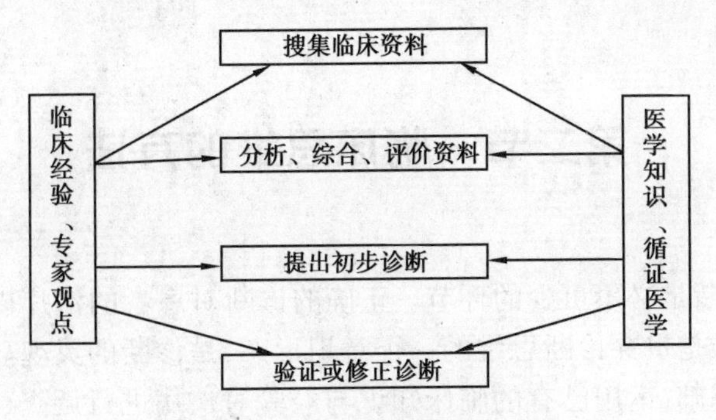

图 26.1　诊断疾病的步骤示意图

检查,所发现的阳性体征和阴性表现,都可以成为诊断疾病的重要依据。在体格检查过程中,要注意核实和补充病史资料,使获得的资料具有完整性和真实性。

3.实验室及其他检查　获得病史和体格检查资料之后,选择一些基本必要的实验室检查和其他检查,可使临床诊断更准确、可靠。切不可单凭某项检查结果来确诊疾病,因为任何检查结果都有自身的局限性,甚至有的检查结果可出现假阴性或假阳性。在选择检查时应考虑:①检查的意义。②检查的时机。③检查的敏感性和特异性。④安全性。⑤成本与效果分析等。

(二)分析、综合、评价资料

对病史、体格检查、实验室检查和其他检查所获得的各种临床资料进行分析、综合和评价整理,是一个非常关键的环节。疾病表现是复杂多样的,患者因受各种因素影响,所述病史常常是琐碎、不确切、主次不分、顺序颠倒,甚至有虚假、遗漏等现象。因此,医生必须从所获得的资料进行综合分析和评价整理,提取出有价值的信息,使病史具有真实性、系统性和完整性,只有这样的病史,才能为正确诊断提供可靠的依据。

实验室和其他检查结果必须与病史资料和体格检查结果结合起来进行分析、评价和整理。分析评价结果时必须考虑:①假阴性和假阳性问题。②误差大小。③有无影响检查结果的因素。④结果与其他临床资料是否相符,如何解释等。

(三)对疾病提出初步诊断

对各种临床资料进行综合归纳,分析比较,去粗取精,去伪存真以后,结合掌握的医学知识和临床经验,将可能性较大的几个疾病排列出来,逐一进行鉴别、假设、印象,也就是初步诊断。初步诊断带有片面性、主观臆断的成分,这是由于受到疾病早期和病情发展的不充分的客观因素,医生认识水平的局限性等影响。因此,初步诊断只能为疾病进行必要的治疗提供依据,为确立或修正诊断奠定基础。

(四)验证或修正诊断

疾病的认识诊断不是一次就能完成的,初步诊断也需要在临床实践中进一步验证。因此,初步诊断之后给予必要的治疗、观察病情演变、复查某些项目,或选择一些必要的特殊检查以明确疾病的诊断,都将为验证诊断、确立诊断和修正诊断提供可靠依据。伴随着病情的发展,随时发现和提出问题,查阅资料解决问题,请上级医师查房,或是开展讨论等,最终使诊断被确诊、被补充,或被新的正确的诊断所取代。

第二节　临床思维的方法

临床实践中,诊断是必不可少的环节。正确的诊断对患者的治疗以及减少误诊等具有重要意义。临床思维是贯穿诊断思维的一个意识形态,是诊断的灵魂。科学的临床思维是医生以逻辑思维为基础,运用已有的临床知识与经验对疾病进行调查、研究、分析、综合、判断、推理等一系列的认识过程。

一、临床诊断的几种思维方法

(一)推理

推理不仅是一种思维形式,一种认识疾病的方法,也是一种表达诊断依据的手段和临床诊断最常见的思维方法。常见的推理方式如下。

1.归纳推理　是从个别和特殊的临床表现导出一般性和普遍性的结论。临床医生在全面收集临床资料后,概括总结出疾病的诊断依据,根据这些诊断综合分析提出初步的临床诊断,就是个别上升到一般,由特殊上升到普遍的过程。

2.演绎推理　是一般到个体的推理方法。其方法是抓住患者的某一主要症状或体征,并根据此症状或体征发生的时间或机制及临床特点进行深入思考,作出较合理的诊断。其实际为纵向思维过程。如:女性急性下腹痛的诊断,抓住腹痛的主要表现,从腹痛发生的机制和解剖学基础,结合腹痛的部位、性质、程度、放射特点及伴发症状等进行判断。

3.类比推理　就是通过比较,发现2个或2个以上疾病之间的相似或内在联系,从而对新病例作出诊断。这种方法常用于常见病、多发病、地方病、症状体征典型的疾病诊断,尤其对危重急症的诊断更具有重要意义。然而疾病本身错综复杂,并非一成不变,所以在实践中应避免生搬硬套。

(二)排除

在诊断和鉴别诊断过程中,排除诊断法十分重要。在疾病发病的早期或复杂不典型的病例,无法立即找到可确诊的“特殊病症”时,就应当根据现有的资料,针对一个主要临床表现,或抓住几个重要病症,提出一组与临床表现相似的疾病作为拟诊,然后在分析、比较中逐个排除其他疾病,从而间接地肯定其中某一种疾病的存在。

(三)假设

即通常说的推测性诊断。根据已知的理论和事实,对未知的现象及其规律性作出的一种假定性说明。当患者临床资料不充足时,先形成假设诊断,然后有目的地寻找相关证据,完善某些辅助检查,最后达到确诊。例如发热、大咯血的患者,收集到的资料中有患者幼年时曾反复患呼吸道感染史,发病前曾受凉,体检发现杵状指,听诊右肺底部可闻及湿性啰音,则应考虑患支气管扩张症的可能性大,可行胸部CT和痰培养进一步明确。如果患者一般情况良好,治疗中体温曾经一度好转,但又再度升高,换用同类抗菌药物体温更高,化验不支持感染,就应考虑是否存在药物热。

广博的医学知识、丰富的临床经验、敏锐细致的病情观察、符合逻辑的临床思维程序、灵活正确的分析评价，是正确诊断疾病必要的条件。对具体病例的诊断，也有人提出了以下临床思维程序：①从解剖的观点，结构有何异常？②从生理的观点，功能有何改变？③从病理生理的观点，提出病理变化和发病机制的可能性。④考虑几个可能的致病原因。⑤考虑病情的轻重，勿放过严重情况。⑥提出 1~2 个特殊的假说。⑦检验该假说的真伪，权衡支持与不支持的症状与体征。⑧寻找特殊的症状、体征组合，进行鉴别诊断。⑨缩小诊断范围，考虑最大可能性的诊断。⑩提出进一步检查及处理措施。这一临床思维过程看似烦琐机械，但对初学者来说，经过多次反复，可以熟能生巧、得心应手、运用自如。

二、诊断思维中应注意的问题

1.现象与本质　现象系指患者的临床表现，本质则为疾病的病理改变。在诊断分析过程中，要求现象能反映本质，现象要与本质统一。

2.主要与次要　患者的临床表现复杂，临床资料也较多，分析这些资料时，要分清哪些资料反映疾病的本质。反映疾病本质的是主要临床资料，缺乏这些资料则临床诊断不能成立，次要资料虽然不能作为主要的诊断依据，但可为确立临床诊断提供旁证。

3.局部与整体　局部病变可引起全身改变，因此不仅要观察局部变化，也要注意全身情况，不可“只见树木，不见森林”。

4.典型与不典型　大多数疾病的临床表现易于识别，所谓的典型与不典型是相对而言的。造成临床表现不典型的因素：①年老体弱患者。②疾病晚期患者。③治疗的干扰。④多种疾病的干扰影响。⑤婴幼儿。⑥器官移位者。⑦医生的认识水平。

三、诊断思维的基本原则

在疾病诊断过程中，必须掌握以下几项诊断思维的基本原则：

1.考虑常见病与多发病　在选择第一诊断时，首先选择常见病、多发病。以减少诊断失误的机会，提高诊断的效率。

2.首先考虑器质性疾病的存在　在器质性疾病与功能性疾病鉴别有困难时，首先应考虑器质性疾病的诊断，以免延误治疗，给患者带来不可弥补的损失。

3.首先考虑可治性疾病的诊断　当诊断有两种可能时，一种是可治且疗效好；而另一种是目前尚无有效治疗且预后甚差，此时，在诊断上应首先考虑前者。这样可最大限度地减少诊断过程中的周折，减轻患者的负担和痛苦。

4.应考虑当地流行和发生的传染病与地方病。

5.实事求是原则　医师必须实事求是地对待客观现象，不能仅凭自己的知识范围和局限的临床经验任意取舍，以满足不切实际的诊断要求。

6.相对于病情进展缓慢的疾病，优先考虑病情变化快，导致骤然死亡的疾病　如食欲旺盛的糖尿病患者出现食欲差、呕吐，应警惕酮症酸中毒出现的可能；一般的肺炎是治疗效果最好的，而老年人肺炎，则应按重病对待。

7.一元论原则　尽可能以一种疾病去解释多种临床表现，若患者的临床表现确实不能用一种疾病解释时，可再考虑有其他疾病的可能性。

8.见病见人的原则　同样的疾病在不同的人身上表现不同，这种差异随性别、年龄、体质、心理状况、文化程度等不同都会对疾病产生影响，切忌见病不见人的弊端。

四、临床上常见误诊的原因

1.资料不完整、不确切　病历资料未能反映疾病进程和动态以及个体的特征，因而难以作为诊断的依据。亦可能由于资料失实，分析取舍不当，导致误诊、漏诊。

2.观察不细致或检查结果误差较大　临床观察和检查中遗漏关键征象，不加分析地依赖检查结果或对检查结果解释错误，都可能得出错误的结论，也是误诊的重要因素。

3.先入为主，主观臆断　妨碍了客观而全面地搜集、分析和评价临床资料。某些个案的经验或错误的印象占据了思维的主导地位，致使判断偏离疾病的本质。

4.医学知识不足，缺乏临床经验　对一些病因复杂、临床罕见疾病的知识匮乏，经验不足，再加上未能及时有效地学习各种知识，是构成误诊的另一种常见原因。

5.其他　如病情表现不典型，诊断条件不具备以及复杂的社会原因等，均可能导致诊断失误。

医学是一种不确定的科学，因为任何一种疾病的临床表现都各不相同。我们从实践中积累知识、从误诊中得到教益。只要我们遵照诊断疾病的基本原则，运用正确的临床思维方法，就会减少诊断失误的发生。

第三节　临床诊断的内容和格式

一、诊断的内容与格式

临床诊断是治疗的依据，其内容必须概括、全面、重点突出。一份完整的临床诊断内容包括：

1.病因诊断　根据致病因素作出的诊断。如肺炎球菌肺炎、冠状动脉粥样硬化性心脏病、结核性胸膜炎等。它是最为重要和理想的临床诊断内容，明确提出了疾病的原因与本质，有助于对疾病进行根本性治疗和预防。

2.病理解剖诊断　对病变部位和性质作出的诊断。如主动脉瓣关闭不全、胃癌、急性心肌梗死等。可以依据临床表现与病理学知识的联系或组织学检查作出这类诊断。

3.病理生理诊断　对机体脏器异常功能状态的诊断。如呼吸衰竭、心律失常、肾功能不全等。可以依据该类诊断作出患者预后和劳动力的判定。

4.疾病的分型与分期　不少疾病有不同的分型与分期，其治疗及预后意义各不相同，诊断中应予以明确。如食管癌的分型：髓质型、蕈伞型、溃疡型、硬化型；病毒性肝炎可分甲、乙、丙、丁、戊、己、庚等多种类型；肝硬化有肝功能代偿期与失代偿期之分。

5.并发症的诊断　与原发病在发病机制上密切相关但性质不同的疾病诊断。如十二指肠溃疡并发上消化道出血、肝硬化并发肝性脑病、慢性阻塞性肺气肿并发自发性气胸等。

6.伴发疾病的诊断　与主要诊断的疾病同时存在但不相关的疾病诊断。如冠状动脉粥样硬化性心脏病伴发糖尿病、颈椎病、青光眼等。

在临床实际工作中，不是所有的疾病都能作出完整的诊断，有些疾病一时难以明确诊断时，临床上常常用主要症状或体征的原因待诊作为临时诊断，如"发热原因待诊""黄疸原因待诊""血尿原因待诊"等，按诊断的可能性大小排列疾病。如发热原因待诊：①结核？②恶性组织细胞病待排除？如没有提出诊断的倾向性，仅有一个症状的待诊等于未做诊断。

临床综合诊断传统上应写在病历记录末页的右下方。诊断之后要有医生签名，以示负责。临床综合诊断内容和格式举例如下。

诊断：

1.风湿性心脏病

二尖瓣狭窄并关闭不全

心房颤动

心功能Ⅲ级

2.慢性扁桃体炎

3.颈椎病

二、诊断书写要求

1.病名要规范，书写要标准　人类所有的病伤名目繁多，诊断书写要规范。要将诊断写全，特别是修饰词和限定词不能省略；一定要把疾病的部位写具体，避免出现笼统的诊断。

2.选择好第一诊断　世界卫生组织和国家卫健委规定，当就诊者存在一种以上的疾病损伤和情况时，需选择对就诊者健康危害最大、花费医疗精力最多、住院时间最长的疾病作为病历首页的主要诊断；将导致死亡的疾病作为第一诊断。

3.不要遗漏那些不常见的疾病和其他疾病的诊断。

4.病历中疾病诊断的顺序可按传统习惯先后排列　一般是主要的、急性的、原发的、本科的疾病写在前面；次要的、慢性的、继发的、他科的疾病写在后面。

复习思考题

简答题

1.试述诊断疾病的步骤。

2.诊断思维的基本原则有哪些？

（刘俊毛）

第二十七章　病历书写

学习目标

- 掌握病历书写的基本规则和要求。
- 熟悉病历书写的种类、格式与内容。
- 了解病历书写的重要性。

知识点

- 病历书写的基本规则和要求；病历书写的种类、格式与内容。

案例导入

患者，女性，60岁，凌晨3点于睡眠中突发胸骨后闷痛，伴大汗淋漓，就诊于我院急诊科。

请思考：你作为接诊医师，按照标准住院病历的要求，进行病史询问及体格检查，完成一份完整的入院记录。

病历是医师根据问诊、体格检查、实验室检查和其他检查获得的资料经过归纳、分析、整理而写成的系统记录，同时也记录了医师对患者病情的分析、诊断、治疗、预后判断以及各级医师的查房与会诊意见。因此，病历不仅是患者的病情档案，也是医疗质量和学术水平的反映，还是医疗、教学和科研工作的第一手资料。此外，它也具备法律效力。书写完整、规范的病历是每个医师的基本功。医学专业学生必须以极其负责的精神和实事求是的科学态度，严肃、认真地苦练这一本领，写好每一份病历。

第一节　病历书写的基本规则和要求

1.内容真实，书写及时　病历必须客观、真实地反映病情和诊疗经过，不能主观臆断和虚构。这不仅关系到病历质量，而且还反映患者的病情、医者对此作出的判断及由此采取的治疗措施。

(1)病历书写应当客观、真实、准确、及时、完整、规范。

(2)病历书写应按各种文书完成的时间要求及时记录。住院病历、入院记录应于患者入院24 h内完成;首次病程记录应在患者入院后8 h内完成。抢救记录应在抢救结束后6 h内补记抢救经过。各项记录要注明记录的年月日,急诊和抢救记录的时间应当具体到分钟。门诊病历及时书写;急诊病历在接诊同时或处置完成后及时书写。

(3)病历书写的日期和时间应一律使用阿拉伯数字书写,用24 h制记录。例如:2016 年 7 月 30 日下午 3 点 15 分,可写成:2016-07-30 15:15。

2.格式规范,项目完整 病历应按规定格式书写,最后由医务人员亲笔签名。各种表格栏目项目、每张记录用纸的眉栏及页码均应填写齐全,无内容者画"/"或"—",度量衡单位一律采用中华人民共和国法定计量单位。各种检查报告单应按类别、日期顺序整理好归入病历。

3.表述准确,用词恰当 临床医师需从患者提供的大量病史中找出与本次患病相关的内容,去粗取精,去伪存真地对信息进行加工提取,运用规范的汉语和汉字书写病历,力求精练、准确,通俗易懂、标点正确。

(1)规范使用汉字,简化字、异体字以《现代汉语词典》为准,不得自行杜撰,消灭错别字。双位以上的数字一律用阿拉伯数字书写,一位数字一律用汉字。

(2)病历书写应当使用中文和医学术语,通用的外文缩写和无正式中文译名的症状、体征、疾病名称、药物名称可以使用外文。

(3)疾病诊断、手术、各种治疗操作的名称书写和编码应符合《国际疾病分类》的规范要求。患者述及的既往所患疾病名称和手术名称应加引号。

4.字迹工整,签名清晰 病历书写字迹要清晰、工整,不可潦草,便于他人阅读。

(1)病历应当使用蓝黑墨水、碳素墨水书写,需复写的资料可用蓝或黑色油水的圆珠笔书写。

(2)各项记录书写结束时应在右下角签全名,字迹应清楚易认。

(3)某些医疗活动需要的"知情同意书"应有患者或法定代理人签名。

5.审阅严格,修改规范 上级医师有审查、修改下级医师书写的病历的责任。修改不等于涂改,应按照修改标准进行,严禁涂改病历资料。审查修改应保持原记录清楚可辨,并注明修改时间,修改人签名。修改病历应在72 h内完成。上级医师审核签名应在署名医师的左侧,并以斜线相隔。

6.法律意识、尊重权利 病历书写作为单纯的医学教研服务的时代已经结束了,而在处理医疗纠纷和医保付费中的作用日显突出。因此对病历书写质量的要求不只是医院加强医疗质量进行内部监督管理的需要,更关键的是病历质量将面对的是来自广大患者和社会的挑剔以及法律的约束。

在病历书写中应注意体现患者的知情权和选择权。医务人员应当将治疗方案、治疗目的、检查和治疗中可能发生的不良后果以及对可能出现的风险和预处理方案如实告知患者或家属,并在病历中详细记载下来,由患者或家属(法定代理人)签字确认,以保护患者的知情权。在充分尊重患者权利,贯彻"以人为本"的人文理念的同时,医务人员也应收集相关的证据,以保护医患双方的合法权利。

第二节　病历书写的种类、格式与内容

一、住院病历

住院病历内容包括住院病案首页、入院记录、病程记录、讨论记录、手术同意书、麻醉同意书、输血治疗知情同意书、特殊检查(特殊治疗)同意书、病危(重)同意书、医嘱单、辅助检查报告、体温单、医学影像检查资料、病理资料等。

(一)入院记录格式与内容

入院记录是指患者入院后,由经治医师通过问诊、体格检查、辅助检查获得有关资料,并对这些资料归纳分析的记录。入院记录还包括再次或多次入院记录、24 h内入出院记录、24 h内入院死亡记录。

1.住院病历格式与内容

一般项目

姓名	性别
年龄	婚姻
民族	职业
籍贯	现住址(工作单位)
入院日期	记录日期
病史叙述者	可靠程度

病史

主诉:
现病史:
既往史:
系统回顾:
个人史:
婚姻史:
月经及生育史:
家族史:

体格检查

体温　　脉搏　　呼吸　　血压　　体重

一般状态:发育,营养(良好、中等、不良),面容与表情(急性或慢性病容、表情痛苦、忧虑、恐惧、安静),体位,步态,神志(清晰、模糊、昏睡、昏迷),能否与医师合作。

皮肤、黏膜:颜色(潮红、发绀、苍白、黄染、色素沉着),温度,湿度,弹性,有无水肿、皮疹、瘀点瘀斑、皮下结节或肿块、蜘蛛痣、溃疡及瘢痕，如有，应记录部位、大小及形态。

淋巴结：全身或局部浅表淋巴结有无肿大（部位、大小、数目、压痛、硬度、移动性、瘘管、瘢痕等）。

头部及其器官：

头颅：大小，形态，有无压痛、包块，头发（量、色泽、分布）。

眼：眉毛（脱落、稀疏），睫毛（倒睫），眼睑（水肿、下垂），眼球（凸出、凹陷、运动、斜视、震颤），结膜（充血、出血、苍白、水肿），巩膜黄染，角膜（透明、混浊、反射），瞳孔（大小、形状、对称、对光及调节反射）。

耳：听力，有无畸形、分泌物、乳突压痛。

鼻：有无畸形、鼻翼扇动、分泌物、出血、阻塞、鼻旁窦区压痛。

口腔：气味，唾液分泌，唇（畸形、颜色、疱疹、皲裂、溃疡、口角偏斜），牙（龋齿、缺齿、义齿、残根；标明位置），牙龈（色泽、肿胀、溢脓、出血、铅线），黏膜（发疹、溃疡、出血），舌（形态、舌质、舌苔、溃疡、运动、震颤、偏斜），扁桃体（大小、充血、分泌物、假膜），咽（色泽、分泌物、反射），喉（发音清晰或嘶哑、喘鸣、失音）。

颈部：是否对称，有无强直、颈静脉怒张、肝颈静脉反流征、颈动脉异常搏动、肿块，气管位置，甲状腺（大小、硬度、压痛、结节、震颤、杂音、随吞咽上下活动度）。

胸部：

胸廓：（对称、畸形、局部隆起或塌陷、压痛），呼吸（频率、节律、深度），有无异常搏动、静脉曲张，乳房（大小、包块）。

肺脏：

视诊：呼吸运动（两侧对比），呼吸类型，有无肋间隙增宽或变窄。

触诊：胸廓扩张度，语颤，有无胸膜摩擦感、皮下捻发感。

叩诊：叩诊音（清音、浊音、实音、过清音或鼓音），肺下界、肺下界移动度。

听诊：呼吸音（性质、强弱、异常呼吸音），有无干、湿性啰音及胸膜摩擦音，语音传导（注意对称部位）等。

心脏：

视诊：心尖搏动（位置、范围、强度），有无心前区隆起。

触诊：心尖搏动（性质、位置、范围、强度），有无震颤（部位、时期）和心包摩擦感。

叩诊：心脏左、右浊音界（相对浊音界），用各肋间距正中线的距离（cm）表示，并在表下注明锁骨中线到前正中线的距离。

听诊：心率、心律、心音（强度、分裂、P_2与A_2的比较、额外心音、奔马律），有无杂音（部位、性质、时期、强度、传导方向）和心包摩擦音。

血管：

桡动脉：脉率，节律（规则或不规则、脉搏短绌），有无奇脉、交替脉，左、右桡动脉脉搏的比较，动脉壁的性质、紧张度。

周围血管征：有无毛细血管搏动征、枪击音、水冲脉。

腹部：

视诊：外形（对称、平坦、膨隆、凹陷），呼吸运动，脐，有无皮疹、条纹、瘢痕、包块、静脉曲张（如有，记录血流方向）、胃肠蠕动波、上腹部搏动。

触诊：腹壁紧张度，有无压痛、反跳痛、液波震颤感及包块（部位、大小、形态、硬度、压痛、搏动、移动度）。有腹水或腹部包块时应测量腹围。

肝脏：大小（右叶以右锁骨中线从肋缘至肝下缘、左叶以剑突至肝左叶下缘多少厘米表示），质地、表面、边缘，有无压痛和搏动。

胆囊：大小，形态，有无压痛。

脾脏：大小，硬度，表面，边缘状态，有无压痛。

肾脏：大小，形状，硬度，移动度，肾区及输尿管压痛点有无压痛，有无膀胱膨胀。

叩诊：肝浊音界，有无肝区叩击痛、移动性浊音、胃泡鼓音及肾区叩击痛，膀胱叩诊。

听诊：肠鸣音（正常、增强、减弱或消失），有无振水音、血管杂音。

肛门、直肠：有无痔、肛裂、脱肛、肛瘘。肛门指检时应注意肛门括约肌紧张度、狭窄、内痔、压痛，前列腺大小、硬度；特别注意有无触及肿块（大小、位置、硬度、移动度等）。指检退出时应注意指套便染的颜色。

外生殖器：根据病情需要做相应检查。

男性：阴毛分布，有无发育畸形、阴茎瘢痕、尿道分泌物，包皮，睾丸，附睾，精索，精索静脉曲张，鞘膜积液。

女性：必要时作妇科检查。

脊柱：有无畸形、压痛、叩击痛，活动度。

四肢：有无畸形、杵状指（趾）、静脉曲张、骨折、水肿、肌肉萎缩、肢体瘫痪或肌张力增强，关节（红肿、疼痛、压痛、积液、脱臼、活动度受限、强直）。

神经系统：角膜反射，腹壁反射，提睾反射，肱二头肌反射，肱三头肌反射，膝腱反射，跟腱反射，病理反射，脑膜刺激征，必要时做运动、感觉及神经系统其他检查。

专科情况：外科、耳鼻咽喉科、眼科、妇产科、口腔科、介入放射科、神经精神等专科需写“外科情况”“妇科检查”等，主要记录与本专科有关的体征，前面体格检查中的相应项目不必重复书写，只写“见××科情况”。

实验室及器械检查

记录与诊断有关的实验室及器械检查结果，包括患者入院后24 h内应完成的三大常规及其他检查结果。如系入院前所作的检查，应注明检查地点及日期。

病历摘要

将病史、体格检查、实验室检查及器械检查中的阳性结果和有鉴别诊断意义的阴性结果摘要综合，作为提示诊断的根据，字数以不超过300字为宜。

初步诊断：（按疾病的主次列出）

医师签名：

2.住院病历举例

住院病历

姓名:吕×× 性别:女
年龄:60 岁 婚姻:已婚
民族:汉族 职业:工人
籍贯:山西省吕梁市 现住址:山西省吕梁市汾阳市××街
入院时间:2016 年 07 月 23 日 05 时 48 分
记录时间:2016 年 07 月 23 日 11 时 00 分
病史陈述者:本人及其家属 可靠程度:可靠
主诉:持续胸痛 2 h 余

现病史:患者于今日凌晨 3 时在睡眠中突发胸骨后闷痛,程度剧烈,伴大汗淋漓,无头痛、头晕、晕厥、气短、恶心、呕吐、咳嗽、咳痰、咯血、发热、放射痛、心悸等,含服“速效救心丸”5 粒,胸痛持续存在,凌晨 5 时 48 分就诊于我院急诊科,做心电图提示“窦性心律,ST-T 改变”,遂以“冠心病”收住入院。患者自发病以来,精神、食欲、睡眠差,大小便正常。

既往史:患者 9 年前曾因“脑梗死”在我院治疗后好转出院,未留下肢体活动障碍,住院期间发现血压较正常值高,最高血压达160/110 mmHg,口服“尼莫地平”“卡托普利”等降压药物控制血压,具体用药剂量不详,服药欠规律。否认糖尿病史,无肝炎、结核病等传染病病史,预防接种史不详,无手术、外伤史,无输血史及输注血液制品史,无食物、药物过敏史。

个人史:出生并居住于原籍,否认近期外出旅居史,否认疫水及毒物、粉尘、放射性物质接触史,嗜烟 35 年,20 支/2~3 日。不饮酒。

月经史:13 岁$\dfrac{3\sim4}{28\sim30}$54 岁,白带无异味,量不多,无痛经史。

婚育史:25 岁结婚,生育 1 子 1 女,流产 2 次,子女及配偶体健。

家族史:母亲 58 岁死于“急性心肌梗死”。父亲患有高血压 30 余年,其弟均体健。家族中无肝炎、结核等传染病史,无糖尿病等遗传病史。

体格检查

体温 36 ℃ 脉搏 61 次/min 呼吸 20 次/min 血压BP120/90 mmHg 体重67 kg

一般情况:发育正常,营养良好,急性痛苦面容,神志清楚,自主体位,言语流利,对答切题,查体合作。

皮肤、黏膜:全身皮肤无苍白、黄染、发绀、皮疹、水肿、出血点、色素沉着、结节、溃疡、疤痕、肝掌、蜘蛛痣。

淋巴结:全身浅表淋巴结未触及肿大。

头颅:大小、形状正常,头发黑白相间,有光泽,分布均匀,头部无瘢痕、肿块、压痛及结节。

眼:眉毛无脱落,无倒睫,眼睑无水肿,眼球无凸出、无震颤,结膜无苍白或充血,巩膜无黄染,角膜透明,双侧瞳孔等大等圆,直径3.0 mm,对光反射正常,集合反射存在。

耳:听力尚可,耳郭正常,外耳道畅,无分泌物,双乳突区无压痛。

鼻:外形正常,鼻道畅,鼻中隔无偏曲,无出血及异常分泌物,各鼻旁窦区无压痛。

口腔:唇无发绀,黏膜无溃疡,舌红苔白,伸舌居中,牙列整齐,牙龈无红肿流脓,咽无充血,双侧扁桃体无肿大,悬雍垂居中,发音正常。

颈部:颈软无抵抗,颈静脉无怒张,未见颈动脉异常搏动,肝颈静脉回流征阴性,气管居中,甲状腺未触及肿大。

胸部:胸廓对称无畸形,肋间隙等距,胸骨柄无压痛。

肺脏:

视诊:呼吸运动两侧相等,呼吸节律规整,未见肋间隙增宽、变窄。

触诊:两侧呼吸动度均等,两侧触觉语颤无明显差别,未触及胸膜摩擦感。

叩诊:呈清音,肺下界正常。

听诊:双肺呼吸音清,未闻及干湿性啰音,无胸膜摩擦音。

心脏:

视诊:心前区无隆起及异常搏动,心尖搏动不明显。

触诊:心尖搏动位于左侧第 5 肋间锁骨中线内侧0.5 cm最强,无抬举性搏动、震颤及心包摩擦感。

叩诊:心界不大,心脏相对浊音界如下表:

右/cm	肋间	左/cm
2.0	Ⅱ	2.5
2.5	Ⅲ	4.0
3.0	Ⅳ	6.0
	Ⅴ	8.0

注:左锁骨中线距前正中线8.5 cm。

听诊:心率61 次/min,心律齐,各瓣膜听诊区心音正常,未闻及杂音及心包摩擦音。

周围血管征:无水冲脉、枪击音、毛细血管搏动征。

腹部:

视诊:腹部平坦,腹壁静脉无曲张,未见肿物隆起,无胃肠型及蠕动波。无手术瘢痕。

触诊:腹部软,无压痛、反跳痛及肌紧张,墨菲征阴性,肝脾肋下未触及。

叩诊:呈鼓音,移动性浊音阴性,肝肾区无叩击痛。

听诊:肠鸣音正常,4~5 次/min。未闻及气过水声及血管杂音。

肛门及外生殖器:未查。

脊柱及四肢:脊柱生理性弯曲存在,各棘突区无压痛,四肢无畸形,运动正常,关节无红肿及压痛,关节活动不受限,双下肢无水肿。

神经系统:肢体感觉、运动功能正常,生理反射存在,病理反射未引出。

辅助检查

心电图(2016-07-23　5:50):窦性心律,心电轴正常,Ⅱ、aVF、V_3~V_5导联 ST 段水平下移0.1~0.5 mV,T 波改变。

病历摘要

患者吕某,女,60 岁,睡眠中突发胸骨后持续闷痛2 h余急诊入院。9 年前曾因"脑梗死"在我院治疗,未留下肢体活动障碍,期间发现血压最高达 160/110 mmHg,口服"尼莫地平""卡托普利"等药物降压治疗,血压控制情况不佳。体检:T 36 ℃,P 61 次/min,R 20 次/min,BP 120/90 mmHg,急性痛苦面容,推车入病房,神志清楚,自主体位。头颈部无异常,胸廓无压痛,双肺呼吸音清,无干湿啰音,心界不大,心率 61 次/min,心律齐,心音低钝,各瓣膜听诊区无杂音。腹平软,无压痛反跳痛,肝脾肋下未触及,墨菲征阴性,肠鸣音正常。双下肢无水肿。心电图示窦性心律,心电轴不偏,ST-T 段改变。

初步诊断:
(1)冠状动脉粥样硬化性心脏病
急性冠脉综合征
心功能Ⅰ级(Killip 法)
(2)高血压 3 级,极高危组
(3)陈旧性脑梗死

刘××(医师签名)

3.再次或多次入院记录　患者再次或多次住院时入院记录应当于患者入院后24 h内完成;应在病历上注明本次为第几次住院,主诉是记录患者本次入院的主要症状(或体征)及持续时间;现病史中要求对本次住院前历次有关住院经过进行小结,然后再书写本次入院现病史。

4.24 h内入、出院记录或24 h内入院死亡记录　对入院不足24 h出院(或死亡)的患者,可以书写24 h内入、出院记录或24 h内入院、死亡记录。

(二)病程记录

病程记录是指继住院病历或入院记录后,经治医师对患者病情诊疗过程所进行的连续性记录。病程记录除了要真实、及时外,还要有分析判断和计划总结,注意全面系统、重点突出、前后连贯。病程记录的质量可反映医疗水平的高低。

1.首次病程记录　是指患者入院后由经治医师或值班医师(急诊入院的)书写的第一次病程记录,应当在患者入院8 h内完成。首次病程记录的内容包括病例特点、拟诊讨论(诊断依据及鉴别诊断),提出诊疗计划即具体的检查及治疗措施安排。

2.日常病程记录　是指对患者住院期间诊疗过程的经常性、连续性记录。要及时反映病情变化、分析判断、处理措施、疗效观察、更改医嘱的时间、辅助检查结果的分析及处理措施。

3.上级医师查房　上级医师包括主治医师、副主任医师或主任医师。上级医师首次查房记录应当在患者入院48 h内完成。内容包括查房医师姓名、专业技术职务、补充的病史和体征、对病情的分析以及诊疗意见等。

4.疑难病例讨论记录　由科主任或副主任医师以上专业任职资格的医师主持、召开的有关医务人员对确诊困难或疗效不确切疑难、危重病例讨论的记录。

5.交(接)班记录 是指患者经治医师发生变更之际,交班医师和接班医师分别对患者病情及诊疗情况进行简要总结的记录,交班记录应当在交班前由交班医师书写完成;接班记录应当由接班医师于接班后24 h内完成,需重点询问和体格检查,力求简明扼要,避免过多重复,着重书写今后的诊断、治疗的具体计划和注意事项。

6.转科记录 是指患者住院期间需要转科时,经转入科室医师会诊并同意接收后,由转出科室和转入科室医师分别书写的记录。包括转出记录和转入记录。转出记录由转出科室医师在患者转出科室前书写完成(紧急情况除外);转入记录由转入科室医师于患者转入后24 h内完成。

7.阶段小结 是指患者住院时间较长,由经治医师每月所作病情及诊疗情况的总结。交(接)班记录、转科记录可代替阶段小结。

8.会诊记录 是指患者在住院期间需要其他科室或者其他医疗机构协助诊疗时,分别由申请医师和会诊医师书写的记录。常规会诊意见记录应当由会诊医师在会诊申请发出后48 h内完成,急会诊时会诊医师应当在会诊申请发出后10 min内到场,并在会诊结束后即刻完成会诊记录。申请会诊医师应在病程记录中记载会诊意见及执行情况。

9.抢救记录 是指患者病情危重,采取抢救措施时需做的记录。因抢救急危患者,未能及时书写病历的,有关医务人员应当在抢救结束后6 h内据实补记,并加以注明。内容包括病情变化情况、抢救时间及措施、参加抢救的医务人员姓名及专业技术职称等。记录抢救时间应当具体到分钟。

10.有创诊疗操作记录 是指在临床诊疗活动过程中进行的各种诊断、治疗性操作(如胸腔穿刺、腹腔穿刺等)的记录。应当在操作完成后即刻书写。内容包括操作名称、操作时间、操作步骤、结果及患者的一般情况,记录过程是否顺利、有无不良反应,术后注意事项以及是否向患者进行病情告知,操作医师签名。

11.术前小结 是指在患者手术前,由经治医师对患者病情所作的总结。由经治医师书写,主治医师审签,紧接病程记录,但需在横行适中位置标明"手术前小结"。

12.术前讨论记录 是指因患者病情较重或手术难度较大,手术前在上级医师主持下,对拟实施手术方式和术中可能出现的问题及应对措施所作的讨论。

13.麻醉术前访视记录 是指在麻醉实施前,由麻醉医师对患者拟施麻醉进行风险评估的记录。麻醉术前访视可另立单页,也可在病程中记录。

14.麻醉记录 是指麻醉医师在麻醉实施中书写的麻醉经过及处理措施的记录。麻醉记录应当另页书写。

15.手术记录 是指手术者书写的反映手术一般情况、手术经过、术中发现及处理等情况的特殊记录,应当在术后24 h内完成。特殊情况下由第一助手书写时,应有手术者签名。手术记录应当另页书写。

16.手术安全核查记录 是指由手术医师、麻醉医师和巡回护士三方,在麻醉实施前、手术开始前和患者离室前,共同对患者身份、手术部位、手术方式、麻醉及手术风险、手术使用物品清点等内容进行核对的记录,输血的患者还应对血型、用血量进行核对。应有手术医师、麻醉医师和巡回护士三方核对、确认并签字。

17.手术清点记录　是指巡回护士对手术患者术中所用血液、器械、敷料等的记录,应当在手术结束后及时完成。手术清点记录应当另页书写,内容包括患者姓名、住院病历号(或病案号)、手术日期、手术名称、术中所用各种器械和敷料数量的清点核对、巡回护士和手术器械护士签名等。

18.术后首次病程记录　是指参加手术的医师在患者术后即时完成的病程记录。术后首次病程记录与手术记录若是不同人书写,时常会出现两种记录在某些方面或数值估计上不一致的情况,要求书写前要与第一手术者所写内容取得一致意见。术后病程应连记3 d,以后按病程记录规定要求记录,伤口愈合情况及拆线日期等应在术后病程中反映。

19.麻醉术后访视记录　是指麻醉实施后,由麻醉医师对术后患者麻醉恢复情况进行访视的记录。麻醉术后访视可另立单页,也可在病程中记录。

20.出院记录　是指经治医师对患者此次住院期间诊疗情况的总结,应当在患者出院后24 h内完成。

21.死亡记录　是指经治医师对死亡患者住院期间诊疗和抢救经过的记录,应当在患者死亡后24 h内完成。内容包括入院日期、死亡时间、入院情况、入院诊断、诊疗经过(重点记录病情演变、抢救经过)、死亡原因、死亡诊断等。记录死亡时间应当具体到分钟。

22.死亡病例讨论记录　是指在患者死亡一周内,由科主任或具有副主任医师以上专业技术职务任职资格的医师主持,对死亡病例进行讨论、分析的记录。

(三)同意书

根据《中华人民共和国执业医师法》《医疗机构管理条例》《医疗事故处理条例》和《医疗美容服务管理办法》,凡在临床诊治过程中,需行手术治疗、特殊检查、特殊治疗、实验性临床医疗和医疗美容的患者,应对其履行告知义务,并详尽填写同意书。主要包括:手术同意书、麻醉知情同意书、输血治疗知情同意书、特殊检查(特殊治疗)知情同意书、医疗美容特殊诊疗同意书等。

经治医师或主要实施者必须亲自使用通俗语言向患者或其近亲属、法定代理人、关系人告知患者的病情、医疗措施、目的、名称、可能出现的并发症及医疗风险等,并及时解答其咨询。同意书签署为一式两份,医患双方各执一份,由患者授权人或其法定代理人签字。非患者本人签署的各类知情同意书,由患者近亲属或其法定代理人、关系人签字。

(四)住院病历中其他记录和文件

1.病危(重)通知书　是指患者病情危重时,由经治医师或值班医师向患者家属告知病情,并由患方签名的医疗文书。内容包括:患者姓名、性别、年龄、科别,目前诊断及病情危重情况,患方签名、医师签名并填写日期。一式两份,一份交患方保存,另一份归病历中保存。

2.医嘱和医嘱单　医嘱是指医师在医疗活动中下达的医学指令。医嘱单分为长期医嘱单和临时医嘱单。①长期医嘱单包括患者姓名、科别、住院病历号(或病案号)、页码、起始日期和时间、长期医嘱内容、停止日期和时间、医师签名、执行时间、执行护士签名。长期医嘱内容的顺序为护理常规,护理级别,病危或病重,隔离种类,饮食种类,体位,各种检查和治疗,药物名称、剂量和用法。②临时医嘱单包括医嘱时间、临时医嘱内容、医师签名、执行时间、执行护士签名等。

3.辅助检查报告单　是指患者住院期间作的各项检验、检查结果的记录。

4.体温单　为表格形式,主要以护士填写为主。内容包括患者姓名、科室、住院病历号(或病案号)、床号、入院日期、日期、住院天数、手术后天数、体温、脉搏、呼吸、血压、大小便次数、出入液量等。

二、门诊病历

门(急)诊病历书写应当由接诊医师在患者就诊时及时完成。门(急)诊病历内容包括门诊病历首页(门诊手册封面)、病历记录、化验单(检验报告)、医学影像检查资料等。

(一)初诊病历

(1)门诊病历封面内容要逐项认真填写,包括患者的姓名、性别、年龄、民族、婚姻状况、职业、工作单位或住址、药物过敏情况、X 片号、心电图及其他特殊检查号、电话等项目。

(2)就诊日期写明年、月、日。

(3)初诊病历书写应含“五有一签名”,即主诉、病史、体检、初步诊断、处理意见和医师签名。①病史应包括现病史、既往史以及与疾病有关的个人史、婚姻史、月经史、生育史、家族史等。②体检应记录主要阳性体征和有鉴别诊断意义的阴性体征。③初步诊断名称分行列出,尽量避免用“待查”“待诊”等字样。④处理意见应分行列举所用药物及治疗方法、进一步检查、生活注意事项、休息方法及期限、入院、会诊、手术等。必要时记录预约门诊日期及随访要求。

(二)复诊病历

复诊患者应重点记录前次就诊后各项诊疗结果和病情演变情况;体检侧重重复检查上次的阳性发现,并注意新发现的体征;补充必要的辅助检查。复诊病历书写内容还应当包括就诊时间、主诉、诊断、治疗处理意见和医师签名等。与上次不同的疾病,一律按初诊患者书写门诊病历。

(三)急诊病历

急诊病历书写应加填就诊具体时间(24 h制格式),时间应当具体到分钟。对收入急诊观察室的患者,应当填写观察记录;抢救危重患者时,应当填写抢救记录。除简要病史、重要体征外,注意记录生命征、意识状态等。若死亡,需记录死亡时间、死亡诊断与死亡原因。

(四)门诊病历格式与内容

年　月　日　　科别

主要病史(简要记录主诉、现病史、既往史及相关病史等)

体格检查(简要记录主要阳性体征和有鉴别诊断意义的阴性体征)

实验室及特殊检查结果:

处理:

初步诊断:1.　　　　2.

医师签名:×××

复习思考题

选择题

1.病历书写的意义中，下列哪项不正确？(　　)

A.是医疗质量和学术水平的反映

B.是医疗、教学和科研工作的基础资料

C.作为健康保健档案和医疗保险依据

D.涉及医疗纠纷和诉讼的重要依据

E.考核临床实际工作能力的重要内容

2.编写病历的基本要求不包括(　　)。

A.内容要真实　　B.格式要规范　　C.体格检查要全面

D.描述要精练　　E.病历要填全

3.首次入院记录应在入院多长时间内完成？(　　)

A.8 h　　B.12 h　　C.24 h

D.36 h　　E.48 h

4.病程记录的内容不包括(　　)。

A.患者自觉症状、情绪、心理状态　　B.症状、体征的改变

C.各种诊疗操作的记录　　D.家属及有关人员的反映、意见

E.有关科室医师会诊记录

5.出院记录内容不包括(　　)。

A.入院日期　　B.住院经过　　C.出院诊断

D.病历摘要　　E.出院时情况及医嘱

(刘俊毛)

附录　常用诊疗技术

附录一　淋巴结穿刺术

一、适应证

淋巴结分布于全身各部，许多原因可使淋巴结肿大，如感染（细菌、病毒、真菌、丝虫）、结核病、造血系统肿瘤（白血病、淋巴瘤）、转移瘤等。淋巴结穿刺的抽出物，制作涂片作细胞学、细菌学检查及免疫分析，可协助上述疾病的诊断。

二、操作方法

1.选择穿刺部位　选择适于穿刺并且明显肿大的淋巴结。

2.消毒　常规消毒局部皮肤和操作者的手指。

3.穿刺　操作者以左手拇指和示指固定淋巴结，右手持10 mL干燥注射器（针头为18～19号），沿淋巴结长轴刺入淋巴结内（刺入的深度因淋巴结的大小而定），然后边拔针边用力抽吸，利用负压吸出淋巴结内的液体和细胞成分。

4.涂片　固定注射器的内栓，拔出针头后，将注射器取下充气后，再将针头内的抽取液喷射到载玻片上，并制成均匀涂片。

5.包扎固定　穿刺完毕，穿刺部位敷以无菌纱布，并用胶布固定。

三、注意事项

1.最好在餐前穿刺，以免抽出物中含脂质过多，影响染色。

2.注意选择易于固定的部位，淋巴结不宜过小，且应远离大血管。

3.若未能获得抽出物时，可将针头再由原穿刺点刺入，并可在不同方向连续抽吸数次，只要不发生出血，直到抽出为止。

4.在作涂片之前要注意抽出物的外观性状。一般炎症抽出液色微黄；结核病变可见干酪样物，结核性脓液是黄绿色或污灰色黏稠液体，可见干酪样物质。

附录二　胸膜腔穿刺术

一、适应证

1.不明原因的胸腔积液,需要化验指导治疗者。

2.大量胸腔积液抽液,需减轻压迫症状者。

3.需通过穿刺给药者。

二、操作方法

1.患者取坐位,面向椅背,两手交叉放于椅背上,前额伏于前臂上。不能起床者,可取半坐卧位,患侧前臂置于枕部。

2.穿刺点应选择在胸部叩诊浊音最明显的部位进行,一般选择肩胛下角线 7~8 肋间作为穿刺点(必要时结合 X 线及超声波检查确定,并用结晶紫在皮肤上做标记)。

3.常规消毒,戴无菌手套,覆盖消毒洞巾。

4.用2 mL注射器接 7 号针头,抽取 2%利多卡因在下一肋骨的上缘穿刺点进行局部浸润麻醉。

5.先将穿刺针后的胶皮管用血管钳夹住后,使之不漏气,术者左手固定穿刺部位皮肤,右手持穿刺针沿麻醉部位经肋骨上缘垂直缓慢刺入,当有突破感时停止,表示穿刺针进入胸腔。接上50 mL注射器后,再松开血管钳,注射器抽满后再次用血管钳夹闭胶管才能取下注射器,把胸腔积液注入无菌试管送检,同时计量。整个过程,助手应用止血钳固定穿刺针,防止穿刺针摆动以免刺入肺脏或者滑脱。

6.抽液完毕后拔出穿刺针,覆盖无菌纱布,稍用力压迫穿刺部位,以胶布固定,嘱患者静卧休息。

三、注意事项

1.操作前应向患者说明穿刺目的,消除顾虑;对精神紧张者,可于术前半小时给予地西泮(安定)10 mg,或可待因0.03 g以镇静止痛。

2.操作中应密切观察患者的反应,如有头晕、面色苍白、出汗、心悸、胸部压迫感或剧痛、昏厥等胸膜过敏反应,或出现连续性咳嗽、气短、咳泡沫痰等现象时,立即停止抽液,并皮下注射 0.1%肾上腺素0.3~0.5 mL,或进行其他对症处理。

3.一次抽液不宜过多、过快,诊断性抽液50~100 mL即可。减压抽液,首次不超过600 mL,以后每次不超过1 000 mL;如为脓胸,每次尽量抽尽。疑为化脓性感染时,用无菌试管留取标本,行涂片革兰染色镜检、细菌培养及药敏试验。做细胞学检查至少需100 mL,并应立即送检,以免细胞自溶。

4.严格无菌操作,操作中要防止空气进入胸腔,始终保持胸腔负压。

5.应避免在第 9 肋间以下穿刺,以免穿透膈肌损伤腹腔脏器。

6.恶性胸腔积液,可在胸腔内注入抗肿瘤药或硬化剂诱发化学性胸膜炎,促使脏层与壁层胸膜粘连,闭合胸腔。

附录三 心包穿刺术

一、适应证

1.不明原因的心包积液为明确诊断、指导治疗者。

2.有心包填塞时,需穿刺抽液以减轻症状者。

3.化脓性心包炎时,需穿刺排脓、注射药物者。

二、操作方法

1.向患者说明穿刺目的,消除紧张情绪,必要时注射镇静剂。

2.患者取半卧位,检查血压和心率,并做记录。

3.穿刺点选剑突下与左肋缘相交的夹角处或心尖部内侧1~2 cm处。目前,多采用心脏超声定位来决定穿刺点、进针方向和进针的距离。

4.常规皮肤消毒,打开穿刺包、戴无菌手套、铺无菌洞巾。自皮肤至心包壁层以2%利多卡因作逐层局部麻醉。

5.持穿刺针并用血管钳夹紧胶管,按选定部位及所需方向缓慢推进,当刺入心包腔时,感到阻力突然消失,并有心脏搏动感,即固定针头,助手协助抽液。

6.抽液完毕,若需注入药物,将事先准备好的药物注入后拔出穿刺针,局部覆盖无菌纱布,用胶布固定。

三、注意事项

1.严格掌握适应证,心包穿刺术有一定危险性,应由有经验的医师操作或指导,并应在心电图监护下进行穿刺,较为安全。

2.术前须进行心脏超声检查,确定液平段大小与穿刺部位,选积液量最大、距体表最近点作为穿刺部位,或在超声显像指导下进行穿刺抽液更为准确、安全。

3.术前应向患者作好解释,消除顾虑,并嘱其在穿刺过程中切勿咳嗽或深呼吸。术前半小时可服地西泮10 mg与可待因30 mg。

4.麻醉要完全,以免因疼痛引起神经源性休克。

5.抽液量第一次不宜超过100~200 mL,以后再抽渐增到300~500 mL。抽液速度要慢,抽液过快、过多会使大量血回心,可导致肺水肿。

6.如抽出鲜血,立即停止抽吸,并严密观察有无心包填塞症状。

7.取下穿刺针前夹闭橡皮管,以防空气进入。

8.术中、术后均需密切观察呼吸、血压、脉搏等的变化。

附录四　腹膜腔穿刺术

一、适应证

1.明确腹腔积液的性质，指导治疗。

2.任何原因引起腹水过多，导致腹腔内压力过高，严重影响呼吸、循环、肾脏功能，需抽液减轻压迫症状者。

3.需通过穿刺给药者。

二、操作方法

1.术前先嘱患者排空尿液，以免穿刺时损伤膀胱。

2.放液前应测量腹围、脉搏、血压和检查腹部体征，以观察病情变化。

3.扶患者坐在靠椅上，或平卧、半卧、稍左侧卧位。

4.选择适宜穿刺点：一般常选于左下腹部脐与左髂前上棘连线中外 1/3 交点处，也有取脐与耻骨联合中点上1 cm，偏左或右1.5 cm处，或侧卧位脐水平线与腋前线或腋中线之延长线的交点。对少量或包裹性腹水，常需 B 超指导下定位穿刺。

5.将穿刺部位常规消毒，戴无菌手套，铺消毒洞巾，自皮肤至腹膜壁层用 2%利多卡因逐层做局部浸润麻醉。

6.术者左手固定穿刺处皮肤，右手持针经麻醉处逐步刺入腹壁，待感到针尖抵抗感突然消失时，表示针尖已穿过腹膜壁层，即可行抽取和引流腹水，并置腹水于消毒试管中以备作检验用，诊断性穿刺可直接用无菌的20 mL或50 mL注射器和 7 号针头进行穿刺。大量放液时可用针尾连接橡皮管的 8 号或 9 号针头，助手用消毒血管钳固定针头并夹持橡皮管，用输液夹子调整放液速度，将腹水引流入容器中计量或送检。腹水不断流出时，应将预先绑在腹部的多头绷带逐步收紧，以防腹压骤然降低、内脏血管扩张而发生血压下降甚至休克等现象。

7.放液结束后拔出穿刺针，盖上消毒纱布，并用多头绷带将腹部包扎，如遇穿刺孔继续有腹水渗漏时，可用蝶形胶布或涂上火棉胶封闭。

三、注意事项

1.有肝性脑病先兆、棘球蚴病（包虫病）、卵巢囊肿者，禁忌腹腔穿刺放腹水。

2.术中应密切观察患者，如发现头晕、恶心、心悸、气促、脉搏增快、面色苍白应立即停止操作，并作适当处理。

3.腹腔放液不宜过快过多，肝硬化患者一次放腹水一般不超过3 000 mL，过多放液可诱发肝性脑病和电解质紊乱，但在补充输注大量白蛋白的基础上，一般放腹水1 000 mL补充白蛋白6~8 g，也可以大量放液。

4.在放腹水时若流出不畅，可将穿刺针稍做移动或变换体位。

5.大量腹水患者，为防止腹腔穿刺后腹水渗漏，在穿刺时注意勿使皮肤至腹膜壁层位于同一条直线上，方法是当针尖通过皮肤到达皮下后，即在另一手协助下稍向周围移动一下穿刺针尖，然后再向腹腔刺入。

6.术后应严密观察有无出血和继发感染的并发症。注意无菌操作，以防止腹腔感染。

附录五　肾穿刺活体组织检查术

肾穿刺活体组织检查简称肾活检，是诊断肾脏疾病尤其是肾小球疾病必不可少的重要方法。为临床医师提供病理学诊断依据，对确定诊断、指导治疗及评估预后均有重要意义。肾活检技术应用已有50余年历史，其方法有开放性肾活检、经静脉肾活检、经皮穿刺肾活检等，目前最常用的是经皮穿刺肾活检。

一、适应证

1.病因不明肾病综合征，考虑是否继发于全身性疾病者。

2.肾小球肾炎肾功能减退较快者，需要肾活检以确定其肾损害的病理类型。

3.急进性肾炎综合征，活检可发现炎症及免疫沉积物的形态及其程度，这对急进性肾炎的早期诊断和治疗非常重要。

4.肾病综合征见于成人者，最好能在用激素前作肾活检以确定其组织类型，以免盲目使用激素引起副作用，特别是治疗无效者更要进行肾活检。

5.不明原因血尿，考虑肾脏疾病者，未能确立诊断者可考虑作肾活检。

6.持续时间较长蛋白尿而无任何症状者，采用肾活检可明确其病理类型，以利于用药及判断预后。

二、禁忌证

肾活检是一种创伤性检查，选择活检病例时不但需掌握好适应证，还要认真排除禁忌证。

1.绝对禁忌证　明显出血倾向、重度高血压、精神病或不配合操作者、孤立肾、小肾。

2.相对禁忌证

(1)活动性肾盂肾炎、肾结核、肾盂积水或积脓，肾脓肿或肾周围脓肿。

(2)肾肿瘤或肾动脉瘤。

(3)多囊肾或肾脏大囊肿。

(4)肾脏位置过高(深吸气肾下极也不达十二肋下)或游走肾。

(5)慢性肾功能衰竭。

(6)过度肥胖、重度腹水、心功能衰竭、严重贫血、低血容量、妊娠或年迈者。

三、操作方法

1.选择穿刺针　有 Menghini 型穿刺针和 Tru-cut 型穿刺针等负压吸引穿刺针；也有手动、半自动和自动穿刺针等，一人操作。

2.患者取俯卧位，腹部垫一硬枕，以防肾脏在穿刺时移动。

3.选择穿刺点　先在B超下依据肿块部位或需穿刺区域选择好进针部位、方向及深度。

穿刺针尽可能沿肾脏长轴并避开肝、脾、肠管和肾门部等。

4.穿刺区域常规消毒铺巾，行局部浸润麻醉。根据B超测量的皮肾距离，于患者吸气末屏气时用腰穿针试探刺入，观察到针尾随呼吸摆动后，退出腰穿针，边退边注入2%利多卡因，同时测皮肤至肾距离。

5.穿刺针刺入，到肾包膜脂肪囊时随呼吸摆动。令患者吸气末屏气（用负压吸引穿刺针时，此时助手抽吸造成负压），立即快速将穿刺针刺入肾实质3 cm左右取组织并迅速拔出，嘱患者正常呼吸。助手加压压迫穿刺点5 min以上。

6.标本的分割与处理　肾脏病理应包括光镜、免疫荧光和电镜检查，对标本分割和保存有不同要求。电镜：切割至0.5 mm大小，用2%～3%戊二醛固定，4 ℃保存；免疫荧光：切割至3～5 mm大小，用生理盐水，-20 ℃保存；光镜：其余部分标本放入10%甲醛固定液内用作光镜检查。

四、注意事项

1.术前应作出凝血时间、血小板、血红蛋白及部分活化凝血活酶时间、凝血酶原时间检查；训练患者呼吸屏气动作；尿常规、中段尿细菌培养排除上尿路感染。拍摄肾区平片帮助定位，作肾B超排除孤立肾、多囊肾等。有严重高血压时应先控制血压。

2.术后可以选择使用沙袋压迫，腹带包扎腰腹部。卧床制动24 h，密切观察血压、脉搏及尿液改变。有肉眼血尿时，延长卧床时间，饮水。一般在24～72 h内肉眼血尿可消失，持续严重肉眼血尿或尿中有大量血块时，注意患者有可能出现失血性休克，给予卧床、应用止血药、输血等处理；如仍出血不止，可用动脉造影发现出血部位，选择性栓塞治疗，或采用外科手术方法止血。

3.并发症：①血尿。②肾周血肿。③感染。④损伤其他脏器（肝、脾）。⑤肾撕裂伤。⑥动静脉瘘形成。⑦肾绞痛。⑧大量出血导致休克等。

附录六　骨髓穿刺术

一、适应证

1.对于贫血原因未明确者。

2.明确粒细胞减少或增高、血小板减少或增多的病因者。

3.为明确白血病的类型及判断治疗效果者。

4.原因不明的发热，肝、脾、淋巴结肿大，骨痛或关节痛者。

二、操作方法

1.选择穿刺部位

（1）髂前上棘穿刺点：位于髂前上棘后1～2 cm的髂嵴上。

(2)髂后上棘穿刺点:位于骶椎两侧,臀部上方突出的部位。

(3)胸骨穿刺点:胸骨柄或胸骨体相当于第1、2肋间隙的位置。

(4)腰椎棘突穿刺点:位于腰椎棘突突出处。

2.体位　胸骨和髂前上棘为穿刺点时,患者取仰卧位;棘突为穿刺点时患者取坐位或侧卧位;髂后上棘为穿刺点时患者取侧卧位。

3.局麻　常规消毒局部皮肤,操作者戴无菌手套,铺无菌洞巾。然后用2%利多卡因作局部皮肤、皮下和骨膜麻醉。

4.将骨髓穿刺针固定在适当的长度位置上(胸骨穿刺约1.0 cm,髂骨前刺约1.5 cm)。穿刺时左手拇指和示指固定穿刺部位,右手持穿刺针向骨面垂直刺入(胸骨穿刺时,应保持针体与胸骨成30°~40°角)。针尖接触骨质后,左右旋转穿刺针,缓慢刺入,当突破感突然消失、穿刺针在骨内固定时,表示针尖已进入髓腔。拔出针芯,放在无菌盘内,接上10 mL或20 mL无菌干燥注射器,用适当力量抽吸适量骨髓液送检(首先应抽吸0.1~0.2 mL用作制备骨髓涂片,若需作骨髓细菌培养或造血干细胞培养,应在制备骨髓涂片后再抽吸1~2 mL骨髓液送检)。

若未能抽出骨髓液,应再插入针芯,稍加旋转穿刺针,或再钻入少许或退出少许,拔出针芯,再行抽吸。若仍抽不出骨髓液,则应考虑更换部位穿刺或作骨髓活组织检查术。

5.抽取的骨髓液滴在载玻片上,迅速涂片数张备用。

6.抽吸完毕,插入针芯,左手取无菌纱布置于针孔处,右手将穿刺针一起拔出,随即将纱布盖住针孔,并按压数分钟,再用胶布将纱布加压固定。

三、注意事项

1.骨髓穿刺前应检查出血时间和凝血时间,有出血倾向者应特别注意,血友病患者禁止骨髓穿刺检查。

2.骨髓穿刺针和注射器必须干燥,以免发生溶血。

3.穿刺针针头进入骨质后要避免过大摆动,以免折断穿刺针。胸骨穿刺时不可用力过猛、穿刺过深,以防穿透内侧骨板而发生意外。

4.穿刺过程中,如果感到骨质坚硬,难以进入骨髓腔时,不可强行进针,以免断针,应考虑为大理石骨病的可能,及时行骨骼X线检查,以明确诊断。

5.作骨髓细胞形态学检查时,抽取的骨髓液不可过多,以免影响骨髓增生程度的判断、细胞计数和分类结果。行骨髓液细菌培养时,需要在骨髓液涂片后,再抽取1~2 mL骨髓液用于培养。

6.由于骨髓液中含有大量幼稚细胞,极易发生凝固,因此穿刺抽取骨髓液后立即涂片。

7.送检骨髓液涂片时,应同时附送2~3张血涂片。

附录七　腰椎穿刺术

一、适应证

1.对诊断脑膜炎、脑炎、脑血管病变、脑瘤等神经系统疾病有重要意义。

2.可测定颅内压力和了解蛛网膜下腔是否阻塞等。

3.可用于鞘内注射药物。

二、操作方法

1.患者侧卧于硬板床上，背部与床面垂直，头部尽量向前胸屈曲，两手抱膝紧贴腹部，使躯干尽可能弯曲呈弓形；或由助手在术者对面用一手挽患者头部，另一手挽双下肢腘窝并用力抱紧，使脊柱尽量后凸以增宽椎间隙，便于进针。

2.确定穿刺点，通常以双侧髂嵴最高点连线与后正中线的交会处为穿刺点，此处，相当于第3~4腰椎棘突间隙，有时也可在上一或下一腰椎间隙进行。

3.常规消毒皮肤后戴无菌手套、盖洞巾，用2%利多卡因自皮肤到椎间韧带作逐层局部麻醉。

4.术者用左手固定穿刺点皮肤，右手持穿刺针，以垂直背部、针尖稍斜向头部的方向缓慢刺入，成人进针深度为4~6 cm，儿童为2~4 cm。当针头穿过韧带与硬脑膜时，有阻力突然消失落空感。此时可将针芯慢慢抽出（以防脑脊液迅速流出，造成脑疝），可见脑脊液流出。

5.放液前先接上测压管测量压力。正常侧卧位脑脊液压力为70~180 mmH_2O或40~50滴/min。若继续做动力试验（或梗阻试验）（Queckenstedt test），可了解蛛网膜下腔有无阻塞。即在测初压后，由助手先压迫一侧颈静脉约10 s，再压另一侧，最后同时按压双侧颈静脉。正常时压迫颈静脉后，脑脊液压力立即迅速升高一倍左右，解除压迫后10~20 s，迅速降至原来的水平，称为梗阻试验阴性，提示蛛网膜下腔通畅；若压迫颈静脉后，不能使脑脊液压升高，则为梗阻试验阳性，提示蛛网膜下腔完全阻塞；若施压后压力缓慢上升，放松后又缓慢下降，提示有不完全阻塞。但是，颅内压增高者禁做此试验。

6.撤去测压管，收集脑脊液2~5 mL送检；如需作培养时，应用无菌试管留标本。

7.术毕，将针芯插入后一起拔出穿刺针，覆盖消毒纱布，用胶布固定。

8.去枕平卧4~6 h，以免引起术后低颅压头痛。

三、注意事项

1.严格掌握禁忌证，凡疑有颅内压升高者必须先作眼底检查，如有明显视乳头水肿或有脑疝先兆者，禁忌穿刺。凡患者处于休克、衰竭或濒危状态以及局部皮肤有炎症、颅后窝有占位性病变者均列为禁忌。

2.穿刺时患者如出现呼吸、脉搏、面色异常等症状时，立即停止操作，并作相应处理。

3.鞘内给药时，应先放出等量脑脊液，然后再等量置换性药液注入。

（郭海燕）

参考文献

[1] 万学红,卢雪峰.诊断学[M].8版.北京:人民卫生出版社,2013.

[2] 魏武.诊断学[M].6版.北京:人民卫生出版社,2009.

[3] 李君,宇文清凤.诊断学[M].武汉:华中科技大学出版社,2013.

[4] 汤之明,胡浩.临床诊断基本技能[M].武汉:华中科技大学出版社,2011.

[5] 陈文彬,潘祥林.诊断学[M].7版.北京:人民卫生出版社,2012.

[6] 郭毅,聂景蓉.临床技能[M].北京:北京大学医学出版社,2011.

[7] 张书霞,王建国,雷秋香.临床基础检验[M].北京:军事医学科学出版社,2009.

[8] 王金良,李晓军,涂植光,等.实用检验医学:下册[M].2版.北京:人民卫生出版社,2013.

[9] 贾建平,陈生弟.神经病学[M].7版.北京:人民卫生出版社,2013.

[10] 陈新.黄宛临床心电图学[M].6版.北京:人民卫生出版社,2009.

[11] 胡大一,郭继鸿.中国心律学2008[M].北京:人民卫生出版社,2008.

[12] 白人驹,徐克.医学诊断学[M].7版.北京:人民卫生出版社,2013.

[13] 王兴武.医学影像诊断学[M].2版.北京:人民卫生出版社,2009.

[14] 蒋烈夫.影像诊断学[M].北京:高等教育出版社,2006.

[15] 吴恩惠,戴建平,张云亭.中华影像医学:中枢神经系统卷[M].北京:人民卫生出版社,2004.

[16] 王云钊.中华影像医学:骨肌系统卷[M].北京:人民卫生出版社,2002.

[17] 倪才方.介入放射学[M].北京:科学出版社,2015.

[18] 任卫东,常才.超声诊断学[M].3版.北京:人民卫生出版社,2013.

[19] 常艳群,秦成勇,孙广恭.最新病历书写基本规范解读[M].北京:军事医学科学出版社,2011.